Hans Huber Programmbereich Pflege

Wissenschaftlicher Beirat:
Silvia Käppeli, Zürich
Doris Schiemann, Osnabrück
Hilde Steppe, Wiesbaden

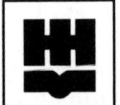

Sandra G. Funk
Elizabeth M. Tornquist
Mary T. Champagne
Ruth A. Wiese
(Herausgeber)

Die Pflege chronisch Kranker

«Key Aspects» 1

Aus dem Amerikanischen von Elisabeth Brock

Karin Welling (2001)

Verlag Hans Huber
Bern · Göttingen · Toronto · Seattle

Die Originalausgabe erschien unter dem Titel
«Key Aspects of Caring for the Chronically Ill».

© 1993 by Springer Publishing Company, Inc., New York

Die Deutsche Bibliothek – CIP–Einheitsaufnahme

Die **Pflege chronisch Kranker** / Sandra G. Funk ... (Hrsg.).
Aus dem Amerikan. von Elisabeth Brock.
– Bern ; Göttingen ; Toronto ; Seattle: Huber, 1997
(Key aspects ; 1) (Hans Huber Programmbereich Pflege)
Einheitssacht.: Key aspecs of caring for the chronically III <dt.>
ISBN 3-456-82828-4

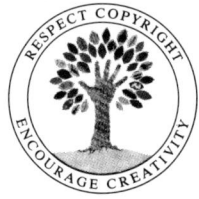

© 1997 Verlag Hans Huber, Bern
Satz: Tipografia Grafica Bellinzona SA, 6702 Claro
Druck: Hubert & Co., Göttingen
Printed in Germany

Inhalt

Teil II
Die Pflege von chronisch kranken Erwachsenen

Teil III
Die Pflege von chronisch kranken Kindern

Teil IV
Die Pflege von chronisch Kranken: Folgerungen für die Zukunft

Danksagung

Dieses Projekt der School of Nursing der Universität von North Carolina in Chapel Hill wurde durch Forschungsgelder der Abteilung Pflege und Gesundheitsberufe des Gesundheitsministeriums unterstützt. Wir danken dieser Institution und dem Beratungsteam für Unterstützung und Begleitung: Dr. Carolyn A. Williams, Dr. Linda R. Cronenwett und Dr. Cynthia M. Freund. Mrs. Barbara J. Daly, Pflegedirektorin der Universitätskrankenhäuser der Universität von Cleveland, Dr. Dorothy Brooten, Professorin der Universität von Pennsylvania, Dr. Patricia A. Cloonan, Assistenzprofessorin, Dr. Merle H. Mishel, Professorin, und Dr. Carol C. Hogue, Assistenzprofessorin, alle von der Universität von North Carolina in Chapel Hill, brachten ihr profundes Fachwissen über die akute Verschlechterung chronischer Krankheiten, über Probleme der Entlassung aus der Klinik nach Hause, über häusliche Pflege, das Leben mit chronischer Krankheit und Bewegungstherapie in dieses Werk und die Berichte über die Konferenz ein. Ein herzlicher Dank geht an die Sekretärin des Projektes, Frances G. Hoffman, für ihre Arbeit an diesem Buch und an Brian Neelon und Michael Terry, die zusammen mit den Herausgeberinnen das Material der Konferenz für dieses Buch bearbeiteten.

Autorinnen und Autoren

Patricia G. Archbold
Carol Allen
Lioness Ayres
Carrie Jo Braden
Bonnie J. Breitmayer
Dorothy Brooten
Linda Brown
Kathleen Coen Buckwalter
Mary L. Burke
Roberta L. Campell
Becky J. Christian
Patricia A. Cloonan
Linda R. Cronenwett
Sharon M. Cullinan
Jennifer Piersma D'Auria
Barbara J. Daly
Georgene G. Eakes
Nadine M. Fisher
Barbara J. Fletcher
Janice B. Foust
Annette C. Frauman
Agatha M. Gallo
Susan Gennaro
Barbara B. Germino
Margaret A. Hainsworth
Geri Richards Hall
Ellen M. Hart
Theresa A. Harvath
Joanne V. Hickey
Carol C. Hogue

Diane Holditch-Davis
Audrey Klein
Kathleen A. Knafl
Jerome Kowal
Denise M. Kresevic
C. Seth Landefeld
Deborah Assad Lee
Carolyn L. Lindgren
Meridean L. Maas
Ida M. Martinson
Angela Barron McBride
Eleanor McConnell
Judith McHenry
Margaret Shandor Miles
Merle H. Mishel
Mary D. Naylor
Ann Mabe Newman
Ngozi O. Nkongho
Robert Palmer
David R. Pendergast
Ellen B. Rudy
Debra A. Sedlack
Barbara J. Stewart
Marilyn Stringer
Elizabeth A. Swanson
Laurel R. Talabere
Lilian M. Vassallo
Melody Ann Watral
Ruth York
Linda H. Zoeller

Teil I
Chronisch Kranke pflegen: Ein Überblick

1. Chronisch Kranke pflegen: Von der Forschung zur Praxis

Sandra G. Funk, Elizabeth M. Tornquist, Mary T. Champagne, Ruth A. Wiese

Arthritis, Krebs, Diabetes, Schlaganfall, Herzerkrankungen, Erkrankung der Atemwege, neuromuskuläre Erkrankungen, Demenz und AIDS sind einige der wichtigsten chronischen Krankheiten von heute. Über die Hälfte der amerikanischen Bevölkerung leidet an einer oder mehreren chronischen Krankheiten, und fast 30 Prozent dieser Menschen sind so beeinträchtigt, daß ihre Alltagsaktivitäten davon behindert werden (Lambert & Lambert, 1987).

Chronische Krankheiten werden von pathologischen Veränderungen des Körpers verursacht, die irreversibel und dauerhaft sind oder eine bestimmte Behinderung hinterlassen. Sie sind durch Perioden von Verbesserungen und Rückfällen charakterisiert und brauchen meist über längere Zeit hinweg Beobachtung, Überwachung, Pflege und Rehabilitation (Commission on Chronic Illness, 1956; Kerson & Kerson, 1985). Chronische Krankheiten haben große Auswirkungen auf alle Aspekte des Lebens der betroffenen Person – physische, psychische, familiäre, gesellschaftliche, berufliche und finanzielle (Lubkin, 1990; Falvo 1991). Sie können zu Funktionsbeeinträchtigungen führen, zu Einschränkungen der Selbstpflege und der Aktivitäten des täglichen Lebens, zum Verlust von Unabhängigkeit, zu Schmerz und Unbehagen, Schlaf- und Regenerationsproblemen, Veränderungen der Stimmungs- und Gefühlslage und zu Brüchen im familiären und gesellschaftlichen Leben (Lubkin, 1990; Kerson & Kerson, 1985). Chronische Krankheiten sind per Definition aus dem Bereich der traditionellen Medizin, die auf «Heilung» (cure) ausgerichtet ist, ausgeschlossen. Sie sind jedoch das Herzstück der Krankenpflege, die auf «pflegende Fürsorge» (care) ausgerichtet ist.

Das Pflegepersonal in Krankenhäusern, Pflegeheimen und der Gemeindekrankenpflege spielt bei der Pflege chronisch Kranker – vom Neugeborenen bis zum alten Menschen – eine Schlüsselrolle. Es hilft diesen Patienten und deren Familien beim Erhalt der Lebensqualität. Pflegekräfte befassen sich mit akuten Schüben, erleichtern den Übergang von der Klinik nach Hause und fördern die praktische Unabhängigkeit. Pflegekräfte helfen dem Patienten und seiner Familie beim Umgang mit medizinischen Geräten zu Hause, bei komplizierten Diäten und bei einem Leben mit anhaltenden Problemen.

Die Forschung kann Pflegenden von chronisch Kranken Hilfestellung geben. Sie kann Daten liefern, die es Pflegekräften ermöglichen, die Lebenssituation von chronisch Kranken und deren pflegenden Angehörigen – ihre Erfahrungen, Bedürfnisse und Fähigkeiten – besser zu verstehen; sie kann Maßnahmen anbieten, um Funktionen zu verbessern, die Selbständigkeit zu fördern und Symptome zu lindern; sie kann Wege aufzeigen, wie die Umgebung den Bedürfnissen des chronisch Kranken angepaßt werden kann, oder aber dem Kranken und seinen Betreuern helfen, mit einer Umgebung zurechtzukommen, die nicht zu verändern ist. Obwohl über die Pflege von chronisch Kranken noch viel Forschungsbedarf besteht, liegen bereits wichtige und hilfreiche Studien vor. Leider gibt es auf diesem, wie auf vielen anderen Gebieten der Pflege, zwischen Forschung und Praxis eine erhebliche Kluft (Kirchhoff, 1982; Brett, 1987). Das vorliegende Werk soll den Praktikerinnen und Praktikern die neuesten Forschungsergebnisse zu wichtigen Aspekten der Pflege von chronisch Kranken zugänglich machen, damit sie Ideen und Forschungsergebnisse in die Praxis umsetzen.

Dieses Buch ist Teil einer facettenreichen Methode, Erkenntnisse der Pflegewissenschaft zu verbreiten und in die Praxis umzusetzen. Diese Methode setzt sich aus folgenden vier Hauptkomponenten zusammen:

1. Sorgfältig geplante Konferenzen zu bestimmten Themen, wo Ergebnisse der Pflegeforschung, die in die Praxis umgesetzt werden können, in leicht verständlicher Form, unter Betonung der praktischen Anwendbarkeit, vorgestellt werden.

2. Arbeitsgruppen vor und nach jeder Konferenz, die Pflegepersonal und Verwaltungsleuten helfen sollen, wissenschaftlich erprobte Neuerungen, die für ihre Einrichtung passen, auszuwählen und angemessene Umsetzungsstrategien zu entwickeln.

3. Die Herausgabe sorgfältig bearbeiteter Bücher über die auf der Konferenz vorgestellten Forschungsergebnisse und Diskussionen, um die Erkenntnisse zu verbreiten.

4. Ein Informationszentrum und Mitteilungsblatt zur Beratung und Berichterstattung für das Personal der Klinik in der Umsetzungsphase der Neuerungen. (Zur ausführlicheren Erklärung dieser Methode, siehe: Funk, Tornquist & Champagne, 1989 a.)

Die Themen der Konferenzen werden nach folgenden Gesichtspunkten ausgewählt: Sie sollen praktische Relevanz in der Pflege haben und in vielerlei Einrichtungen und Bereichen anzuwenden sein, es soll die Möglichkeit begleitender Forschung bestehen, die Pflegekräfte sollen die Maßnahmen überwachen können und sie sollen helfen, die Kluft zwischen Theorie und Praxis zu überbrücken. Pflegewissenschaftlerinnen und -wissenschaftler werden landesweit aufgefordert, ihre Forschungsergebnisse für die Konferenz einzureichen. Die eingegangenen Arbeiten werden von einer Gruppe von Fachleuten gesichtet, die auf diesem Gebiet praktische und theoretische Erfahrung haben oder Experten für Methode oder Statistik sind. Auswahlkriterien sind die wissenschaftliche Durchführung und Bedeutsamkeit sowie die praktische Umsetzbarkeit der Arbeit. Die Konferenz setzt sich aus einem Informationsteil über die gegenwärtige Praxis und die ausgewählten Forschungsarbeiten zusammen, dann folgen Diskussionen zwischen Praktikern und Wissenschaftlern über die Praxistauglichkeit, Diskussionen über Umsetzungsstrategien und praktische Demonstrationen. Für die wissenschaftlich exakte Erarbeitung und klare, praxisorientierte Vorstellung der Forschungsergebnisse wird umfassende Hilfestellung geboten.

Es gab bereits drei Konferenzen, die auf diese Weise pflegewissenschaftliche Erkenntnisse verbreiteten. Sie befaßten sich mit folgenden Themen: Linderung und Wohlbefinden – Umgang mit Schmerzen, Erschöpfung und Übelkeit; Besserung und Erholung – Verbesserung von Ernährung, Schlaf und Beweglichkeit; mit der Altenpflege – den Umgang mit Stürzen, Inkontinenz und Einschränkungen der Sinnesorgane. Diese Konferenzen wurden von Hunderten von Pflegekräften aus vielen Landesteilen besucht, wobei die Mehrzahl in Krankenhäusern arbeitete. Die Auswertungen dieser Konferenzen zeigen, daß die Teilnehmenden mit großer Begeisterung daran interessiert waren, ihre Pflegepraxis aufgrund des Gehörten zu verbessern (Funk, Tornquist & Champagne, 1989 b). Die Springer Publishing Company hat Bücher über diese Konferenzen herausgegeben (Funk, Tornquist, Champagne, Copp & Wiese, 1989, 1990; und Funk, Tornquist, Champagen & Wiese, 1992); alle bekamen den Buchpreis des *American Journal of Nursing*.

Auch die vierte Konferenz war ein Erfolg. Sie fand im April 1992 statt und befaßte sich schwerpunktmäßig mit Aspekten der Pflege von chronisch Kranken. Das vorliegende Werk entstand aus dieser Konferenz. Es soll die neuesten Ergebnisse der Forschung über die Pflege von chronisch Kranken einem größeren Kreis von Pflegepraktikern zugänglich machen. Forschungsthemen waren: neue Wege im Umgang mit akuten Schüben chronischer Krankheiten, neuartige Krankenhausabteilungen, in denen die besonderen Bedürfnisse von chronisch Kranken berücksichtigt werden, neue Bewegungsübungsprogramme zur Förderung der Mobilität, Kraft und Ausdauer von chronisch Kranken, die Erprobung von Maßnahmen zur Förderung der

Selbsthilfe, zur Verminderung der Unsicherheit und Steigerung der Unabhängigkeit und die Beschreibung der psychologischen, gesellschaftlichen und ökonomischen Auswirkungen von chronischer Krankheit auf die Familien und pflegenden Angehörigen. Dieses Werk soll die neuesten Ergebnisse der Pflegeforschung präsentieren; die ausgewählten Beiträge spiegeln daher die ganze Themenpalette der heutigen Forschung wider. Negative Ergebnisse wurden aufgenommen, wenn sie einen wichtigen Punkt illustrieren konnten. Zwar wurden abgesicherte Ergebnisse vorgezogen, es fanden aber auch unabgesicherte Forschungsergebnisse Eingang, wenn einzelne Aspekte geeignet waren, informell angewandt und klinisch erprobt zu werden, wenn sie auf wichtige Faktoren hinweisen, die künftig in der Praxis berücksichtigt werden sollten oder die Leserschaft auf bedeutsame neue Forschungsthemen der Zukunft aufmerksam machen. Alle Arbeiten sollen die Pflegekräfte in der Praxis mit dem nötigen Wissen und den Mitteln zur besseren Pflege der Kranken ausstatten.

Jede Arbeit wurde sorgfältig bearbeitet und mit Blick auf das klinische Publikum herausgegeben. Jede Forschungsarbeit ist mit einem vollständigen Forschungsbericht versehen, wobei technische Ausdrücke möglichst vermieden, nur die wichtigsten Quellen zitiert und die Forschungsmethoden verständlich dargestellt werden. Die Resultate werden mit den wichtigsten Ergebnissen, weniger mit Statistiken vorgestellt; im Diskussionsteil wird die praktische Anwendbarkeit hervorgehoben. In der Einführung werden Strategien der praktischen Umsetzung der Forschungsergebnisse vorgestellt und die bestehende Pflegepraxis in bezug auf den Umgang mit chronisch Kranken im Krankenhaus, die Unterstützung bei der Entlassung nach Hause, die häusliche Pflege und das Leben mit einer chronischen Krankheit beschrieben. Dann folgen neue Forschungsarbeiten. Eine Diskussion dieser neuen Arbeiten, mit Betonung der Praxisrelevanz und der Zielrichtung weiterer Forschungen, beschließen den Band.

Dieses Buch will in verständlicher Form Forschungsergebnisse vermitteln, die von praktischer Bedeutung und anwendungsreif sind. Es soll den Pflegekräften Anregungen zur Umsetzung und klinischen Auswertung geben. Das Buch ist nur ein – wenngleich entscheidender – Schritt im Prozeß der Umsetzung von Forschung in die Praxis. Wie im Kapitel über die Verbesserung der Praxis durch die Umsetzung von Forschungsergebnissen ausgeführt, sollen Praktikerinnen und Praktiker, die dieses Buch lesen, auf besonders wichtige Ergebnisse aufmerksam werden und anfangen, das neue Wissen anzuwenden – informell, indem sie chronisch kranke Patienten in neuem Licht sehen, oder formell durch Veränderungen in der Pflege. Pflegekräfte sollten die Ergebnisse solcher Veränderungen immer auswerten.

Pflegekräfte spielen in der Versorgung von chronisch Kranken eine Schlüsselrolle; es ist unerläßlich, daß sie mit den hier dargestellten Forschungsergebnissen arbeiten und bei der Entwicklung und Erprobung kosteneffektiver Maßnahmen zur Förderung der Unabhängigkeit eine Führungsrolle übernehmen und chronisch Kranke dabei unterstützen, die Funktionsfähigkeit zu erhalten oder wiederherzustellen und die Lebensqualität zu verbessern. Wir benötigen insbesondere Maßnahmen zur Steigerung der sportlichen Aktivitäten, der Mobilität, Kraft und Ausdauer; neue Wege, die vorhandenen Funktionen zu optimieren, um ADLs und IADLs durchführen zu können. Das Ausmaß und die Auswirkung von Symptomen, wie Schmerz, Erschöpfung und Übelkeit, sowie die psychologischen Folgen von chronischer Krankheit müssen reduziert werden. Die Patienten müssen erfahren, wie sie für sich selbst sorgen können, Angehörige müssen in der praktischen Pflege angeleitet werden und beide müssen wissen, woher sie Hilfe bekommen können. Besondere Aufmerksamkeit muß unterversorgten Bevölkerungsgruppen, wie der ländlichen Bevölkerung und den armen chronisch Kranken gewidmet werden. Wir brauchen passendere äußere Bedingungen, wie Pflegestationen für akute Schübe, Einrichtungen für die Langzeitpflege und eine angepaßte häusliche Umgebung.

Die Pflege von chronisch Kranken ist eine Zukunftsaufgabe. Es sind Pflegekräfte, die darüber bestimmen, ob in Zukunft wirklich gepflegt wird oder chronisch Kranke, Behinderte und Sterbende nur «versorgt» werden und nicht liebevoll unterstützt und ermutigt, das Leben in Fülle zu leben.

Quellen

Brett, J. L. (1987). Use of nursing practice research findings. *Nursing Research, 36,* 344–349.

Commission on Chronic Illness. (1956). *Chronic illness in the United States: Vol 11: Care of the long-term patient.* Cambridge, MA: Harvard University Press.

Falvo, D. R. (1991). *Medical and psychosocial aspects of chronic illness and disability.* Gaithersburg, MD: Aspen Publishers, Inc.

Funk, S. G., Tornquist, E. M., & Champagne, M. T. (1989 a). A model for improving the dissemination of nursing research. *Western Journal of Nursing Research, 11,* 359–365.

Funk, S. G., Tornquist, E. M., & Champagne, M. T. (1989 b). Application and evaluation of the dissemination model. *Western Journal of Nursing Research, 11,* 486–491.

Funk, S. G., Tornquist, E. M., Champagne, M. T., Copp, L. A., & Wiese, R. A. (Eds.). (1989). *Key aspects of comfort: Management of pain, fatigue, and nausea.* New York: Springer Publishing Co.

Funk, S. G., Tornquist, E. M., Champagne, M. T., Copp, L. A., & Wiese, R. A. (Eds.). (1990). *Key aspects of recovery: Improving nutrition, rest, and mobility.* New York: Springer Publishing Co.

Funk, S. G., Tornquist, E. M., Champagne, M. T., & Wiese, R. A. (Eds.). (1992). *Key aspects of elder care: Managing falls, incontinence, and cognitive impairment.* New York: Springer Publishing Co.

Kerson, T. S., & Kerson, L. A. (1985). *Understanding chronic illness: The medical and psychosocial dimensions of nine diseases.* New York: Free Press.

Kirchhoff, K. T. (1982). A diffusion survey of coronary precautions. *Nursing Research, 31,* 196–201.

Lambert, V. A., & Lambert, C. E., Jr. (1987). Psychosocial impacts created by chronic illness. *Nursing Clinics of North America, 22,* 527–533.

Lubkin, I. M. (1990). *Chronic illness: Impact and interventions.* Boston: Jones & Bartlett Publishers.

Newacheck, P. W., & Taylor, W. R. (1992). Childhood chronic illness: Prevalence, severity, and impact. *American Journal of Public Health, 82,* 364–371.

2. Der Umgang mit Chronizität: Das Herzstück der Pflege

Angela Barron McBride

Unser Gesundheitssystem ist so stark auf akute Zustände zugeschnitten, wie die Bekämpfung von Seuchen (z. B. Pocken, Tetanus, Diphtherie, Polio) und die intensivmedizinische Behandlung von Notfällen (z. B. Traumen, Herzinfarkt, Blutungen, Sepsis), daß chronischen Krankheiten in der Vergangenheit keine besondere Aufmerksamkeit gewidmet wurde. Der Umgang mit chronisch Kranken muß jedoch als Herzstück der Pflege betrachtet werden. Chronische Krankheiten sollten nicht primär passiv, als Versagen der Technik (z. B. die Probleme, die bei extremen Frühgeburten auftreten) oder Versagen von Prävention (z. B. die Lebensrealität eines Paraplegikers nach einem Motorradunfall), beschrieben werden, sondern in aktiven Begriffen, als dem eigentlichen Wesen der Krankenpflege.

Traditionellerweise stand Mortalität, nicht Morbidität, im Blickpunkt der Heil- und Pflegeberufe – zum Teil weil Morbidität ein morbides (im Sinn von dunkel, langweilig) Thema ist; doch das gilt es zu ändern. Wenn wir Pflege als verantwortlich für Begrenzung von Morbidität begreifen, müssen wir unsere Rolle in Programmen zum «erfolgreichen Altern», zur Eindämmung von Morbidität (z. B. Hinauszögern chronischer Gesundheitsprobleme und Symptome), ernst nehmen. Der Umgang mit Chronizität eröffnet ferner die Möglichkeit, nicht nur die Auswirkungen des Krankheitsprozesses zu verringern, sondern in den Bemühungen, das durch die beeinträchtigte Gesundheit gestörte Wohlbefinden des Patienten wiederherzustellen, eine tragende Rolle zu spielen.

Bald nach der Gründung des National Center for Nursing Research (Nationales Pflegeforschungszentrum) schrieb der Vorsitzende, Edward R. Madigan (Illinois), über die Hoffnung der Pflegeforschung, dem chronisch kranken Menschen bei der Bewältigung seiner Probleme zu helfen:

«Das Interesse der Regierung an einem qualitätvollen Gesundheitswesen angesichts kostensparender Maßnahmen, der Rückgang von akuter, krankenhausgebundener Pflege in einer Gesellschaft, deren drängendstes Problem nun nicht mehr infektiöse, sondern chronische Krankeiten sind, die steigende Lebenserwartung unserer Bevölkerung mit den entsprechenden Bedürfnissen an Langzeitpflege sind nur einige der Trends, die beachtet werden müssen. Ich glaube, daß Pflegeforschung viele der Daten liefern kann, die erforderlich sind, um die nötige hochqualifizierte, erfolgreiche und wirtschaftliche Pflege zu stärken.» (1986, S. 3)

Er vertritt die Ansicht – und auch wir müssen sie vertreten –, daß Pflege die hohe Verpflichtung hat, Anworten auf Fragen zu finden, die sich die Bevölkerung in immer größerem Maß stellt, je klarer sie die Grenzen medizinischer Behandlungs- und Heilungsmöglichkeiten erkennt. Ich behaupte, daß die Übernahme dieser Verpflichtung uns schließlich die Anerkennung bringen wird, die wir bislang bei anderen Fachgebieten, einflußreichen Persönlichkeiten der Regierung und Nutznießern unserer Dienste gesucht haben. Wir sind gefragt, beim Umgang mit Chronizität die Führungsrolle zu übernehmen, und anstatt über die Tatsache zu schimpfen, daß wir tun sollen, was sonst niemand tun will (wie wir es manchmal taten), sollten wir diese Führungsrolle mit Schwung ausfüllen und als weiterer Beweis dafür nehmen, daß unser Beruf im Aufwind liegt. Als Fachkrankenschwester für Psychiatrie weiß ich, daß wir bisher vor der Pflege von chronisch Kranken zurückgescheut sind, doch der Bedarf ist groß, und die Menschen wollen unsere Dienste in Anspruch nehmen, sowohl innerhalb als auch außerhalb der klinischen Einrichtungen.

Wenige von uns haben gelernt, den Umgang mit chronischen Krankheiten als spannende Herausforderung zu betrachten. Ich werde jedoch einige Bereiche schildern, wo mir die Betonung der Chronizität interessant erscheint. Meine Auswahl soll nicht erschöpfend sein, sondern nur die vor uns liegenden Möglichkeiten illustrieren. Das Wort «chronisch» kommt vom lateinischen *chronicus* und vom griechischen *chronikos* und bedeutet hauptsächlich *für die Zeit* – das heißt, die Gesundheitsprobleme sind andauernd, wiederkehrend, langwierig, alt bekannt oder hartnäckig. Im Umgang mit Chronizität liegt daher die Betonung nicht beim plötzlichen Auftreten oder der Intensität, sondern eher auf der Last, der Beanspruchung und Irritation, die sich mit der Zeit anstaut. Interessanterweise gibt es eine Ähnlichkeit zwischen der «Überstunden»-Komponente bei chronischen Gesundheitsproblemen und der «Überstunden»-Komponente beim Auftrag der Pflege, einen Vierundzwanzigstundendienst anzubieten, und daran werden wir anknüpfen müssen. Eines der tröstlichsten Versprechen, das wir der Öffentlichkeit machen können, ist, daß *unser Berufsstand die ganze Zeit über da sein wird, solange das Gesundheitsproblem andauert.* Lassen Sie mich nun weiter herausarbeiten, wo sich Werte der Pflege und Bedürfnisse der chronisch Kranken überschneiden.

Betonung der funktionellen Fähigkeiten

In der Vergangenheit hat die Pflege immer besonderen Wert darauf gelegt, Patienten in den bestmöglichen Zustand zu bringen, damit die Natur an ihnen wirken kann (Nightingale), oder ihnen zu helfen, das zu tun, was sie ohne Hilfe tun würden, wenn sie die nötige Kraft, den nötigen Willen oder das nötige Wissen dazu hätten (Henderson). Dies setzt das beharrliche Bemühen voraus, unseren Teil zur Wiederherstellung der maximalen Funktionen unserer Patienten beizutragen. Das Pflegepersonal geht per se weniger mit medizinischen Diagnosen um, es beschäftigt sich vielmehr mit der Effektivität, mit der das Individuum auf aktuelle oder potentielle Gesundheitsprobleme reagiert. Die American Nurses' Association (Amerikanischer Verband der Pflegekräfte, 1980, S. 10) stellte eine Liste von menschlichen Reaktionen zusammen, die von Pflege beeinflußt werden können, und berücksichtigte dabei in vielen Punkten die Probleme chronisch Kranker: eingeschränkte Funktionen, verminderte Selbstpflegefähigkeit, Schmerz und Unbehagen, emotionale Probleme in Zusammenhang mit der Krankheit und deren Behandlung, Veränderungen des Selbstbildes durch Änderung des Gesundheitszustands.

Da unser Berufsstand Tag und Nacht dafür verantwortlich ist, was mit dem einzelnen Menschen geschieht, ist die Einschätzung der funktionalen Fähigkeiten sowohl für theoretische Überlegungen als auch für die Pflegeplanung von entscheidender Bedeutung. Die beste Methode zur Einschätzung dieser Fähigkeiten besteht in der Beobachtung der Aktivitäten des täglichen Lebens (ATL) des Patienten. Die Aktivitäten des täglichen Lebens werden in drei Gruppen unterteilt: 1. Grund-ATLs – sich waschen, ankleiden, sauberhalten; 2. Haushalts-ATLs – Mahlzeiten zubereiten, einkaufen, Hausarbeit – und 3. anspruchsvolle ATLs – Geld verwalten, telephonieren (Wolinski, Callahan, Fitzgerald, Johnson, 1992). Eine andere Methode zur Einschätzung der Funktionsfähigkeit unterscheidet zwischen Einschränkungen im Bereich des Unterkörpers und des Oberkörpers als Gradmesser für das Ausmaß der Einschränkung (Nagi, 1976), wobei erstere ein Hinweis ist auf notwendig werdende Heimunterbringung, letztere auf den nahenden Tod hinweist. Psychiatrische Pflegekräfte, die mit Langzeitpatienten arbeiten, sind an anpassendem Funktionieren (Mezzich, Evanczuk, Mathias, Coffman, 1984) oder funktionierender Selbstpflege interessiert (Morrison, Fischer, Wilson, Unterwood, 1985), weil damit ein biopsychosoziales Verhaltensrepertoire eingeschlossen ist, das von dieser Fachrichtung gefördert wird (Stuart, 1986).

Der Grund für die Betonung der Funktionsfähigkeit bei chronischen Zuständen ist, daß eine bestimmte medizinische Diagnose einem Patienten zwar lebenslang anhaften kann, diese allein jedoch das Ausmaß der Funktionsfähigkeit nicht einschätzen läßt. Es ist möglich, eine ernste Behinderung oder Krankheit zu haben – etwa taub sein oder an Multipler Sklerose leiden –, innerhalb der vom Zustand auferlegten Beschränkungen jedoch gut leben zu können. Zwei Kinder können an unterschiedlichen lebensbedrohlichen chronischen Krankheiten leiden, die auf den ersten Blick nicht erkennbar sind – z. B. Epilepsie und Asthma –, und sich bei der Anpassung an die Krankheit unterscheiden (Austin, 1988, 1989). Innerhalb dieser Bandbreite der Möglichkeiten arbeitet die Pflegekraft.

Ich selbst habe bei meinen Forschungen mit vielen Kolleginnen und Kollegen zusammengearbeitet (1991), um das Indiana Nursing Assessment of Functioning (INAF, Pflegerische Funktionseinschätzung) zu entwickeln, das sich zur Beurteilung sowohl chronisch als auch akut psychiatrisch Erkrankter eignet. **Tabelle 2.1** zeigt die zehn durch dieses Instrument erfaßten Bereiche auf. Diese Kriterien wurden entwickelt, weil sich psychiatrische Diagnosen sehr schlecht dazu eignen festzustellen, welche Patienten gleiche Fähigkeiten haben, und ein Weg gebraucht wurde, um relativ kleine, aber klinisch wichtige Veränderungen der Funktionsfähigkeit zu registrieren.

Die Betonung der funktionellen Fähigkeiten allein kann bereits einen positiven Effekt auf die Patienten haben, weil dabei das Hauptaugenmerk nicht auf invasiven Mitteln oder der Pathologie liegt, sondern auf dem Verhalten des Individuums mit einem Problem. Da die Reaktionen auf ein bestimmtes Krankheitsbild so unterschiedlich sind, wird der Mensch ermutigt, sich auf die eigene Funktionsfähigkeit zu konzentrieren und auf das, was sie einschränkt. Dadurch nimmt die betroffene Person die Position eines Detektivs ein, der sich hilfreiche Hinweise zunutze macht, und nicht die des Opfers. Diese zielgerichtete Selbstbeobachtung, die Price (1989) «Körperlauschen» genannt hat, ermöglicht es, Passivität in konstruktive Aktivität zu wenden, weil sie davon ausgeht, daß der betroffene Mensch die Auswirkungen der medizinischen Behandlung und anderer therapeutischen Wege selbst am besten beurteilen und handhaben kann. So wird z. B. jemand mit einer bipolaren Krankheit ermutigt, darauf zu achten, wie sich Ruhe- und Aktivitätsphasen, Streß, Erkältungen und Grippe auswirken und die Effektivität von Lithium beeinflussen. Patienten mit chronischen Krankheitszuständen müssen vielschichtige Probleme lösen und brauchen deshalb sorgfältige Begleitung und Unterstützung, damit Vorschläge in gesundheitsfördernde Gewohnheiten umgesetzt werden. So muß z. B. ein älterer Patient mit herabgesetzter Belastungsfähigkeit unter der Aufsicht der Pflegekraft herausfinden, wie er unter Berücksichtigung der Einschränkungen wichtige Aktivitäten erhalten kann.

Lebensqualität

Lebensqualität hat mit Funktionsfähigkeit zu tun, geht aber darüber hinaus. Die Tatsache, daß so viele Komponenten – körperliche, psychologische und gesellschaftliche – die Lebensqualität eines Menschen ausmachen, verleiht diesen Faktoren beim Umgang mit Chronizität große Bedeutung. So umfaßt Lebensqualität nicht nur körperliches Funktionieren, Energie und Vitalität, Selbstpflegefähigkeit, Schmerzfreiheit und Kontrolle über Symptome, son-

(INAF)

Tabelle 2.1: Pflegerische Funktionseinschätzung (Indiana Nursing Assessment of Functioning).

Bereich	Merkmale, Beschreibung
Körperpflege	Fähigkeit, Aktivitäten der Selbstpflege durchzuführen, einschließlich das Einhalten der Diät, Kämmen, Ankleiden und persönliche Aktivitäten und/oder sich sauberhalten.
Gleichgewicht von Ruhe/Aktivität	Fähigkeit, zwischen Ruhe und Aktivität ein Gleichgewicht herzustellen, körperliche Bedürfnisse zu verstehen und/oder regelmäßige Schlaf-, Ruhe-, körperliche Aktivitätsmuster einzuhalten.
Pflege der Umgebung	Fähigkeit, ein sicheres und hygienisches Wohnumfeld zu erhalten (das betrifft auch die Entsorgung von Abfall, Erhalt der Funktionstüchtigkeit des Eigentums, Brandverhütung, Unfallverhütung und angemessener Umgang mit Nahrungsmitteln).
Umgang mit Gefühlen	Fähigkeit, Gefühle zu verstehen und mit ihnen umzugehen, Impulse zu kontrollieren, Gefühle auszudrücken (einschließlich sexueller Gefühle) und/oder mit sich selbst zufrieden zu sein.
Kognitive Funktionsfähigkeit	Fähigkeit, zu verstehen, was los ist, klar zu denken, Gedanken mitzuteilen, sich ein Urteil zu bilden, Dingen Aufmerksamkeit zu widmen, aus Erfahrung zu lernen, sich an Informationen zu erinnern und/oder Grundsätze und Werte zu erkennen.
Selbstdarstellung	Fähigkeit, sich selbst vorteilhaft darzustellen, sich je nach Anlaß richtig zu kleiden, mit dem eigenen Körper angemessen umzugehen, sich richtig zu verhalten und/oder wissen, was schicklich ist und was nicht.
Zurechtkommen/Anpassung	Fähigkeit, erst zu denken, dann zu handeln, eigene Stärken und Schwächen einzuschätzen, mit den Gegebenheiten zurechtzukommen und/oder mit Problemen umzugehen.
Soziale/zwischenmenschliche Fähigkeiten	Fähigkeit, Beziehungen zu anderen zu entwickeln und zu erhalten, Vorstellungen anderer zu akzeptieren, ein aktives Interesse an anderen zu haben und/oder die Bedürfnisse anderer zu befriedigen.
Umgang mit der Zeit	Fähigkeit, die Zeit konstruktiv zu nutzen, sich realistische Arbeits-/Freizeitziele zu setzen, Aktivitäten auszuwählen, die Selbstausdruck und/oder Zufriedenheit fördern, und/oder Projekte erfolgreich durchzuführen.

Familiäre Beziehungen	Fähigkeit, mit der Familie in Beziehung zu treten, offene und ehrliche Kommunikation mit Familienmitgliedern aufzunehmen, Beziehungen aufrechtzuerhalten und/oder gegenseitiges Verständnis der Familienmitglieder zu fördern.

Jeder Bereich wird mit einer 35-Punkte-Skala gewertet. Die beurteilende Person wählt zuerst eine von sieben Einteilungen für diese Art von Verhalten: höchst gestört (1 bis 5), sehr schlecht (6 bis 10), schlecht (11 bis 15), mäßig (16 bis 20), gut (21 bis 25), sehr gut (26 bis 30) und überragend (31 bis 35). Dann wird die Feinabstimmung vorgenommen, indem eine Zahl zwischen 1 und 5 ausgewählt wird, die das niedrigste Funktionsniveau der Person innerhalb der letzten Woche bezeichnet.

dern auch die Fähigkeit, das Leben zu meistern, Lebenszufriedenheit, Anpassung an Krankheit, Rollenerfüllung und anderen nützlich sein (Grant, Padilla, Ferrer, Rhiner, 1990; Jalowiec, 1990). Dieser mehrdimensionale Ansatz ist für Pflegepraktiker überzeugend, weil dabei die entscheidenden Faktoren für Lebensqualität von der Art der Krankheit und dem Alter unabhängig sind. So ergab z. B. eine Studie über die Befindlichkeit von älteren Patienten mit den fünf verbreitetsten chronischen Krankheiten, daß deren Lebensqualität weitgehend von der eigenen Einschätzung der Gesundheit, ihren zwischenmenschlichen Beziehungen und der finanziellen Situation abhing. Interessanterweise sahen sich die Patienten selbst positiver als ihre Ärzte, die wohl mehr die Krankheit im Blick hatten (Pearlman, Uhlmann, 1988).

Es gibt mindestens drei Hauptursachen dafür, warum die Lebensqualität für Pflegekräfte im Umgang mit Chronizität wichtig ist. Erstens spiegelt dieser Ansatz den ganzheitlichen Blick unseres Berufsstandes, der sich bemüht, im Menschen mehr zu sehen als seinen Gesundheitszustand. Zweitens erinnert die Bandbreite dessen, was unter Lebensqualität verstanden wird, Patienten und Pflegekräfte gleichermaßen daran, daß es wichtigere Dinge im Leben gibt als die Einordnung oder Nicht-Einordnung in eine bestimmte diagnostische Kategorie – z. B. das Maß, in dem es dem Individuum gelingt, zu tun, was es möchte, trotz der Einschränkungen, die ihm das Gesundheitsproblem auferlegt (Gerson, 1976). Der Patient selbst bestimmt, was für ihn Lebensqualität ist, die Pflege ermutigt ihn, die eigenen Erfahrungen ernst zu nehmen, und geht dabei von der Perspektive des Patienten aus. Drittens begrüßt die Forschung die Anwendung von mehrerlei Indikatoren unter dem Leitmotiv Lebensqualität, weil ihr dieses Vorgehen neue Kriterien zur Beurteilung von Behandlungserfolgen an die Hand gibt (Goodinson, Singelton, 1989; Revicki, 1989). Das ist wichtig, weil viele Pflegemaßnahmen widrige Umstände nicht auflösen können, sondern dem Patienten helfen, sich trotz der widrigen Umstände besser zu fühlen. Lebensqualität hat mit zwei verschiedenen, aber verwandten Bedürfnisgruppen zu tun: 1. dem Bedürfnis, schlimme Erfahrungen des Lebens zu vermeiden, zu verringern und/oder sich ihnen anzupassen; *und* 2. die Notwendigkeit, durch gesteigerte Fähigkeiten und eigene Gestaltung der Umgebung Lebenszufriedenheit zu entwickeln oder zu erhalten (Holmes, 1989). Mit anderen Worten: Es geht zwar um Leben, aber auch um das Wie des Lebens (Burckhardt, Woods, Schlutz, Ziebarth, 1989).

Das Zusammenwirken von Person und Umwelt

Eines der wichtigsten Themen von Pflege, bedeutsam auch im Umgang mit Chronizität, ist das Zusammenwirken von Person und Umwelt. Pflegetheorie hat sich traditionellerweise mit der Frage befaßt, was die Pflegekraft tun kann, um die Gesundheit einer Person innerhalb einer bestimmten Umgebung zu fördern (Fawcett, 1984). Die meisten Veränderungsstrategien befassen sich jedoch mehr mit dem, was das einzelne Individuum tun kann oder tun sollte, als mit Eingriffen in die Umwelt. Der Umgang mit Chronizität muß jedoch nicht nur darauf abzielen, auf der Ebene der einzelnen Person und deren Familie Verhaltensänderungen zu bewirken, sondern auch auf der übergeordneten Ebene der Kommune (Flynn, Rider, 1991).

Die Haupttodesursachen in den USA sind Herzkrankheiten, Krebs, Schlaganfall, Unfälle und Lungenkrankheiten. Alle fünf haben Bezüge zu krankmachenden Faktoren im Lebensstil: Alkohol- und Drogengenuß, sich der Sonne aussetzen, Rauchen, schlechte Ernährung, nicht angelegte Sicherheitsgurte, Bewegungsmangel, Streß usw. Diese persönlichen Gewohnheiten oder Verhaltensweisen sind wiederum davon abhängig, ob die Umgebung eine gesunde Wahl erleichtert oder nicht. Die Frage lautet, ob die gesellschaftlichen Rahmenbedingungen dem Individuum ermöglichen, die Aktivitäten des täglichen Lebens so durchzuführen, daß sie das Wohlbefinden steigern.

Das Indiana University School of Nursing's Institute of Action Research for Community Health (Institut für angewandte Forschung im staatlichen Gesundheitswesen der Pflegeschule der Universität von Indiana) wurde vor kurzem von der WHO zum ersten Kooperationszentrum im Programm «Gesunde Städte» bestimmt (Flynn, Rider, Ray, 1991). Durch die Hervorhebung von gesunden Städten wird anerkannt, daß die Gesundheit des einzelnen in hohem Maß von Umweltfaktoren und kommunalpolitischen Entscheidungen beeinflußt wird. Damit tritt die WHO in die Fußstapfen von Lilian Wald und Margaret Sanger, deren Arbeit in den Mietskasernen von New York City sich nicht nur mit den Bedürfnissen des einzelnen Menschen, sondern auch mit den gesellschaftlichen Bedingungen als Mitverursacher mancher persönlichen Tragödie befaßte. Pflege hat im besten Fall das Individuum und seine Gesundheit immer eingebettet gesehen in eine Reihe ineinandergreifender Beziehungen (familiäre, kulturelle, gesellschaftliche, politische u. a.), insbesondere wenn es darum ging,

Menschen bei der Bewältigung des Lebens mit chronischen Problemen zu helfen. So verlangt z. B. der Umgang mit dem chronischen Gesundheitsproblem Alkoholismus das Wissen um die genetische Veranlagung, um die Verbindung mit Depression und Angst, das Erkennen weiterer krankmachender Faktoren und deren Auswirkungen auf die Familien, gleichzeitig aber auch die Entwicklung von Unterstützungsprogrammen am Arbeitsplatz, Training des Restaurantpersonals im verantwortlichen Ausschank von Alkoholika und Überwachung des Verbots von Alkoholverkauf an Jugendliche.

Tabelle 2.2 zeigt, wie auf der Basis von Stokols Gedanken über eine Gesellschaftsökologie der Gesundheitsförderung verschiedene Komponenten der Gesundheit bei einer Person, die wegen Diabetes mit Ernährungsbeschränkungen zurechtkommen muß, und ihrer Umwelt zusammenwirken. Ihr Festhalten an einer gesundheitsfördernden Ernährung wird davon beeinflußt werden, ob Supermärkte gesunde Kaufentscheidungen attraktiv machen und ob vollwertige Nahrungsmittel mehr kosten als solche mit viel Zucker und Fett. Ihr Gefühl von persönlicher Kompetenz und eigenem Einfluß kann durch Medienberichte, z. B. über Mary Tyler Moores erfolgreiches Leben mit Diabetes, gestärkt werden.

Die Anerkennung der Wichtigkeit des Zusammenwirkens von Person und Umwelt im Umgang mit Chronizität hat für die Pflege mindestens zwei wichtige Folgen: Erstens bedeutet Sensibilität für das Zusammenwirken von Person und Umwelt, daß sich Pflege mit der Nahtstelle zwischen Verhaltenswissenschaft und biomedizinischen Wissenschaften befaßt. Mehr noch: Gesundheitsverhalten muß so konzipiert sein, daß es sowohl Veränderungen auf der Mikro-

Tabelle 2.2: Gesundheit und Zusammenwirken von Person und Umwelt bei Diabetes.

Gesundheit	Person	Umwelt
körperlich	Gesundheitsfördernde Ernährungsgewohnheiten wegen veränderter Pankreasfunktion.	Supermärkte bieten gesunde Nahrungsmittel appetitlich an.
emotional/mental	Gefühl der persönlichen Kompetenz und Kontrolle wird gestärkt.	Angebot von Rollenvorbildern durch Menschen, die trotz chronischer Gesundheitsprobleme ein ausgefülltes Leben leben.
sozio-ökonomisch	«Lieblingsspeisen» enthalten wenig Zucker und Fett, die persönliche Einkommenslage gestattet abwechslungsreiche Ernährung.	Gesunde Nahrungsmittel kosten nicht mehr; die Familie drängt die Frau nicht, Süßspeisen herzustellen, die sie selbst nicht essen darf.

als auch auf der Makroebene umfaßt. Die zweite Folge ergibt sich aus der ersten: Pflege muß dem Individuum und der Familie die Lebensbewältigung *erleichtern*, und zwar durch die Organisation effektiver Pflegesysteme und Vermittlung zwischen Patient, anderen Pflegenden, den verschiedenen Einrichtungen des Gesundheitswesens und der Öffentlichen Wohlfahrt. Umfassende, ganzheitliche Fallhilfe ist folglich genausowichtig wie die persönlich durchgeführte Pflegehandlung.

Chronizität als feministisches Thema

Da Frauen eine höhere Lebenserwartung haben als Männer und deswegen mit höherer Wahrscheinlichkeit mit den Folgen des Alterns konfrontiert werden (Cassel, Neugarten, 1988; Kandrack, Grant, Segall, 1991; Seely, 1990) können chronische Krankheiten als Frauenthema betrachtet werden. Eine Folge des Alterns ist die höhere Wahrscheinlichkeit, an einer chronischen Krankheit zu leiden (z. B. Alzheimer-Krankheit, Lupus, Multiple Sklerose, Osteoporose, Inkontinenz, Arthritis) und nahestehende Menschen der gleichen Generation zu überleben – was für Frauen bedeutet, daß sie mit höherer Wahrscheinlichkeit als Männer in Pflegeheimen versorgt werden (Grau, 1987; Lewis 1985; Older Women's League, 1988). Da Frauen in ihrem Leben weniger verdienen als Männer, haben sie weniger finanzielle Möglichkeiten – Sozialleistungen, Versicherungsprämien, Ruhestandsgelder –, um mit den Gesundheitsproblemen des Alters fertig zu werden. Dadurch sind ihre Aktionsmöglichkeiten im Kampf mit chronischen Krankheiten begrenzt. In der Tat deckt die Medizin Bedürfnisse, die überwiegend Männer haben (Akutpflege), besser ab als Bedürfnisse, die überwiegend Frauen haben (ambulante Hilfsdienste und Langzeitpflege) (Sofaer, Abel, 1990).

Auch sind es Frauen, die den größten Teil der häuslichen Pflege von alten Angehörigen mit chronischen Krankheiten leisten (Brody, Schoonover, 1986; Faulkner, Micchelli 1988: Horowitz, 1985; Houser, Berkman, 1985):

> «Von den acht Millionen Amerikanern, die mehr oder weniger intensiv Verwandte oder Freunde pflegen, sind die meisten Töchter mit einem Durchschnittsalter von 46 Jahren. Eine von drei der 1,2 Millionen, die schwer Behinderte pflegen, ist voll berufstätig, und viele der anderen arbeiten Teilzeit. Pflegende sind zwar in allen Berufen zu finden, hauptsächlich jedoch unter Arbeiterinnen und im kirchlichen Bereich.» (Bernardy, 1987, S. 4)

Pflegende zahlen einen hohen Preis (Baum, Gallagher, 1985–1986; George, Gwyther, 1986; Goodman, 1986; Newald, 1986). Die Pflegeverantwortung kann das berufliche Fortkommen verhindern und die Last der Pflege (21 bis 28 Stunden/Woche) zu finanziellen Notlagen, belasteten persönlichen Beziehungen, emotionalem Zusammenbruch und verschlechtertem Gesundheitszustand führen (Brody, 1985; Cantor, 1983; Stone, Cafferata, Sangl, 1986). Die Folge ist, daß Pflegende oft selbst chronische Gesundheitsprobleme entwickeln.

Die Wiedereinführung der Einzelfallmethode

Vor wenigen Jahren erinnerte uns Benners Buch *From Novice to Expert* (1984) an die Wichtigkeit des richtigen klinischen Urteils, und nirgends trifft das mehr zu als beim Umgang mit chronischen Gesundheitsproblemen. Der geübte Praktiker muß vielschichtige Gesundheitsprobleme gleichzeitig berücksichtigen, ohne die Tatsache aus den Augen zu verlieren, daß sie alle eine bestimmte Person mit ihren Hoffnungen und Träumen betreffen, und sich dabei bewußt sein, daß sich dieser Mensch auf eine Reise begibt, die sein Lebenskonzept grundlegend verändern wird. Gleichzeitig soll er mithelfen, die Auswirkungen dieses Zustands zu gestalten. Da das Ziel der klinischen Praxis darin besteht, das Wohlbefinden des einzelnen zu steigern (Gerhardt, 1990), ist es wesentlich, jeden Fall genau zu betrachten, und das bedeutet die Wiedereinführung der einzelfallbezogenen Pflege. Dieser Ansatz ist bei Patienten mit mehreren Gesundheitsproblemen (z. B. Arthritis, Bluthochdruck und Krebs) und komplizierten Therapien besonders wichtig.

Qualitative Ansätze zum Verständnis der Situation eines Patienten – ob mit theoretischem Hintergrund (Strauss, Glaser, 1984; Strauss, Glaser, Quint, 1964), mit ethnomethodologischen Techniken erzählender Analyse (Voysey, 1975; Williams, 1984) oder Biographieforschung (Robinson, 1986) – haben gemeinsam, daß sie dem Sinn, den der betroffene Mensch der jeweiligen Situation verleiht, großen Wert beimißt. Sie beachten ferner die Phasen, die eine Person und ihre Angehörigen durchlebt, wenn sie sich mit dem Zustand abfinden muß und vielleicht mit dem Stigma, das der medizinischen Diagnosen womöglich anhaftet. Dieser Prozeß des Zurechtfindens – verbunden mit Überlegungen, wie der Alltag künftig aussehen wird – bringt die besten Seiten der Pflege ans Licht: Patienten helfen, ihr Verhalten angemessen zu verändern und dabei zu begreifen, daß persönliche Ziele weiter verwirklicht werden können, und dem Individuum helfen, die unvermeidliche Aufgabe des Alterns zu bewältigen, die darin besteht, körperorientierte Werte durch Weisheit zu ersetzen.

Optimismus erhalten

Das letzte Thema, das ich im Zusammenhang mit dem Umgang mit Chronizität behandeln möchte – den Erhalt von Optimismus –, wurde bisher zwar beiläufig erwähnt, verdient jedoch eine gründlichere Ausführung. Gesundheitsprobleme, die wohl nie behoben werden können, setzen die Person der Gefahr von

Depressionen aus, weil es anscheinend vor dem ungewollten Zustand kein Entrinnen gibt. Groll über das Versagen des Körpers (oder das persönliche Versagen, Gesundheitsprobleme zu vermeiden) kann eine Riesenportion negativer Erinnerungen aktivieren, die der Bewältigung entgegenstehen. Doch wie in den meisten Situationen zählt mehr, wie Rückschläge und Gesundheitsprobleme erfahren und empfunden werden, als die Rückschläge und Gesundheitsprobleme selbst. Es gibt z. B. Beweise, daß subjektive Gesundheit mehr Einfluß auf die Lebensdauer hat als der sogenannte objektive Gesundheitsstatus (Kaplan, Camacho, 1983; Mossey, Shapira, 1982). Optimismus beeinflußt die Gesundheit, weil er die Schlüsselthemen anspricht – Zielsetzung, Problemlösung, Umgang mit Streß, Ausdauer und Immunstärke (Peterson, Bossio, 1991).

Das Konzept und die Beurteilung von Zähigkeit und Ausdauer als Faktoren der Anpassung wird noch entwickelt und diskutiert (Hull, Van Treuren, Propsom, 1988; Pollock, 1989; Wagnild, Young, 1991): Ist Zähigkeit ein eindimensionales Konstrukt oder ein Konzept mit drei Dimensionen – Eigenmacht, Engagement und Herausforderung? Ungeachtet dessen, wie die Diskussion ausgehen wird, glaube ich, daß Pflegekräfte weiter erforschen müssen, welche positiven Folgen gewisse innere Einstellungen haben können. Das heißt, daß man auf die Wechselfälle des Lebens Einfluß nehmen kann und Veränderungen letztlich positiv und nicht als Bedrohung der Sicherheit einschätzen sowie sich tief auf die verschiedenen Aktivitäten des Lebens einlassen muß (Kobasa, 1979). Mehr noch: Wie können wir diese Denkweisen fördern, damit die subjektiv empfundene Einflußlosigkeit nicht Depressionen nährt? Menschen, die glauben, daß ihr Tun keinerlei Bedeutung hat, werden leicht immer passiver und übersehen günstige Gelegenheiten, wodurch ihre Hoffnungslosigkeit langsam zur sich selbst erfüllenden Prophezeihung wird. Die Betonung des Erhalts von Optimismus ist aber auch für die Pflegenden unerläßlich, weil die Ausübung gesundheitsbezogener Aktivitäten, der Glaube an die eigenen Einflußmöglichkeiten und die Umformulierung von Problemen in Herausforderungen eine wichtige Voraussetzung für beruflichen Erfolg darstellen.

Patienten und Pflegende müssen erinnert werden, weniger gute Tage nicht allzu sehr zu betonen und spannungsgeladene Situationen mit Humor zu meistern. Der Umgang mit Chronizität ist in vieler Hinsicht ein Prüfstein für die Möglichkeiten des menschlichen Geistes und kann deswegen eine bewußtseinserweiternde Erfahrung sein.

Schlußfolgerung

Ich hoffe, Sie teilen meine Auffassung, daß der Umgang mit Chronizität spannend sein kann. Er hat seinen Reiz, weil zwischen den althergebrachten Werten der Pflege und den Bedürfnissen der chronisch Kranken ein Synergieeffekt besteht. Noch mehr Überschneidungen ergeben sich aus den gesundheitsfördernden Werten der Pflege und dem verstärkten Interesse an sinkender Morbidität. Die von mir angesprochenen Themen (und das sind natürlich nicht die einzigen) werden unter den brennenden Problemen des 21. Jahrhunderts sein:

- Erleichterung der Funktionstüchtigkeit, wenn Heilung nicht möglich ist

- Messung der erzielten Resultate in Begriffen der Lebensqualität

- Gesundheitsförderung durch Beachtung der Wechselbeziehung zwischen Person und Umwelt

- Erkennen, daß Chronizität überwiegend das Leben von Frauen betrifft

- Wiedereinführung der Einzelfallmethode als Methode der Wahl, wenn eine Person von mehreren Problemen betroffen ist

- Lehrmethoden entwickeln, die trotz Rückschlägen den Optimismus erhalten

- Unser theoretisches Wissen darüber erweitern, was mit Funktionsfähigkeit, Lebensqualität, Körperlauschen, Normalisierung, Wiederherstellung, Zähigkeit usw. gemeint ist.

Diese Punkte stehen auf der Tagesordnung, wenn wir uns der Herausforderung stellen, das Einsetzen chronischer Erkrankungen im Alter hinauszuzögern (Fries, 1990). Es sind Aufgaben und Herausforderungen, denen sich unser Berufsstand schon lange widmet. Erst jetzt sind wir aufgefordert, dabei die Führungsrolle zu übernehmen. Es gibt keinen Zweifel: Klienten, Ärzte und Gesetzgeber bitten uns darum!

Quellen

American Nurses' Association. (1980). *Nursing. A social policy statement*. Kansas City, MO: Author.

Austin, J. K. (1988). Childhood epilepsy: Child adaptation and family resources. *Journal of Child and Adolescent Psychiatric and Mental Health Nursing, 1*, 18–24.

Austin, J. K. (1989). Comparison of child adaptation to epilepsy and asthma. *Journal of Child and Adolescent Psychiatric and Mental Health Nursing, 2*, 119–144.

Baum, D., & Gallagher, D. (1985-1986). Case studies of psychotherapy with depressed caregivers. *Clinical Gerontologist, 4* (2), 19–29.

Benner, P. (1984). *From novice to expert: Excellence and power in clinical nursing practice*. Menlo Park, CA: Addison-Wesley.

Bernardy, R. (1987, Spring). An important new family issue. *Gray Panther Network* (pp. 4–5, 11).

Brody, E. M. (1985). Parent care as a normative family stress. *The Gerontologist, 25*, 19–29.

Brody, E. M., & Schoonover, C. B. (1986). Patterns of parent-care when adult daughters work and when they do not. *The Gerontologist, 26*, 372–382.

Burckhardt, C. S., Woods, S. L., Schultz, A. A., & Ziebarth, D. M. (1989). Quality of life of adults with chronic illness: A psychometric study. *Research in Nursing and Health, 12,* 347–354.

Cantor, M. H. (1983). Strain among caregivers: A study of experience in the United States. *The Gerontologist, 23,* 597–604.

Cassel, C., & Neugarten, B. L. (1988). A forecast of women's health and longevity. Implications for an aging America. *Western Journal of Medicine, 149,* 712–717.

Faulkner, A. O., & Micchelli, M. (1988). The aging, the aged, and the very old: Women the policy makers forgot. *Women & Health, 14* (³/₄), 5–19.

Fawcett, J. (1984). The metaparadigm of nursing. Current status and future refinements. Image: *Journal of Nursing Scholarship, 16,* 84–87.

Flynn, B. C., & Rider, M. S. (1991). Notes from the field. Healthy cities Indiana: Mainstreaming community health in the United States. *American Journal of Public Health, 81,* 510–511.

Flynn, B. C., Rider, M., & Ray, D. W. (1991). Healthy cities: The Indiana model of community development in public health. *Health Education Quarterly, 18,* 331–347.

Fries, J. F. (1990). The compression of morbidity: Near or far? *The Millbank Quarterly, 67,* 208–232.

George, L. K., & Gwyther, L. P. (1986). Caregiver well-being: A multidimensional examination of family caregivers of demented adults. *The Gerontologist, 26,* 253–259.

Gerhardt, U. (1990). Qualitative research on chronic illness: The issue and the story. *Social Science and Medicine, 30,* 1149–1159.

Gerson, E. M. (1976). On «Quality of life.» *American Sociological Review, 41,* 793–806.

Goodinson, S. M., & Singleton, J. (1989). Quality of life: A critical review of current concepts, measures and their clinical implications. *International Journal of Nursing Studies, 26,* 327–341.

Goodman, C. (1986). Research on the informal career: A selected literature review. *Journal of Advanced Nursing, 11,* 705–712.

Grant, M., Padilla, G. V., Ferrell, B. R., & Rhiner, M. (1990). Assessment of quality of life with a single instrument. *Seminars in Oncology Nursing, 6,* 260–270.

Grau, L. (1987). Illness-engendered poverty among the elderly. *Women & Health, 12* (³/₄), 103–118.

Holmes, C. A. (1989). Health care and the quality of life: A review. *Journal of Advanced Nursing, 14,* 833–839.

Horowitz, A. (1985). Sons and daughters as caregivers to older parents: Differences in role performances. *The Gerontologist, 25,* 612.

Houser, B. B., & Berkman, S. L. (1985). Sex and birth order differences in filial behavior. *Sex Roles, 13,* 641–651.

Hull, J. G., Van Treuren, R. R., & Propsom, P. M. (1988). Attributional style and the components of hardiness. *Personality and Social Psychology Bulletin, 24,* 505–513.

Jalowiec, A. (1990). Issues in using multiple measures of quality of life. *Seminars in Oncology Nursing, 6,* 271–277.

Kandrack, M. A., Grant, K. R., & Segall, A. (1991). Gender differences in health related behavior: Some unanswered questions. *Social Science and Medicine, 32,* 579–590.

Kaplan, G. A., & Camacho, T. (1983). Perceived health and mortality: A nine-year follow-up of the human population laboratory cohort. *American Journal of Epidemiology, 117,* 292–304.

Kobasa, S. C. (1979). Stressful life events, personality, and health: An inquiry into hardiness. *Journal of Personality and Social Psychology, 37,* 1–11.

Lewis, M. (1985). Older women and health: An overview. *Women & Health, 10* (²/₃), 1–16.

Madigan, E. R. (1986). Nursing research to take its rightful place. *Editorial in Nursing and Health Care, 7,* 3.

McBride, A. B., Austin, J. K., Chesnut, E., Keeter, E., Main, S., Mishler, S., Moody, S., Richards, B., & Roy, B. (1991, October). *Clinical assessment of the INAF*. Paper presented at the biennial meeting of the Council of Nurse Researchers, Los Angeles, CA.

Mezzich, J. E., Evanczuk, K. J., Mathias, R. J., & Coffman, G. A. (1984). Admission decisions and multiaxial diagnosis. *Archives of General Psychiatry, 41*, 1001–1004.

Morrison, E., Fisher, L. Y., Wilson, H. S., & Underwood, P. (1985). NSGAE. Nursing adaptation evaluation. *Journal of Psychosocial Nursing, 23* (8), 10–13.

Mossey, J. M., & Shapiro, E. (1982). Self-rated health: A predictor of mortality among the elderly. *American Journal of Public Health, 72*, 800–808.

Nagi, S. Z. (1976). An epidemiology of disability among adults in the United States. *Milbank Memorial Fund Quarterly, 54*, 439–468.

Newald, J. (1986). Women as care givers face crisis at home. *Hospitals, 60*, 106.

Older Women's League. (1988). The picture of health for midlife and older women in America. *Women & Health, 14* ($^3/_4$), 53–74.

Pearlman, R. A., & Uhlmann, R. F. (1988). Quality of life in chronic diseases: Perceptions of elderly patients. *Journal of Gerontology, 43*, M25–M30.

Peterson, C., & Bossio, L. M. (1991). Health and optimism. New York: Free Press.

Pollock, S. E. (1989). The hardiness characteristic: A motivating factor in adaptation. *Advances in Nursing Science, 11* (2), 53–62.

Price, M. J. (1989). Perceived uncertainty associated with the management trajectory of a chronic illness-diabetes mellitus. *Dissertation Abstracts International* (University Microfilms, No. 49–9).

Revicki, D. A. (1989). Health-related quality of life in the evaluation of medical therapy for chronic illness. *Journal of Family Practice, 29*, 377–380.

Robinson, I. (1986). *Multiple sclerosis*. London: Tavistock.

Seely, S. (1990). The gender gap: Why do women live longer than men? *International Journal of Cardiology, 29*, 113–119.

Sofaer, S., & Abel, E. (1990). Older women's health and financial vulnerability: Implications of the Medicare benefit structure. *Women & Health, 16* ($^3/_4$), 47–67.

Stokols, D. (1992). Establishing and maintaining healthy environments. Toward a social ecology of health promotion. *American Psychologist, 47*, 6–22.

Stone, R., Cafferata, G. L., & Sangl, J. (1986). *Caregivers of the frail elderly: A national profile*. Rockville, MD: National Center for Health Services Research and Health Care Technology Assessment.

Strauss, A., & Glaser, B. (1984). *Chronic illness and the quality of life* (2nd ed.). St. Louis: Mosby.

Strauss, A., Glaser, B., & Quint, J. (1964). The non-accountability of terminal care. *Hospitals, 36*, 73–87.

Stuart, G. W. (1986). NSGAE update. Nursing adaptation evaluation. *Journal of Psychosocial Nursing, 24* (2), 31–33.

Voysey, M. S. (1975). A constant burden: *The reconstitution of family life*. London: Routledge & Paul.

Wagnild, G., & Young, H. M. (1991). Another look at hardiness. Intage: *Journal of Nursing Scholarship, 23*, 257–259.

Williams, G. (1984). The genesis of chronic illness: Narrative reconstruction. *Sociology in Health and Illness, 6*, 175.

Wolinsky, F. D., Callahan, C. M., Fitzgerald, J. F., & Johnson, R. J. (1992). The risk of nursing home placement and subsequent death among older adults. *Journal of Gerontology, 47*, S. 173–S. 182.

3. Der Umgang mit chronisch Kranken im Krankenhaus

Barbara J. Daly

Über die Pflege von chronisch Kranken im Krankenhaus gibt es fast keine wissenschaftlichen Untersuchungen. Einige wenige Studien befassen sich mit der Reaktion von chronisch kranken Patienten auf Hospitalisierung und messen oder beschreiben sie direkt. Chronisch Kranke wurden nie mit akut Kranken verglichen, und über Pflegemaßnahmen, die speziell für chronisch Kranke im Krankenhaus entwickelt wurden, gibt es kaum Untersuchungen. So lautet die erste Botschaft über den heutigen Stand der Dinge: Unser Verständnis der Pflege von chronisch kranken Personen im Krankenhaus ist hauptsächlich vom Wissen über Charakteristika von chronisch Kranken abgeleitet, wobei versucht wurde, dieses Wissen auf moderne Krankenhäuser zu übertragen.

In den folgenden Ausführungen werden wir erkennen, daß die typischen Eigenschaften der Krankenhausatmosphäre den von chronischer Krankheit verursachten Bedürfnissen von Patienten entgegenstehen. In gewisser Weise scheinen wir Gefahr zu laufen, daß, trotz der erstaunlichen Leistungen von Krankenhäusern beim Umgang mit Patienten mit akuten Zuständen, bei der Sorge für Patienten mit chronischen Krankheiten Florence Nightingales Botschaft aus dem Jahr 1863 aus dem Blick gerät: «Die wichtigste Aufgabe eines Krankenhauses besteht darin, dem Kranken keinen Schaden zuzufügen» (zitiert in Mitchel, 1989, S. 3).

Um diesen Punkt zu verdeutlichen, möchte ich aus einem Artikel des *Journal of the American Medical Association* zitieren:

«Die große Zahl von chronisch kranken Personen in Allgemeinkrankenhäusern, die einer Langzeitpflege bedürfen, stellt für die Krankenhausverwaltung ein ernstes Problem dar. Allgemeinkrankenhäuser in ihrer heutigen Form sind oft nicht für die Pflege von Langzeitkranken geeignet, weil sie vorrangig auf die therapeutischen und allgemeinen Bedürfnisse von Akutkranken ausgerichtet sind. Oft fehlen die benötigten Abteilungen für physikalische Therapie, Beschäftigungstherapie und Rehabilitation... oft fehlt es auch an Verständnis für die sozialen und psychologischen Bedürfnisse von chronisch Kranken.» (American Hospital Association, American Public Welfare Association, American Public Health Association, American Medical Association, 1947, S. 345)

Das Interessante an diesem Zitat ist, daß es auch heute noch zutrifft, obwohl es aus einer Zeitschrift des Jahres 1947 stammt. Ich glaube daraus schließen zu können, daß wir das Problem der Pflege von chronisch Kranken in einer Umgebung, die auf akute Kurzzeitkranke eingestellt ist, noch nicht in den Griff bekommen haben.

Nach dieser Einleitung möchte ich nun einige Tatsachen und Forschungsergebnisse zur Diskussion stellen, die meines Erachtens direkt mit chronisch kranken Patienten im Krankenhaus zu tun haben. Zuerst muß die Krankenpopulation definiert werden. Im Jahr 1950 wurde eine multidisziplinäre Gruppe gebildet, die sich aus Repräsentanten der American Medical Association, der American Hospital Association, der American Public Health Association und der American Public Welfare Association zusammensetzte. Besorgt über den steigenden Bevölkerungsanteil von chronisch Kranken in den USA, schlug die Vertretung dieser Organisationen folgende, heute noch gebräuchliche Definition vor:

«Chronische Krankheiten sind alle Einschränkungen und Abweichungen vom Normalen, die eine oder mehrere der folgenden Charakteristiken aufweisen: lange Dauer, durch irreversible Krankheiten verursachte Dauerschäden, der Patient braucht zur Rehabilitation ein besonderes Training und/oder über einen langen Zeitraum überwachte Pflege. (Commission on Chronic Illness, 1954, S. 7)

Als die Kommission 1950 ihre Arbeit aufnahm, hatten etwa 28 Millionen Menschen in den USA eine oder mehrere chronische Krankheiten; 5,3 Millionen dieser Personen wurden ferner als behindert klassifiziert, weil sie ihre gewohnten Aktivitäten oder die Aktivitäten des täglichen Lebens nicht unabhängig durchführen konnten (Commission on Chronic Illness, 1954). Fünfzig Prozent der 28 Millionen waren unter 45 Jahre alt. Da die Zahl der Infektionskrankheiten sank und der medizinisch-technische Fortschritt chronisch Kranken ein längeres Leben ermöglicht, stieg die Zahl der chronisch Kranken signifikant an. Im Jahr 1967 gab es 95 Millionen Menschen mit wenigstens einer chronischen Krankheit und 32,4 Millionen Behinderte. Das bedeutet, daß ungefähr jede zweite Person in den USA mindestens eine chronische Krankheit hat (Lambert, Lambert, 1987).

Die diesen Zahlen zugrundeliegenden Krankheiten haben sich im Laufe der Jahre etwas verändert. Anfang der 50er Jahre umfaßten chronische Krankheiten in der Reihenfolge der Häufigkeit: Herzkrankheiten, Nerven- oder Geistesstörungen, Tuberkulose, Arthritis, Diabetes, Asthma und Krebs (American Hospital Association u. a., 1947). Heute sind Herzkrankheiten und Krebs immer noch unter den am häufigsten vorkommenden Krankheiten, zusammen mit Arthritis, Diabetes, chronisch obstruktiver Lungenerkrankung, chronischen Schmerzzuständen und neuromuskulären Störungen wie Multiple Sklerose. Vor kurzem wurde AIDS in die Liste aufgenommen.

Um die Grundlagen zu verdeutlichen, die zum Verständnis der schwierigen Situation von chronisch kranken Personen beitragen, die sich in einer Umgebung befinden, die auf Akutversorgung ausgerichtet ist, möchte ich kurz einige Krankenhausstatistiken betrachten. Zur Zeit, als der oben zitierte Artikel erschien, wurden chronisch kranke Personen, die professioneller Pflege bedurften, hauptsächlich in einzelnen spezialisierten Langzeitpflegeeinrichtungen versorgt. Es herrschte eine bemerkenswerte Verwirrung der Definitionen von chronischer Krankheit, Behinderung und Langzeitpflege. Heute wissen wir, daß nicht alle chronisch kranken Menschen behindert sind, viele behinderte Menschen keinen besonderen Bedarf an Gesundheitspflege haben und viele chronisch Kranke keine Langzeitpflege in einer Einrichtung brauchen. Zwischen 1940 und 1950, als noch wenig Behandlungsmöglichkeiten zur Verfügung standen, wurden alle, die eine Langzeitpflege brauchten, in Häusern für chronisch Kranke untergebracht. Diese Einrichtungen waren auf Langzeitpflege, betreuende Verwahrung und Rehabilitation ausgerichtet. Mit akuten Pflegebedürfnissen rechnete man nicht. Zur Illustration: Eine Beurteilung dieser Einrichtungen im Jahr 1950 ergab, daß 63 Prozent über eine Patientenbücherei verfügten, aber nur 40 Prozent über ein EKG-Gerät und nur 53 Prozent über ein Röntgengerät (Commission on Chronic Illness, 1956).

Als sich die Behandlungsmöglichkeiten erweiterten, wurde es zunehmend schwieriger, diesen Personenkreis zu versorgen, ohne die ganze Palette der Dienste eines normalen Akutkrankenhauses zur Verfügung zu haben. Nach und nach schlossen die Einrichtungen für chronisch Kranke. 1950 gab es 406 Langzeitkrankenhäuser oder Einrichtungen für chronisch Kranke (Commission on Chronic Illness, 1956), heute sind es noch 135 (American Hospital Association, 1991).

Unglücklicherweise haben die Trends moderner Krankenhauspflege die immer schon vorhandenen Probleme noch verschärft. 1950 bescheinigte die Kommission den Allgemeinkrankenhäusern mehrere Mängel hinsichtlich ihrer Eignung für die Pflege von chronisch Kranken: Die Eile, mit der gearbeitet wird, entspricht nicht den Bedürfnissen von Langzeitpatienten, Unfähigkeit oder mangelnde Bereitschaft, die Verantwortung für aggressive Entlaßplanung zu übernehmen, und Versagen bei der praktischen Rehabilitation. Wenn das 1950 zutraf, dann bedenken Sie die heutigen Auswirkungen von Kostenbegrenzung und geringerer Kostenerstattung. Wir haben erlebt, daß die durchschnittliche Aufenthaltsdauer in einem kommunalen Allgemeinkrankenhaus von 10,6 Tagen 1952 (Commission on Chronic Illness, 1956) auf 7,2 Tage fiel (American Hospital Association, 1991); und der Druck, die Aufenthaltsdauer zur Kostensenkung weiter zu verkürzen, hält an. Trotzdem wissen wir, daß es immer zu längeren Liegezeiten führt, wenn das Leiden an einer chronischen Krankheit zu einem akuten Zustand hinzukommt. So betrug 1987 die durchschnittliche Liegezeit bei Cholezystektomiepatienten 7,6 Tage, während sie sich bei multiplen Diagnosen auf 11,8 Tage verlängerte (Commission on Professional and Hospital Activities, 1986).

Der Zwang zur Kosteneinsparung führte auch zu einer Einschränkung der Anzahl und Vielfalt des Angebots unterstützender Dienste. Krankenhäuser mit weniger als 300 Betten stellen 81 Prozent aller Akutkrankenhäuser dar; davon verfügen nur 33 Prozent über beschäftigungstherapeutische Möglichkeiten, die zu den von chronisch Kranken am meisten gebrauchten Angeboten gehören, weil sie lernen müssen, ihren Lebensstil den Beschränkungen ihrer Krankheit anzupassen (American Hospital Association, 1991).

Dies ist nur ein erster Blick auf die diversen Probleme, die sich aus der mangelnden Übereinstimmung zwischen den Bedürfnissen von chronisch Kranken einerseits und den Trends in Akutkrankenhäusern andererseits ergeben. Werfen wir nun einen Blick auf das, was wir in den letzten Jahrzehnten über chronische Krankheiten gelernt haben. Vieles davon stammt aus der Pflegeforschung, aber ein großer Anteil wichtiger Informationen kommt aus anderen Fachrichtungen, und diese Erkenntnisse möchte ich nicht unberücksichtigt lassen.

Tatsächlich sind zwei der bekanntesten Forscher über chronische Krankheiten Anselm Strauss und Barney Glaser, Soziologen der Universität von Kalifornien, die ihre Arbeit in den sechziger Jahren aufnahmen. Strauss und Glaser haben eine Vielzahl von Studien durchgeführt, speziell die Charakteristik von chronischen Krankheiten betrachtet und sich mit den Konflikten befaßt, die auftraten, wenn diese Patienten in ein Akutkrankenhaus kommen (Strauss und Glaser, 1975). Sie fanden mehrere Probleme, die im täglichen Leben von Personen mit chronischen Krankheiten weit verbreitet sind:

1. Prävention von medizinischen Krisen und fehlendes Krisenmanagement;

2. Einhaltung der vorgeschriebenen Lebensweise und Umgang mit Problemen dieser Lebensweise;

3. Symptomkontrolle;

4. Prävention von und Leben mit sozialer Isolation, die durch nachlassenden Kontakt mit anderen verursacht ist;

5. Anpassung an Veränderungen im Laufe der Krankheit;

6. Versuche, das Leben und Beziehungen zu normalisieren;

7. Finanzierung – Umgang mit dem Verlust des Arbeitsplatzes und den Kosten der Pflege.

Strauss und Glaser fanden heraus, daß Patienten und Familien zur Bewältigung dieser Probleme grundlegende Strategien entwickeln, Beziehungen zu Helferinnen und Helfern aufbauen und Organisationsmuster zum Umgang mit der Krankheit und ihren Krisen herausbilden. Ich erwähne dies, um auf einen der wichtigsten Punkte bei einem Krankenhausaufenthalt hinzuweisen. Der chronisch kranke Mensch unterscheidet sich deutlich von einem akut kranken Menschen, in dem er die Verantwortung für die Bewältigung, das Management der Krankheit auf sich genommen hat. Während der Akutkranke kein Bewältigungsmuster für diese neue Krankheit und keine familiären oder persönlichen Resourcen aktiviert hat, hängt die ganze Existenz des chronisch Kranken von seiner Bewältigungsfähigkeit ab.

Das von chronisch kranken Personen gelernte Krankheitsmanagement ist wesentlich mehr als nur passives Befolgen medizinischer Vorschriften. Gesunde Lebensführung wird erlernt, wieder modifiziert, ausbalanciert und an den verschiedenen Krankheiten und den Anforderungen eines normalen Lebensstils ausgerichtet. Ein Patient mit chronisch obstruktiver Lungenerkrankung zum Beispiel lernt, seine Aktivitäten so einzuteilen, daß er Dyspnoe vermeidet (Shekelton, 1987). Was passiert aber, wenn dieser Patient auf eine Akutstation kommt? Die Pflegenden übernehmen die Kontrolle und drücken ihren Zeitplan auf, als wäre der Zustand, der zur Hospitalisierung führte, die einzige Sorge.

Strauss und Glaser stellen fest, daß die üblichen Muster der Gesundheitsfürsorge von einer Zweiteilung ausgehen. Das Zuhause ist das Reich des Patienten, d. h. was immer dort geschieht, ist seine Sache. Dagegen ist alles, was im Krankenhaus geschieht, Sache des Pflegepersonals. Die Konsequenz aus dieser Zweiteilung ist nicht nur ein falscher Umgang mit der Lebensführung des chronisch Kranken, sondern auch die Beeinträchtigung des prekären Gleichgewichts, das der Patient erreicht hat, und eine Beschädigung der Identität des Patienten als kompetenten Manager seines Zustands.

Die Wichtigkeit der Kontrolle über die eigene Reaktion auf die Krankheit und der Fähigkeit, sich selbst zu helfen, wurde 1990 durch eine Studie von Braden bestätigt. Sie untersuchte 396 Patienten mit Arthritis, die an einem Selbsthilfemodell teilnahmen, und fand heraus, daß mit steigender Unsicherheit und Abhängigkeit von der Krankheit die Bewältigungsfertigkeiten zurückgingen oder die subjektive Fähigkeit, Hindernisse zu überwinden, sank. Ebenso stieg mit besseren Bewältigungsfertigkeiten auch das Niveau der Selbsthilfe und die Fähigkeit, eine normale Erwachsenenrolle auszufüllen. Wie nicht anders zu erwarten, verbesserte sich mit der Selbsthilfe auch die allgemeine Lebensqualität des Patienten. Obwohl es keinen Beweis dafür gibt, daß die vollkommene Übernahme der Aktivitätskontrolle und des Managements chronischer Zustände durch Pflegekräfte direkt zu verminderten Bewältigungsfertigkeiten führt, erscheint dies doch eine logische Hypothese.

Das führt zu der Frage, was anders gehandhabt werden kann. Vier Bereiche wurden eingehend erforscht: Themen der Kontrolle, Schulung, die psychosozialen Aspekte von chronischer Krankheit und Veränderungen in der Umwelt.

Was die Kontrolle betrifft, sind aus den Arbeiten von Strauss und Glaser einige recht offensichtliche und sehr praktische Empfehlungen abzuleiten: Patienten soll gestattet werden, ihr eigenes Behandlungsschema fortzuführen und weiter die eigenen Medikamente einzunehmen. Dennis (1990) betrachtete krankenhaustypische Aktivitäten, die dazu beitragen, dem Patienten das Gefühl der Kontrolle zu vermitteln. Patienten bekamen das Gefühl von Kontrolle durch Informiertwerden, durch Mitwirkung an Entscheidungsfindungen und durch Interaktionen mit Personen oder der Umwelt. Es ist wichtig zu bemerken, daß es sich dabei nicht um wesentliche Themen oder entscheidende Aspekte der medizinischen Versorgung handelte, sondern oft nur um so schlichte Dinge wie die Kontrolle über die Raumtemperatur. Sie gewannen das Gefühl von Kontrolle auch durch die Fähigkeit, die Patientenrolle auszufüllen. Diese Studie weist darauf hin, daß Kontrolle für Patienten nicht gleichbedeutend ist mit Kontrolle über alle Entscheidungen oder Selbstbehandlung, sondern heißt, kooperativ und willig das Pflegepersonal bei seinen Bemühungen um das akute Problem zu unterstützen. Diese Studie belegt also die These, daß wir das Gefühl des Patienten, die Kontrolle zu haben, schon mit geringen Abwandlungen unserer bisher üblichen Vorgehensweise stärken können. Sie weist ferner darauf hin, wie wichtig das Aufnahmegespräch bei Patienten mit chronischen Krankheiten ist. Hier können wir unsere Erwartungen an den Patienten formulieren und ihn klar und deutlich auf die Möglichkeit der Mitwirkung bei der Alltagsroutine hinweisen.

Ein weiterer Aspekt der Mitwirkung des Patienten an seiner Pflege ist die Unterweisung. Es gibt zwar viele Untersuchungen über Unterweisung und Schulung von chronisch Kranken zu Hause, aber wenige befassen sich mit der Wichtigkeit von Unterweisung während des Krankenhausaufenthaltes und nicht nur im Bereich der ambulanten Pflege. Erstens steht, wie bereits erwähnt, die Aufklärung über die eigene Krankheit in positivem Zusammenhang zu Kontrolle. Einer Studie von Lipman zufolge, der dreißig Kinder mit erstmals diagnostiziertem Diabetes beobachtete, verringerte die Anwesenheit einer Fachpflegekraft zur Diabetesschulung aber auch die Dauer des Krankenhausaufenthaltes um 1,8 Tage (Lipman, 1987).

Es ist durchgängig erwiesen, daß Schulung große Auswirkungen auf die Krankheitsbewältigung hat, insbesondere bei Diabetikern. O'Connell und seine Mitarbeiter fanden heraus, daß Patienten mit richtiger Information über den Zusammenhang bestimmter Symptome und niedrigen Blutzuckerwerten – «zutreffendes Symptomwissen» genannt – den Zuckerhaushalt besser unter Kontrolle hatten (O'Connel, Hamera, Schorfheide, Guthrie, 1990). Ferner ergab eine umfassende, in Indianapolis durchgeführte Studie, daß die Schulung des Patienten durch den Arzt zu einer deutlichen Verbesserung des körperlichen Gesundheitszustands des Diabetespatienten führte (Vinicor u. a., 1987). Als jedoch Moriarty und Stephens (1988) Pflegekräfte befragten, fanden sie heraus, daß Diabetesaufklärung aus Zeitmangel und wegen fehlender Lehrbefähigung oft unterlassen wurde. Schlimmer noch, die Teilnahme an einem achtstündigen Workshop über Diabetes veränderte dieses Ergebnis nicht. Daraus schlossen Forscherinnen und Forscher, daß es vielleicht besser ist, die situationsbedingte, zeitliche Einschränkung des Pflegepersonals zu akzeptieren und die Schulung anderen Fachkräften zu übertragen. Das hat natürlich Auswirkungen auf die Kosten, aber mit Blick auf das Forschungsergebnis, daß Unterweisung die Liegezeit verkürzt und eine bessere Kontrolle des Diabetes bewirkt, ist dies dennoch eine bedenkenswerte Maßnahme.

Ein dritter Themenbereich vieler Forschungsarbeiten über chronisch kranke Patienten sind die psychosozialen Faktoren und Muster. Chronische Krankheit bewirkt offensichtlich zusätzlichen Streß und erfordert zusätzliche Bewältigungskraft. Die Studien versuchen, diese Tatsachen zu beschreiben. Ziel ist natürlich, die mit dieser Art Krankheit verbundenen Muster besser zu verstehen, damit die Maßnahmen den Bedürfnissen des Patienten entsprechend geplant werden können. Mehrere Forscherinnen und Forscher haben bei Patienten mit chronisch obstruktiven Lungenerkrankungen eine höhere Depressionsanfälligkeit festgestellt. Deshalb sollte bei Patienten mit dieser Diagnose speziell auf diese Komplikation geachtet werden (Shekleton, 1987). Nickel, Brown und Smith (1990) stellten ferner fest, daß ein Drittel von mehr als 1000 Patienten mit chronischen Herzkrankheiten von Symptomen emotionaler Notlagen berichtete und ein Viertel davon angstlösende Medikamente einnimmt. Im Hinblick auf den zusätzlichen Streß der Hospitalisierung mag es angezeigt sein, bei der Pflege von Patienten mit dieser Diagnose von Anfang an psychiatrische Fachkräfte einzubeziehen und nicht erst eine Krise abzuwarten. Dies ist eine weitere Maßnahme, die auf ihre Effektivität hin überprüft werden muß.

Wenn wir bei Verschlechterung des Krankheitsbildes Unterstützungsmaßnahmen planen, tun wir gut, uns daran zu erinnern, daß chronisch kranke Menschen den richtigen Umgang mit ihrer Krankheit gewohnt sind und eigene Bewältigungsformen entwickelt haben. Wir sollten nicht unbedingt davon ausgehen, daß Hilfe von der Pflegekraft kommen muß, sondern uns vielmehr auf Verbesserung und Bestärkung der gewohnten Methoden des Patienten konzentrieren. Promomo, Yeates und Woods (1990) studierten die Quellen sozialer Unterstützung von 125 chronisch kranken Frauen und fanden, was nicht überrascht, heraus, daß sie von ihrem Ehemann oder Partner die meiste Unterstützung bekamen. Doch was machen wir im Krankenhaus? Wir schreiben die Besuchszeiten vor. Während sich die Einstellung des Personals hinsichtlich streng reglementierter Besuchszeiten in letzter Zeit erheblich verändert hat, ist es immer noch eher die Ausnahme als die Regel, einem Ehepartner zu erlauben, die Nacht über beim Patienten zu bleiben oder ihm eine Mahlzeit anzubieten, damit beide gemeinsam essen können. Dies sind recht einfache Veränderungen der Krankenhausroutine, trotzdem bergen sie ein beträchtliches Hilfspotential zur Genesung des Patienten.

Wir haben bisher spezifische Aspekte von chronischer Krankheit und spezifische Maßnahmen diskutiert, die von Pflegekräften im Krankenhaus angewandt werden können. Ein anderer Ansatz besteht in der Betrachtung der gesamten Pflegeumgebung. Mehrere Wissenschaftlerinnen und Wissenschaftler haben angefangen, auf diesem Gebiet zu arbeiten. Ironischerweise ist dieser Ansatz bereits 1947 von Pflegepraktikerinnen empfohlen worden (American Hospital Association u. a., 1947). Sie schlugen die Einrichtung von besonderen Stationen vor, um den speziellen Bedürfnissen von chronisch Kranken entgegenzukommen. Frühe Arbeiten über stationäre Pflege, die den Nachweis erbrachten, daß es angemessen ist, den besonderen Bedürfnissen von chronisch Kranken auf eigenen Stationen Rechnung zu tragen, schufen die Voraussetzungen für diese Herangehensweise (Greer u. a., 1986). In späteren Kapiteln dieses Buches wird auf die laufenden Versuche mit solchen Spezialpflegestationen eingegangen: Kathleen Buckwalter diskutiert die Arbeit einer Station für Alzheimer-Patienten an der Universität von Iowa; Denise Kresevic stellt eine Intensivpflegestation für ältere Menschen vor, wo den negativen Folgen der Hospitalisierung bei alten Menschen, die oft an chronischen Nebenerkrankungen leiden, vorgebeugt werden soll, und ich stelle eine Spezialpflegestation für chronisch Kranke in kritischen Phasen vor, mit ermutigenden Ergebnissen in bezug auf Senkung der Pflegekosten, eine geringere Sterberate und einige Komplikationen.

Diese Ansätze – die Ausrichtung der Pflege an den Bedürfnissen von chronisch Kranken – zeigen auf, was vielleicht die größte Aufgabe in der stationären Pflege von chronisch Kranken ist: Wir müssen sowohl unsere Sicht der Pflegerezipienten neu konzipieren als auch unsere Verantwortung gegenüber dieser sehr empfindlichen Patientengruppe. Das biomedizinische Modell ist immer noch das vorherrschende Paradigma der Akutkrankenpflege. Die Krankheit des Patienten wird primär in Begriffen der körperlichen Pathologie beschrieben, isoliert vom gesellschaftlichen Zusammenhang und nur technischen Interventionen zugänglich. Angemessenes Verhalten von Pflegekräften und Patienten wird in recht starren Begriffen definiert, die sich am Hauptziel, der Heilung der Krankheit, orientieren. Wenn wir es aber mit Zuständen zu tun haben, die ungenau definiert sind, unheilbar, und bei denen soziale Anpassung eine Hauptkomponente von Gesundheit darstellt, können unsere traditionellen Herangehensweisen kaum gute Resultate hervorbringen. Stewart und Sullivan (1982) untersuchten Arzt-Patient-Beziehungen und das Krankheitsverhalten bei Patienten mit chronischen Krankheiten und stellten fest, daß die Situation weniger unter Kontrolle ist und zu Disharmonie und Mangel an Übereinstimmung führt, wenn die Ärzte Schwierigkeiten bei der Diagnose und Behandlung einer Krankheit haben, was bei vielen chronischen Krankheiten der Fall ist. Plough (1981) illustriert das gleiche Phänomen bei Patienten mit Nierenversagen und macht Ausführungen über Spannungen und Unsicherheiten, die aus unseren

Versuchen erwachsen, traditionelle Techniken anzuwenden und die gelebten Erfahrungen der chronisch Kranken zu vernachlässigen.

Wir mögen zu dem Gedanken neigen, daß Treue zum biomedizinischen Modell ein Charakteristikum von Medizinern ist und wir, als Pflegekräfte, für den Umgang mit einem chronisch kranken Menschen als Individuum besser geeignet sind. Es gibt jedoch eine beunruhigende Studie von Brillhart, Jay und Wyers (1990), in welcher sie behinderte Personen, Pflegelehrerinnen und -lehrer, Pflegeschülerinnen und -schülern, Examensschülerinnen und -schüler und examinierte Pflegekräfte nach ihrer Einstellung zu behinderten Menschen fragten. Die Behinderten haben, wie zu erwarten, die positivste Einstellung. Es stimmt bedenklich, daß die Einstellung des Lehrpersonals am wenigsten positiv ist, eng gefolgt von den Examensschülerinnen und -schülern. Mit anderen Worten, die relativ positive Einstellung der neuen Schülerinnen und Schüler wird anscheinend vom Lehrpersonal, das an negativen Stereotypen von Behinderten festhält, verändert. In einer anderen Studie über chronischen Schmerz betrachten Pflegekräfte, trotz der Wichtigkeit von Schmerz als klinische Erscheinung, den Schmerz als weniger intensiv, wenn der Patient keine deutlichen Anzeichen von Pathologie aufweist und wenn es sich um Langzeitschmerz handelt (Taylor, Skelton und Butcher, 1984).

Beide Studien sollten uns als Warnung dienen, daß examinierte Pflegekräfte, wie andere Pflegende, in bezug auf die Bedürfnisse von chronisch Kranken zu Vorurteilen und Mißverständnissen neigen. Es wird deutlich, daß in diesem Bereich erheblicher Forschungsbedarf besteht. Aber auch die bereits vorliegenden Studien legen nahe, die Paradigmen unserer Arbeit zu überdenken. Ich glaube, daß uns ein neuer Blick aus einem anderen Blickwinkel einige überraschende Entdeckungen bringen wird.

Quellen

American Hospital Association. (1991). *AHA Hospital statistics, 1990.* Chicago: Author.

American Hospital Association, American Public Welfare Association, American Public Health Association, & American Medical Association. (1947). Planning for the chronically ill. *Journal of the American Medical Association, 135,* 343–347.

Braden, C. J. (1990). A test of the self-help model: Learned response to chronic illness experience. *Nursing Research, 39,* 42–46.

Brillhart, B. A., Jay, H., & Wyers, M. E. (1990). Attitudes toward people with disabilities. *Rehabilitation Nursing, 15,* 80–82.

Commission on Chronic Illness. (1954). *Care of the long-term patient.* Washington DC: United States Department of Health, Education, & Welfare, Public Health Service Publication No. 344.

Commission on Chronic Illness. (1956). *Chronic illness in the United States: Vol. 11: Care of the long-term patient.* Cambridge, MA. Harvard University Press.

Commission on Professional and Hospital Activities. (1986). Lengths of stay: Geriatric length of stay by diagnosis and operation, U.S., 1985. Ann Arbor, MI: Commission of Professional and Hospital Activities.

Dennis, K. E. (1990). Patients' control and the information imperative: Clarification and confirmation. *Nursing Research, 39,* 162–166.

Greer, D. S., Mor, V., Morris, I. N., Sherwood, S., Kidder, D., & Birnbaum, H. (1986). An alternative in terminal care: Results of the national hospice study. *Journal of Chronic Diseases, 39,* 9–26.

Lambert, C. E., & Lambert, V. A. (1987). Psychosocial impacts created by chronic illness. *Nursing Clinics of North America, 22,* 527–533.

Lipman, T. H. (1987). Length of hospitalization of children with diabetes: Effect of a clinical nurse specialist. *The Diabetes Educator, 14,* 41–43.

Mitchell, M. K. (1989). *Indices of quality in long-term care* (p. 3). New York: National League for Nursing.

Moriarty, D. R., & Stephens, L. C. (1988). Factors that influence diabetes patient teaching performed by hospital staff nurses. *The Diabetes Educator, 16,* 31–35.

Nickel, J. T., Brown, K. J, & Smith, B. A. (1990). Depression and anxiety among chronically ill heart patients: Age differences in risk and predictors. *Research in Nursing and Health, 13,* 87–97.

O'Connell, K. A., Hamera, E. K., Schorfheide, A., & Guthrie, D. (1990). Symptom beliefs and actual glucose in Type II diabetes. *Research in Nursing and Health, 13,* 145–151.

Plough,A. L.(1981) Medical technology and the crisis of experience: The costs of clinical legitimation. *Social Science and Medicine, 15 F,* 89–101.

Primomo, J., Yeates, B. C., & Woods, M. F. (1990). Social support for women during chronic illness: The relationship among sources and types to adjustment. *Research in Nursing and Health, 23,* 153–161.

Shekleton, M. E. (1987). Coping with chronic respiratory difficulty. *Nursing Clinics of North America, 22,* 569–81.

Stewart, D. C., & Sullivan, T. J. (1982). Illness behavior and the sick role in chronic disease. *Social Science and Medicine, 16,* 1397–1404.

Strauss, A. L., & Glaser, B. G. (1975). *Chronic illness and the quality of life.* St. Louis, MO: C. V. Mosby.

Taylor, A. G., Skelton, J. A., & Butcher, J. (1984). Duration of pain condition and physical pathology as determinants of nurses' assessments of patients in pain. *Nursing Research, 33,* 4–8.

Vinicor, F., Cohen, S., Mazzuca, S. A., Moorman, N., Wheeler, M., Kuebler, T., Swanson, S., Ours, P., Fineberg, S. E., Gordon, E. E., Duckworth, W., Norton, J. A., Fineberg, N., & Clark, C. M., Jr. (1987). DIABEDS: A randomized trial of the effects of physician and/or patient education on diabetes patient outcomes. *Journal of Chronic Diseases, 40* (4), 345–354.

4. Hilfestellung bei der Verlegung vom Krankenhaus nach Hause

Dorothy Brooten

Das Pflegewissen vom Übergang aus dem Krankenhaus nach Hause ist äußerst spärlich. Es gibt wenig empirische Daten; unser Wissen besteht zum größten Teil aus Meinungen. Deswegen befaßt sich dieses Kapitel zuerst mit den vorrangigen Themen, die sich aus dem Studium der Literatur über Verlegungspflege ergeben, es streift, zweitens, kurz die wichtigsten bekannten und neu entstandenen Modelle der Verlegungspflege in der Literatur und präsentiert, drittens, das von unserem Forschungsteam in einem Jahrzehnt entwickelte und angewandte Modell von Verlegungspflege.

Verlegungspflege – Was ist das?

Als Reaktion auf frühere Entlassung gab es ein enormes Anwachsen der verschiedenen Arten von «Verlegungspflegediensten». Diese Dienste werden unterschiedlich definiert und unterschiedlich durchgeführt; ihre Pflegewirksamkeit war aber selten Gegenstand einer gründlichen Auswertung. Verlegungspflege bezieht sich meist auf Pflege und Hilfestellungen, die bei der Verlegung von Patienten vom Krankenhaus nach Hause oder von einer Pflegestufe in die andere nötig sind (Goldson, 1981; Ritz und Walker, 1989; Smith und Marien, 1989). Der Begriff wurde auch für den Transfer von Patienten von zu Hause zurück ins Krankenhaus oder von einer Einrichtung in die andere benutzt, wie er in der Pflege von alten Menschen oder Behinderten vorkommt. Die traditionelle Pflege kennt folgende Schlüsselmerkmale der Verlegungspflege: Entlaßplanung, Koordination der nach der Entlassung erforderlichen Dienste, Bereitstellung von häuslicher Kurzzeithilfe und langfristige gesundheitspflegerische Begleitung.

Themen der Verlegungspflege

Bei der Betrachtung von Verlegungspflegediensten ergeben sich verschiedene Themen. Sie betreffen die Art dieser Dienste, ihre Dauer und Fragen darüber, wer dieser Dienste bedarf, wer sie bereitstellen sollte und was sie kosten.

Art der Dienste

In bezug auf die Art der Dienste wissen wir, daß Verlegung eine Zwischenperiode darstellt. Deswegen sind diese Dienste auf kurze Zeit angelegt, unterscheiden sich von häuslicher Langzeitpflege und dürfen nicht damit verwechselt werden (Ritz und Walker, 1989).

Dauer des Dienstes – Anfang und Ende

Die traditionelle Verlegungspflege beginnt mit der Entlaßplanung – die wiederum am Aufnahmetag des Patienten beginnen sollte. Dies ist in unserer Zeit sehr kurzer Krankenhausaufenthalte und gesteigerter Krankheitsintensität essentiell, denn nur so können Dienste geplant und Anordnungen getroffen werden (Morrow-Howell, Proctor, Mui, 1991). Doch ist dies wohl lediglich ein Ideal. Kürzlich hat zum Beispiel eine Expertenkommission der Altenpflege die gegenwärtige Planungsqualität der Pflege nach der Entlassung als äußerst bescheiden eingeschätzt. Eine Studie über 900 öffentliche Krankenhäuser belegt, daß nur 9 Prozent der alten Patienten mit einem weiterführenden Pflegeplan entlassen wurden und nur die Hälfte dieser 9 Prozent die Pflege auch tatsächlich bekam (GAO, 1987).

Die Auswahl der Patienten, die eine Entlaßplanung und Verlegungspflege benötigen, ist recht zufällig. Eine Studie besagt, daß oft die Anwesenheit oder Abwesenheit eines Familienmitglieds benutzt wurde, um den Bedarf an Nachsorge festzulegen. Das Zusammenleben mit einer anderen Person schließt den Patienten oft von der wichtigen häuslichen Nachsorge aus. Eine Studie von hospitalisierten Patienten mit Hüftfraktur zeigt zum Beispiel, daß 94 Prozent der alleinlebenden Patienten vom klinischen Nachsorgedienst besucht wurden, aber nur 40 Prozent derjenigen, die mit einer anderen Person zusammenlebten. Eine dieser nicht besuchten Patienten war eine 89 Jahre alte Frau, die ganz richtig angegeben hatte, daß sie nicht allein lebt – sie lebte mit ihren 91 und 93 Jahre alten Schwestern, die mit ihrer Pflege nach der Entlassung aus dem Krankenhaus deutlich überfordert waren (Furstenberg, Mezy, 1987).

Verlegungspflege endet idealerweise mit dem normalen Funktionieren und der Erholung oder Stabilisierung des Zustands des Patienten. Die Dauer der Dienste sollte je nach den speziellen Bedürfnissen des Patienten oder der Patientengruppe variieren. Wir verfügen jedoch über keinerlei Daten, die uns den effektivsten und kostengünstigsten Endpunkt für den Empfang dieser Dienste bei bestimmten Patientengruppen oder Untergruppen belegen. Realistisch gesehen enden die Dienstleistungen heute, in einer Zeit der Einsparung von Gesundheitskosten, mit dem Ende der Kostenerstattung der häuslichen Pflege oder Dienste.

Wer benötigt den Dienst?

Es besteht weitgehend Übereinstimmung darüber, daß Risikogruppen wie alte, apparateabhängige Patienten, Behinderte und manche hochgefährdete Neugeborene und Kinder in den Genuß von Verlegungspflege kommen sollten (Berkheim, Berstein, 1985). Wie viele Forscher jedoch festgestellt haben, brauchen nicht alle Patienten innerhalb dieser Gruppen das gesamte Hilfsangebot über die gleiche Zeitdauer oder Hilfen der gleichen Intensität und der gleichen Anbieter.

So belegen zum Beispiel die vorhandenen Daten, daß nicht bei allen hospitalisierten älteren Menschen die Gefahr besteht, daß sich ihr Zustand nach der Entlassung verschlechtert. Viele Alte und ihre Familien, die während des Krankenhausaufenthaltes umfassend vorbereitet wurden, kommen nach der Entlassung ganz gut zurecht und brauchen keine Nachsorgedienste. Das haben Nylor (1990) und Kennedy, Neidlinger und Scroggins (1987) nachgewiesen. Manche Forschungsergebnisse halfen bei der Identifizierung von Patienten, die Verlegungspflegedienste benötigen. Diese Gruppe umfaßt Alte mit erheblichen geistigen oder funktionellen Defiziten, Menschen, die niemanden haben, der ihnen helfen kann oder will, und Patienten mit mehrfachen medizinischen Problemen.

Wer sollte die Dienste bereitstellen?

Verlegungspflege wird von einer Vielzahl von Trägern mit verschiedenen Programmen und Leistungsangeboten bereitgestellt (Brooten u. a., 1986: Schwartz, Blumenfeld, Perlman Simon, 1990). Die tägliche Pflege wird sowohl von Personen mit wenig Pflegeerfahrung durchgeführt als auch von hochqualifizierten Pflegekräften sowie einer Vielzahl von Anbietern spezieller Dienste, wie Atemtherapie, physikalische Therapie, Beschäftigungstherapie usw. Es ist klar, daß Erfolg nur bei einem multidisziplinären Ansatz möglich ist, vom multidisziplinären Team im Krankenhaus bis zu den vielen Gemeindepflegediensten und Hilfen, die der Patient und seine Familie benötigen. Ein Mitglied des multidisziplinären Teams muß jedoch die Pflege koordinieren.

Was kosten diese Dienste?

Die direkten Kosten der Dienste können errechnet werden. Wir haben jedoch keine Daten über die indirekten Kosten, wie z. B. Vermeidung von Rehospitalisierung, von Notfallvisiten, von Problemen am Arbeitsplatz und Belastung der Pflegenden. Diese Daten sind für die Beurteilung der Gesamtkosten und der Kosteneffektivität dieser Dienste wichtig.

Bekannte und neu entstandene Modelle

Es gibt folgende bekannte und neu entstandene Modelle der Verlegungspflege:

- Multidisziplinäre Entlaßplanungsteams mit Beziehungen zu einer Reihe von Gemeindediensten. Diese Modelle haben einen verantwortlichen Entlaßplaner oder Fallbetreuer (MacAdam u. a., 1989).

- Nachsorgedienste des Krankenhauses (Floyd und Buckle, 1987; Schwartz u. a., 1990).

- Gemeindedienste mit Personal, das auch zum Krankenhaus Verbindung hat. Einige dieser Modelle beschäftigen eine Gemeindekrankenschwester, die mit dem Krankenhausteam die Patienten auf der Station besucht und mit dem Entlaßplaner in Kontakt steht (Edelstein und Lang, 1991).

- Gemeindenahe Gruppen, die Pflege anbieten, wie das berühmte Block Nurse Program (Bezirkskrankenpflegeprogramm), das von Ida Martinson in Minnesota entwickelt wurde («Award Recognizes», 1986).

- Freie Unternehmer, die spezielle Patientengruppen betreuen, wie z. B. gefährdete Neugeborene und apparateabhängige Patienten. Diese Gruppen bieten verschiedene Dienste an und richten sich hauptsächlich an privat versicherte Patienten.

- Verlegungsabteilungen in Krankenhäusern. Die familiären Pflegepersonen lernen hier, wie sie den Patienten pflegen sollen. Sie können nach der Entlassung jederzeit telefonischen Kontakt mit den Anbietern aufnehmen und stehen mit den Gemeindediensten in Verbindung (Goldson, 1981).

Kosten-Qualitäts-Modell
der professionellen Verlegungspflege

Das Kosten-Qualitäts-Modell der Nachsorgepflege durch spezialisierte Pflegekräfte wurde 1981 entwickelt und ab 1982 bei Neugeborenen mit extrem niederem Geburtsgewicht getestet. Das Modell wurde verfeinert und modifiziert und wird nun bei verschiedenen Patientengruppen angewandt, z. B. bei alten Menschen, Frauen nach Hysterektomie, Frauen nach ungeplantem Kaiserschnitt, Hochrisikoschwangeren und Kindern mit angeborener HIV-Infektion und deren Familien.

Das Kosten-Qualitäts-Modell dient sowohl der Forschung als auch der pflegerischen Versorgung von Patientenpopulationen. Durch die Bereitstellung von häuslicher Nachsorge für bestimmte Gruppen von Patienten bietet es einen gut entwickelten Rahmen zur Beurteilung der Pflegequalität anhand von Patientenergebnissen und Pflegekosten. Es umfaßt sowohl die Entlaßplanung zu einem frühen Zeitpunkt der Hospitalisierung als auch die Koordination der benötigten Nachsorgedienste, die häusliche Pflege durch Fachkräfte und die fortlaufende Gesundheitsüberwachung und ermöglicht dadurch eine gründliche Dokumentation der Maßnahmen (Brooten, Brown, u. a., 1988).

Das Modell kann benutzt werden, um Qualität und Kosten der üblichen Pflege mit der frühen Entlassung mit Verlegungspflege durch eine spezialisierte und in häuslicher Pflege erfahrenen Fachkraft zu vergleichen. Es kann ferner dazu dienen, häusliche Pflege durch eine erfahrene Fachkraft mit all den vielen anderen Pflegeanbietern zu vergleichen.

Das Modell und extreme Frühgeburten

Das Kosten-Qualitäts-Modell wurde 1981 erstmals bei extremen Frühgeburten entwickelt. Auslöser war die Forderung nach früherer Entlassung von Risikogruppen aus dem Krankenhaus, trotz fehlender Daten über den Krankheitsverlauf nach der Entlassung, trotz fehlender ambulanter Pflegedienste für Frühgeburten durch qualifiziertes Personal in Philadelphia, wegen Kürzung der Mittel. Es entstand aus Sorge um die Mütter von Frühgeburten am Krankenhaus der Universität von Pennsylvanien und aus Sorge um Mütter aus armen Verhältnissen, die der häuslichen Pflege eines Hochrisikobabys nicht gewachsen sind, während gleichzeitig große Anstrengungen unternommen wurden, Sozialprogramme zu reduzieren, wodurch randständige Familien in noch schwierigere Situationen gedrängt wurden.

Die Studie war als randomisierter klinischer Versuch angelegt. Eine Gruppe von Babys und Familien bekam die übliche Pflege, in der anderen wurden die Babys frühzeitig entlassen und erhielten danach achtzehn Monate lang häusliche Pflege durch eine Fachkraft (Brooten u. a., 1986). Bei der Gruppe der Frühentlassenen begann die Verlegungsplanung mit der Geburt des extrem untergewichtigen Babys. Das Entlaßplanungsprotokoll enthielt die Reaktion der Eltern auf das Baby, die Unterweisung der Eltern oder Sorgeberechtigten in Pflegetechniken, das Demonstrieren von Pflegewissen durch die Eltern, die Einschätzung der häuslichen Umgebung, die Koordinierung der notwendigen ambulanten Hilfsdienste und die Bereitstellung von Hilfsmitteln, einschließlich Heizung und Telefonanschluß.

Die konkreten Entlaßkriterien wurden von den Ärzten und der Fachpflegekraft erarbeitet, wobei diese sich auf Informationen der Stationsleitung und einer Reihe anderer Fachkräfte aus dem Gesundheitsteam stützten. Ziel war, das Kind zur Entlaßreife zu bringen, die Familie auf die Entlassung vorzubereiten und eine Umgebung zu schaffen, in der die Grundbedürfnisse des Babys erfüllt werden. Das Kind wurde in Abstimmung mit dem Team, hauptsächlich dem Arzt, der Fachkrankenschwester und Stationsleitung, entlassen.

Nach der Entlassung wurden in den ersten zwei Wochen Hausbesuche gemacht und dann im ersten, neunten, zwölften und achtzehnten Monat. Darüber hinaus stand die Fachkrankenschwester mit der Familie in ständigem Telefonkontakt, sie selbst war von der Familie an allen sieben Tagen der Woche telefonisch zu erreichen. Wenn immer möglich, traf sich die Fachkrankenschwester mit der Familie bei den routinemäßigen Besuchen im Krankenhaus oder in der Arztpraxis. Alle diese Maßnahmen dienten der Pflegekontinuität des Kindes und der Familie und der Kontinuität der Nachsorge.

Die Studie ergab, daß die Gruppe der Frühentlassungen mit Nachsorge durch eine Fachkrankenschwester im Durchschnitt elf Tage früher entlassen werden konnte, daß die Babys durchschnittlich 200 g weniger wogen und zwei Wochen jünger waren als die der Kontrollgruppe. Bei der Rehospitalisierung, Notfallvisiten, bei Wachstum und Entwicklung zeigten sich keine signifikanten Unterschiede. Die Krankenhauskosten reduzierten sich bei der Gruppe der Frühentlassungen um durchschnittlich 27 Prozent, die Arztkosten um durchschnittlich 22 Prozent (Brooten u. a., 1986). Fast genauso wichtig wie die Primärergebnisse waren die Sekundärergebnisse der Studie. Sie zeigten folgendes:

- Obwohl die Familien häufig angerufen wurden, waren die Eltern besorgt und brauchten den direkten Zugang zur Krankenschwester, die mit dem Gesundheitszustand des Babys und seinen Bedürfnissen vertraut war. Die Eltern riefen die Fachkrankenschwester über 300mal an. 72 Prozent der Anrufe kamen in den ersten sechs Monaten nach der Entlassung des Kindes. Anzahl und Art der Anrufe waren nicht von der Art des Versicherungsschutzes der Eltern abhängig (Butts u. a., 1988).

- 95 Prozent der Rehospitalisierungen erfolgten innerhalb des ersten Jahres nach der Entlassung des Kindes, davon 79 Prozent innerhalb der ersten sechs

Monate. Hauptgründe waren Probleme mit der Atmung, chirurgische Eingriffe, Infektionen und gastrointestinale Probleme. Diese Daten sind für die Entlassung und die anschließende Elterninformation wichtig (Termini, Brooten, Brown, Gennaro und York 1990).

- Die Ängste der Mütter waren in der Woche nach der Geburt und in der Woche der Entlassung hoch. Multiparas und Mütter mit Kindern, die kürzere Krankenhausaufenthalte gehabt hatten, waren zum Zeitpunkt der Entlassung des Kindes deprimierter (Brooten, Gennaro u. a., 1988).

- Die Studie belegte einen erheblichen Rückgang der Nebenkosten (Finkler, Brooten und Brown, 1988).

- Der Informationsbedarf bezog sich hauptsächlich auf die Ernährung des Säuglings, sowohl das Stillen als auch die Flaschennahrung, und auf den Umgang mit dem komplexen System der Gesundheitsdienste (Brooten, Gennaro, Knapp, Brown und York, 1989).

- Elternbesuche und Telefonanrufe während des Krankenhausaufenthalts des Kindes war meist Aufgabe der Mutter, unabhängig vom Gesundheitszustand des Kindes (Brown, Gennaro, York, Swinkles und Brooten, 1991: Brown, York, Jacobsen, Gennaro und Brooten, 1989).

- Die soziodemographischen Daten belegten, daß diese Gruppe aus Mangel an Ressourcen nicht in der Lage war, die schwierige häusliche Pflege dieser gefährdeten Säuglinge zu bewältigen (Brown, Brooten, u. a., 1989).

Die Ergebnisse lieferten viele nützliche Daten über die Art von Verlegungspflege, wie sie diese gefährdeten Säuglinge brauchen. Das Modell wurde dann überarbeitet und an Frauen nach Hysterektomie, Hochrisikoschwangeren und an Frauen nach ungeplantem Kaiserschnitt getestet. Die Resultate der Arbeit mit diesen Gruppen werden zur Zeit ausgewertet. Dr. Mary Naylor ist dabei, das Modell an alten Menschen zu testen, und Dr. Deatrick und Dr. Thurber wenden es bei HIV-positiven Kindern an. Doktorarbeiten befassen sich mit einer Langzeitstudie der ursprünglichen Gruppe von extremen Frühgeburten und ihren Familien, um den Zustand des Kindes und der Familien nach zehn Jahren zu erfassen; es folgten die Klassifikationen der Funktionen der Fachpflegekraft in den verschiedenen Gruppen und die Untersuchung der Therapietreue, des hilfesuchenden Verhaltens und der Patientenergebnisse der von der Fachkraft betreuten Gruppe und der Kontrollgruppe.

Zusammenfassend ist festzustellen, daß die Hilfestellung bei der Verlegung vom Krankenhaus nach Hause in einer Zeit der verkürzten Liegedauer dringend nötig ist. Was gebraucht wird, ist eine qualifizierte Entlaßplanung, Koordination der benötigten Nachsorgedienste, Bereitstellung von häuslicher

Kurzzeitpflege und anhaltende Nachsorge oder aber längeres Verweilen der Patienten in der stationären Einrichtung.

Quellen

Award recognizes block program for cost efficient nursing care. (1986, Nov/Dec). *American Nurse, 18* (10), 9.

Berk, M., & Berstein, A. (1985). Home health services: Some findings from the national medical care expenditure survey. *Home Health Care Services Quarterly, 6,* 13–23.

Brooten, D., Brown, L., Munro, B., York, R., Cohen, S., Roncoli, M., & Hollingsworth, A. (1988). Early discharge and specialist transitional care. *Image: The Journal of Nursing Scholarship, 20,* 64–68.

Brooten, D., Gennaro, S., Brown, L., Butts, P., Gibbons, A., Bakewell-Sachs, S., & Kumar, S. (1988). Maternal anxiety, depression and hostility in mothers of preterm infants. *Nursing Research, 37,* 213–216.

Brooten, D., Gennaro, S., Knapp, H., Brown, L., & York, R. (1989). Clinical specialist pre and post discharge teaching of parents of very low birthweight infants. *Journal of Obstetric, Gynecologic and Neonatal Nursing, 18,* 316–322.

Brooten, D., Kumar, S., Brown, L., Butts, P., Finkler, S., Bakewell-Sachs, S., Gibbons, A., and Delivoria-Papadopoulos, M. (1986). A randomized clinical trial of early discharge and home follow-up of very low birthweight infants. *The New England Journal of Medicine, 315,* 934–939.

Brown, L., Brooten, D., Kumar, S., Butts, P., Finkler, S., Bakewell-Sachs, S., Gibbons, A., and Delivoria-Papadopoulos, M. (1989). Families of very low birthweight infants: A sociodemographic profile of 72 families. *Western Journal of Nursing Research, 11,* 520–532.

Brown, L., Gennaro, S., York, R., Swinkles, K., & Brooten, D. (1991). VLBW infants: Association between visiting and telephoning and maternal and infant outcome measures. *The Journal of Perinatal & Neonatal Nursing, 4* (4), 39–46.

Brown, L., York, R., Jacobsen, B., Gennaro, S., & Brooten, D. (1989). Very low birthweight infants: Parental visiting and telephoning during initial infant hospitalization. *Nursing Research, 38,* 233–236.

Butts, P., Brooten, D., Brown, L., Bakewell-Sachs, S., Gibbons, A., & Kumar, S. (1988). Concerns of parents of low birthweight infants following hospital discharge: A report of parent initiated telephone calls. *Neonatal Network, 7* (2), 37–42.

Edelstein, H., & Lang, A. (1991). Posthospital care for older people: A collaborative solution. *The Gerontologist, 31,* 267–270.

Finkler, S., Brooten, D., & Brown, L. (1988). Utilization of inpatient services under shortened lengths of stay: A neonatal care example. *Inquiry, 25,* 271–280.

Floyd, J., & Buckle, J. (1987). Nursing care of the elderly. *Journal of Gerontological Nursing, 13* (2), 20–25.

Furstenberg, A., & Mezy, M. (1987). Mental impairment of elderly hospitalized hip fracture patients. *Comprehensive Gerontology, 1,* 80–86.

Goldson, E. (1981). The family care center. *Children Today, 10* (4),15–20.

Kennedy, L., Neidlinger, S., & Scroggins, K. (1987). Effective comprehensive discharge planning for hospitalized elderly. *The Gerontologist, 27,* 577–580.

MacAdam, M., Capitman, J., Yee, D., Proïtas, J., Leutz, W., & Westwater, D. (1989). Case management for frail elders: The Robert Wood Johnson Foundation's program for hospital initiatives in long-term care. *The Gerontologist, 29,* 737–744.

Morrow-Howell, N., Proctor, E., & Mui, A. (1991). Efficacy of discharge plans for elderly patients. *Social Work Research & Abstracts, 27,* 6–13.

Naylor, M. (1990). Comprehensive discharge planning for hospitalized elderly: A pilot study. *Nursing Research, 39,* 156–161.

Post-hospital care: Discharge planners report increasing difficulty in planning for Medicare patients. (1987, January). *GAO/PMED-87-5-BR.*

Ritz, L., & Walker, M. (1989). Transitional care services and chronicity: Oncology as a case in point. *The Hospice Journal, 5* (2), 55–66.

Schwartz, P., Blumenfield, S., & Perlman Simon, E. (1990). The interim homecare program: An innovative discharge planning alternative. *Health and Social Work, 15,* 152–160.

Smith, C., & Marien, L. (1989). Transitional care of adults dependent on technological care at home. *The Kansas Nurse,* pp. 1–2.

Termini, L., Brooten, D., Brown, L., Gennaro, S., & York, R. (1990). Reasons for acute care visits and rehospitalizations in very low birthweight infants. *Neonatal Network, 8* (5), 23–25.

5. Die Organisation der häuslichen Pflege

Patricia A. Cloonan

Die Forschung über häusliche Pflege steckt noch in den Kinderschuhen. Dieses Kapitel befaßt sich daher mit dem Zustand unserer Hauskrankenpflege und stellt folgende Fragen: Wo stehen wir, wo waren wir, wo gehen wir hin und wie können wir mit Hilfe der Forschung dorthin gelangen. Ich hoffe auch, weitere wissenschaftliche Untersuchungen auf diesem spannenden Gebiet anzuregen.

Ich möchte mit einer Geschichte über eine Gemeindekrankenschwester und ihren Patienten beginnen. (Es ist ein authentischer, dokumentierter Fall.) Sie illustriert auf besonders eindrucksvolle Weise, was es unter den heutigen Bedingungen heißt, «häusliche Pflege zu organisieren». Es ist die Geschichte des 72jährigen Harvy Simms, der in Nordostpennsylvanien in einem winzigen, spärlich möblierten Zimmer lebt. Mr. Simms ist von Geburt an taub, geistig leicht zurückgeblieben und wegen angeborener Katarakte offiziell für blind erklärt. Im Jahr 1987 entwickelte er einen Kehlkopfkrebs. Nach der Laryngektomie wurde er in die häusliche Pflege entlassen. Die Gemeindekrankenschwester sollte sich um die Wundbehandlung kümmern, ihn anleiten, sich selbst zu pflegen, und ihm auch das Absaugen der Trachea beibringen. Sie unterwies Mr. Simms mit großer Geduld und Geschicklichkeit. Langsam kam er wieder zu Kräften und wurde unabhängiger. Er lernte das Absaugen der Trachea und die Wundversorgung. Die Kostenerstattung für die häusliche Pflege wurde Mr. Simms jedoch mit der Begründung verweigert, er sei nicht ans Haus gebunden, weil er imstande war, zur Strahlentherapie ins Krankenhaus zu gehen.

Die Gemeindeschwester war entsetzt. Sie tat sich mit anderen Pflegekräften in Pennsylvanien, die ähnliche Erfahrungen mit der staatlichen Krankenkasse gemacht hatten, zusammen, sie gingen gemeinsam nach Washington und brachten den Fall vor den ehemaligen Senator John Heinz, der Mr. Simms daraufhin zu Hause besuchte. Mit zittrigen, aber achtsamen Bewegungen demonstrierte Mr. Simms seine neu erlernten Fertigkeiten der Selbstpflege.

Nicht überraschend, daß er das Herz von Senator Heinz rührte und schließlich auch das des Kongresses. 1987 verfügte der Kongreß im Omnibus Reconciliation Act (OBRA), daß ans Haus gebundene Patienten zur medizinischen Behandlung aus dem Haus gehen können, ohne ihr Recht auf häusliche Pflege zu verwirken (Pera, Gould, 1987). Diese Geschichte illustriert die Auffassung von Pflegekräften, daß häusliche Krankenpflege oft außergewöhnlich starken Einsatz für den Patienten bedeutet. Gemeindekrankenschwestern tun das jeden Tag – sie rufen Hausbesitzer an, wenn die Heizung nicht funktioniert, sie kümmern sich um die notwendigen Medikamente und Vorräte und sind dem Patienten und den Familien auf dem Weg durch das komplizierte und lückenhafte Gesundheitssystem behilflich.

Da der Trend zur Zeit weg vom Krankenhaus und hin zur Gemeinde geht, ist Gemeindekrankenpflege gegenwärtig ein wunderbares Arbeitsgebiet. Das Potential erscheint unbegrenzt. Um die vor uns liegenden Möglichkeiten zu nutzen, müssen wir jedoch darüber nachdenken, wo wir standen, unseren heutigen Stand analysieren und eine Vision der Zukunft haben. Dieses Kapitel tritt diese Reise an.

Die Pflege von chronisch Kranken zu Hause ist nicht neu; über Jahrhunderte wurde zu Hause gepflegt, hauptsächlich von Frauen (Hauskrankenpflege kommt bereits in der Bibel vor). Das erste organisierte Programm zur Pflege von Kranken zu Hause wurde 1796 im Boston Dispensary erarbeitet (Cary, 1989). Ein Jahrhundert danach, 1892, wurde der erste häusliche Pflegedienst, der Visiting Nurse Service von New York, gegründet (Spiegel, 1987). Diese «Besuchsschwestern» übernahmen Verantwortung für ein breites Spektrum von Gesundheits- und Sozialfürsorge. Sie pflegten zu Hause, koordinierten Gesundheits- und Sozialdienste und fungierten als Patientenfürsprecherinnen zur Verbesserung der Wohnverhältnisse, der Arbeitsplätze und der Stadtviertel. Sie waren auch für den Gesundheitsdienst an Schulen verantwortlich. Das klingt wirklich wie das erste Fallmanagementprogramm! Es ist wichtig festzustellen, daß diesen Krankenschwestern die Verbindung zwischen gesellschaftlichen Einflüssen, Umweltbedingungen und Gesundheitsstatus bekannt war. Sie waren sich bewußt, daß gesundheitsrelevante Umweltbedingungen beachtet werden mußten, wenn man die Gesundheit verbessern wollte. Das von diesen Krankenschwestern entwickelte Modell der häuslichen Krankenpflege war damals schon ganzheitlich. Pflege und politische Aktivität überschnitten sich, wie im Fall der pflegerischen Versorgung von Mr. Simms, fast ein Jahrhundert später.

In der heutigen Zeit wären die Kosten einer solchen Pflege ein Problem; zur Jahrhundertwende gab es jedoch eine enge Verbindung von öffentlicher Wohlfahrt und philanthropischer Unterstützung für diese Art der Gesundheitspflege (Rose, 1989). Die Sorge um Kranke, besonders arme Kranke, war in den Gemeinden und in der Bevölkerung weit verbreitet. Es herrschte ein

Gefühl der gesellschaftlichen Verantwortung, die Auffassung, daß die Gemeinschaft für das Wohl des einzelnen verantwortlich war.

Das Zuhause war bis etwa 1940 der Hauptort der Pflege, dann verlagerten medizinische und chirurgische Fortschritte – Krankheiten konnten jetzt tatsächlich geheilt werden – zusammen mit technologischen Entwicklungen die Pflege von zu Hause ins Krankenhaus. Der Hill-Burton Act finanzierte den Bau von Krankenhäusern, Versicherungsgesellschaften erstatteten die dort geleistete Pflege, und Krankenhäuser beherrschten das gesamte Gesundheitswesen. Das wissenschaftliche Paradigma war die Empirie und damit einhergehend Objektivität und Distanz. Die Medizin erreichte Geltung und verlangte Status, Macht und Autorität (Jecker, Self, 1991). Und wir als Gesellschaft begannen eine Liebesaffäre mit den größten, intellektuellsten, chicsten und technisch am besten ausgestatteten Krankenhäusern, die man für Geld haben konnte.

Zwischen 1940 und 1950 lag die häusliche Krankenpflege im Zuständigkeitsbereich der Gemeindepflegestationen und Gesundheitsämter. Obwohl sich die Bandbreite des vom Visiting Nurse Service in New York erarbeiteten Modells verringerte und spezialisierter wurde, bestimmten weiterhin die Bedürfnisse des Patienten die häusliche Krankenpflege und öffentliche Gesundheitsfürsorge.

In den fünfziger und sechziger Jahren stiegen die Gesundheitskosten dramatisch an, aber das Gewissen der Nation war intakt, so daß sich die Gesellschaft Sorgen darüber machte, wie auch Bedürftige Zugang zu Pflege bekommen können. Im Jahr 1964 war das gesellschaftliche Klima so weit, daß man sich wenigstens der Gesundheitsbedürfnisse von zwei gesellschaftlichen Gruppen zuwandte – den Armen und den Alten. 1965 wurden durch eine Novellierung des Social Security Act die staatlichen Krankenkassen (Medicare und Medicaid) eingerichtet. Man ging davon aus, daß häusliche Pflege eine kostengünstige Alternative zum Krankenhaus ist, und erstattete die Kosten in beiden Fällen (Kent, Hanley, 1991). Diese staatliche Beteiligung an häuslicher Pflege beschleunigte jedoch eine radikale Veränderung von Umfang und Status der Gemeindepflegedienste. Ärzte wurden zu Wächtern an den Türen der Hauskrankenpflege gemacht. Wo früher ein gesundheitliches oder soziales Bedürfnis gestanden hatte, wurde nun zur Gewährung und Finanzierung der Pflege eine medizinische Diagnose benötigt. Das Resultat war eine Veränderung von umfassender Gesundheitspflege für Personen jeden Alterns, hin zu Kurzzeitpflege für Akutkranke, vor allem älterer Menschen. Die Anforderungen von Medicare und Medicaid bewirkten auf diese Weise einen Wechsel vom Modell des umfassenden häuslichen Pflegeangebots für alle, hin zu einem medizinischen Modell, das Pflege nur für Akutkranke vorsieht (Wood, Estes, 1988). Es ist wichtig, darauf hinzuweisen, daß Pflege und Medizin keine Gegensätze sein müssen; das eine gut, das andere schlecht. Wir sollten vielmehr erkennen, daß es zwei Modelle der Versorgung gibt, das medizinische und das pflegerische Modell. Das medizinische Modell, mit seiner Betonung von Technik, Objektivität und wissenschaftlicher Denkweise, stimmte mit den gesellschaftlichen Werten und den finanziellen und politischen Strömungen der siebziger und achtziger Jahre besser überein. Deswegen wurde es zum dominaten Modell der pflegerischen Versorgung. Die Hauskrankenpflege wurde nun anhand des medizinischen Modells definiert, und so beeinflußten erstmals andere Bedürfnisse als die des Patienten Art und Umfang der verabreichten Pflege.

Medicare und Medicaid waren nur die wichtigsten Kräfte, welche die heutigen Bedingungen für häusliche Krankenpflege prägten. Die Kosten kletterten weiter in die Höhe, weshalb Gesetzgeber und Organisationen weiter versuchten, diese Entwicklung aufzuhalten. Im Jahr 1981 wurde ein Gesetz verabschiedet, das den Kreis der Medicare-Berechtigten erweiterte und die staatliche Genehmigungspflicht für private Pflegeagenturen aufhob (Kent, Hanley, 1991). Darauf hin stieg die Zahl der Pflegeagenturen um 98 Prozent, von 3012 Agenturen im Jahr 1981 auf 5953 im Jahr 1987 (Harrington, 1988). Gleichzeitig kam es zu einem Anstieg der unterschiedlichen Arten von Pflegeanbietern. 1982 verabschiedete der Kongreß Gesetze (Tax Equity und Fiscal Responsibility Act, TEFRA) die den Krankenhäusern künftig die Kostenerstattung für Medicare-Patienten ermöglichten und die finanziellen Anreize für Gesundheitspflege entscheidend veränderten. Als Nebeneffekt kamen nun immer mehr hinfällige und kranke alte Menschen in den Genuß von Gemeindepflege (Phillips, Cloonan, 1987). Gesellschaftliche Werte und technischer Fortschritt machten diese Veränderung möglich. Ist das System der Hauskrankenpflege, mit seinem jetzt tief verwurzelten medizinischen Modell jedoch imstande, die Bedürfnisse dieser Bevölkerungsgruppe zu befriedigen?

Die Weltgesundheitsorganisation definiert Hauskrankenpflege so: Sie ist die Bereitstellung umfassender Dienste für Patienten und Familien an deren Wohnort, um Gesundheit zu fördern, zu erhalten und wiederherzustellen, die Unabhängigkeit zu steigern oder einen friedlichen Tod zu unterstützen. Solche Dienste umfassen typischerweise professionelle Pflegemaßnahmen, Rehabilitationstherapie, soziale Dienste, Versorgung mit Material und Hilfsgeräten und technisch aufwendige Pflege wie Infusionsbehandlung und Beatmung.

Heute sind es meist akut Kranke, die häusliche Pflege bekommen, doch werden die Bedürfnisse von chronisch Kranken, deren Pflege nicht immer von dritter Seite finanziert wird, mit höherem Altersdurchschnitt der Bevölkerung und Anstieg der chronischen Krankheiten immer drängender (Gould, 1989). Pflegeagenturen berichten, daß sie diese chronisch Kranken nicht versorgen können, weil deren Pflege so schlecht vergütet wird (Gould, 1989; Rinke, 1989; Rose, 1989). Es ist eine besondere Ironie, daß das Hauspflegesystem zwar die benötigte Pflege bieten kann, die Grenzen der Kostenerstattung den Zugang zu dieser Pflege jedoch erschweren.

Die Bedürfnisse von chronisch Kranken sind vorrangig integrativer Art. Das Pflegeziel besteht in der konstruktiven Integration der Krankheit des Patienten in den Alltag, um die Einschränkungen, die der chronische Zustand mit sich bringt, abzumildern. Obwohl viele von uns dies als ein spezielles Bedürfnis betrachten, paßt es nicht auf die Beschreibung von Spezialpflege, die Medicare zur Kostenerstattung anwendet. Unglücklicherweise wird Hauskrankenpflege zunehmend mit dieser engen Definition in Verbindung gebracht: Man braucht eine medizinische Diagnose, muß ans Haus gebunden sein und stundenweise die Pflege einer Fachkraft benötigen. Diese Definition schließt alle Personen aus, deren Pflegebedürfnisse überwiegend in nichtprofessioneller Hilfestellung bei den Aktivitäten des täglichen Lebens bestehen.

Wer stellt also chronisch Kranken die benötigte häusliche Pflege zur Verfügung? Das informelle System, das oft als stummer Arm des Gesundheitswesens bezeichnet wird, trägt den Hauptteil der Last der Pflege von chronisch Kranken (O'Neill, Sorensen, 1991). Familien als Verantwortliche für Pflege ist kein neues Konzept; es ist fest in unsere Kultur eingebettet. 95 Prozent aller Pflege wird von informellen Pflegenden geleistet (Folden, 1989). Von den 2,2 Millionen unbezahlten Pflegenden sind 72 Prozent Frauen (Gynor, 1990), und deswegen ist dies eindeutig ein Frauenthema. Frauen pflegen meist ohne finanzielle Entschädigung oder finanziellen Rückhalt und oft ohne ausreichende Information (Anderson, 1990). Wissenschaftliche Untersuchungen belegen einen Kreislauf der Vernachlässigung: Der Gesundheitszustand der Pflegenden selbst ist schlecht, sie leiden an Schlafmangel, chronischer Müdigkeit und Depression. Sie leiden häufiger an streßbedingten Krankheiten, wie Hochdruck und Herzkrankheiten, gehen öfter zum Arzt, nehmen mehr Medikamente und haben mehr Krankheitstage (Gaynor, 1990; Given, Given, 1991). Viele betrachten Pflege als positive Erfahrung, aber alle wünschen sich Unterstützung, Ruhepausen, Anerkennung und mehr Wissen. Beim Entwurf von Strategien zur Unterstützung der informell Pflegenden spielt das formale System eine große Rolle. Es soll Wohlbefinden fördern und helfen, die Pflege von chronisch Kranken in unseren Alltag zu integrieren (Noelker, Bass, 1998; Schirm, 1990). Diese Rolle muß entwickelt, wertgeschätzt und finanziert werden.

Es ist klar, daß das medizinische Modell mit seinem individualistischen und reduktionistischen Denken und das an diesem Modell ausgerichtete Hauspflegemodell für die Pflege von chronisch Kranken nur begrenzt geeignet sind. Grundprämissen des medizinischen Modells sind die Annahmen, daß Patienten biologische Organismen sind und Krankheit eine externe Bedrohung ist, die geheilt werden muß (Roth, Harrison, 1991). Dieses Modell mag im Kontext akuter Krankheit angemessen sein, für den Umgang mit chronischen Krankheiten ist es ungeeignet. Es steht im Widerspruch zu den Bedürfnissen einer Gesellschaft mit vielen alten, chronisch kranken und gebrechlichen Mitgliedern, die zur Wahrung ihrer Unabhängigkeit unterstützende Hilfe brauchen. Das pflegerische Modell enthält zwar Aspekte des medizinischen Modells, ist aber breiter und integrativer. Werte und Fachwissen von Pflegekräften können wichtige Einsichten in die menschliche Erfahrung von Gesundheit und Krankheit vermitteln.

Wir müssen mit den Kolleginnen und Kollegen anderer Disziplinen zusammenarbeiten und ein umfassendes Modell entwickeln, das die ökonomischen, sozialen und umweltbedingten Faktoren, die mit chronischer Krankheit einhergehen, berücksichtigt – ein Modell, das Seele und Körper integriert, Gesundheit und Krankheit, Patienten und Familien, das Qualität breit definiert und Pflege so bewertet, wie Heilung bewertet wird. Wie kommen wir dahin? Forschung stellt eine Möglichkeit dar, häusliche Pflege von dem bestehenden Modell zu lösen, das für chronische Krankheit so schlecht geeignet ist. Obwohl Hauskrankenpflege vielleicht das älteste Fachgebiet ist, steckt die Forschung auf diesem Gebiet noch in den Kinderschuhen. Wie die Gesellschaft, so hat auch die Pflegeforschung selbst das wissenschaftliche Paradigma übernommen und sich nicht für die wenig technisierte Pflege von chronisch Kranken interessiert. Unsere Forschung hat die Themen des medizinischen Modells aufgegriffen; wir haben die Resultate auf pragmatische, medizinisch orientierte Art definiert (Barkauskas, 1990; Green, 1989, 1990). Ich möchte jedoch darauf hinweisen, daß sich das Feld der häuslichen Pflege schnell vergrößert und ein so großer Wettbewerb stattfindet, daß wichtige Fragen, wie die nach Effektivität und Kosten, schnell beantwortet werden müssen. Deswegen haben sich die Studien bisher hauptsächlich mit dem Vergleich von Kosten und Sterblichkeitsraten zwischen häuslicher und stationärer Pflege befaßt. Aus diesem Grund bezieht sich unser Wissen über Hauskrankenpflege hauptsächlich auf den Kostenfaktor und die Effektivität. So belegt zum Beispiel eine Studie, daß bei manchen Patienten die häusliche Pflege kostengünstiger ist als die stationäre Akutpflege (Brockner u. a., 1976; Hughes u. a., 1992; Zimmer, Groth-Juncker, McCusker, 1985); sie verkürzt die Liegezeit im Krankenhaus und Pflegeheim (Gaumer u. a. 1987); eine Reihe von Behandlungen und Pflegemaßnahmen können auch zu Hause von Patient und Pflegenden sicher durchgeführt werden (Barrerea, Cunningham; Rosenbaum, 1986; Brooten u. a., 1986); ferner ist Pflege für viele Patienten auf dem häuslichen Weg leichter zu akzeptieren (Bull, 1992; Hughes u. a., 1992).

Probleme mit den angewandten Erhebungsmethoden machen jedoch selbst diese Ergebnisse anzweifelbar. So kamen zum Beispiel zwei gut überwachte Studien über die Kosten von häuslichen Pflegediensten zu widersprüchlichen Ergebnissen. Die eine fand heraus, daß die Kosten für häusliche Pflege höher waren als die Kosten stationärer Pflege (Hughes, Cordray, Spiker, 1984: Hughes, Manheim, Edelman, Conrad, 1987), während die andere eine Kosteneinsparung feststellte. Forschungen über häusliche Krankenpflege werden oft an einer einzelnen Einrichtung durchgeführt, wobei die Teilnehmenden auf ihre Fähigkeit zur Selbstpflege hin ausgewählt werden. Deswegen können die Ergebnisse nicht verallgemeinert werden. Ferner werden in der wissenschaftlichen Literatur die Variablen oft nur vage definiert, wodurch sie sich schwer übertragen lassen. Pflegemaßnahmen werden meist breit definiert, als Hausbesuche und Telefonanrufe, was aber wenig über die einzelnen Komponenten und die Dynamik von häuslichen Pflegemaßnahmen aussagt. Viele Anbieter von Hauspflege sind klein, liegen auf dem Land und haben wenig Gelegenheit zu professionellem Kontakt und professioneller Zusammenarbeit. In diesen Einrichtungen ist wissenschaftliches Arbeiten nicht üblich. Schließlich fehlt vielen Forschungsarbeiten über Hauspflege die theoretische Basis. Einige Kapitel in diesem Buch, besonders die Berichte über die Arbeit mit chronisch kranken Säuglingen und Kindern, sind wichtige Schritte nach vorn auf diesem Gebiet.

Wir brauchen einen multidimensionalen Forschungsplan. Zuerst müssen wir unsere Begriffe definieren (Storfjell, 1989; Martin, 1988). Wir haben bisher nicht einmal definiert, was wir vom pflegerischen Standpunkt aus unter Qualität von häuslicher Pflege und Effektivität verstehen. Ist Effektivität das Gleiche wie Qualität? Zeigt sich Effektivität in niedrigeren Sterberaten? Wer definiert die Qualität von Pflege, Betroffene oder Regierung? Es ist klar, daß Definitionen für den Fortschritt unerläßlich sind. Wenn wir nicht wissen, was wir wollen, wie können wir es dann erreichen? Wenn wir die Resultate identifiziert haben, die wir messen wollen, müssen wir spezifische, verläßliche und wirksame Instrumente entwickeln, mit denen wir das Erreichte messen können. Wir brauchen ein Meßinstrument, das Erfolg oder Mißerfolg anzeigt. Unsere Forschung braucht ferner eine ganzheitlichere Auswahl von Resultaten. Im 2. Kapitel spricht McBride vom Funktionsniveau und der Lebensqualität als klare Themen der Pflegeforschung. Ware (1987) schlägt fünf Bereiche vor, die gemessen werden sollten, um Veränderungen des gesamten Gesundheitsstatus festzustellen: körperliche Gesundheit, geistige Gesundheit, soziales Funktionieren, Rollenfunktion und allgemeines Wohlbefinden. Diese Punkte helfen uns vielleicht, über die Betrachtung von Kosten, Mortalität und Morbidität hinaus zu gehen. Es gibt noch andere wichtige Fragen, die mit empirischen Methoden nicht leicht beantwortet werden können. Zum Beispiel die Frage nach dem Sinn eines Lebens mit chronischer Krankheit, nach der Einrichtung einer gesundheitsfördernden, unterstützenden Umgebung, in der chronisch kranke Menschen ein sinnvolles Leben aufbauen können und die Integration von familiären Pflegepersonen in ein strukturiertes Netz von Gesundheits- und Sozialdiensten. All dies sind pflegeeigene Forschungsbereiche und für eine Gesellschaft mit immer mehr älteren Menschen, immer mehr chronischen Krankheiten und immer mehr funktioneller Behinderung, von größter Bedeutung.

Unser Berufsstand vertritt sowohl private als auch öffentliche Belange. Die privaten Aufgaben entspringen den Interessen und Rechten des einzelnen

Patienten; unsere öffentlichen Aufgaben beziehen sich auf den Dienst an der Öffentlichkeit als Ganzes und umfassen die Politik, die Finanzierung der Leistungen und den Schutz der Menschenrechte (Roth, Harrison, 1991). Wir müssen unsere Forschung nicht nur für die privaten Belange nutzen, sondern auch dazu, unsere Stimme öffentlich zu erheben. Die Politik hat uns da hingebracht, wo wir heute stehen; wir müssen unsere Belange als Pflegekräfte von Patienten mit der Frage verbinden, wie Gesundheitsfürsorge in diesem Land funktioniert, wie es die Gemeindeschwester von Mr. Simms tat. Wichtige politische Entscheidungen werden heute aufgrund einer Forschungslage getroffen, die ernste Mängel aufweist.

Um einen gesellschaftlichen Wandel in der Pflege von chronisch Kranken herbeizuführen, müssen Pflegekräfte kreativ, politisch gewitzt und bereit sein, mit einer neuen Vision von Gesundheit gegen den Strom der bestehenden gesellschaftlichen Normen zu schwimmen (Roth, Harrison, 1991). Obwohl wir nicht mehr in die alte Zeit zurück können, glaube ich, daß wir unsere Wurzeln wiederentdecken müssen und aus den reichen Traditionen der Hauskrankenpflege lernen können. Das ist auch die Botschaft dieser Strophe von T. S. Elliots *Four Quartets:*

Was wir Anfang nennen, ist oft das Ende

Und ein Ende machen, ist einen Anfang machen

Das Ende ist unser Ausgangspunkt

Quellen

Anderson, J. (1990). Home care management in chronic illness and the self-care movement: An analysis of ideologies and economic processes influencing policy decisions. *Advances in Nursing Science, 12,* 71–83.

Barkauskas, V. (1990). Home health care. *Annual Review of Nursing Research, 8,* 103–132.

Barrera, M., Cunningham, C., & Rosenbaum, P. (1986). Low birth weight and home intervention strategies: Preterm infants. *Journal of Developmental and Behavioral Pediatrics, 7,* 361–366.

Brickner, P., Janeski, J., Rich, G., Duque, T., Starita, L., LaRoccom, R., Flannery, T., & Werlin, S. (1976). Home maintenance for the home-bound aged. *The Gerontologist, 16,* 25–29.

Brooten, D., Kumar, S., Brown, L., Butts, P., Finkler, S., Bakewell-Sachs, G. S., Gibbons, A., & Delivoria-Papadopoulos, M. (1986). A randomized clinical trial of early hospital discharge and home follow-up of very low birth weight infants. *New England Journal of Medicine, 315,* 934–939.

Bull, M. (1992). Managing the transition from hospital to home. *Qualitative Health Research, 2* (1), 27–41.

Cary, A. (1989). Home health care. In C. Lambert & V. Lambert (Eds.), *Perspectives in nursing: The impacts on the nurse, the consumer, and society* (pp. 379–402). Norwalk, CT: Appleton & Lange.

Cowart, M. (1985). Policy issues: Financial reimbursement for home care. *Family and Community Health, 8* (2), 1–10.

Folden, S. (1989). Caring for older homebound adults: A chronic illness perspective. *Journal of Home Health Care Practice, 2* (1), 57–62.

Gaumer, G., Birnbaum, H., Pratter, F., Burke, R., Franklin, S., & Ellingson-Otto, K. (1986). Impact of the New York Long-Term Care Program. *Medical Care, 24,* 641–653.

Gaynor, S. (1990). The long haul: The effects of home care on caregivers. *Image: Journal of Nursing Scholarship, 22,* 208–212.

Given, B., & Given, C. (1991). Family caregiving for the elderly. *Annual Review of Nursing Research,* 77–101.

Gould, E. (1989). Home care nursing: Professional and political issues. *Journal of the New York State Nurses' Association, 20* (1), 4–7.

Green, J. (1989). Indices of quality in long-term care: Research and practice. *Longterm home care research* (pp. 125–143). New York: National League for Nursing.

Green, J. (1990). Long-term home care research. *Nursing and Health Care, 10,* 139–144.

Harrington, C. (1988). Quality, access, and costs: Public policy and home health care. *Nursing Outlook, 36* (4),164–166.

Hughes, S., Cordray, D., & Spiker, V. (1984). Evaluation of a long term home care program. *Medical Care, 22,* 460–475.

Hughes, S., Manheim, L., Edelman, P., & Conrad, K. (1987). Impact of long term home care on hospital and nursing home use and cost. *Health Services Research, 22,* 19–47.

Hughes, S., Cummings, J., Weaver, F., Manheim, L., Braun, B., & Conrad, K. (1992). A randomized trial of the cost-effectiveness of VA hospital-based home care for the terminally ill. *Health Services Research, 26,* 817.

Jecker, N., & Self, D. (1991). Separating care and cure: An analysis of historical and contemporary images of nursing and medicine. *Journal of Medicine and Philosophy, 16,* 285–306.

Kent, V., & Hanley, B. (1991). Home health care. *Nursing and Health Care, 11,* 234–240.

Martin, K. (1988). Research in home care. *Nursing Clinics of North America, 23,* 373–385.

Noelker, L., & Bass, D. (1989). Home care for elderly persons: Linkages between formal and informal caregivers. *Journal of Gerontology, 44,* 563–570.

O'Neill, C., & Sorensen, E. (1991). Home care of the elderly: A family perspective. *Advances in Nursing Science, 13* (4), 28–37.

Pera, M., & Gould, E. (1989). Home care nursing: Integration of politics and nursing. *Holistic Nursing Practice, 3* (2), 9–17.

Phillips, E., & Cloonan, P. (1987). DRG ripple effects on community health nursing. *Public Health Nursing, 4* (2), 84–88.

Rinke, L. (1989). Replacing a failing old paradigm with a vital new paradigm: Home care. *Nursing and Health Care, 8,* 330–333.

Roth, P., & Harrison, J. (1991). Orchestrating social change: An imperative in care of the chronically ill. *Journal of Medicine and Philosophy, 16,* 343–359.

Rose, M. (1989). Home care nursing: The new frontier. *Holistic Nursing Practice, 3* (2), 1–8.

Schirm, V. (1990). Shared caregiving responsibilities for chronically ill elders. *Holistic Nursing Practice, 5* (1), 54–61.

Spiegel, A. (1987). *Home health care.* Owing Mills, MD: Rynd Communications.

Storfjell, J. (1989). A response to home health care: Caregivers and quality (pp. 145–154). *Long-term home care research.* New York: National League for Nursing.

Ware, J. (1987). The science of quality of life. *Journal of Chronic Disenses, 40,* 459–463.

Wood, J., & Estes, C. (1988). Medicalization of community services for the elderly. *Health and Social Work,* 35–42.

Zimmer, J., Groth-Juncker, A., & McCusker, J. (1985). A randomized controlled study of a home health care team. *American Journal of Public Health, 75,* 134–141.

[Handschriftliche Notiz am Seitenrand:]
5 Themen in Bezug auf chronische Krankheit:
1. Unsicherheit
2. Stigma
3. Selbstverlust
4. Umgang mit Diäten und Behandlungsvorschriften
5. Familiäre Beziehungen

6. Mit chronischer Krankheit leben: Mit Unsicherheit leben

Merle H. Mishel

Conrad (1987) hat festgestellt, daß es fünf Themen gibt, die in der Literatur über das Leben mit chronischer Krankheit immer wieder auftauchen. Das sind in der Reihenfolge ihrer Bedeutung: Unsicherheit, Stigma, Selbstverlust, der Umgang mit Diäten und Behandlungsvorschriften und familiäre Beziehungen. Dieses Kapitel befaßt sich mit der Unsicherheit. Wiener (1975) beschreibt chronische Krankheit als Leben mit chronischer Unsicherheit. Viney und Westbrook (1982) zufolge tritt Unsicherheit bei Patienten in frühen Stadien der Krankheit und zu Beginn neuer Behandlungsmethoden auf. Unsicherheit in bezug auf Dauer oder Verlauf einer Krankheit wurde als größter psychologischer Streßfaktor eines Patienten mit einer lebensbedrohlichen Krankheit genannt (Koocher, 1984). Unsicherheit stellt nicht die Gesamterfahrung chronischer Krankheit dar, ist jedoch eine Konstante, angefangen bei den ersten Symptomen über die darauf folgende Behandlung bis hinein in den langen Prozeß des Lebenlernens mit der Krankheit. In diesem Kapitel werden Situationen beschrieben, die Unsicherheit verstärken, und Methoden zum Umgang mit Unsicherheit vorgestellt. Unsicherheitsverstärkende Situationen können in drei Kategorien eingeteilt werden: Symptomunsicherheit, medizinische Unsicherheit und Unsicherheit im Alltagsleben. Methoden zur Reduzierung der Unsicherheit sind: Leben mit Symptomunsicherheit/medizinischer Unsicherheit und lernen, mit der Unsicherheit des täglichen Lebens umzugehen.

Krankheitsunsicherheit

Krankheitsunsicherheit kann als Unvermögen bezeichnet werden, die Bedeutung krankheitsbezogener Ereignisse zu ermitteln. Sie ist ein innerer Zustand, der sich einstellt, wenn jemand ein Ereignis nicht richtig strukturieren oder einordnen kann, weil nicht genügend Anhaltspunkte zur Verfügung stehen. Unsicherheit stellt sich in Situationen ein, in denen die zur Entscheidung herausgeforderte Person Dingen oder Ereignissen keinen bestimmten Wert zuschreiben und/oder den Ausgang nicht genau vorhersagen kann (Mishel, 1988).

Koocher (1984) hat Krankheitsunsicherheit als «Damokles-Syndrom» bezeichnet, nach dem griechischen Mythos vom Boten, der gezwungen wird, während eines Festmahls unter einem Schwert zu sitzen, das an einem einzigen Pferdehaar über seinem Haupt hängt. Dieser Vergleich zeigt ganz klar, daß Unsicherheit extremen Streß bedeutet – nicht zu wissen, wann sich die Tragödie ereignen wird, wann sich Schwierigkeiten, widrige Umstände oder sonst etwas einstellen werden, nicht zu wissen, wie sie sich verhindern lassen, nicht zu wissen, wie damit umgehen oder sie zu überleben.

Warum messen wir Unsicherheit eine so große Bedeutung zu? Warum ist sie wichtig? Vielleicht liegt es daran, daß für die meisten Menschen das Gefühl der Unsicherheit schwer zu ertragen ist. Man spricht von der Hölle der Unsicherheit. Die Studien von Mishel, Hostetter, King und Graham (1984) über Frauen mit Unterleibskrebs, von Hilton (1988) über Frauen mit Brustkrebs und von Webster und Christman (1988) sowie Richardson et al. (1987) über Personen, die sich einer Strahlentherapie unterzogen, belegen, daß Unsicherheit zu Angst und Depressionen führt. Diese Ergebnisse wurden von Wineman (1990) in seiner Studie über Unsicherheit bei Personen mit Multipler Sklerose bestätigt.

Wenn sich die Unsicherheit auf eine Sache bezieht, die in naher Zukunft beantwortet sein wird, verursacht sie so lange Angst, bis die Antwort eintrifft. Das ist z. B. bei einem medizinischen Check-up der Fall, etwa bei einem HIV-Test, einem Herzkatheter, einem operativen Eingriff zur Abklärung von Krebs oder bei der Wartezeit bis zu einer Organtransplantation. Mag das Ergebnis auch nicht das erhoffte sein, so beseitigt es doch die Unsicherheit. Oft sagen die betroffenen Menschen, daß ihnen jedes Resultat lieber sei als die quälende Unsicherheit. Wenn das Resultat vorliegt, kann man zur Tat schreiten. Die Menschen erleben Unsicherheit als lähmend.

Unsicherheit kann zwar die Hoffnung lebendig halten, untergräbt aber meist die Lebensqualität. In ihrer Studie über Lebensqualität nach einer Herztransplantation stellten Murdaugh und Mishel (1991) fest, daß es einen Zusammenhang gab zwischen Unsicherheit, sich bedrückt und besorgt fühlen und einem niedrigeren Niveau der Lebenszufriedenheit. Unsicherheit wirkt in wichtigen Bereichen von Familie, Arbeit und Freizeit der Anpassung entgegen, weil durch Unsicherheit das Alltagsleben der Familie undefiniert und unbestimmt wird (Mishel u. a. 1984). Die Ursache familiärer Beziehungsprobleme wurde der Unsicherheit zugeschrieben (Mishel, u. a. 1984; Rowat, Knafl, 1985). Bei Frauen, die sich wegen Brustkrebs einer Therapie unterziehen, schwächt Unsicherheit das Gefühl, die Situation im Griff zu haben (Mishel, Padilla, Grant, Sorenson, 1991; Mishel, Sorenson, 1991). In ähnlicher Weise wirkt sich Unsicherheit auch auf andere Variablen, wie das Gefühl der inneren Kontrolle und den Einfallsreichtum aus. Bei Patienten nach einer Herztransplantation schwächt Unsicherheit das Gefühl der inneren Sicherheit (Murdaugh u. Mishel, 1991). Braden (1990) fand heraus, daß sich bei Personen mit rheumatoider Arthritis der Einfallsreichtum reduziert, was wiederum ihre Fähigkeit zur Selbsthilfe schwächt. Studien über Krebs, Herzkrankheiten und rheumatoide Arthritis ergaben, daß Unsicherheit immer das Gefühl von Bedrohung und Gefahr steigert.

In manchen Situationen ist Unsicherheit jedoch nicht stark mit einem negativen Ergebnis verknüpft. Es gibt sogar Hinweise, daß Personen mit einer chronischen Krankheit Unsicherheit positiv erleben. Bei Dialysepatienten geht ein hoher Grad an Unsicherheit mit großer Kooperationsbereitschaft einher und umgekehrt ein niedriger Grad an Unsicherheit mit niedriger Kooperationsbereitschaft (Mishel, 1988). Ebenso fand sich bei Pflegenden von Alzheimer-Patienten ein Zusammenhang zwischen Unsicherheit und einem niedrigeren Katecholamin- und Kortisonspiegel (Pergrin, Mishel, Murdaugh, 1987). Mishel und Murdaugh (1987) fanden heraus, daß Partner und Partnerinnen von Herztransplantationskandidaten die Unsicherheit, die eine Transplantation umgibt, als zweite Lebenschance betrachteten.

Symptomunsicherheit

Bei chronischen Krankheiten bedeutet Unsicherheit meist Unsicherheit über Symptome. Sie stellt sich ein, wenn sich bei den Symptomen kein Muster erkennen läßt. Symptomunsicherheit ist ein Teil des Lebens mit einer chronischen Krankheit. Schwankungen sind ein charakteristisches Merkmal vieler chronischer Krankheiten. Das trifft z. B. auf Epilepsie, rheumatoide Arthritis, Lupus, Morbus Crohn, Multiple Sklerose und AIDS zu. Ein Hauptmerkmal vieler dieser Krankheiten ist nicht die Heilbarkeit oder Unheilbarkeit, sondern ihre unvorhersehbare Manifestation, ihr unvorhersehbarer Verlauf und der unsichere Erfolg der Behandlungsmethoden. Die wichtigste Aufgabe für Menschen mit einer solchen Krankheit besteht in der Kontrolle der plötzlich auftretenden körperlichen Symptome.

Weitz (1989) stellt fest, daß es bei AIDS, wie bei vielen anderen chronischen Krankheiten, plötzliches Auftreten und ebenso plötzliche, unvorhersehbare Remissionen gibt. Ähnliche Krankheitsmerkmale berichtet Wiener (1975) als typisch für rheumatoide Arthritis. Der Verlauf von rheumatoider Arthritis, Lupus und Multipler Sklerose ist nicht kontinuierlich verschlechternd. Die Krankheit flammt plötzlich auf und kann manchmal ebenso plötzlich zum Stillstand gebracht werden. Diese Krankheiten können über lange Zeit ruhig verlaufen, um dann plötzlich wieder aufzuflammen.

Unsicherheit besteht nicht nur im plötzlichen Auftreten von Symptomen und Remissionen, sondern auch in der Manifestation der Symptome. Die Kranken klagen darüber, daß sie nicht wissen, wo die Symptome auftreten werden (körperliche Lokalisation), welcher Art sie sein werden (Schmerz, Schwellung, Steifheit oder Taubheitsgefühl), wie stark sie sein und wie lange sie dauern werden. Weitz (1989) stellt fest, daß Menschen mit AIDS von einem Tag auf den anderen nicht wissen, wie krank sie sein werden. Sie zitiert dazu einen Mann:

> «Das Schlimmste ist vielleicht, daß man, wenn es einem gut geht, nicht weiß, was morgen sein wird, denn wenn es einem gut geht, denkt man nur: ‹Was wird die nächste Infektion sein, mit der ich mich herumschlagen muß?›»

King und Mishel (1986) fanden heraus, daß bei Menschen mit Lupus das Fehlen eines Symptommusters mehr Unsicherheit verursachte als die Diagnose selbst. Patienten mit Krankheiten, deren Symptome variieren, wie Immunschwächen, Lupus und rheumatoider Arthritis, weisen höhere Grade der Unsicherheit auf als Personen mit Krankheiten, deren Symptome konsistent sind (Mishel, 1988). Rowat und Knafl (1985) berichten, daß Partnerinnen oder Partner von chronisch Kranken über die Unsicherheit in bezug auf die Dauer der Schmerzen klagen. Pflegende Ehepartner empfinden die Unsicherheit, wie sie mit den Schmerzen des Kranken umgehen sollen, ihre Unfähigkeit, eine Veränderung des Schmerzes herbeizuführen, und die Unsicherheit, wie sie dem Partner oder der Partnerin Erleichterung verschaffen können, als sehr belastend.

Medizinische Unsicherheit

Medizinische Unsicherheit kann auch als diagnostische Unsicherheit bezeichnet werden, weil die Schwierigkeit, eine Diagnose zu stellen, das herausragende Merkmal in diesem Bereich der Unsicherheit darstellt. Dohen und Martinson (1988) beschreiben den Versuch, die Diagnoseunsicherheit zu verringern, als Reise durch einen diagnostischen Trichter – das systematische Ausschließen möglicher Alternativen durch Untersuchung einer bestimmten Symptomgruppe. Wenn jemand mit verschwommenen, vieldeutigen Symptomen zum Arzt kommt, hofft er auf eine schnelle Lösung und eine genaue Krankheitsbezeichnung. Der Besuch bei einem Arzt setzt der Unsicherheit jedoch nicht unbedingt ein Ende. So berichtet z. B. Weitz (1989), daß Ärzte die Diagnose AIDS nicht in Betracht ziehen, außer sie kennen ihre Klienten gut. Manche Ärzte zögern oder weigern sich gar, einen HIV-Test durchzuführen, selbst wenn sie wissen, daß der Klient zu einer Risikogruppe gehört, weil sie mit der Möglichkeit eines positiven Testergebnisses nicht umgehen können. Und so bleibt die betroffene Person über die Art der Symptome weiter im Ungewissen.

Im Fall von Krankheiten wie Lupus oder Multipler Sklerose kann der Weg zu einer Diagnose quälend verlaufen. Patienten berichten, daß es Jahre dauern kann, bis eine gesicherte Diagnose vorliegt. Steward und Sullivan (1982) haben 60 Personen befragt und festgestellt, daß sie insgesamt 227 Ärzte konsultiert und 420 diagnostische Untersuchungen und Behandlungen absolviert haben.

Patienten mit Lupus, Multipler Sklerose oder anderen, unbestimmten Kollagenkrankheiten werden mit einer ganzen Reihe von Diagnosen versehen. Jede Diagnose zieht eine Reihe von Behandlungen nach sich. Mit jeder Diagnose verringert sich die Unsicherheit des Patienten, mit jeder vergeblichen Therapie, zurück im diagnostischen Trichter, steigt sie wieder an. Der Glaube an die erstgenannte Erklärung bröckelt, und die Person gerät in eine verwirrende Situation: Sie hat Krankheitssymptome, weiß aber nicht, was sie bedeuten. Das verstärkt den Drang nach einer Diagnose oder zumindest nach einer glaubwürdigen Person, die die Wahrnehmung ernst nimmt. Ein Patient drückte es so aus:

«Ich blicke auf meine Krankengeschichte zurück. Ich habe meine Zähne verloren und meine Gallenblase. Eins nach dem anderen. Es wurden verschiedene Diagnosen gestellt, das Wort Lupus fiel nie. Jahrelang klagte ich über Erschöpfung. Wenn ich eine Treppe hochstieg, mußte ich mich anschließend hinlegen, Tränen liefen mir übers Gesicht. Der Arzt sagte dann: Sie müssen sich schonen, Sie machen zu viel, Sie haben Familienprobleme, gehen Sie zu einem Psychiater, gehen Sie zu einem Psychologen. Ich ging zum Pfarrer. Ich bin jetzt 43 Jahre alt, mit 24 hat es angefangen und dann all diese Operationen. Es ist ein gutes Gefühl zu wissen, was es ist. Ich habe Sachen gemacht, die mir geschadet haben, aber wie hätte ich es wissen sollen, wenn mir niemand etwas sagte.»

Wenn keine Diagnose vorliegt, erodiert auch der Glaube an die Kompetenz des Arztes. Wenn dieser Fall einmal eingetreten ist, schenkt der Patient weiteren Diagnosen weniger Glauben. Das bringt ihn in die schwierige Lage, sich oder das Kind als leidend zu empfinden, gesellschaftlich aber nicht als krank anerkannt zu sein. Steward und Sullivan (1982) berichten, daß dies wiederum die diagnostische Unsicherheit erhöht.

Mangelndes Vertrauen in den Arzt führt zu einem hohen Grad an Unsicherheit. Mehrere Studien belegen, daß der Arzt mehr Einfluß auf den Grad der Unsicherheit hat als jeder andere gesellschaftliche oder soziale Faktor (Mishel und Braden, 1988; Mishel, 1988). In bezug auf Unsicherheit macht Vertrauen/Zutrauen in den Arzt 35 Prozent der Varianz aus (Mishel, 1988). Zur Reduzierung von Unsicherheit ist die Beziehung zum Arzt wichtig, weil der Arzt die Informationsquelle für Ursachen und Folgen von Symptomen ist. Der Arzt ordnet die Symptome einer bestimmten Diagnose zu. Je glaubwürdiger der Arzt, desto geringer die Unsicherheit.

Vertrauen in den Arzt ist das wichtigste Instrument zur Reduzierung von Unsicherheit. Nun ist es jedoch so, daß Ärzte zwar einen mächtigen Einfluß auf den Grad der Unsicherheit haben, selbst aber in ihrer Berufsausübung auch Unsicherheit verspüren. Ärzte klagen, daß ihnen bei der Berufswahl das Ausmaß der Unsicherheit in der Medizin nicht klar war. Sie sind dem durch

Unsicherheit verursachten Streß nicht gut gewachsen. Ein Patient, bei dem schließlich die Diagnose Lupus gestellt wurde, sagte zu mir:

> «Es ist eine so unsichere Geschichte. Ich ging zum Doktor, er machte eine Blutuntersuchung und all die anderen Tests und sagte dann: ‹Vielleicht haben Sie es, vielleicht auch nicht.› Dann ging ich zu einem anderen Arzt, und der sagte: ‹Vielleicht haben Sie es, aber nicht schlimm genug, um Ihnen ein Medikament zu verordnen.› Da hatte ich es satt, und nun arrangiere ich mich eben, je nachdem wie ich mich fühle.»

Unsicherheit im Alltagsleben

Charmaz (1983) glaubt, daß sich manche Menschen in ihrer Lebensführung unnötig einschränken, wenn Symptomunsicherheit und Verlaufsunsicherheit besteht. Die Unvorhersehbarkeit ihres Zustands verursacht bei diesen Patienten Brüche in ihrem Leben und ihrem Selbst, die weit über die Erfahrung von physischen Unbehagen hinausgehen. Diese Brüche lassen die Patienten über die Notwendigkeit einer Kündigung des Arbeitsplatzes nachdenken, sie schränken ihr gesellschaftliches Leben ein und vermeiden Aktivität. Diese Schritte werden zwar zum Schutz des Lebens des Patienten unternommen, die Kosten für das Selbstwertgefühl sind jedoch enorm.

Menschen, die mit Unvorhersehbarkeit leben, versuchen den Zustand zu bewältigen, indem sie etwas suchen, das sie mit einer Remission in Verbindung bringen können, um die physische Instabilität unter Kontrolle zu bringen. Das kann dazu führen, daß diese Menschen mehrere Arten von Heilmitteln anwenden und ihr Leben nach verschiedenen Vorschriften oder Überzeugungen ausrichten. Wenn es gelingt, Selbsthilfe anzuregen, kann es oft zu einer gewissen Symptomstabilität kommen, die dann aber plötzlich wieder unterbrochen wird. Die betroffene Person schwankt zwischen Hoffnung und Enttäuschung, und beides wird von Unsicherheit genährt.

Lovey (1990) beschreibt die «riskante Rolle» als ein Stadium, in welchem sich der Mensch weder gesund noch krank fühlt, in dem sich nach und nach alle Muster des Vorstadiums einer Erkrankung einfinden und sich ganz unterschiedlich darstellen. Risikostatus bedeutet: Unsicherheit über Wiederaufflackern und/oder Verschlechterung der Krankheit bei Personen, die gesund aussehen und sich wohlfühlen.

Menschen mit Risikostatus können in ihrer Lebenswelt fast normal funktionieren und sich der potentiellen Krankheit nur in bestimmten Streßsituationen, die mit Unsicherheit zu tun haben, bewußt sein. Hilton (1988) beschreibt zum Beispiel Situationen, die bei Frauen nach Brustkrebsbehandlung zu verstärkter Unsicherheit in bezug auf den Verlauf der Krankheit führen. Bestimmte Ereignisse aktivieren die Sorge über den ungewissen Ausgang. Solche Ereignisse können Nachsorgeuntersuchungen sein, die Mitteilung der Diagnose oder der Tod durch Brustkrebs bei anderen Frauen, Streit um Behandlungsmethoden, das Auftreten von neuen Symptomen oder ein Rückfall (Hilton, 1988).

Koocher (1985), der sich mit Krebs im Kindesalter befaßte, spricht von der Risikoperiode als Überlebenszeit – charakterisiert durch unsicheren Ausgang. Wie Hilton, so identifiziert auch Koocher bestimmte Streßsituationen als Auslöser für die Erinnerung an das ursprüngliche Risiko. Bei Kindern stellt sich oft das Geburtstagsphänomen ein. Wenn der Krebs zu Beginn des Schuljahres festgestellt wurde, kann sich mit Herannahen des September die Unsicherheit verstärken. Andere wichtige Lebensereignisse, wie Geburtstag oder Schulabschluß, mögen das Kind daran erinnern, daß es künftige Ziele vielleicht nicht mehr erleben wird. Genau wie Frauen mit Brustkrebs fühlen sich Kinder, wenn sie von der Krankheit anderer hören oder in den Medien mit Bildern der Krankheit konfrontiert werden, über ihre Sicherheit oder Verwundbarkeit verunsichert.

Die Erfahrung, Überlebende zu sein, die Koocher bei Kindern mit Krebs beschreibt, kann auch auf deren Eltern angewandt werden. Brett und Davies (1988) berichten, daß Eltern von Kindern mit Leukämie in konstanter Unsicherheit leben. Sie fragen sich bei jeder kleinen Verletzung und jeder Erkältung, ob die Krankheit wieder da ist. Cohen und Martinson (1988) berichten, daß Eltern eine erhöhte Wachsamkeit für jede Bedrohung der Gesundheit des Kindes an den Tag legen. Die Fähigkeit der Eltern, zwischen normalen Veränderungen bei ihrem Kind und krankheitsbedingten Veränderungen zu unterscheiden, ist gestört. Die erste Frage, die sie sich bei jeder Abweichung vom Normalen oder Gewohnten stellen, lautet: «Ist es das wieder?» Kein Zustand wird als harmlos oder unbedeutend eingestuft (Cohen, Martinson, 1988). Diese extreme Wachsamkeit und die Unfähigkeit, Pathologisches vom Normalen zu unterscheiden, übertragen die Eltern auch auf die Gesundheit der Geschwister. Die Eltern wollen sich vor einer weiteren Überraschung schützen.

Symptomunsicherheit und medizinische Unsicherheit bewältigen

In der Literatur werden vier Hauptmethoden zur Bewältigung von Symptomunsicherheit und medizinischer Unsicherheit genannt: Ein Krankheitsschema bilden und einen normativen Rahmen setzen, einen Stundenplan aufstellen, Bezugsgrößen festlegen, mit Unvorhersehbarkeit umgehen lernen und die Hoffnung aufrechterhalten.

1. *Ein Krankheitsschema bilden und einen normativen Rahmen setzen* sind Techniken, um Krankheitserfahrungen einen faßbaren Sinn zu verleihen. Ein

Krankheitsschema oder ein normativer Rahmen ist die Art, wie eine Person die Krankheit darstellt – ob die Person die Krankheit hat, warum oder wie sie sie bekommen hat, wie sie verlaufen und wie sie sich wieder davon erholen wird. Ein Krankheitsschema ist die subjektiv geformte Meinung, die nicht unbedingt den Tatsachen entspricht. Wenn es aufgebaut ist, verfügt der Patient über eine ihm persönlich logische Erklärung seiner Situation.

Unsicherheit begünstigt die Konstruktion einer subjektiven Erklärung der Krankheit. Eine unsichere Situation ist vage, ungegliedert und schlecht definiert, deswegen erlaubt sie dem Betroffenen, den Ereignissen und Situationen eine Struktur zu verpassen, die den eigenen Wünschen entspricht. Das ist einer der Vorteile von Unsicherheit. Eine amorphe Struktur erlaubt es, eine Situation wie Wachs nach eigenen Wünschen zu formen, um sie positiver zu machen.

Eine Methode, ein kognitives Schema zu formen, besteht darin, bei Auftreten von Symptomen doch noch vor der Diagnose die eigene Anfälligkeit für eine potentielle Krankheit herunterzuspielen. Das heißt, es wird nach Gründen gesucht, warum man kein Krankheitsrisiko hat. Es wird nach bestimmten Eigenschaften bei Menschen gesucht, die die Krankheit haben, um dann festzustellen, inwiefern sich diese Kranken von einem selbst unterscheiden. Die Unterschiede können sich am Alter, am Geschlecht, an der Rasse usw. festmachen. Eltern behaupten vielleicht, daß Kinder keine so schwere Krankheit bekommen können, oder daß nur ältere Menschen Herzprobleme haben oder nur Männer, Frauen nicht. Auch der Wohnsitz kann eine Begründung sein. Weitz (1989) teilt mit: «Ein Einwohner von Phoenix erklärte, daß er und sein Freund kein Safer Sex praktizieren, weil sie glauben, daß ‹nur neun Personen in Arizona AIDS haben, wovon vier gestorben sind und zwei in Tucson leben, unser Risiko, es zu kriegen, ist also minimal›» (S. 273).

Eine andere Möglichkeit, ein Krankheitsschema und einen normativen Rahmen zu entwickeln, besteht in der Sammlung von Informationen. Es werden Informationen über andere kranke Menschen gesammelt, denen es gut geht, deren Gesundheitszustand zufriedenstellend ist und die überlebt haben. Diese Informationen decken sich meist mit den Wünschen des Informationssuchenden und stärken das Glaubenskonstrukt über das, was eintreten wird.

Hilton (1988) berichtet, daß es bei Frauen mit Brustkrebs üblich ist, Informationen zu suchen und zwar durch Lesen und das Reden mit Freundinnen und Fachleuten, um so ihre Situation besser zu verstehen. Informationssuche ist eine häufig angewandte Methode zur Veränderung der Unsicherheit. Die Information muß jedoch persönlich relevant sein. Allgemeine Information ist oft nicht hilfreich, weil sie sich nicht an die spezifische Quelle der Unsicherheit richtet.

Eine weitere Möglichkeit, einen normativen Rahmen zu entwickeln, besteht in Aktionen der Selbstpflege, von denen die Person glaubt, daß sie die Krankheit verhüten oder heilen. Solche Selbstpflegeaktionen können eine

Ernährungsumstellung und Veränderungen in der Lebensauffassung sein – zum Beispiel Streßreduzierung und ein anderer Lebensstil. Diese Methoden werden als Kontrollmöglichkeit über das eigene Leben gesehen. Solche Selbstpflegeaktivitäten bilden ein Glaubenssystem, das die Unsicherheit reduziert, weil sie es dem Menschen ermöglichen, die Situation so zu definieren, daß sie bewältigt werden kann.

2. *Einen Stundenplan aufstellen und Bezugsgrößen festsetzen* ist der zweite mögliche Weg zur Bewältigung von Symptomunsicherheit und medizinischer Unsicherheit. Man setzt sich ein ganz persönliches Zeitziel für verschiedene krankheitsbedingte Ereignisse. So gibt sich zum Beispiel ein Patient nach einer Strahlentherapie zwei Monate, um sich von der therapiebedingten Erschöpfung zu erholen. Für diese Zeitspanne gibt es vielleicht keine Begründung, sie hilft aber dem Patienten, die Zukunft zu strukturieren. Bezugsgrößen dienen einem ähnlichen Zweck. Sie werden eingesetzt, um den Grad der Besserung zu beurteilen. Bezugsgrößen sind bestimmte Aktivitäten, die einen Genesungsfortschritt bedeuten. Eine bestimmte Strecke gehen, ein bestimmtes Objekt heben, bestimmte Aktivitäten ausführen, das alles sind Bezugsgrößen, die den Fortschritt sichtbar machen und Zwiespalt und Unsicherheit in der Behandlungs- oder Erholungsphase beheben. Es ist äußerst bedeutsam, die Wichtigkeit dieser Zeitgrenzen und Bezugsgrößen und deren Zweck zu erkennen. Ob sie in die sogenannte «Wirklichkeit» passen, ist dabei unerheblich.

3. *Mit Unvorhersehbarkeit umgehen,* die dritte Möglichkeit, Symptomunsicherheit und medizinische Unsicherheit zu bewältigen, umfaßt eine Reihe von Methoden zur Reduzierung von Unsicherheit und Unvorhersehbarkeit. Diese Techniken wurden bei Angehörigen von Patienten beobachtet, die auf eine Organtransplantation warten. Es sind folgende Techniken: Zukunftspläne aussetzen, Grenzen setzen, Informationen filtern und überwachen.

Zukunftspläne aussetzen bedeutet, keine Pläne zu schmieden, sondern die Aufmerksamkeit ganz auf die Gegenwart zu richten. Sollte es doch Zukunftspläne geben, so werden keine Gefühle in sie investiert. Sie werden äußerst sachlich, mit gedämpftem Engagement vorgetragen. In künftige Ereignisse wird kein Gefühl investiert, weil sie mit zu viel Unsicherheit belastet sind.

Die zweite Methode, Grenzen setzen genannt, ist das Aufstellen von Regeln zur Vermeidung von stabilitätsgefährdenden Ereignissen, wie z. B. eine Infektion. Die Frage, ob Schutzvorkehrungen getroffen werden, wie etwa das Tragen von Masken und welche Art von Schutzmasken, wird zur wichtigen Entscheidung. Die Partnerin eines Transplantationskandidaten drückte es so aus: «Wenn dich die Leute anhusten, was kann man dagegen tun? Eine Maske kann dich schützen. Wie können wir unsere Männer in Restaurants oder im Supermarkt schützen? Sie müssen wirklich immer Schutzmasken tragen.»

Informationen filtern ist die dritte Methode zur Bewältigung von Unsicherheit/Unvorhersehbarkeit. Informationen werden so gefiltert, daß nur optimistische Informationen wahrgenommen werden. Gesicherte, nicht konfliktbeladene Informationen werden zugelassen, Informationen, die Unsicherheit auslösen über Gegenwart oder Zukunft, werden aus dem Bewußtsein verdrängt. Über Probleme, Geldprobleme etwa oder Krankheiten in der Familie, wird nicht gesprochen. Informationen über andere Patienten, die starben oder keine Fortschritte machen, werden vorenthalten.

Die Überwachung des Patienten auf eventuelle Verstöße gegen Behandlungsvorschriften ist eine weitere Art, mit Unsicherheit umzugehen. Jede diesbezügliche Unachtsamkeit wird genau beobachtet, weil sie den Patienten oder die Angehörigen frühzeitig vor dem Auftreten von Komplikationen warnen können. Das reduziert die Unvorhersehbarkeit einer Komplikation und die Unsicherheit über den Verlauf der Genesung.

4. *Die Hoffnung erhalten* umfaßt mehrere Methoden des Umgangs mit medizinischer Unsicherheit und Symptomunsicherheit. Diese Techniken sind: Beschuldigen des Opfers, der Vergleich mit anderen, denen es schlechter geht, die Situation als zeitlich begrenzt ansehen, der Glaube an eine höhere oder andere Macht und Vermeidung von unangenehmem Informationsmaterial. Mit Hilfe dieser Techniken wird Unsicherheit dazu benutzt, eine positive Sicht des Krankheitsverlaufs zu kreieren. Sie dienen nicht der Reduzierung oder Vermeidung von Unsicherheit, im Gegenteil: sie setzen Unsicherheit ein, um das Geschehnis umzuformulieren und in ein positiveres Licht zu setzen. Mishel und Murdaugh (1987) beobachteten diese Methoden bei Ehefrauen und Ehemännern von Menschen, die auf eine Organtransplantation warten.

Beim Beschuldigen des Opfers findet man die Schuld für eine Komplikation im Verhalten des anderen Patienten. Wenn es einem anderen Patienten nicht gut geht, so wird dessen unbefriedigender Zustand nach dem therapeutischen Eingriff auf eine Charaktereigenschaft zurückgeführt, die bei einem selbst nicht vorhanden ist. Zum Beispiel: «Sie hat unkontrolliert gegessen und dann natürlich einen bösen Rückfall bekommen. Sie hat sich nicht an ihre Diätvorschriften gehalten; ein Beispiel für ein verschwendetes Spenderherz.»

Der Vergleich mit anderen, denen es schlechter geht, erfüllt den gleichen Zweck wie die Beschuldigung des Opfers. Die Situation des Patienten wird gelobt und als der Situation anderer vorzuziehen betrachtet, deren Lage man schlechter einschätzt. So sagten zum Beispiel zwei Ehefrauen von Herztransplantationskandidaten, daß eine Herztransplantation nicht so schlimm sei, und verglichen sich mit Leuten, die auf eine Herz-Lungen-Transplantation warten. Ein weiterer Aspekt des Vergleichs mit anderen, denen es schlechter geht, ist die Betonung der Vorteile der gegebenen Situation. Eine Ehefrau drückte es so aus: «Wenn ich mit gleichaltrigen Frauen spreche, merke ich, daß ich viel stärker bin als sie. Ich rege mich nicht über so triviale Dinge auf, die ihnen Sorgen machen.»

Die Situation als zeitlich begrenzt anzusehen ist eine Methode, bei der alle Ereignisse als von kurzer Dauer betrachtet werden. Die gegenwärtige Situation wird nicht als Dauerzustand gesehen. Die Ehefrau eines herztransplantierten Patienten sagte: «Sie überraschen einen manchmal wirklich. Es gibt Leute, deren Zustand sich plötzlich verschlechtert, und im nächsten Moment geht es ihnen wieder gut. Sehen Sie nur, wie krank F. war; jetzt ist er wieder prima beisammen.»

Der Glaube an eine höhere Macht bezieht sich auf Weltanschauung und Religion oder auf Machtzuschreibung an den Arzt. Wenn diese Methode eingesetzt wird, nimmt der Patient die Haltung ein, daß eine andere, höhere Macht das Problem in der Hand hat.

Die Vermeidung von unangenehmem Informationsmaterial heißt, daß die Aufmerksamkeit selektiv eingesetzt wird, damit der Partner/Patient keinen negativen Informationen ausgesetzt wird. Artikel, in denen von postoperativen Komplikationen die Rede ist, werden nicht gelesen oder weitergereicht. Patienten, denen es nicht so gut geht, werden nicht besucht. Das erhält den Glauben an einen positiven Ausgang lebendig.

Unsicherheit im Alltagsleben bewältigen

Die fünf Hauptmethoden zur Bewältigung von Unsicherheit in bezug auf das Alltagsleben mit einer chronischen Krankheit sind: Einen normativen Rahmen setzen, sich auf das Positive konzentrieren, kontrollierbare Faktoren benennen, rituelle Handlungen durchführen und Unsicherheit integrieren.

Einen normativen Rahmen setzen bedeutet in der Phase des Lebens mit einer chronischen Krankheit etwas anderes, als in der Phase der medizinischen Symptombehandlung. In der Phase des Lebens mit der Unsicherheit umfaßt dieser Ansatz drei Strategien. Die erste Phase, die der Selbstverantwortung, kann als Glaube an das eigene Urteil in bezug auf Gesundheitspflege bezeichnet werden. Man plant die Gesundheitspflege selbst, ändert verschriebene Therapien ab und betrachtet sich selbst als Experte oder Expertin in Sachen eigener Gesundheit. Hier zum Beispiel die Aussage eines Patienten mit Lupus: «Du mußt lernen, was dir hilft und was dir schadet. Du nimmst sozusagen die Position deines eigenen Wachhundes ein. Ich glaube, ich weiß mehr über meinen Körper als jeder Arzt. Den größten Teil der Fürsorge muß man selbst übernehmen» (King u. Mishel, 1986, S. 15).

Die Situation verharmlosen ist die zweite Methode zur Entwicklung eines normativen Rahmens. Dabei wird die Bedeutung des Problems durch Herabspielen, Vermeiden und Verneinen unter Kontrolle gebracht. Hilton (1988) berichtet, daß viele Frauen nach einer Brustkrebstherapie davon sprachen, daß sie sich keine Sorgen machen oder versuchen, nicht daran zu denken. Andere ließen nur positive Gedanken über die Zukunft zu. Koocher (1985) fand heraus, daß manche Menschen, die in der Kindheit an Krebs erkrankt sind und überlebt haben, zu der Überzeugung kamen, die damalige Krebsbehandlung habe sie gegen einen Rückfall oder einen zweiten Tumor immunisiert.

Eine weitere Strategie besteht in der Neudefinition der Situation. Das kann durch Neudefinition dessen geschehen, was man von der Situation erwartet. Eine Situation ist positiver, wenn die Erwartung das wahrscheinliche Ergebnis nicht übersteigt. Wenn ein Mensch von den hohen Zielen abrückt, verliert die Unsicherheit über deren Erreichbarkeit an Bedeutung.

Sich auf das Positive konzentrieren umfaßt mehrere Strategien. Eine davon ist, das Negative zu vergessen – negative Aspekte der Situation werden ausgeblendet oder einfach ausgelöscht. Das ist nicht leicht, aber manche Menschen bringen es fertig.

Eine andere Methode besteht im Auffinden von positiven Nebeneffekten. Traumatische, überwältigende Situationen können positive Nebeneffekte haben: sie können Familien zusammenführen, Nachbarn und Freunde zu Hilfe und Pflege animieren und den Menschen auf andere Werte im Leben hinweisen.

Um eine negative Tatsache in eine positive umzuwandeln, muß die Unsicherheit oder Unvorhersehbarkeit einer Situation genutzt werden, um die Möglichkeit eines positiven Verlaufs zu konstruieren. Wenn sich eine Situation plötzlich ändert, kann die Wahrscheinlichkeit eines erwünschten Ergebnisses so groß sein wie die Wahrscheinlichkeit eines unerwünschten. Menschen mit Lupus zum Beispiel sprechen vom ungewissen Verlauf der Krankheit als von einer Chance der Besserung. Solange die Krankheit ihr Auf und Ab hat, wissen sie, daß sie sich schon morgen besser fühlen können.

Kontrollierbare Faktoren benennen – ein dritter Ansatz, den Alltag mit der Unsicherheit einer chronischen Krankheit zu bewältigen, besteht aus der Feststellung, was kontrolliert werden kann und was nicht. Wenn diese Unterscheidung getroffen ist, wird betont, was kontrolliert werden kann. Eine weitere Möglichkeit der Situationskontrolle besteht darin, die guten Tage herauszufinden und diese voll auszunutzen. Patienten mit Lupus berichten, daß sie versuchen, in die guten Tage alles hineinzuquetschen. Sie haben gelernt, daß sie nicht alles tun können, und finden deshalb eigene Wege des zwischenmenschlichen Austauschs und der Teilnahme am Leben. Eine Patientin drückte es so aus: «Ich habe meinen Beruf so geplant, daß ich ihn auch im Rollstuhl ausüben kann, falls sich mein Zustand verschlechtert.»

Manche Menschen setzen zur Beherrschung von Krankheit *Rituale* ein. Solche Rituale werden zu magischen Handlungen, weil die Menschen glauben, daß sie die Krankheit unter Kontrolle halten können, wenn sie sich entsprechend verhalten. Krebspatienten wenden zum Beispiel eine Reihe von Methoden an, um die Chancen der Früherkennung eines Rückfalls zu erhöhen und den allgemeinen Gesundheitszustand zu fördern. Sie werden wie eine Liturgie zelebriert und zu einem ritualisierten Schutz gegen die Unsicherheit des Krankheitsverlaufs.

Unsicherheit integrieren ist schließlich der letzte Ansatz, mit Unsicherheit zu leben. Es geht dabei um einen Wechsel der Lebensperspektive des Patienten und seiner Familie, weg von der Orientierung an Kontrolle und Vorhersagbarkeit, hin zur Akzeptanz von Unvorhersagbarkeit und Unsicherheit als Normalzustand. Schließlich wird Unsicherheit als Teil des normalen Lebensrhythmus akzeptiert. Die Sicherheitserwartung wird aufgegeben, weil die Realität dazu zwingt. Die neue Sicht des Lebens ist an bedingtem und möglichem Denken orientiert. Diese Methode des Umgangs mit Unsicherheit wurde an anderer Stelle diskutiert (Mishel, 1990).

All diese Methoden zur Bewältigung von Unsicherheit können in der Praxis angewandt werden. Da das Vorhandensein von Unsicherheit gemessen werden kann, fällt es leicht, die Betroffenen zu identifizieren. Einmal erkannt, können diese Methoden gelehrt oder bei Patienten, die sie bereits anwenden, unterstützt werden.

Quellen

Braden, C. J. (1990). A test of the self-help model: Learned response to chronic illness experience. *Nursing Research, 39,* 42–47.

Brett, K. M., & Davies, E. M. B. (1988). «What does it mean?»: Sibling and parental appraisals of childhood leukemia. *Cancer Nursing, 11,* 329–338.

Charmaz, K. (1983). Loss of self: A fundamental form of suffering in the chronically ill. *Sociology of Health and Illness, 5,* 168–195.

Cohen, M. H., & Martinson, I. M. (1988). Chronic uncertainty: Its effect on parental appraisal of a child's health. *Journal of Pediatric Nursing, 3,* 89–96.

Conrad, P. (1987). The experience of illness: Recent and new directions. *Research in the Sociology of Health Care, 6,* 1–31.

Hilton, B. A. (1988). The phenomenon of uncertainty in women with breast cancer. *Issues in Mental Health Nursing, 9,* 217–238.

King, B., & Mishel, M. H. (1986, May). *Uncertainty appraisal and management in chronic illness.* Paper presented at the Nineteenth Communicating Nursing Research Conference, Western Society for Research in Nursing, Portland, OR.

Koocher, G. P. (1984). Terminal care and survivorship in pediatric chronic illness. *Clinical Psychology Review, 4,* 571–583.

Koocher, G. P. (1985). Psychosocial care of the child cured of cancer. *Journal of Pediatric Nursing, 4,* 91–93.

Loveys, B. (1990). Transitions in chronic illness: The at-risk role. *Holistic Nursing Practice, 4,* 56–64.

Mishel, M. H. (1988). Uncertainty in illness. *Image: Journal of Nursing Scholarship, 20,* 225–232.

Mishel, M. H. (1990). Reconceptualization of the uncertainty in illness theory. *Image: Journal of Nursing Scholarship, 22,* 256–262.

Mishel, M., & Braden, C. (1988). Finding meaning: Antecedents of uncertainty in illness. *Nursing Research, 37,* 98–103.

Mishel, M. H., Hostetter, T., King, B., & Graham, V. (1984). Predictors of psychosocial adjustment in patients newly diagnosed with gynecological cancer. *Cancer Nursing, 7,* 291–299.

Mishel, M. H., & Murdaugh, C. L. (1987). Family adjustment to heart transplantation: Redesigning the dream. *Nursing Research, 36,* 332–338.

Mishel, M. H., Padilla, G., Grant, M., & Sorenson, D. S. (1991). Uncertainty in illness theory: A replication of the mediating effects of mastery and coping. *Nursing Research, 40,* 232–240.

Mishel, M. H., & Sorenson, D. S. (1991). Uncertainty in gynecological cancer: A test of the mediating functions of mastery and coping. *Nursing Research, 40,* 167–171.

Murdaugh, C. L., & Mishel, M. H. (1991, November). *Predictors of quality of life in patients who undergo heart transplantation.* Paper presented at the American Heart Association Meeting, Anaheim, CA.

Pergrin, J., Mishel, M. H., & Murdaugh, C. (1987, May). *Impact of uncertainty and social support on stress in caregivers.* Paper presented at the Twentieth Communicating Nursing Research Conference, Western Society for Research in Nursing, Phoenix, AZ.

Richardson, J. L., Marks, G., Johnson, C. A., Graham, J. W., Chan, K. K., Selser, J. N., Kishbaugh, C., Barranday, Y., & Levine, A. M. (1987). Path model of compliance with cancer therapy. *Health Psychology, 6,* 183–207.

Rowat, K. M., & Knafl, K. A. (1985). Living with chronic pain: The spouse's perspective. *Pain, 23,* 259–271.

Stewart, D. C., & Sullivan, T. J. (1982). Illness behavior and the sick role in chronic illness. *Social Science and Medicine, 16,* 1397–1404.

Viney, L. L., & Westbrook, M. T. (1982). Patients' psychological reactions to chronic illness: Are they associated with rehabilitation. *Journal of Applied Rehabilitation Counseling, 13,* 38–44.

Webster, K. K., & Christman, N. J. (1988). Perceived uncertainty and coping post myocardial infarction. *Western Journal of Nursing Research, 10,* 384–400.

Weitz, R. (1989). Uncertainty and the lives of persons with AIDS. *Journal of Health and Human Behavior, 30,* 270–281.

Wiener, C. L. (1975). The burden of rheumatoid arthritis: Tolerating the uncertainty. *Social Science and Medicine, 9,* 97–104.

Wineman, N. M. (1990). Adaptation to multiple sclerosis: The role of social support, functional disability and perceived uncertainty. *Nursing Research, 39,* 294–299.

7. Körperliche Betätigung und Training bei chronisch Kranken: Überblick und Möglichkeiten

Carol C. Hogue, Sharon M. Cullinan, Eleanor McConnell

Wir wissen wenig über die Ätiologie und noch weniger über die Heilung der meisten chronischen Krankheiten. Typisch für chronische Krankheiten ist jedoch die lange Dauer, und daß sie für den den von der Krankheit betroffenen Menschen, ihre Familien und die Gesellschaft (McCorkle u. Given, 1991) meist eine schwere Bürde darstellen. Chronische Krankheiten nehmen im höheren Lebensalter zu (U.S. Senate Special Committee on Aging, 1986), und deswegen werden biologisch bedingte Alterserscheinungen die Funktionstüchtigkeit einer großen Anzahl von Menschen herabsetzen. Inaktivität stellt ein besonderes Problem dar, weil sich die Auswirkungen von Inaktivität mit denen chronischer Krankheiten verbinden und den potentiellen Schaden vergrößern. Menschen mit chronischen Krankheiten zu helfen, mit ihren Symptomen in funktionserhaltender Weise umzugehen und ihr Wohlbefinden zu fördern, ist von allergrößter Bedeutung. Wegen der unerwünschten Nebenwirkungen von Medikamenten, die bei chronischen Krankheiten eingesetzt werden, sind nicht-medikamentöse Therapien wie Gewichtsreduzierung, Biofeedback, Entspannung und Gymnastik besonders wichtig. In diesem Kapitel werden die Forschungsergebnisse über Vor- und Nachteile von körperlicher Betätigung und Training bei chronisch kranken Erwachsenen vorgestellt und einzelne Erkenntnisse über körperliche Betätigung von Personen mit Koronarkrankheiten, Bluthochdruck, Arthritis, Diabetes, Krebs, chronischen obstruktiven Lungenerkrankungen und über geistig-seelische Gesundheit und Geisteskrankheit kurz zusammengefaßt.

Dieser Überblick beschränkt sich, abgesehen von wenigen Beobachtungen bei Jugendlichen, auf Erwachsene. Er konzentriert sich auf Maßnahmen für Personen, die bereits eine chronische Krankheit haben, denn über primäre Prävention von chronischer Krankheit gibt es bereits eine umfangreiche Literatur. Wir betrachten jeweils nur einen Krankheitszustand, obwohl wir wissen, daß viele Erwachsene an mehr als einer chronischen Krankheit leiden. Da wir über eine etwas größere Erfahrung mit Diabetes und Arthritis verfügen und uns auch die Literatur darüber besser bekannt ist, widmen wir diesen Krankheiten mehr Aufmerksamkeit als der umfangreichen Literatur über kardiale Rehabilitation und Hypertension oder der spärlichen Literatur über chronisch obstruktive Lungenerkrankungen und Krebs. Betrachtungen zur geistig-seelischen Gesundheit berühren alle chronischen Krankheiten. Geistig-seelische Krankheit, nicht unbedingt das Gegenteil von geistig-seelischer Gesundheit, ist mit aufgenommen, weil es in einem fast unerforschten Bereich, dem der Demenz, ein Potential für körperliche Betätigung und Gymnastik gibt. Schließlich haben wir unseren Überblick auf Veröffentlichungen seit 1980 beschränkt. Wir stellen keinen Anspruch auf Vollständigkeit und repräsentativen Charakter, die von uns gezogenen Schlußfolgerungen stimmen jedoch mit einigen veröffentlichten Besprechungen überein (Bouchard, Shephard, Stephens, Sutton, McPherson, 1990; Buchner, Beresford, Larson, LaCroix, Wagner, 1992; Pollack, Wilmore, 1990; Skinner, 1987).

Körperliche Betätigung

Jede von der Skelettmuskulatur hervorgerufene Bewegung des Körpers, die einen Energieaufwand auslöst, ist eine körperliche Aktivität. Körperliche Betätigung und Gymnastik, Training genannt, ist eine systematische, geplante, strukturierte und sich wiederholende Art körperlicher Aktivität. Körperliche Fitneß ist ein Bündel von Eigenschaften, die jemand hat oder erreicht; Fitneß braucht Training (Caspersen, Powell, Christenson, 1985). Körperliche Fitneß, die Fähigkeit, gute Muskelarbeit zu leisten, hängt von kardiopulmonaler Ausdauer oder Belastungsfähigkeit ab, von Muskelkraft, Ausdauer und Flexibilität (WHO, 1978). Körperliche Fitneß-Indikatoren, die offensichtlich von Training beeinflußt werden können, sind Blutdruck, Glukosetoleranz, Insulinregulierung, Blutfettspiegel, Fett-Eiweiß-Kurve, Körperbau, Verteilung des Körperfetts und Streßtoleranz. Belastungsfähigkeit ist die Fähigkeit des Körpers, durch Sauerstoff Energie zu produzieren. Die Belastungsfähigkeit kann direkt durch die Messung des maximalen Sauerstoffverbrauchs (VO_2 max.) festgestellt oder aber geschätzt werden. Die kardiorespiratorische Belastungsfähigkeit wird meist durch das Verhältnis von Körpergewicht/ml/kg/Minute ausgedrückt, oder als metabolisches Äquivalent, mit 1 Äquivalent gleich Sauerstoffverbrauch im Ruhezustand, oder etwa 3,5 ml/kg/Minute (Pollok u. Wilmore, 1990). Die kardiorespiratorische Ausdauer ist vom funktionalen Zustand des kardiorespiratorischen Systems und des Skelettmuskelsystems abhängig.

Muskelkraft ist die maximale Wirkung, die von einem bestimmten Muskel oder einer bestimmten Muskelgruppe ausgehen kann. Kraft ist vom Zustand des Muskels und vom neurologischen System abhängig. Kraft kann am maximal gehobenen Gewicht (Isotonie) gemessen werden, am maximalen Druck gegen ein feststehendes Objekt (Isometrie) oder als größte Drehkraft (Drehmoment), die bei einer gewissen Geschwindigkeit der Muskelkontraktion (isokinetische Kraft) produziert wird. Muskelausdauer ist die Fähigkeit einer Muskelgruppe, über einen bestimmten Zeitraum Kontraktionen zu produzieren (de Lateur, Lehmann, 1986). Flexibilität bezieht sich auf die Fähigkeit, ein Gelenk auf verschiedene Arten zu bewegen, was von einer Reihe von Faktoren abhängig ist.

Häufigkeit, Intensität und Dauer einer Übung sind von großer Wichtigkeit, wenn ein Trainingseffekt erreicht werden soll. Das American College of Sports Medicine empfiehlt für die Fitneß von Erwachsenen folgendes Trainingsschema: drei- bis fünfmal pro Woche, jeweils 20 bis 60 Minuten bei mittlerer oder hoher Intensität. Für Menschen mit chronischen Krankheiten gibt es jedoch keine Standardangaben. Das sportmedizinische Institut bezeichnet als mittlere Intensität 40 bis 60 Prozent des maximalen CO_2-Verbrauchs, Leistungen, die im aktuell bestehenden Leistungsbereich der Person liegen, und Leistungen, die über eine längere Zeitspanne hinweg, etwa 20 bis 60 Minuten, aufrechterhalten werden können (American College of Sports Medicine, 1990). Allgemein gilt, daß, je niedriger die Intensität, die Dauer desto länger sein muß, wenn sich ein Trainingseffekt einstellen soll. Früher dachte man, daß mäßig oder sehr intensives Training nötig sei, damit sich ein positiver kardiovaskulärer Effekt einstellt. Bei unseren Recherchen sind wir jedoch auf Forschungsergebnisse gestoßen, die beweisen, daß sehr wenig intensives Training bei manchen Krankheitszuständen einen noch besseren Effekt hat.

Die potentiellen Trainingsvorteile für Menschen mit chronischer Krankheit sind die Verbesserungen beim Fitneßtest und Verbesserung des Krankheitszustandes – die Krankheit wird zumindest handhabbarer. Selbstorganisiertes Training braucht, genau wie der Umgang mit einer chronischen Krankheit, bewußte Verhaltensstrategien. Menschen, die sich körperlich besser fühlen, trainieren mehr und brauchen weniger Hilfe als Menschen, die weniger fit sind und nicht trainieren.

Koronarkrankheiten

Über die Auswirkung von Gymnastik und körperlicher Betätigung nach einem akuten Myokardinfarkt gibt es ausführliche Literatur. Es ist zwar bewiesen, daß Training einen starken und signifikanten Einfluß auf die Prävention eines ersten Herzinfarkts hat (Caspersen, 1987; Paffenbarger, Hyde, Hsieh, Wing, 1986; Paffenbarger, Hyde, Wing, Steinmetz, 1984; Peters, Cady, Bischoff, Bernstein, Pike, 1983), die Reduzierung von Reinfarkten durch Training wird jedoch nirgends deutlich belegt (Rechnitzer u. a., 1983; Shaw, 1981). Die große Zahl der benötigten Testpersonen und die Schwierigkeiten einer sorgfältigen Langzeitstudie haben eine aussagekräftige Untersuchung kardialer Rehabilitation bislang verhindert. Außerdem ist es schwierig, die Auswirkungen des Trainings von anderen Aspekten kardialer Rehabilitation zu trennen. Ein weiteres Problem sind Herzpatienten, welche die Rehabilitation abbrechen. Andrew et al. (1981) studierten in der Ontario Exercise Heart Collaborative Study 639 Abbrecher und kontinuierliche Teilnehmer, um die Gründe der Abbrecher zu verstehen. Drei Faktoren sind die Ursache für eine hohe Zahl von Abbrechern: Aspekte der Bequemlichkeit des Trainingsortes, die Wahrnehmung des Trainingsprogramms und Faktoren des Familien- und Lebensstils. Oldridge, Guyatt, Fisher und Rimm (1988) führten eine Meta-Analyse von zehn nach dem Zufallsprinzip ausgewählten Kontrollstudien von Training nach Myokardinfarkt durch. Sie verfügten über die Daten von 4347 Patienten, etwa die Hälfte bestand aus der Kontrollgruppe, die andere Hälfte waren Herzpatienten in Rehabilitation. Die Maßnahme bestand überwiegend aus gymnastischen Übungen. Die Trainingsgruppe wies eine 25prozentige Reduzierung der Todesfälle durch Herzinfarkt auf, über die Lebensqualität gibt es jedoch keine Aussagen.

Es gibt keinen überzeugenden Beweis, daß die Wiederaufnahme der Arbeit nach einem Herzinfarkt durch Training beschleunigt wird (Froelicher, 1990). Es liegen nur schwache Beweise vor, daß sich die Arbeitsfähigkeit, definiert durch Symptome von Dispnoe oder Schmerz beim Gehen oder anderen Anstrengungen, nach Herzinfarkt durch Training und Gymnastik verbessert (Carson u. a., 1982).

Dessen ungeachtet scheint Training einen positiven Effekt auf das Wohlbefinden zu haben. Ditchey et al. (1981) stellten eine subjektive und eine meßbare Verbesserung der kardiopulmonaren Belastungsfähigkeit an 14 Herzpatienten fest, die an einem 3- bis 14monatigen, angeleiteten Trainingsprogramm für Arme und Beine teilnahmen. Gulanick (1991) wies einen Anstieg der persönlichen Unabhängigkeit und körperlichen Leistungsfähigkeit in der frühen Rekonvaleszenzphase nach Herzinfarkt oder Herzoperation nach, doch die Steigerung ist, wohl aufgrund der geringen Zahl der untersuchten Fälle, statistisch nicht relevant.

Obwohl bei gesunden Erwachsenen die Intensität des Trainings von Bedeutung ist, scheint sie bei Herzpatienten keine große Rolle zu spielen. Nach dem Zufallsprinzip ausgewählte Männer, die zu maximalem (65 bis 75 Prozent) oder zu niedrigem (bis 45 Prozent) Sauerstoffverbrauch angehalten wurden, erreichten nach drei Monaten Training den gleichen kardiorespiratorischen Effekt (Blumenthal u. a., 1988).

Rechnitzer (1990) hat Forschungsergebnisse untersucht, die sich mit der Frage befassen, warum man von Personen mit einer Koronarkrankheit erwartet, daß sie von regelmäßiger Gymnastik und Training profitieren. Die Erhöhung der ischämischen Schwelle ist ein wichtiger und wahrscheinlicher Wirkmechanismus von Training bei der kardialen Rehabilitation. Es gibt seit langer Zeit deutliche Beweise aus Tierversuchen und Erfahrungen beim Menschen mit belastungsverursachter Myokard-Ischämie, daß nach entsprechendem Training mehr Belastung möglich ist, bevor Symptome von Ischämie auftreten. Die praktische Konsequenz davon ist, daß Menschen mit stabiler Herzfunktion nach dem Training den Anforderungen des Alltags besser gewachsen sind, ohne daß sich Ischämie bemerkbar macht. Der Effekt gleicht dem einer Beta-Blockade, das heißt, daß für eine bestimmte Anstrengung eine niedrigere Herzschlagfrequenz benötigt wird (Froelicher, 1990).

Der Effekt von Training auf die Kontraktionsfähigkeit des Myokards ist weniger gesichert. Das klare Ergebnis im Tierversuch, daß sich die Kontraktionsfähigkeit durch Training erhöht, ließ sich beim Menschen nicht nachweisen (Froelicher, 1990).

Tierversuche zeigten auch Auswirkungen auf die Gefäßwände. Bei jungen Affen, die entsprechend ernährt wurden, verhinderte regelmäßiges Training die Entwicklung von arteriosklerotischen Gefäßschäden (Kramsch, Aspen, Abramowitz, Kreimendahl, Hood, 1981).

Rechnitzer (1990) bemerkt, daß Training trotzdem wichtig ist, obwohl es bei Herzgefäßkrankheiten nicht die machtvolle Wirkung wie Penicillin bei Pneumokokkenpneumonie hat. Vielleicht liegt die Wirkung von Gymnastik und Training hauptsächlich in der Steigerung der Kontrollmöglichkeit des Menschen. Sie ist ein Symbol der Hoffnung. «Die Feststellung des Patienten, daß er oder sie durch persönlichen Einsatz und Selbstdisziplin die Ausdauer gesteigert und die Schmerzschwelle heraufgesetzt hat... ist ein riesiger, kaum meßbarer Gewinn» (1990, S. 452).

Zusammengefaßt läßt sich sagen, daß Training kardiale Symptome verringert und die Sterblichkeit von Herzpatienten herabsetzt. Eine Verbesserung der psychosozialen Funktionen ist wahrscheinlich; frühere Arbeitsfähigkeit ist nicht belegt. Schließlich weisen unsere Forschungsergebnisse darauf hin, daß Training so sicher und effektiv ist wie andere Mittel der Sekundärprävention von Koronarkrankheiten. Die ausgezeichnete Dokumentation der American Heart Association, *Exercise Standards: A Statement for Health Professionals* (1991), bietet Hintergrundinformationen und Sicherheitsrichtlinien für das Training von Herzpatienten.

Bluthochdruck

Die kardiovaskulären Folgen von unbehandeltem Bluthochdruck sind seit den siebziger Jahren bekannt (Veterans' Administration Cooperative Study Group on Antihypertensive Agents, 1972). Der Nutzen von medikamentöser Therapie ist bei Blutdruckwerten von mehr als 105/160 mmHg klar, bei Menschen mit Werten zwischen 90/140 bis 105/160 mmHg haben jedoch die Risiken von Nebenwirkungen eine Debatte um den Einsatz von Medikamenten ausgelöst (Veterans' Administration Cooperative Study Group on Antihypertensive Agents, 1967). Für Menschen mit medikamentöser Therapie, aber auch für solche mit leichtem Hochdruck – die Gruppe, für die das Verhältnis Nutzen/Risiko nicht günstig ist – sind nicht-medikamentöse Methoden der Blutdrucksenkung attraktiv. Die Forschung hat ergeben, daß Personen, deren Blutdruck mit Hilfe von Medikamenten niedrig gehalten wird, gefährdeter sind als solche mit gleichen Blutdruckwerten ohne Medikamente (Kaplan, 1986).

Es liegen Dutzende von klinischen Studien am Menschen vor, doch die Ergebnisse müssen mit Vorsicht betrachtet werden, weil nur fünf davon eine randomisierte Kontrollgruppe aufweisen. Weitere acht bis zehn Untersuchungen arbeiten wenigstens mit nichttrainierten Kontrollgruppen und zeichnen die Blutdruckwerte sorgfältig auf. Diese Forschungsarbeiten wurden von Hagberg (1990), Seals und Hagberg (1984), Tran, Weltman, Glass und Mood (1983) ausgewertet. Im folgenden fassen wir einige ihrer Forschungsergebnisse zusammen und betrachten einige neue Studien, insbesondere zwei neuere randomisierte Kontrolluntersuchungen (Blumenthal, Siegen, Appelbau, 1991; Martin, Duppert, Cushman, 1990). Das Alter der untersuchten Personen lag zwischen 10 und 70 Jahren, die Anzahl zwischen 4 und 99 Personen und die Dauer des Trainingsprogramms schwankte zwischen 4 und 52 Wochen. In mehr als der Hälfte der Studien werden nur Männer untersucht, und selbst wenn Frauen dabei sind, werden die Daten der weiblichen Personen selten separat aufgeführt. Die meisten Forschungsarbeiten belegen, daß bei Personen mit essentieller Hypertonie Ausdauertraining den systolischen und diastolischen Blutdruck um etwa 10 mmHg senkt. Die Blutdruckwerte hatten meist sinkende Tendenz, erreichten aber keine Normalwerte, und manche Studien zeigten überhaupt keine Reduzierung. Hagberg (1990) schloß daraus, daß Frauen sowie Personen mit höherem diastolischem Druck und mit niedrigerem Ausgangsgewicht von Ausdauertraining anscheinend am meisten profitieren.

Das Programm umfaßte Ausdauertraining (Cade u. a. 1984; Duncan u. a. 1985; Martin, Duppert, Cushman, 1990), Krafttraining (Blumenthal, Siegel, Applebaum 1991; Harris, Holly, 1987) und isometrische Übungen (Kiveloff, Huber, 1971) jeweils von unterschiedlicher Intensität und Dauer. Meist werden Ausdauerübungen gewählt, um den Blutdruck zu senken. Das liegt wahrscheinlich an der blutdruckrelevanten Wirkung, die mit statischer Muskelkontraktion einhergeht. Es erhöhen sich sowohl der systolische als auch der diastolische Druck. Das Myokard wird extrem gefordert, und das kann für Personen mit eingeschränkter linker Ventrikelfunktion problematisch sein.

Hagberg u. a. (1984) fanden jedoch heraus, daß Jugendliche, die einmal mit Hilfe von Ausdauerübungen ihren systolischen Druck gesenkt hatten, nach fünf Monaten Gewichttraining diese Werte gehalten oder noch verbessert hatten. Anscheinend senken Trainingsübungen mit 40 bis 60 Prozent des maximalen Sauerstoffbedarfs den Blutdruck genau so wirksam (oder noch mehr) wie intensiveres Training (Roman, Camuzzi, Villalon, Klenner, 1981). Es ist noch unklar, wie lange es dauert, bis Ausdauertraining den Blutdruck senkt, unklar auch, ob sich Kurzzeittraining dazu besser eignet als Langzeittraining.

Mit aggressiver medikamentöser Therapie wird eine stärkere Senkung des Blutdrucks, der kardiovaskulären Mortalität, der Myokardinfarkte und der zerebrovaskulären Ereignisse erreicht als mit Trainingsprogrammen (Amery u. a. 1985; Hypertension Detection and Follow-up Program Cooperative Group, 1979). Im Hinblick auf die berechtigte Sorge um Nebenwirkungen der medikamentösen Blutdrucktherapie ist der Vergleich von Training und anderen nicht-medikamentösen Methoden der Blutdrucksenkung angezeigt. Es liegen mehrere gut überwachte Studien über Gewichtreduzierung, Biofeedback und Entspannungstherapie vor. Kaplan (1986) wertete elf Studien über Gewichtsreduzierung aus und stellte fest, daß der systolische und diastolische Blutdruck nach einem durchschnittlichen Gewichtsverlust von 9,8 kg jeweils um 15 und 10 mmHg absank. Die blutdrucksenkende Wirkung von deutlichem Gewichtsverlust ist also stärker als die Wirkung von Training. Wir wissen aber, daß es noch unausgewertete Studien über Ausdauertraining bei erheblich übergewichtigen Personen gibt. Mehrere ältere Studien beweisen, daß Biofeedback den systolischen und diastolischen Blutdruck jeweils um 12 und 5 mmHg senkte (Shapiro, Schwartz, Ferguson, Redmond, Weiss, 1977). Studien über Entspannungstherapie belegen Reduzierungen von 18 und 11 mmHg. Neuere, gut kontrollierte Studien berichten bei einzelnen und kombinierten Verhaltenstherapien von nur geringen Auswirkungen auf den Bluthochdruck (Glasow, Gardner, Engel, 1982; Luborsky u. a., 1982). Die Studien über Biofeedback und Entspannung befassen sich meist mit einer Einzelsitzung, nicht mit Langzeittraining und Langzeiteffekten.

Potentielle Mechanismen der blutdrucksenkenden Wirkung von gymnastischen Übungen sind Reduzierung der Herzleistung und Reduzierung des allgemeinen peripheren Widerstands. Die Rolle des sympathischen Nervensystems ist noch nicht geklärt. Blumental u. a. (1991) stellten fest, daß alle Personen – die mit Ausdauertraining, mit Kraft- und Flexibilitätstraining und die auf der Warteliste der Kontrollgruppe – eine deutliche Reduzierung des systolischen und diastolischen Blutdrucks erreichten. Gewicht und Körperfett sind mögliche Fehlerquellen. Eine Meta-Analyse von Hagberg (1990) zeigt keine Beziehung zwischen verändertem Gewicht und Absinken der systolischen oder diastolischen Blutdruckwerte nach Ausdauertraining.

Wir schließen daraus, daß der blutdrucksenkende Effekt von Ausdauertraining bei Personen mit essentieller Hypertonie im Vergleich zu anderen nichtmedikamentösen und medikamentösen Therapien günstig abschneidet und daß er gesichert ist. Es sind jedoch weitere Untersuchungen nötig, um mögliche Wechselwirkungen zwischen den einzelnen Therapien zu erforschen und die Mechanismen der Blutdruckreduzierung durch Training zu erhellen.

Arthritis

Kontrollierte Studien von Trainingsprogrammen bei Personen mit Arthritis wurden erst in jüngster Zeit durchgeführt. Bis 1991 betrachtete das American College of Sports Medicine (1986) Training bei jeder Art von Arthritis als kontraindiziert. Arthritis ist der Oberbegriff für viele Krankheiten, die mit Gelenksentzündung einhergehen. Osteoarthritis und rheumatoide Arthritis, die beiden häufigsten Arten von Arthritis, sind die häufigsten Ursachen von funktioneller Einschränkung und Abhängigkeit in den USA. Bei Osteoarthritis, einer fortschreitenden degenerativen Störung der betroffenen Gelenke, wird die mit Gewicht belastete Knorpeloberfläche der Gelenke zerstört, der subchronale Knochen verhärtet, und an den Gelenkrändern wuchert neue Knochensubstanz. Rheumatoide Arthritis ist eine periodisch auftretende Systemerkrankung mit Entzündung der Gelenksynovien mit anschließender Knorpel- und Knochenzerstörung. Sowohl Osteoarthritis als auch rheumatoide Arthritis sind mit Gelenkschmerzen, Verlust der Bewegungfähigkeit, Muskelschwäche und verminderter Belastungkapazität verbunden (Danneskiold-Samsoe, Grimby, 1986; Gerberich u. a. 1989). Die Krankheit schränkt die Aktivität direkt und die Therapie, die traditionellerweise Ruhe und nur leichte Gymnastik vorsah, die körperliche Aktivität indirekt ein (Ike, Lampman, Castor, 1989). Die psychosozialen Auswirkungen von Arthritis, wie Depression, Hilflosigkeit und soziale Isolation, stehen in Korrelation zu eingeschränkter Aktivität (Parker u. a., 1988; Yelin, Meenan, Nevit, Epstein, 1980).

Eine Reihe von Studien über Trainingsmaßnahmen beschäftigen sich auch mit Osteoarthritispatienten (Fisher, Pendergast, Gresham, Calkins, 1991; Kovar u. a. 1992) oder Patienten mit rheumatoider Arthritis (Danneskiold-Samsoe, Lyngberg, Risum, Telling, 1987; Harkcom, Lampman, Banwell u. Castor, Anderson u. Kay, 1989). Die untersuchten Trainingsprogramme dauerten 6 bis 16 Wochen mit zwei oder drei Übungsstunden pro Woche. Das Angebot bestand aus Training mit geringer bis mittlerer Intensität und zwar mit dem Ziel, die Belastungsfähigkeit, die Kraft und Ausdauer der Muskeln, oder die Beweglichkeit zu erhöhen, oder einer Kombination all dieser Ziele. Als Mittel wurden ergometrisches Radfahren, Gehen, tänzerische Gymnastik und Wassergymnastik eingesetzt.

Ein halbes Dutzend Studien über solche Maßnahmen haben gezeigt, daß Menschen mit Arthritis problemlos getestet und trainiert werden können und Verbesserungen der Belastungfähigkeit (Harkom u. a., 1985), der Muskelkraft (Fisher, Pendergast, Gresham, Calkins, 1991), der Beweglichkeit (Minor u. a., 1989) und der allgemeinen körperlichen Aktivität erreichen (Kovar u. a., 1992; Minor u. a., 1989; Perlman u. a., 1990). Zwei Forschungsgruppen studierten Depression und Angst (Minor u. a., 1989; Perlman u. a., 1990), und beide Studien stellten eine deutliche Verringerung der Depression fest; eine Studie stellt auch eine Verringerung der Angst fest (Minor u. a., 1989). Kovar u. a. (1992), Harkcom u. a. (1985), Minor u. a. (1989) und Perlman u. a. (1990) studierten die Auswirkung von Trainingsmaßnahmen auf Schmerz und (außer der Gruppe um Kovar) auf die Gelenke. Alle, außer der Harkcom-Gruppe, stellten nach der Maßnahme deutlich weniger Schmerzen und weniger Gelenkbeeinträchtigung (Anzahl und Ausmaß von schmerzenden oder geschwollenen Gelenken) fest als davor. Fischer u. a. (1991), Minor u. a. (1989) und Perlman u. a. (1990) stellten fest, daß sich die Gehgeschwindigkeit verbesserte; die Kovar-Gruppe (1992) stellte eine Verlängerung der Gehstrecke innerhalb von sechs Minuten fest. Alle von uns geprüften Trainingsmaßnahmen für Personen mit Arthritis orientierten sich an den speziellen Bedürfnissen des Patienten. In einer ausgezeichneten Arbeit listet Minor (1991) arthritisspezifische Trainingsbedürfnisse und notwendige Abänderungen auf – wichtige klinische Überlegungen, die jedoch über den Rahmen dieses Kapitels hinausgehen.

Die Ursache für den positiven Effekt von Gewichtübungen auf Arthritis besteht darin, daß aktive Bewegung und Perioden von Kompression und Dekompression zur Gesunderhaltung der Knorpelsubstanz beitragen. Gesunde Knorpel, Elastizität und Tonus der Sehnen und Bänder, Muskelkraft und Muskelausdauer, all das ist für die Stabilität und Ausrichtung der Gelenke und für die Bewältigung von Druck- und Zugkräften notwendig (Bland, 1988; Brandt, 1988).

Wir schließen daraus, daß Menschen mit Arthritis problemlos an speziellen Testübungen und Trainingsprogrammen teilnehmen können. Sie verbessern damit ihre Belastungsfähigkeit, Kraft und Beweglichkeit, sie haben weniger Schmerzen und Gelenkbeeinträchtigung, weniger Depressionen und weniger Ängste.

Diabetes mellitus

Die Wichtigkeit von körperlicher Bewegung und Training für Patienten mit Diabetes vom Typ I (insulinpflichtig) und Typ II (nicht insulinpflichtig) wurde in den letzten Jahren neu überprüft. Die Forschungsergebnisse deuten darauf hin, daß Diabetiker, die regelmäßig trainieren, den Blutzucker besser regulieren und kardiovaskulären Komplikationen vorbeugen können.

Metabolische Reaktionen auf Training bei insulinpflichtigem Diabetes. In jüngerer Zeit befaßten sich mehrere Studien mit dem glukoseregulierenden Langzeiteffekt von körperlichem Training bei Diabetes vom Typ I. McCarger, Tauton und Pare (1991) untersuchten zwölf Männer bei einem zwölfwöchigen Geh/Jogging-Programm. Die Testpersonen übten mit leichter Intensität (60 bis 70 Prozent des geschätzten maximalen Pulsschlags) an drei oder fünf Tagen pro Woche für eine Stunde und spürten dabei nur minimale Nebenwirkungen. Veränderungen des Nüchternzuckerspiegels und der Blut-fette wurden nicht beobachtet, obwohl die Testpersonen von größerem Wohl-befinden berichteten und eine größere Trainingskapazität zu beobachten war. Wallberg-Henriksson et al. (1982) beobachteten neun Männer mit Diabetes Typ I, die über 16 Wochen zwei bis dreimal pro Woche an einem einstündi-gen Trainingsprogramm teilnahmen. Der Cholesterinspiegel der Männer sank, die hochverdichteten Lipoproteine stiegen an, ebenso die periphere Insu-linsensibilität. Beim glykosylierten Hämoglobin, dem Maß für die Langzeit-zuckerkontrolle, wurde jedoch keine Veränderung festgestellt. Zinman et al. berichten von ähnlichen Ergebnissen (1984). Die Blutzuckerwerte fielen nach dem Training deutlich ab, aber der Nüchternzuckerspiegel und das glykosylierte Hämoglobin blieben nach einem zwölfwöchigen Übungs-programm mit dem Trainingsfahrrad unverändert. Beide Studien schrieben das Ausbleiben einer Verbesserung den 300 bis 400 Kalorien zu, die an Trainingstagen zusätzlich verabreicht wurden. Die Wissenschaftler schließen daraus, daß körperliches Training allein den Blutzuckerspiegel bei Dia-betikern vom Typ I nicht verbessert, daß sich jedoch andere Vorteile ergeben können.

Diabetiker, die trainieren möchten, sollten informiert werden, daß der blut-zuckersenkende Trainingseffekt von anderen Variablen, wie Nahrungaufnahme, Insulinspiegel, Länge und Intensität des Trainings, stark beeinflußt wird. Die Reaktion eines Diabetikers auf Training wird von diesen Faktoren bestimmt, und das ist auch die Erklärung für viele Widersprüche in der Literatur.

Caron, Pussier und Marliss (1982) berichten, daß die Mehrheit der Perso-nen, die nach der Mahlzeit leichte Übungen durchführte (30 Minuten auf dem Standfahrrad), einen besseren Blutzuckerwert aufwiesen, der bis zur nächsten Mahlzeit anhielt. Der Metabolspiegel blieb nach Trainingsende jedoch erhöht, und spät einsetzende Hypoglykämie ist für Diabetiker ein Risiko. MacDonald (1987) stellt fest, daß diese Hypoglykämie in 48 von 300 Fällen in einer Periode von zwei Jahren auftrat; Hypoglykämie stellte sich meist 6 bis 15 Stunden nach intensivem und längerem Training ein, das auf eine Periode der Inaktivität folgte.

Hypoglykämische Reaktionen sind zu beobachten, wenn das Training bei starker Insulininsuffizienz durchgeführt wird. Die Glukoseverwertung durch die aktive Muskulatur ist gestört, und das stimuliert die Lipolyse und die Produktion hepatischer Glukose. Das zieht einen weiteren Anstieg der Blutglukosekonzentration nach sich, die zu Ketose führen kann (Kemmer u. a., 1979). In Anbetracht dieser Tatsache sollte starke körperliche Aktivität zurückgestellt werden, wenn der Blutzuckerspiegel unter 250 mg/dl liegt und in Urin oder Blut Ketone nachgewiesen werden. Um die metabolische Kontrolle zu erhalten, sollte der Patient eine Extradosis Insulin zuführen. Wenn der Blutzucker mehr als 100 mg/dl beträgt und der Patient innerhalb von 60 bis 90 Minuten Insulin genommen hat, sollte vor dem Training eine Extramahlzeit eingelegt werden.

Metabolische Reaktionen auf Training bei nicht insulinpflichtigem Diabetes. Das Kennzeichen von nichtinsulinpflichtem Diabetes mellitus ist Insulinresistenz und gestörte Insulinausschüttung. Im Gegensatz zum Diabetes Typ I stellt sich hier nach dem Training, als Folge gesunkener Insulinresistenz, eine Verbesserung der glykämischen Kontrolle und der Glukosetoleranz ein. Obwohl die Mechanismen noch unklar sind, scheint die Verbesserung der Insulinkontrolle eine Folge erhöhter Insulinrezeptoraffinität während jeder Trainingsperiode zu sein und eine Folge der erhöhten Rezeptorenzahl während der Zeit des regelmäßigen Trainings (Horton, 1988). Lillojas (1987) fand heraus, daß die Kapillardichte in direktem Zusammenhang zur Insulinreaktionsfähigkeit steht, und das läßt den Schluß zu, daß die durch Training gesteigerte Kapillardichte vielleicht auch mit dem Absinken der Insulinresistenz zusammenhängt.

Klinische Beweise glukoregulierender Effekte. Bjorntorp, De Joung und Sjostrom (1973) stellten fest, daß der Plasma-Insulinspiegel bei übergewichtigen Männern nach dem Training absank und dieser Effekt unabhängig von der körperlichen Konstitution eintrat. Eine Veränderung der allgemeinen Glukosekontrolle wurde in dieser Studie zwar nicht festgestellt, mehrere Studien in jüngster Zeit berichten jedoch von einer Verringerung des glukosegebundenen Hämoglobins nach Training. Schneider und Kollegen (1984) weisen bei Männern mit sitzender Lebensweise nach sechswöchigem Bewegungstraining eine 12prozentige Reduzierung des glukosegebundenen Hämoglobins nach. Die Schneider-Gruppe beobachtete später, daß sich die Verbesserung der Glukosetoleranz schnell einstellte, nämlich innerhalb von sieben Tagen, diese Verbesserung aber 18 Stunden nach der letzten Trainingsstunde an Bedeutung verloren hatte. Diese Ergebnisse weisen darauf hin, daß der kumulative Effekt für die allgemeine Verbesserung der Blutzuckerkontrolle verantwortlich ist. Wing und seine Mitarbeiter (1988) beweisen in einer ähnlichen

Studie, daß der Nutzen einer Kombination von Diät und gemäßigtem Training größer ist als der Nutzen jeder einzelnen Methode für sich. Alle Personen in ihrer Studie konnten die Einnahme der Medikamente reduzieren.

Die regelmäßige Teilnahme am Training bewährte sich auch zur Reduzierung der mit nicht-insulinpflichtigem Diabetes verbunden Risikofaktoren. In einem sechswöchigen Konditionstrainingsprogramm mittlerer Intensität (65 Prozent maximale CO_2-Belastung) mit sieben weiblichen Versuchspersonen, wiesen DeFronzo, Sherwin und Kraemer (1987) eine deutliche Reduzierung der durch Übergewicht verursachten Hyperinsulinämien sowie eine deutliche Steigerung der körperlichen Belastungsfähigkeit nach. Die Testpersonen in dieser Studie lagen 31 bis 74 Prozent über dem Idealgewicht; ihre Plasmainsulinreaktion war ungefähr zweimal so groß wie die der normalgewichtigen Kontrollgruppe.

Beide Gruppen, die mit insulinpflichtigem und nicht-insulinpflichtigem Diabetes, zogen noch weitere Vorteile aus dem Training. Es gab weniger Krankheiten der großen Gefäße, weniger Claudicatio intermittens und eine niedrigere Sterberate nach 25 Jahren Diabetes (LaPorte, Dorman, Tajima, 1986; Chazan, Balodimas, Ryan, 1970).

Krebs

Mit der bemerkenswerten Ausnahme von MacVicar, Winningham und Nickel (1989), die feststellten, daß Intervalltraining die funktionellen Fähigkeiten von Patientinnen mit Brustkrebs im Stadium II mit Chemotherapie verbessert, sind wenig Arbeiten über die Auswirkung von körperlichem Training bei Krebspatienten bekannt. Onkologen nehmen an, daß ein psychologischer Effekt damit verbunden ist, der die Genesung beeinflussen könnte. Trotzdem fragen sich manche besorgt, ob Training bei Menschen mit einer Krankheit wie Krebs nicht doch schädlich ist. In der Vergangenheit wurde Menschen mit einer akuten Krankheit, einer Infektion etwa, zur Schonung Bettruhe verordnet. Dennoch gibt es viel Literatur über die schädlichen Folgen von Inaktivität, auch nur kurzzeitiger, und eine immer größere werdende Zahl von Publikationen, die feststellen, daß selbst für Patienten mit chronischen Infektionen, die mit Bettruhe behandelt werden, wie Hepatitis B und chronisch infektiöser Mononukleose, eine «normale» Aktivität mehr zur Genesung beiträgt als eingeschränkte Aktivität.

Chronisch obstruktive Pulmonarkrankheit

Wir kennen nur sehr wenige Studien über körperliches Training von Patienten mit chronisch obstruktiven Pulmonarkrankheiten und überhaupt keine randomisierten Kontrollstudien. Gift und Austin (1992) verglichen die Merkmale von Personen mit solchen Krankheiten, die an einem Lungentrainingsprogramm teilnahmen, mit Patienten, die nicht teilnahmen; die Studie war jedoch so angelegt, daß keine Schlüsse gezogen werden konnten. Breslin et al. (Breslin 1992; Breslin, Celli, Roy, 1992) haben Freiarmübungen bei Personen mit chronisch obstruktiven Pulmonarkrankheiten beobachtet und festgestellt, daß ein solches Training die Ausdauerkraft der Arme stärkt, was für viele Aktivitäten wichtig ist.

Auf diesem Gebiet muß noch viel geforscht werden. In der Zwischenzeit muß der individuelle Fall betrachtet werden. Wenn eine respiratorische Schwäche festgestellt wird, könnte das Training der Atemmuskulatur hilfreich sein. Wenn Ganzkörperübungen durchgeführt werden, mag ein kurzes Intensivtraining nützen, wenn Dyspnoe das normale Belastungstraining einschränkt.

Geistig-seelische Gesundheit und Geisteskrankheit

Es gibt eine beträchtliche Anzahl von anekdotischen und epidemiologischen Beweisen für einen Zusammenhang zwischen körperlicher Aktivität und geistig-seelischer Gesundheit. Doch wie so oft fehlen kontrollierte Untersuchungen über die Auswirkung von Training auf psychologische Variablen, und die tatsächlich durchgeführten Studien kommen oft zu weniger eindrucksvollen Ergebnissen als vergleichbare Untersuchungen.

Man vermutet eine Reihe von verschiedene Wirkmechanismen von körperlicher Aktivität auf geistige Gesundheit. Diese Mechanismen können in folgende Kategorien eingeteilt werden:

1. Psychologische und physiologische Erklärungen der Streßreduzierung.

2. Beeinflussung von psychiatrischen Symptomen durch körperliches Training.

3. Beeinflussung der kognitiven Funktionen durch Training.

Psychologische und physiologische Erklärungen der Streßreduzierung. Eine der Möglichkeiten, wie Training oder körperliche Aktivität geistig-seelische Gesundheit beeinflussen kann, ist die Steigerung der kardiovaskulären Ausdauer (ein Indikator für körperliche Fitneß). Diese bewirkt bei der betroffenen Person eine Steigerung der Reaktionsfähigkeit auf psychosoziale Stressoren, sowohl in bezug auf körperliche Reaktivierung (wie durch den Pulsschlag nachgewiesen) als auch in bezug auf psychosoziale Variablen, durch ein besseres Selbstgefühl. Obwohl vergleichbare Studien annehmen lassen, daß es viele solche Verbindungen gibt, ist die bestätigende experimentelle Beweislage recht dürftig. Sinyor, Golden, Steinert und Seraganian (1986) berichten von einem Experiment mit 38 untrainierten Männern. Sie wurden willkürlich in drei Gruppen eingeteilt, wobei die eine sportliche Übungen durchführte, die andere sonstige Übungen und die dritte Gruppe als Kontrollgruppe zehn Wochen auf die Warteliste gesetzt wurde. Vor, während und nach dem Training wurden Herzreaktion und subjektive Erregung auf die drei Arten von psychologischen Tests gemessen. Die drei Gruppen unterschieden sich in ihren autonomen und subjektiven Reaktionen auf die gestellten Aufgaben nicht. In der sportlichen Gruppe stieg jedoch der geschätzte O_2-Verbrauch, was mit der schnelleren Normalisierung der Pulsfrequenz nach Streß in Verbindung gebracht wird. Die Autoren vermuten, daß die Stressoren zu groß waren, um von so einer kurzen Trainingsmaßnahme (zehn Wochen) beeinflußt zu werden.

Goldwater und Collins (1985) führten ebenfalls ein überwachtes Experiment durch, um die psychologischen Auswirkungen eines sechswöchigen Trainingsprogramms mit den Auswirkungen einer Scheinintervention zu vergleichen. Einundfünfzig Testpersonen zwischen 19 und 30 Jahren nahmen an der Studie teil. Die Testpersonen mit sportlichem Training erreichten bessere Werte auf der Angstskala (Taylor Manifest Anxiety Scale) als die Kontrollgruppe, auch die Meßwerte der subjektiven Befindlichkeit besserten sich, doch die Unterschiede waren statistisch nicht bedeutend.

Brown (1991) schließt daraus, daß es keine gut angelegten Studien für die Hypothese gibt, daß körperliche Aktivität und Training durch die Reaktionsreduzierung auf Stressoren wirken. Crews und Landers (1987) kommen jedoch zum gegenteiligen Schluß. Emery und Blumenthals kritische Prüfung der Forschungsarbeiten über die Auswirkung von Training auf autonome Reaktionen unterstreicht die Tatsache, daß die Daten über Reaktionen auf psychologische Aufgabenstellung widersprüchlich sind.

Reduzierung von psychiatrischen Symptomen: Angst und Depression. Es gibt eine beträchtliche Anzahl von Arbeiten über die Beziehung zwischen körperlichem Training und Angstreduzierung. Untersuchungen, die sich mit der Wirkung von spontaner sportlicher Betätigung (einzelne Übungen mit experimentellem Charakter) befassen, kommen übereinstimmend zu folgenden Schlüssen:

1. Patienten berichten von Verringerung der Angst nach dem Training, und zwar quer durch alle Bevölkerungsschichten, einschließlich Personen mit viel oder wenig körperlicher Fitneß und unterschiedlichen psychiatrischen Krankheitsbildern.

2. Es gibt einen Zusammenhang zwischen Dosis und Reaktion; das heißt, die Trainingsintensität beeinflußt den Umfang und die Dauer der Angst-

reduzierung. Das Training muß, um Wirkung zu zeigen, so anstrengend sein, daß es eine kardiovaskuläre Reaktion auslöst. Die Optimaldosis ist jedoch nicht bekannt.

3. Training ist so effektiv wie andere Entspannungsmethoden, wie Ruhe, Meditation, Hypnose und Biofeedback, mehr nicht.

4. Manche Daten lassen vermuten, daß trainingsbedingte Reduzierung von Angst länger anhält als die Reduzierung von Angst durch andere Methoden.

Die Untersuchungsergebnisse über den Effekt von Langzeittraining (über einen langen Zeitraum und ohne Unterbrechung) auf Angstreduzierung sind weniger konsistent, lassen aber den Schluß zu, daß die Teilnahme an Fitneßprogrammen die Angst reduziert und die Stimmung hebt.

Folgende Ergebnisse werden von mehreren Studien bestätigt:

1. Es gibt einen Zusammenhang zwischen Langzeittraining und Rückgang der Depression.

2. Experimentelle Studien beweisen einen Zusammenhang zwischen größerer Fitneß und Rückgang der Depression.

3. Bei der Behandlung einiger Formen von Depression läßt sich körperliches Training mit anderen intrapersonalen Therapien vergleichen.

Klein u. a. (1985) verglichen die Auswirkungen von Gruppenpsychotherapie, Meditation und Lauftraining. Sie untersuchten 74 freiwillige Testpersonen, Durchschnittsalter 30 Jahre, deren Diagnose monopolare, nichtpsychotische Depression den Forschungskriterien entsprach. Die Reaktionen auf die Behandlung wurden mit vorgefertigten Symptomchecklisten und standardisierten Fragebögen erfaßt. Darüber hinaus wurde jede Testperson am Schluß der Behandlung von einem Psychiater untersucht, der das Behandlungsziel nicht kannte. Der Psychiater bediente sich sowohl des klinischen Urteils als auch der standardisierten Symptomatologien, wie der Research Diagnostic Criteria for Depression und der Hamilton Depression Scale. Dabei schnitten die somatisch arbeitenden Therapiegruppen mit Meditation und Lauftraining in vielen Bereichen gleich oder besser ab als die Psychotherapiegruppe. In der psychiatrischen Einschätzung der Gruppen ergab sich kein Unterschied.

Beeinflussung der kognitiven Funktionen. Bisher wurden Studien über die Auswirkung von körperlichem Training auf neuropsychologische Leistungen meist an gesunden älteren Freiwilligen durchgeführt. Da überrascht es nicht, daß sich die Verbesserung der kognitiven Leistungen in Grenzen hielt. Vielleicht liegt es am Deckeleffekt, das heißt, gesunde ältere Personen aus kommunal geförderten Wohnungen, die sich für solche Untersuchungen zur Verfügung stellen, haben meist keine kognitiven Einschränkungen. Studien über die Auswirkungen von körperlichem Training auf den kognitiven Status älterer Patienten mit Behinderungen sind weniger zahlreich und weniger gut angelegt. Dennoch liegt der Gedanke nahe, daß ältere Menschen mit multiplen chronischen Krankheiten unter kognitiven Funktionseinschränkungen leiden, die sich mit körperlichem Training verbessern lassen. In der neuesten Arbeit von Friedman und Tappen (1991) findet sich ein eindrucksvolles Beispiel. Die Autoren befassen sich mit dem Effekt eines strukturierten Geh-Programms auf die kommunikativen Fertigkeiten von Menschen mit der Alzheimer-Krankheit. Sie wenden eine randomisierte Testmethode an, mit der sie die therapierte Gruppe und die Kontrollgruppe vor und nach der Maßnahme untersuchen. Das Programm wurde 30 Minuten lang, dreimal pro Woche, über zehn Wochen durchgeführt; die Testpersonen der Kontrollgruppe erhielten gleich lang und gleich oft eine interpersonale Zuwendung. Die strukturierte Geh-Gruppe verbesserte sich um eine Kommunikationsmaßeinheit; es gab auch Verbesserungen in der zweiten Maßeinheit, die jedoch statistisch nicht ins Gewicht fallen.

Leider gibt es in der Literatur keine Berichte über weitere kontrollierte Experimente, die sich mit der Frage befassen, ob Patienten mit kognitiven Einschränkungen aufgrund von körperlichem Training eine Verbesserung der kognitiven Fähigkeiten erfahren. Mittlerweile gibt es jedoch eine bestimmte Richtung der Literatur, die davon ausgeht, daß selbst demente Menschen von Trainingsprogrammen profitieren. Kürzlich berichteten Fischer et al. (1991) über die Ergebnisse einer Studie über Therapie mit körperlichem Training bei Patienten in Pflegeheimen, von denen manche unter chronischen kognitiven Einschränkungen litten. Diese Patienten berichteten nach absolviertem Trainingsprogramm von erhöhtem Wohlbefinden und größerer funktionaler Unabhängigkeit.

Schlußfolgerungen

Menschen mit chronischen Krankheiten wurden oft nicht ermutigt, körperliches Training zur Bewältigung ihrer Krankheit einzusetzen, ja es wurde ihnen sogar verboten. Angehörige der Gesundheitsberufe und Patienten nahmen manchmal eine Haltung ein, die an die Zeit vor fünfzig Jahren erinnert, als Ruhe die vorrangige Therapie von Krankheit war. Bedenken über das Verhältnis von Risiko und Nutzen beim Einsatz von anstrengendem Training bei Personen mit chronischen Krankheiten bestanden fort, selbst als in den letzten

Jahren der Nutzen von Training allgemein bekannt wurde. Es gibt jedoch eine wachsende Zahl von Forschungsprojekten, die sich mit der Sicherheit und Effektivität von Versuchen mit körperlichem Training befassen. Sie beziehen sich auf Erwachsene mit mehreren chronischen Krankheiten, wie Koronarkrankheiten, Diabetes, Arthritis, Krebs und chronischen Problemen der geistig-seelischen Gesundheit und Geisteskrankheit. In manchen Bereichen liegen wenig verwertbare Studien vor, es gibt jedoch in keiner bekannten Forschungsarbeit Hinweise auf schädliche Resultate von Versuchen mit körperlichem Training bei chronisch kranken Menschen. Der gesundheitliche Gewinn von Training, den Menschen ohne chronische Krankheit verzeichnen können, ist auch für Menschen jeden Alters mit einer chronischen Krankheit zugänglich. Obwohl die Trainingsprogramme für chronisch Kranke sorgfältig entwickelt werden müssen, ist eine allgemeine, zeitlich unbegrenzte Empfehlung, Ruhe einzuhalten, kein guter Rat. Bland und Cooper (1984, S. 125) schrieben in ihrer Arbeit über die Pathophysiologie der Osteoarthritis: «Die Schwächsten... unter uns können eine Art Athlet werden, aber nur die Stärksten können als Zuschauer überleben, nur die Zähesten können den Gefahren von Stillstand, Tatenlosigkeit und Unbeweglichkeit widerstehen.»

Quellen

Amery, A., Brixko, P., Clement, D., De Schaepdryver, A., Fagard, R., Forte, J., Henry, J. F., Leonetti, G., O'Malley, K., Strasser, T., Birkenhager, W., Bulpitt, C., Deruyttere, M., Dollery, C., Forette, F., Hamdy, R., Joossens, J. V., Lund-Johansen, P., Petrie, J., & Tuomilehto, J. (1985). Mortality and morbidity results from the European Working Party on High Blood Pressure in the Elderly Trial. *The Lancet, i,* 1350–1354.

American College of Sports Medicine. (1986). *Guidelines for exercise testing and prescription* (3rd ed.). Philadelphia: Lea and Febiger.

American College of Sports Medicine. (1990). Position stand. The recommended quantity and quality of exercise for developing and maintaining cardiorespiratory fitness in healthy adults. *Medicine and Science in Sports and Exercise, 22,* 265–274.

American Heart Association Writing Group, Fletcher, G. F., Froelicher, V. F., Hartley, H., Haskell, W. L., & Pollock, M. L. (1991). Exercise standards. A statement for health professionals from the American Heart Association. Dallas: American Heart Association.

Andrew, G. M., Oldridge, M. B., Parker, J. O., Cunningham, D. A., Rechnitzer, P. A., Jones, N. L., Buck, C., Kavanagh, T., Shephard, R. J., & Sutton, J. R. (1981). Reasons for dropout from exercise programs in post-coronary patients. *Medicine and Science in Sports and Exercise, 13,* 164–168.

Beals, C. A., Lampman, R. M., Banwell, B. F., Braunstein, E. M., Albers, J. W., & Castor, C. W. (1985). Measurement of exercise tolerance in patients with rheumatoid arthritis and osteoarthritis. *Journal of Rheumatology, 12,* 458–461.

Berger, M., Hagg, S. A., & Rudderman, N. B. (1975). Glucose metabolism in perfused skeletal muscle. Interaction of insulin and exercise on glucose uptake. *Biochemistry Journal, 146,* 23?-238.

Bjorntorp, P., De Joung, K., & Sjostrom, G. (1973). Physical training in human obesity. II. Effects of plasma insulin in glucose-intolerant subjects without marked hyperinsulinemia. *Scandinavian Journal of Clinical Laboratory Investigation, 32,* 42–45.

Bland, J. H. (1988). Joint, muscle and cartilage physiology as related to exercise. *Arthritis Care and Research, 1,* 99-108.

Bland, J. H., & Cooper, S. M. (1984). Osteoarthritis: A review of the cell biology involved and evidence for reversibility, management rationally related to known genesis and pathophysiology. *Seminars in Arthritis and Rheumatism, 14,* 106–133.

Blumenthal, J. A., Rejeski, W. J., Walsh-Riddle, M., Emery, C. F., Miller, H., Roark, S., Ribisl, P. M., Morris, P. B., Brubaker, P., & Williams, S. (1988). Comparison of high- and low-intensity exercise training after acute myocardial infarction. *American Journal of Cardiology, 61,* 26–30.

Blumenthal, J. A., Siegel, W. C., & Appelbaum, M. (1991). Failure of exercise to reduce blood pressure in patients with mild hypertension. Results of a randomized controlled trial. *Journal of the American Medical Association, 266,* 2098–2104.

Bouchard, C., Shepard, R. J., Stephens, T., Sutton, J. R., & McPherson, B. D. (1990). Excercise, fitness and health. A consensus of current knowledge. Champaigne, IL: Human Kinetics Books.

Brandt, K. D. (1988). Management of osteoarthritis. In W. N. Kelley, E. D. Harris, S. Ruddy, & C. B. Sledge (Eds.), *Textbook of rheumatology* (3rd ed.) (pp. 1501-1512). Philadelphia: W. B. Saunders.

Breslin, E. H. (1992). Dyspnea-limited response in chronic obstructive pulmonary disease: Reduced unsupported arm activities. *Rehabilitation Nursing, 17,* 12–20.

Breslin, E. H., Celli, B. R., & Roy, C. (1992, April). *The effects of unsupported arm exercise training and resistance breathing training on arm exercise endurance, respiratory muscle function, and dyspnea in chronic obstructive pulmonary disease.* Paper presented at Key Aspects of Caring for the Chronically Ill: Hospital and Home, Chapel Hill, NC.

Brown, R. D. (1990). Exercise fitness and mental health. In C. Bouchard, R. J. Shepard, T. Tephins, J. R. Sutton, & B. D. McPherson (Eds.), *Exercise, fitness and health: A consensus of current knowledge.* Champaign, IL: Human Kinetics Books.

Brown, J. D. (1991). Staying fit and staying well: Physical fitness as a moderator of life stress. *Journal of Personality & Social Psychology, 60,* 555–561.

Buchner, D. M., Beresford, S. A. A., Larson, E. B., LaCroix, A. Z., & Wagner, E. H. (1992). Effects of exercise on functional status in older adults II: Intervention studies. *Annual Review of Public Health, 13,* 469–488.

Cade, R., Mars, D., Wagemaker, H., Zauner, C., Privette, D., Cade, M., Peterson, J., & Hood-Lewis, D. (1984). Effect of aerobic exercise training on patients with systemic arterial hypertension. *American Journal of Medicine, 77,* 785–90.

Caron, D., Poussier, P., & Marliss, E. B. (1982). The effect of postprandial exercise on meal-related glucose intolerance in insulin-dependent diabetic individuals. *Diabetes Care, 5,* 364–369.

Carson, P., Phillips, R., Lloyd, M., Tucker, H., Neophytou, M., Buch, N. J., Gelson, A., Lawton, A., & Simpson, T. (1982). Exercise after myocardial infarction: A controlled trial. *Journal of the Royal College of Physicians of London, 16,* 147–151.

Caspersen, C. J. (1987). Physical inactivity and coronary heart disease. *Physician and Sportsmedicine, 15,* 43–44.

Caspersen, C. J., Powell, K. E., & Christenson, G. M. (1985). Physical activity, exercise, and physical fitness: Definitions and distinctions for health-related research. *Public Health Reports, 101,* 126–131.

Chalmers, T. C., Eckhardt, R. D., Reynolds, W. E., Cigarroa, J. G., Deane, N., Reinfenstein, R. W., Smith, C. W., & Davison, C. S. (1955). The treatment of acute infectious hepatitis: Controlled studies of the effects of diet, rest, and physical reconditioning on the acute course of the disease and the incidence of relapses and residual abnormalities. *The Journal of Clinical Investigation, 34,* 11–63.

Chazan, B. I., Balodimos, M. C., & Ryan, J. R. (1970). Twenty-five to forty-five years of diabetes with and without vascular complications. *Diabetologia, 6,* 656–659.

Crews, D. J., & Landers, D. M. (1987). A metanalytic review of aerobic fitness and reactivity to psychosocial stressors. *J. Medicine and Science in Sports and Exercise, 19* (Suppl), S 114–S 120.

Danneskiold-Samsoe, B., & Grimby, G. (1986). Isokinetic and isometric muscle strength in patients with rheumatoid arthritis. The relationship to clinical parameters and the influence of corticosteroid. *Clinical Rheumatology, 5,* 459–467.

Danneskiold-Samsoe, B., Lyngberg, K., Risum, T, & Telling, M. (1987). The effect of water exercise therapy given to patients with rheumatoid arthritis. *Scandinavian Journal of Rehabilitation Medicine, 19,* 31–35.

De Fronzo, R. A., Sherwin, R. S., & Kraemer, N. (1987). Effect of physical training on insulin action in obesity. *Diabetes, 36,* 1379-1385.

De Lateur, B. J., & Lehmann, J. F. (1986). Strengthening exercise. In J. C. Leek & J. F. Lehman (Eds.), *Principles of physical medicine and rehabilitation in the musculoskeletal diseases* (pp. 25–61). Orlando: Grune & Stratton.

Ditchey, R. V., Watkins, J., McKirnan, M. D., & Froelicher, V. (1981). Effects of exercise training on left ventricular mass in patients with ischemic heart disease. *American Heart Journal, 101,* 701–706.

Duncan, J. J., Farr, J. E., Upton, J., Hagen, R. E., Oglesby, M. E., & Blair, S. N. (1985). The effects of exercise on catecholamines and blood pressure in patients with mild essential hypertension. *Journal of the American Medical Association, 254,* 2609–2613.

Emery, C. F., & Blumenthal, J. A. (1991). Effects of physical exercise on psychological and cognitive functioning of older adults. *Annals of Behavioral Medicine, 13,* 99–107.

Fisher, N. M., Pendergast, D. R., Gresham, G. E., & Calkins, E. (1991). Muscle rehabilitation: Its effect on muscular and functional performance of patients with knee osteoarthritis. *Archives of Physical Medicine and Rehabilitation, 72,* 367–374.

Friedman, R., & Tappen, R. M. (1991). The effect of planned walking on communication in Alzheimer's Disease. *Journal of the American Geriatrics Society, 39,* 650–654.

Froelicher, V. F. (1990). Exercise, fitness, and coronary heart disease. In C. Bouchard, R. J. Shephard, T. Stephens, J. R. Sutton, & B. D. McPherson (Eds.). *Exercise, fitness and health. A consensus of current knowledge* (pp. 429–450). Champaign, IL: Human Kinetics Books.

Gerberich, S. G., Erickson, D., Serfass, R., Beard, B., Poulson, E., Ross, S., Wasser-Scott, P., Dauwalter, T., Olson, C., & Lewis, S. (1989). Quadriceps strength training using two forms of bilateral exercise. *Archives of Physical Medicine and Rehabilitation, 70,* 775–779.

Gift, A. G. & Austin, D. J. (1992). The effects of a program of systematic movement on COPD patients. *Rehabilitation Nursing, 17,* 6–10.

Glasgow, M. S., Gardner, K. R., & Engel, B. T. (1982). Behavioral treatment of high blood pressure II. Acute and sustained effects of relaxation and systolic blood pressure biofeedback. *Psychosomatic Medicine, 44,* 155–170.

Goldwater, B. C., & Collis, M. L. (1985). Psychologic effects of cardiovascular conditioning: A controlled experiment. *Psychosomatic Medicine, 47,* 174–181.

Gulanik, M. (1991). Is phase 2 cardiac rehabilitation necessary for early recovery of patients with cardiac disease? A randomized, controlled study. *Heart & Lung, 20,* 9–15.

Hagberg, J. M. (1990). Exercise, fitness, & hypertension, In C. Bouchard, R. J. Shephard, T. Stephens, J. R. Sutton, & B. D. McPherson (Eds.). *Exercise fitness, and health* (pp. 455-466). Champaign, IL: Human Kinetics Books.

Hagberg, J. M., Goldring, D., Heath, G. W., Ehsani, A. A., Hernandez, A., & Holloszy, J. O. (1984). Effect of exercise training on plasma catecholamines and hemodynamics of adolescent hypertensives during rest, submaximal exercise, and orthostatic stress. *Clinica Physiology, 4,* 117–124.

Harkcom, T. M., Lampman, R. M., Banwell, B. F., & Castor, C. W. (1985). Therapeutic value of graded aerobic exercise training in rheumatoid arthritis and osteoarthritis. *Arthritis and Rheumatism, 28,* 32–39.

Harris, K. A., & Holly, R. G. (1987). Physiologic response to circuit weight training in borderline hypertensive subjects. *Medicine and Science in Sports and Exercise, 19,* 246–252.

Horton, E. (1988). Exercise and diabetes mellitus. *Medical Clinics of North America, 72,* 1301–1321.

Hypertension Detection and Followup Program Cooperative Group. (1979). Five year findings of the Hypertension Detection and Followup Program: 1. Reduction in mortality of persons with high blood pressure, including mild hypertension. *Journal of the American Medical Association, 242,* 2562–2571.

Ike, R. W., Lampman, R. M., & Castor, C. W. (1989). Arthritis and aerobic exercise: A review. *Physician and Sportsmedicine, 17,* 128–138.

Kaplan, N. (1986). *Clinical hypertension.* Baltimore: Williams & Wilkins.

Kemmer, F. W., Berchtold, P., Berger, M., Starke, A., Cuppers, H. J., Gries, F. A., & Zimmerman, H. (1979). Exercise-induced fall of blood glucose in insulintreated diabetics unrelated to alteration of insulin mobilization. *Diabetes, 28,* 1131–1137.

Kiveloff, B., & Huber, O. (1971). Brief maximal isometric exercise in hypertension. *Journal of the American Geriatrics Society, 19,* 1006–1009.

Klein, M. H., Greist, J. H., Gurman, A. S., Neimeyer, R. A., Lesser, D. P., Bushnessl, N. J., & Smith, R. (1985). A comparative outcome study of group psychotherapy v. exercise treatments for depression. *International Journal of Mental Health, 13,* 148–177.

Kovar, P. A., Allegrante, J. P., MacKenzie, R., Peterson, M. G. E., Gutin, B., & Char-Ison, M. E. (1992). Supervised fitness walking in patients with osteoarthritis of the knee. A randomized, controlled trial. *Annals of Internal Medicine, 116,* 529–534.

Kramsch, D. M., Aspen, A. J., Abramowitz, B. M., Kreimendahl, T., & Hood, W. B. (1981). Reduction of coronary atherosclerosis by moderate conditioning exercise in monkeys on an atherogenic diet. *New England Journal of Medicine, 305,* 1483-1489.

LaPorte, R. E., Dorman, J. S., & Tajima, N. (1986). Pittsburgh Insulin-Dependent Diabetes Mellitus Morbidity and Mortality Study: Physical activity and diabetic complications. *Pediatrics, 78,* 1027–1033.

Lilloja, S., Young, A. A., Cutler, C. L., Ivy, J. L., Abbott, W. G. G., Zawadzki, J., Yki-Jarvinen, H., Christin, L., Secomb, T. W., & Bogardus, C. (1987). Skeletal muscle capillary density and fiber type are possible determinants of in vivo insulin resistance in man. *Journal of Clinical Investigation, 80,* 415–424.

Luborsky, L., Crits-Christoph, P., Brady, J. P., Kron, R. E., Weiss, T., Cohen, M., & Levy, L. (1982). Behavioral versus pharmacological treatments for essential hypertension-A needed comparison. *Psychosomatic Medicine, 44,* 203–213.

MacDonald, M. J. (1987). Post-exercise late-onset hpyoglycemia in insulin-dependent diabetic patients. *Diabetes Care, 20,* 584–588.

MacVicar, M. G., Winningham, M. L., & Nickel, J. L. (1989). Effects of aerobic interval training on cancer patients' functional capacity. *Nursing Research, 38,* 348–351.

McCarger, L. J., Tauton, J., & Pare, S. (1991). Benefits of exercise training for men with insulin-dependent diabetes mellitus. *The Diabetes Educator, 17,* 179–184.

McCorkle, R., & Given, B. (1991). Meeting the challenge of caring for chronically ill adults. In P. Chinn (Ed.), *Health policy. Who cares?* (pp. 59–69). Kansas City, MO: American Academy of Nursing.

Martin, J. E., Dubbert, P. E., & Cushman, W. C. (1990). Controlled trial of aerobic exercise in hypertension. *Circulation, 81,* 1560–1567.

Minor, M. A. (1991). Physical activity and management of arthritis. *Annals of Behavioral Medicine, 13,* 117–123.

Minor, M. A., Hewitt, J. E., Webel, R. R., Anderson, S. K., & Kay, D. R. (1989). Efficacy of physical conditioning exercise in patients with rheumatoid arthritis and osteoarthritis. *Arthritis and Rheumatism, 32,* 1396–1405.

Oldridge, N. B., Guyatt, G. H., Fischer, M. E., & Rimm, A. A. (1988). Cardiac rehabilitation after myocardial infarction. Combined experience of randomized clinical trials. *Journal of the American Medical Association, 260,* 945–950.

Paffenbarger, R. S., Hyde, R. T., Hsieh, C. C., & Wing, A. L. (1986). Physical activity, other lifestyle patterns, cardiovascular disease and longevity. *Acta Medica Scandinavica, 711,* (Supplement), 85–91.

Paffenbarger, R. S., Hyde, R. T., Wing, A. L., & Steinmetz, C. H. (1984). A natural history of athleticism and cardiovascular health. *Journal of the American Medical Association, 252,* 491–495.

Parker, J. C., Frank, R. G., Beck, Smarr, K. L., Buescher, K. L., Phillips, L. R., Smith, E. I., Anderson, S. K., & Walker, S. E. (1988). Pain management in rheumatoid arthritis patients: A cognitive behavioral perspective. *Arthritis and Rheumatism, 31,* 593–601.

Perlman, S. G., Connell, K. J., Clark, A., Robinson, M. S., Conion, P., Gecht, M., Caldron, P., & Sinacore, J. M. (1990). Dance-based aerobic exercise for rheumatoid arthritis. *Arthritis Care and Research, 3,* 29–35.

Peters, R. K., Cady, L. D. Jr., Bischoff, D. P., Bernstein, L., & Pike, M. C. (1983). Physical fitness and subsequent myocardial infarction in healthy workers. *Journal of the American Medical Association, 249,* 3052–3056.

Pollock, M. L., & Wilmore, J. H. (1990). *Exercise in health and disease.* Philadelphia: W. B. Saunders.

Rechnitzer, P. A. (1990). Exercise, fitness, and coronary heart disease. In C. Bouchard, R. J. Shephard, T. Stephens, J. R. Sutton, & B. D. McPherson (Eds.). *Exercise, fitness and health. A consensus of current knowledge* (pp. 451–453). Champaign, IL: Human Kinetics Books.

Rechnitzer, P. A., Cunningham, D. A., Andrew, G. M., Buck, C. W., Jones, N. L., Kavanagh, T., Oldredge, N. B., Parker, J. O., Shephard, R. J., Sutton, J. R., & Donner, A. P. (1983). Relation of exercise to the recurrence rate of myocardial infarction in men. *American Journal of Cardiology, 51,* 65–69.

Roman, O., Camuzzi, A. L., Villalon, E., & Klenner, C. (1981). Physical training program in arterial hypertension: A long-term prospective follow-up. *Cardiology, 67,* 230–243.

Schneider, S. H., Amoroso, L. F., Khachsdurian, A. K., & Rudderman, N. B. (1984). Studies on the mechanism of improved glucose control during regular exercise in Type II (non-insulin dependent) diabetes. *Diabetologia, 25,* 355–360.

Seals, D. R., & Hagberg, J. M. (1984). The effect of exercise training on human hypertension: A review. *Medicine and Science in Sports and Exercise, 16,* 207–215.

Shapiro, A. P., Schwartz, G. E., Ferguson, D. C. E., Redmond, D. P., & Weiss, S. (1977). Behavioral methods in the treatment of hypertension. A review of their clinical status. *Annals of Internal Medicine, 86,* 626–636.

Shaw, L. W. (1981). Effects of a prescribed supervised exercise program on mortality and cardiovascular morbidity in patients after a myocardial infarction. *American Journal of Cardiology, 48,* 39–46.

Sinyor, D., Golden, M., Steinert, Y., & Seraganian, P. (1986). Experimental manipulation of aerobic fitness & the response to psychosocial stress: Heart rate & self report measures. *Psychosomatic Medicine, 48,* 324–337.

Skinner, J. S. (1987). *Exercise testing and exercise prescription for special cases. Theoretical basis and clinical application.* Philadelphia: Lea & Febiger.

Spitzer, R., Endicott, J., & Robins, E. (1978). Research diagnostic criteria: Rationale and reliability. *Archives of General Psychiatry, 35,* 773.

Tran, Z. V., Weltman, A., Glass, G. V., & Mood, D. P. (1983). The effects of exercise on blood lipids and lipoproteins: A meta-analysis of studies. *Medicine and Science in Sports and Exercise, 15,* 392–402.

U.S. Senate Special Committee on Aging. (1986). *Aging America: Trends and projections* (1985–86 ed.). Washington, D.C.: U.S. Government Printing Office.

Wallberg-Henriksson, H. R., Gunnarson, R., Henricksson, J., DeFronzzo, R., Felig, P., Ostman, J., & Wahren, J. (1982). Increased peripheral insulin sensitivity and muscle mitochondrial enzymes but unchanged blood glucose control in Type I diabetics after physical training. *Diabetes, 31,* 1044–1050.

Wing, R. R., Epstein, L. H., Paternostro-Bayles, M., Kriska, A., & Norwalk, M. B. (1988). Exercise in a behavioral weight control programme for obese patients with Type II (non-insulin dependent) diabetes. *Diabetologia, 31,* 902–909.

World Health Organization. (1978). *Habitual physical activity and health* (WHO Regional Publications European Series No. 6). Copenhagen: World Health Organization.

Veterans Administration Cooperative Study Group on Antihypertensive Agents. (1967). Effects of treatment on morbidity in hypertension: Results in patients with diastolic blood pressures averaging 115 through 129 mmHg. *Journal of the American Medical Association, 202,* 116–122.

Veterans Administration Cooperative Study Group on Antihypertensive Agents. (1972). Effects of treatment on mortality in hypertension: III. Influence of age, diastolic pressure, and prior cardiovascular disease: Further analysis of side effects. *Circulation, 45,* 991–1004.

Yelin, E., Meenan, R., Nevit, M., & Epstein, W. (1980). Work disability in rheumatoid arthritis: Effects of disease, social and work factors. *Annals of Internal Medicine, 93,* 551–556.

Zinman, B., Murray, F. T., Vranic, M., Albisser, A. M., Leibel, P. A., & Marliss, E. B. (1977). Glucoregulation during moderate exercise in insulin treated diabetecs. *Journal of Clinical Endocrinology and Metabolism, 45,* 641–652.

Zinman, B., Zunuga-Guajardo, S., & Kelly, D. (1984). Comparison of acute and long-term effects of exercise on blood glucose contol in Type I diabetes. *Diabetes Care, 7,* 515–519.

8. Die Beurteilung der praktischen Anwendbarkeit von Forschungsergebnissen

Linda R. Cronenwett

Pflegeforschung dient in erster Linie dem Ziel, die Pflegepraxis zu verbessern. Das Lesen der hier vorgestellten Forschungsberichte gibt Ihnen Gelegenheit, darüber nachzudenken, ob die Forschungsergebnisse bedeutend und fundiert genug sind, um eine Veränderung in *Ihrer persönlichen* Pflegepraxis zu rechtfertigen. In diesem Kapitel werde ich die Definitionen von Forschungsanwendung vorstellen und Strategien vorschlagen, welche die Entscheidung über die Praxisreife von Ergebnissen erleichtern.

Definitionen von Forschungsnutzen

Experten für die Nutzung von Forschungsergebnissen schildern zwei Arten von Forschungsanwendung: die entscheidungsverursachte und die wissensverursachte Form (Caplan, 1979; Weiss, 1980). Die entscheidungsverursachte Forschungsanwendung ist die Form, an die wir denken, wenn wir von Integration von Forschung und Praxis sprechen. Die Grundannahme ist, daß Forschung dazu dient, Richtlinien, Verfahrensweisen und Programme zu formulieren. Der entscheidende Punkt liegt darin, daß das Studium und die Integration der wissenschaftlichen Grundlagen zu einer Entscheidung im Handlungsablauf oder zu einem Ergebnis führt.

Viele Pflegekräfte sind bereits entscheidungsverursachten Modellen der Forschungsanwendung begegnet, z.B. dem Projekt Conduct and Utilization of Research in Nursing (CURN, 1983) (Durchführung und Anwendung von Forschung in der Pflege) und den Videofilmen der Horn Video Productions (1987, 1989). Bei diesem Ansatz wird ein klinisches Problem identifiziert, die entsprechende Literatur gesucht und kritisch betrachtet, dann werden neue Praxisrichtlinien entwickelt, umgesetzt und ausgewertet. Diese Form von

Forschungsanwendung ist in unserem Beruf von entscheidender Bedeutung. Sie ist vielschichtig und umfaßt politische, organisatorische und Komponenten der inneren Haltung. Darüber hinaus braucht sie Forschung, die für die Praxis relevant ist.

Für das wissensverursachte oder Systemmodell der Forschungsanwendung ist der Einfluß der Forschungsergebnisse auf das *Denken* charakteristisch als Gegensatz zu Entscheidungen und unmittelbaren Handlungen. So gesehen benutzen Sie Forschung, wenn Sie an einer wissenschaftlichen Konferenz teilnehmen oder ein Wissenschaftsjournal lesen. Dabei setzen Sie sich neuem Wissen aus, nicht unbedingt mit einem bestimmten praktischen Problem im Kopf, sondern um sich über die neuesten Fragestellungen des Gebiets zu informieren, zu erfahren, welche Hypothesen aus den Erstbefunden abgeleitet werden und welche Neuerungen entwickelt und ausprobiert worden sind. Vielleicht sind Sie durch ein Einschätzungsinstrument oder eine neue Theorie angeregt worden, nicht von dem Gefühl, das Ergebnis einer bestimmten Studie anwenden zu müssen. Weiß et al. (1980) haben diese Art der Forschung als «schleichendes Wissen» bezeichnet. Sie meinen, daß Wissen «benutzt» wird, selbst wenn es nicht unmittelbar in die Praxis umgesetzt wird. Diese Form der wissenschaftlichen Arbeit hält Sie für neue Informationen und für die Formulierung von neuen Richtlinien offen, sie fördert die Infragestellung alter Programme, wenn sich die Notwendigkeit ergibt.

Wenn Sie dieses Buch lesen, werden Sie Forschung sicherlich *benutzen* und sie vom Standpunkt des wissensverursachten Modells aus betrachten. Sie werden Fragen begegnen, die in verschiedenen Bereichen der pflegerischen Praxis gestellt werden. Vielleicht erfahren Sie von einer Theorie oder einem neuen Denkansatz, wodurch sich Ihr Blick auf andere Pflegeprobleme verändert. Wenn Sie der Stand der Wissenschaft nicht zufriedenstellt, fassen Sie vielleicht den Entschluß, eine eigene Studie durchzuführen. Es kann aber auch sein, daß ihre aktuellen Pflegepläne, Verfahrensweisen oder Praxisleitfäden auf dem neuesten Stand des Wissens sind und mit den hier vorgestellten Forschungsergebnissen übereinstimmen. Der Effekt des Buches ist dann vielleicht, daß Sie ihre Anstrengungen verdoppeln, damit alle Patienten die bestmögliche Pflege erhalten. Auch dieses Ergebnis ist wertvoll.

Da dieses Buch eine Zusammenfassung der wissenschaftlichen Erkenntnisse in wichtigen Bereichen der Pflege von chronisch Kranken enthält – der Umgang mit chronisch Kranken im Krankenhaus, Hilfestellung bei der Verlegung vom Krankenhaus nach Hause, die Bewältigung von häuslicher Pflege und Leben mit einer chronischen Krankheit – und diese Zusammenfassungen mit den neuesten Forschungsergebnissen präsentiert werden, steht Ihnen eine ausgezeichnete Basis zur Verfügung, um zu entscheiden, ob Sie aktiv werden und die Praxis in ihrer Einrichtung verändern wollen.

Muß an meinem Arbeitsplatz etwas verändert werden?

Zuerst muß festgestellt werden, ob überhaupt das Bedürfnis da ist, etwas zu verändern. Um dieses Bedürfnis zu verspüren, muß jemand offen sein für eine mögliche Veränderung. Was für ein Klima herrscht beim Pflegepersonal und den anderen Mitarbeitern? Begegnet man dem Gedanken von Veränderung aufgrund wissenschaftlicher Erkenntnisse mit Offenheit?

Wenn an Veränderung gedacht wird, wer plant sie? Werden die von einer Veränderung betroffenen Mitarbeiterinnen und Mitarbeiter in die Planung miteinbezogen? Ist jemand in Ihrer Arbeitsgruppe mit den theoretischen Modellen von Wissenschaftsanwendung vertraut (wie die von Crane, 1985, vorgestellten)? Haben Sie darüber gesprochen, welches Modell in Ihrem Kreis wohl am besten funktioniert: problemlösungsorientierte Modelle, Verknüpfungsmodelle, sozialinteraktive Modelle oder Forschungs- und Entwicklungsmodelle? Haben Sie bereits Erfahrung mit Aktivitäten der Wissenschaftsanwendung nach den Richtlinien des CURN-Projekts (1983), von Stetler und Marram (1976), Stetler und DiMaggio (1991) oder Goode, Lovett, Hayes und Butcher (1987)? Wenn nicht, kommen Sie vielleicht zu dem Schluß, daß der größte Veränderungsbedarf darin besteht, das Klima in Ihrer Einrichtung zu ändern. Vielleicht wählen Sie eine Neuerung aus und benutzen sie als Beispiel für wissenschaftlich begründete Veränderung. Wenn das der Fall ist, sollten Sie eine Veränderung mit folgenden Merkmalen wählen: klar erkennbarer Vorteil gegenüber der bisherigen Praxis, Verträglichkeit mit den bestehenden Werten und Normen des Personals, sie soll nicht allzu komplex sein, leicht auszuprobieren in einem begrenzten Bereich und deutlich sichtbare Resultate liefern (Rogers, 1983). Wählen Sie eine wichtige und überzeugende Idee aus und beginnen Sie mit dem Prozeß, das Klima zu verändern.

Auch wenn Ihre Kolleginnen und Kollegen mit dem Gedanken von Veränderung vertraut sind, wird es Ihre Fähigkeit, wissenschaftlich fundierte Ergebnisse anzuwenden, steigern, wenn die Notwendigkeit einer Veränderung bereits vorher erkannt ist. Gab es mehrere Klagen von Patientinnen und Patienten über eine bestimmte Sache? Hat Ihre Pflegequalitätskontrolle ein Problem aufgedeckt? Ließen die Ergebnisse bestimmter Maßnahmen und Richtlinien zu wünschen übrig? Sprachen einige neu eingestellte Mitarbeiterinnen und Mitarbeiter davon, daß Ihre Art, mit Problemen umzugehen, sich von der ihres früheren Arbeitsplatzes unterscheidet? Haben Sie ein Ansteigen von Problemen beobachtet und folgt daraus vielleicht eine erhöhte Bereitschaft des Personals, etwas Neues auszuprobieren? Veränderungsvorschläge werden lieber angenommen, wenn ein Bedürfnis nach Veränderung vorliegt. Vielleicht richten sich Ihre ersten Planungbemühungen auf Aktivitäten, die das Bewußtsein Ihrer Kolleginnen und Kollegen für Veränderungsbedarf schärfen.

Die Praxisreife der Forschung

Ein weiterer kritischer Punkt bei Veränderungen besteht in der Praxisreife der wissenschaftlichen Erkenntnisse. Selbst wenn sich alle darüber einig sind, daß die bisher übliche Praxis verbesserungswürdig ist, sollten Sie sicher sein, daß die vorgeschlagenen Veränderungen eine ausreichende wissenschaftliche Basis haben. Wie erkennt man, ob die wissenschaftlichen Voraussetzungen für eine Änderung der Praxis gegeben sind? Indem Sie nachlesen, was die Forscherinnen und Forscher in der Einleitung und in der Schlußfolgerung ihrer Berichte schreiben, können Sie sich eine erste Meinung bilden. Fassen sie eine Reihe von Studien zusammen, deren gemeinsame Ergebnisse eine Veränderung der Praxis nahelegen? Oder weist das Forschungsteam darauf hin, daß dies die erste und einzige Studie mit den hier vorgestellten Ergebnissen ist? Inwieweit gleichen die Merkmale der untersuchten Gruppe den Merkmalen Ihrer eigenen Patienten? Inwieweit gleicht die Umgebung der Studie der Umgebung Ihrer Einrichtung? Wenn mehrere Forschungsteams zu dem Schluß kamen, daß der Veränderungsbedarf ziemlich deutlich ist, wenn die Studie mit Patienten durchgeführt wurde, die mit den Ihren vergleichbar sind, in einer ähnlichen Einrichtung wie der Ihren, dann liegen genügend Beweise für eine notwendige Veränderung vor.

Das Ausmaß der notwendigen Beweise für eine nötige Veränderung ist von den jeweiligen Bedürfnissen des Arbeitsumfeldes abhängig. Betrachten wir zum Beispiel, inwiefern sich die Auswertung der wissenschaftlichen Basis unterscheidet, je nachdem, ob Sie die Sensibilität der Pflegekräfte den Erfahrungen der Patienten gegenüber ansprechen, Einschätzungsmethoden oder Maßnahmen verbessern wollen.

Sensibilisierung gegenüber den Erfahrungen und Empfindungen des Patienten

Gesunde Pflegekräfte können sich nicht vorstellten, wie man sich mit einer bestimmten Krankheit oder vor einer Operation fühlt, oder wie es ist, für jemanden zu sorgen, der diese Erfahrung macht. Selbst wenn die Pflegekraft die medizinischen und pflegerischen Aspekte der Situation kennt, weiß sie vielleicht wenig über die Reaktion des Menschen auf das Krankheitsereignis, wenig über Symptome und Reaktionen, mit denen sich der Patient und seine Angehörigen auseinandersetzen müssen und wenig über mögliche Hilfen zur Unterstützung des Genesungsprozesses und der Anpassung. In den vergangenen zehn Jahren haben Pflegeforscherinnen mit Hilfe qualitativer Forschungsmethoden die Erfahrungen von Patienten und ihren Angehörigen untersucht. Die Lektüre dieser Berichte verändert die Pflegepraxis; man wird der Patientenrolle gegenüber sensibler, der Gesprächs- und Unterweisungsstil wird ein anderer, selbst die Maßnahmen verändern sich. Sie werden in diesem Buch zum Beispiel einen Bericht von Eakes und ihren Kolleginnen finden, die das Konzept der chronischen Sorge als normale Reaktion auf die abnormale Situation von chronischer Krankheit betrachten.

Es gibt nicht viele Arbeiten über die Erfahrungen und Empfindungen von Patienten. Wegen des Eindrucks, die die Lektüre hinterläßt, werden Sie das Gelesene jedoch anwenden. Sie lesen, was diese Patienten und ihre Angehörigen gesprochen haben, und diese Worte machen Sie sensibler für die Erfahrungen und Eindrücke Ihrer eigenen Patienten. Als Ergebnis davon werden Sie Ihre Patienten und deren Familien besser verstehen als vorher, Ihre pflegerischen Maßnahmen anders planen – und so Ihre Praxis verändern. Die Anwendung solcher Forschungsergebnisse birgt wenig Risiken; Ihre gesteigerte Sensibilität wird sich jedoch auf Ihre Pflegepraxis vorteilhaft auswirken.

Einschätzungsmethoden

Das Hauptziel mancher Studien besteht darin, Verläßlichkeit und Gültigkeit verschiedener Einschätzungsmethoden zu festigen. Einige dieser Instrumente wurden nur für wissenschaftliche Zwecke entwickelt, aber die meisten dienen auch der Praxis. Um die Praxisreife dieser Instrumente beurteilen zu können, müssen Sie wissen, wie deren Verläßlichkeit und Gültigkeit festgestellt werden kann. Diese Information findet sich in den Berichten der Wissenschaftlerinnen. Wenn Sie Verständnisfragen haben, schreiben Sie den Autorinnen und Autoren und fragen Sie, ob und unter welchen Voraussetzungen das Instrument reif ist und zur Einschätzung herangezogen werden kann.

Wenn Sie daran interessiert sind, ein Instrument praktisch zu erproben, können Sie bei der Forscherin oder dem Forscher anfragen, ob weitere Daten gesammelt werden oder erwünscht sind. Meist bekommen Sie eine Kopie der Beschreibung des Instruments und Benutzungsanweisungen, wenn Sie dafür Ihre Daten liefern. Wenn sich Ihre Patienten von denen der Erhebung unterscheiden, kann die Zusammenarbeit für beide Teile von Vorteil sein. Vielleicht will die Forscherin Ihre Daten mit den gleichen Instrumenten auswerten wie in der Originalstudie. Dann erfahren sie beide, ob das Instrument auch bei Ihren Patienten und in Ihrer Einrichtung anwendbar ist.

Schließlich müssen die Instrumente auch im Hinblick auf die Kosten betrachtet werden; das heißt: Was sind die Vorteile der neuen Art der Einschätzung, verglichen mit dem Aufwand an Patienten- und Personalzeit, der zur Durchführung und Dokumentation der Einschätzung nötig ist? Ferner stellt sich die Fage, ob die Einschätzung etwas bewirken wird. Eine Datensammlung um der Datensammlung willen wird die Arbeitskosten nicht wert sein. Wenn jedoch die Einschätzungsmethode zu neuen Maßnahmen führt und diese Maßnahmen den Patienten zugute kommen, kann das Instrument im Kosten/Nutzenvergleich als praxisreif bezeichnet werden.

Maßnahmen

Im allgemeinen benötigen Forschungsergebnisse, die den Anschein erwecken, Gründe für eine Veränderung von Pflegemaßnahmen zu liefern, einer sehr sorgfältigen Beurteilung und Auswertung der Forschungsgrundlagen. Auch hier muß besondere Aufmerksamkeit der Frage gelten, ob die untersuchte Personengruppe und die Einrichtung mit der eigenen Personengruppe und Einrichtung vergleichbar ist und die Ergebnisse übertragbar sind. Bei der Überlegung, wieviel Zeit und Mühe Sie künftig in die Beurteilung der Forschungsbasis investieren können oder müssen, sind folgende Fragen zu beachten:

1. Hat Ihre gegenwärtige Praxis eine theoretische oder wissenschaftliche Basis?

2. Wie effektiv ist Ihre gegenwärtige Praxismethode?

3. Welche potentiellen Risiken könnte die Umsetzung der neuen Erkenntnisse bergen?

Betrachten wir zum Beispiel die frühen Erkenntnisse von Holtzclaw (1990) über die Wirkung von Umschlägen mit Frotteetüchern an den Extremitäten bei chemotherapieverursachtem Kältezittern. Ihr erster Bericht war noch nirgends bestätigt und umfaßte nur eine kleine Gruppe von Patienten. Sollten die Ergebnisse einer solchen Studie angewandt werden?

Zuerst sollten Sie sich fragen, ob es für die üblichen Methoden der Hilfe für Patienten mit unangenehmem Zittern eine theoretische oder wissenschaftliche Begründung gibt. Probieren die Pflegekräfte Maßnahmen zur Verbesserung des Wohlbefindens aus, oder verabreichen sie nur die verordneten Medikamente? Wenn zur Zeit keine Maßnahmen erprobt werden oder die üblichen Maßnahmen ineffektiv sind, d. h. das Zittern nicht beheben, können Sie dazu übergehen, die Risiken zu betrachten. Worin besteht das Risiko, wenn die Arme und Beine des Patienten in Frotteetücher gewickelt werden? Wenn die Risiken minimal sind, dann ist es vernünftig, diese Forschungsergebnisse selbst anzuwenden und die Ergebnisse des Versuchs genau so auszuwerten, wie Sie eine Idee aus einer anderen Quelle des Wissens, z. B. Intuition, Logik oder Problemlösung, auswerten würden.

Ihre wissenschaftlich fundierten, praxisbezogenen Veränderungsvorschläge werden erheblich mehr Beweise und Auswertung verlangen, wenn die aktuelle Praxisgrundlage effektiv, risikofrei ist und angeblich auf wissenschaftlichen

Beweisen basiert. Hier ein Beispiel aus jüngster Zeit: Mehrere Forscherinnen und Forscher befaßten sich mit der Frage, ob heparinisierte physiologische Kochsalzlösung als Spülmittel für intermittierende Infusionsgeräte einfacher physiologischer Kochsalzlösung vorzuziehen sei (Goode u. a., 1991). Weil die Hersteller glauben, daß wissenschaftliche Beweise für die Vorteile heparinisierter physiologischer Kochsalzlösung vorliegen und weil eine verstopfte Zuleitung immer ein Risiko darstellt, brauchten die Pflegekräfte Beweise für die Effektivität von physiologischer Kochsalzlösung, obwohl die Veränderung Material- und Arbeitskosten einsparen würde. Jetzt ruft auch der Herausgeber einer pflegewissenschaftlichen Zeitung nach dieser gutbegründeten Änderung der Praxis (Downs, 1991).

Je nachdem, welche Veränderungen der Praxis Sie vornehmen wollen, wird Ihr wissenschaftlicher Evaluationsbedarf von den Arbeiten, die in diesem Buch vorgestellt werden, abgedeckt. Wenn Ihre Neuerung jedoch mit Risiken verbunden ist, wenn die Umsetzung eine Veränderung der gängigen Leitlinien oder Verhaltensweisen nach sich zieht, wenn neue Apparate oder Gegenstände benötigt werden oder wenn die Umsetzung ohne die Unterstützung anderer Berufe im Gesundheitswesen nicht möglich ist, dann müssen Sie wohl größere Anstrengungen unternehmen. Sie müssen noch mehr Daten sammeln und auswerten und sich intensiv mit den wissenschaftlichen Grundlagen beschäftigen, auf die sich ihre Neuerung stützt.

Die Integration von Forschungsliteratur zu einem bestimmten Thema in ein bestehendes Argumentationssystem, mit dem Ziel, eine Änderung der Praxis zu erreichen, ist keine leichte Aufgabe. Wenn Sie in ihrer Ausbildung gelernt haben, eine wissenschaftliche Grundlage kritisch zu betrachten, und ihre Arbeitszeit einigermaßen flexibel einteilen können, nutzen Sie die Gedanken dieses Buches, indem Sie eigene Literaturauswertungen vornehmen. In unserer Gesellschaft findet Expertenwissen zu einem Thema am leichtesten durch genaue Kenntnis der Forschungsgrundlagen Verbreitung und Anerkennung. Das eigene Studium der Literatur hat den Vorteil, daß Sie mit neuen Gedanken konfrontiert werden, mit Varianten des gleichen Gedankens oder anderen Strategien oder Vorschlägen für die Praxis, die Ihnen vielleicht noch nicht in den Sinn gekommen sind.

Wenn Sie sich aber Ihrer Fähigkeit, eine wissenschaftliche Basis zu finden oder zu bewerten, unsicher sind, heißt das, daß Sie Ihre eigenen Ideen nicht praxisverändernd einsetzen können? Nein. Sie müssen in dieser Phase nur andere Strategien anwenden.

Hier einige Vorschläge:

1. Suchen Sie eine Kollegin oder einen Kollegen in Ihrer Einrichtung, dessen *Aufgabe* es ist, den Stand der Forschung zu kennen und wissenschaftlich

abgesicherte Neuerungen vorzuschlagen – leitende Pflegekräfte, die Pflege-
direktorin oder der Pflegedienstleiter, Lehrerinnen oder Lehrer der
Krankenpflege, eine Pflegekraft mit absolvierter Weiterbildung, die auf
Ihrer Station arbeitet. Teilen Sie Ihre Ideen dieser Person mit und bitten Sie
um Hilfestellung bei der Auswertung der wissenschaftlichen Grundlagen.
Bieten Sie an, sich mit den Wissenschaftlerinnen oder Wissenschaftlern in
Verbindung zu setzen, deren Arbeiten Sie zu Veränderungen angeregt
haben, und bitten Sie diese, Ihnen bei der Suche nach Studien, die beachtet
werden sollten, zu helfen. Bitten Sie diese Kollegin oder diesen Kollegen,
die Artikel mit Ihnen und den anderen Pflegekräften zu diskutieren.

2. Nehmen Sie mit einer Lehrkraft der Krankenpflegeschule am Ort Kontakt
auf, die Ihr Fach unterrichtet. Vielleicht kann sich eine Studentin oder ein
Student im Rahmen einer Zulassungsarbeit zu einem Forschungskurs mit
diesem speziellen Thema befassen. Wenn das nicht möglich ist, führt die
Lehrkraft vielleicht die Evaluation für Sie durch, wenn Sie im Gegenzug
anbieten, eine oder zwei Unterrichtsstunden zu halten.

3. Wenn Sie keinen Zugang zu Kolleginnen oder Kollegen haben, die fähig
und willens sind, Ihnen bei der Literatursuche zu helfen, bemühen Sie sich,
alle einschlägigen Artikel zu sammeln. Bitten Sie dann eine Kollegin oder
einen Kollegen aus einem anderen Fachgebiet, Ihr von den wissenschaftlichen Grundlagen abgeleitetes Verständnis der Implikationen für die Praxis
zu überprüfen.

Obwohl dieses Kapitel eine Reihe von Vorschlägen enthält, wann und wie die
wissenschaftlichen Grundlagen für eine Veränderung der Praxis ausgewertet
werden können, obwohl Sie ermutigt werden, Neuerungen auszuprobieren,
die ein geringes Risiko bergen und nicht mit gängigen und bewährten, wissenschaftlich fundierten Praktiken kollidieren, muß eine Warnung ausgeprochen
werden. Einmal eingeführte Praktiken sind schwer zu ändern (Dixon, 1990).
Sie sollten vorsichtig sein, eine teure Maßnahme einzuführen, ohne deren
Effektivität gründlich geprüft zu haben. So, wie wir heute zögern, das Heparin
aus der Spüllösung wegzulassen, zögern wir vielleicht eines Tages, Ihre
Neuerung aus der Praxis zu verbannen.

Schlußfolgerung

Die Herausforderung bei der Lektüre dieses Kapitels besteht darin, das Denken
über Ihre Pflegepraxis zu erweitern. Machen Sie sich während des Lesens
Notizen von allem, was Ihnen durch den Kopf geht. Zweifellos wenden Sie wissenschaftliche Erkenntnisse auf die eine oder andere beschriebene Weise bereits

an. Wir hoffen, daß Sie die wissenschaftlichen Grundlagen für eine oder mehrere Veränderungen der Pflegepraxis, die Sie besonders ansprechen, auswerten. Wenn Sie die ganze wissenschaftliche Literatur gelesen und ausgewertet haben, sind Sie vielleicht so weit, eine bestimmte Veränderung der Praxis herbeizuführen. Eine Liste von nützlichen Hinweisen über die Anwendung von Forschungsergebnissen ist diesem Kapitel angefügt. Vergessen Sie nicht, Ihre Erfahrungen aufzuzeichnen, damit Sie die Ergebnisse auch anderen zugänglich machen können. In der kommenden Dekade wird die Frage, wie wir Forschung *anwenden,* so wichtig sein wie die Aktivitäten der Wissensermittlung selbst.

Quellen

Caplan, N. (1979). The two-communities theory and knowledge utilization. *American Behavioral Scientist, 22,* 259–470.
Crane, J. (1985). Research utilization: Theoretical perspectives. *Western Journal of Nursing Research, 7,* 261–268.
CURN Project (Horsley, J. A., Crane, J., Crabtree, M. K., & Wood, D. J.) (1983). *Using research to improve nursing practice: A guide.* New York: Grune & Stratton.
Dixon, A. S. (1990). The evolution of clinical policies. *Medical Care, 28,* 201–220.
Downs, F. S. (1991). How to make a difference. *Nursing Research, 40,* 323.
Goode, C. J., Lovett, M. K., Hayes, J. E., & Butcher, L. A. (1987). Use of researchbased knowledge in clinical practice. *Journal of Nursing Administration, 17* (12), 11–18.
Goode, C. J., Titler, M., Rakel, B., Ones, D. S., Kleiber, C., Small, S., & Triolo, P. K. (1991). A meta-analysis of effects of heparin flush and saline flush: Quality and cost implications. *Nursing Research, 40,* 324–330.
Holtzclaw, B. J. (1990). Effects of extremity wraps to control drug-induced shivering: A pilot study. *Nursing Research, 39,* 280–283.
Horn Video Productions. (1987). *Using research in clinical nursing practice* [film]. Ida Grove, IA: Horn Video Productions.
Horn Video Productions. (1989). *Research utilization: A process of organizational change* [film]. Ida Grove, IA: Horn Video Productions.
Rogers, E. M. (1983). *Diffusion of innovations.* New York: Free Press.
Stetler, C. B., & DiMaggio, G. (1991). Research utilization among clinical nurse specialists. *Clinical Nurse Specialist, 5,* 151–155.
Stetler, C., & Marram, G. (1976). Evaluating research findings for applicability in practice. *Nursing Outlook, 24,* 559–563.
Weiss, C. H. (1980). Knowledge creep and decision accretion. Knowledge: *Creation, Diffusion, Utilization, 1,* 381–404.

Weitere Quellen

ANA Commission on Nursing Research. (1981). *Guidelines for the investigative function of nurses.* Kansas City, MO: ANA.
Barnard, K. E. (1980). Knowledge for practice: Directions for the future. *Nursing Research, 29,* 208–212.
Beal, J. A., & Love, C. F. (Eds.). *Nursing Scan in Research.* Hagerstown, MD: J.B. Lippincott (1988-present, bimonthly).

Bock, L. R. (1990). From research to utilization: Bridging the gap. *Nursing Management, 21* (3), 50–51.

Brett, J. L. (1987). Use of nursing practice research findings. *Nursing Research, 36,* 344–349.

Brett, J. L. (1989). Organizational integrative mechanisms and adoption of innovations by nurses. *Nursing Research, 38,* 105–110.

Breu, C., & Dracup, K. (1976). Implementing nursing research in a critical care setting. *Journal of Nursing Administration, 6* (12), 14–17.

Briones, T., & Bruya, M. A. (1990). The professional imperative: Research utilization in the search for scientifically based nursing practice. *Focus on Critical Care, 17* (1), 78–81.

Buckwalter, K. C. (1985). Is nursing research used in practice? In J. C. McCloskey & H. K. Grace (Eds.), *Current issues in nursing* (2nd ed., pp. 110–123). London: Blackwell Scientific Publishers.

Burns, N., & Grove, S. K. (1987). *The practice of nursing research: Conduct, critique and utilization.* Philadelphia, PA: W. B. Saunders.

Champion, V. L., & Leach, A. (1989). Variables related to research utilization for nursing: An empirical investigation. *Journal of Advanced Nursing, 14,* 705–710.

Connelly, C. E. (1986). Replication research in nursing. *International Journal of Nursing Studies, 23,* 71–77.

Coyle, L. A., & Sokop, A. G. (1990). Innovation adoption behavior among nurses. *Nursing Research, 39,* 176–180.

Crane, J. (1985). Research utilization-nursing models. *Western Journal of Nursing Research, 7,* 491–497.

Cronenwett, L. R. (1986). Research contributions of clinical nurse specialists. *Journal of Nursing Administration, 16* (6), 6–7.

Cronenwett, L. R. (1987). Research utilization in practice settings. *Journal of Nursing Administration, 17* (7–8), 9–10.

Cronenwett, L. R. (1988). Disseminating research to clinicians. *CNR* (Newsletter of the ANA Council of Nurse Researchers), *15* (1), 1, 3.

Cronenwett, L. R. (1990). Improving practice through research utilization. In S. Funk, E. Tornquist, M. Champagne, L. Copp, & R. Wiese (Eds.), *Key aspects of recovery: Improving nutrition, rest, and mobility* (pp. 7–22). New York: Springer Publishing Co.

Cruise, M. J., Alderman, M. C., & Gorenberg, B. D. (1989). Facilitating research utilization: A model for nurse managers. *Nursing Connections, 2,* 53–61.

Curlette, W. L., & Cannella, K. 5. (1985). Going beyond the narrative summarization of research findings: The meta-analysis approach. *Research in Nursing & Health, 8,* 293–301.

Edwards-Beckett, J. (1990). Nursing research utilization techniques. *Journal of Nursing Administration, 20* (11), 25–30.

Fetter, M. S., Feetham, S. L., D'Apolito, K., Chaze, B. A., Fink, A., Frink, B. B., Hougart, M. K., & Rushton, C. H. (1989). Randomized clinical trials: Issues for researchers. *Nursing Research, 38,* 117–120.

Firlit, S. L., Kemp, M. G., & Walsh, M. (1986). Preparing master's students to develop clinical trials. *Western Journal of Nursing Research, 8,* 106–109.

Firlit, S. L., Kemp, M. G., & Walsh, M. (1987). Nursing research in practice: A survey of research utilization content in master's degree programs. *Western Journal of Nursing Research, 9,* 612–617.

Funk, S. G., Champagne, M. T., Wiese, R. A., & Tornquist, E. M. (1991). Barriers to using research findings in practice: The clinician's perspective. *Applied Nursing Research, 4,* 90–95.

Funk, S. G., & Tornquist, E. M. (1992). The listener's guide to research presentations. *Journal of Pediatric Nursing, 7,* 141–144.

Funk, S. G., Tornquist, E. M., & Champagne, M. T. (1989). A model for improving the dissemination of nursing research. *Western Journal of Nursing Research, 11,* 361–367.

Haller, K. B., Reynolds, M. A., & Horsley, J. A. (1979). Developing research-based innovation protocols: Process, criteria, and issues. *Research in Nursing and Health, 2,* 45–51.

Havelock, R. G. (1969). *Planning for innovation through dissemination and utilization of knowledge.* Ann Arbor: Center for Research on Utilization of Scientific Knowledge, ISR, University of Michigan.

Havelock, R. G. (1972). *Research-user linkage and social problem solving.* Ann Arbor: Center for Research on Utilization on Scientific Knowledge, ISR, University of Michigan.

Havelock, R. G. (1973). *The change agent's guide to innovation in education.* Englewood Cliffs, NJ: Education Technology Publications.

Hickey, M. (1990). The role of the clinical nurse specialist in the research utilization process. *Clinical Nurse Specialist, 4* (2), 93–96.

Horsley, J. A. (1985). Using research in practice: The current context. *Western Journal of Nursing Research, 7,* 135–139.

Horsely, J. A., & Crane, J. (1986). Factors associated with innovation in nursing practice. *Family and Community Health, 9,* 1–11.

Janken, J. K., Dufanlt, M. A., & Yeaw, E.M.S. (1988). Research roundtables: Increasing student/staff nurse awareness of the relevance of research to practice. *Journal of Professional Nursing, 4,* 186–191.

Ketefian, S. (1975). Application of selected nursing research findings into nursing practice: A pilot study. *Nursing Research, 24,* 89–92.

King, D., Barnard, K. E., & Hoehn, R. (1981). Disseminating the results of nursing research. *Nursing Outlook, 19,* 164–169.

Kirchhoff, K. T. (1982). A diffusion survey of coronary precautions. *Nursing Research, 31,* 196–201.

Kirchhoff, K. T. (1983). Should staff nurses be expected to use research? *Western Journal of Nursing Research, 5,* 245–247.

Kirchhoff, K. T. (1991). Who is responsible for research utilization? *Heart & Lung, 20* (3), 308–309.

Krueger, J. C. (1978). Utilization of nursing research: The planning process. *Journal of Nursing Administration, 8* (1), 6–9.

Krueger, J. C., Nelson, A. H., & Wolanin, M. O. (1978). *Nursing research: Development, collaboration and utilization.* Germantown, MD: Aspen Publishers, Inc.

Larson, E. (1989). Using the CURN project to teach research utilization in a baccalaureate program. *Western Journal of Nursing Research, 11,* 593–599.

Lindeman, C. A. (1988). Research in practice: The role of the staff nurse. *Applied Nursing Research, 2,* 5–7.

Lindquist, R., Brauer, D. J., Lekander, B. J., Foster, K. (1990). Research utilization: Practical considerations for applying research to nursing practice. *Focus on Critical Care, 17* (4), 342–347.

Lobiondo-Wood, G., & Haber, J. (1986). *Nursing research: Critical appraisal and utilization.* St. Louis: C.V. Mosby.

Loomis, M. E. (1985). Knowledge utilization and research utilization in nursing. *Image: Journal of Nursing Scholarship, 17,* 35–39.

MacGuire, J. M. (1990). Putting nursing research findings into practice: Research utilization as an aspect of the management of change. *Journal of Advanced Nursing, 15,* 614–620.

Mallick, M. (1983). A constant comparative method for teaching research critiquing to baccalaureate nursing students. *Image: Journal of Nursing Scholarship, 15,* 120–123.

Massey, J., & Loomis, M. (1988). When should nurses use research findings? *Applied Nursing Research, 1,* 32–40.

Maurin, J. T. (1990). Research utilization in the social-political arena. *Applied Nursing Research, 3,* 48–51.

Miller, J. R., & Messenger, S. R. (1978). Obstacles to applying nursing research findings. *American Journal of Nursing, 78,* 632–634.

Phillips, L. R. F. (1986). *A clinician's guide to the critique and utilization of nursing research.* Norwalk, CT: Appleton-Century-Croft.

Roberts-Gray, C., & Gray, T. (1983). Implementing innovations: A model to bridge the gap between diffusion and utilization. *Knowledge: Creation, Diffusion, Utilization, 5,* 213–232.

Rothman, J. (1980). Social R & D: *Research and development in the human services.* Englewood Cliffs, NJ: Prentice Hall.

Stark, J. L. (1989). A multiple-strategy based research program for staff nurse involvement. *Journal of Nursing Administration, 19,* 7–8.

Stetler, C. B. (1985). Research utilization: Defining the concept. *Image: Journal of Nursing Scholarship, 17,* 40–44.

Stokes, J. E. (1981). Utilization of research findings by staff nurses. In S. D. Krampitz & N. Pavlovich (Eds.), *Readings for nursing research.* St. Louis: C.V. Mosby.

Tanner, C. A. (1987). Evaluating research for use in practice: Guidelines for the clinician. *Heart & Lung, 16,* 424–431.

Topham, D. L., & DeSilva, P. (1988). Evaluating congruency between steps in the research process: A critique guide for use in clinical nursing practice. *Clinical Nurse Specialist, 2,* 97–102.

Teil II
Die Pflege von chronisch kranken Erwachsenen

9. Eine Spezialstation für «chronisch Akutkranke»

Barbara J. Daly, Ellen B. Rudy

Die steigenden Kosten des Gesundheitswesens verursachten eine Umstellung des Kostenerstattungssystems; die Einführung von Fallpauschalen brachte den Krankenhäusern die Notwendigkeit der Kostenreduzierung deutlich ins Bewußtsein. Die Existenz von Spezialstationen hängt von der Fähigkeit der Verwaltung ab, unverhältnismäßig teure Stationen aufzuspüren und sie zu verändern ober aber ganz aufzulösen. Die kostenintensivste Pflege, die ein Krankenhaus anbietet, ist Pflege, die besondere Fertigkeiten und die spezielle technische Ausstattung einer Intensivstation voraussetzt. In den letzten zwei Jahrzehnten führte das immer bessere Angebot von lebensrettenden und lebensverlängernden Maßnahmen in den amerikanischen Krankenhäusern zu einer schnellen Verbreitung von Intensivstationen. Im Jahr 1984 schätzte das Office of Technology Assessment die landesweiten Krankenhauskosten auf 136 Milliarden Dollar; davon entfielen 13 bis 15 Milliarden auf Intensivstationen für Erwachsene (Berenson, 1984). Diese kostenintensiven Einrichtungen stehen nun unter verstärktem Einsparungsdruck, wobei besondere Sorge den Patienten gilt, deren Liegezeiten über das kostengesicherte Zeitlimit hinausgehen und somit dem Krankenhaus zur finanziellen Belastung werden.

Obwohl die Dauer des Aufenthaltes für einen typischen Patienten der Intensivstation nur auf kurze Zeit angelegt ist (3 bis 4 Tage), sind Liegezeiten von mehr als einem Monat nicht ungewöhnlich (Berenson, 1984). Am einen Ende des Spektrums befinden sich Patienten, die konzentrierte medizinische Versorgung, intensive pflegerische Zuwendung und verschiedene Unterstützungen der Vitalfunktionen bekommen. Sie kommen in einer besonderen gesundheitlichen Krisensituation auf die Intensivstation, werden dort streng überwacht, erholen sich meist innerhalb relativ kurzer Zeit und werden dann auf eine Normalstation verlegt. Am anderen Ende des Spektrums befinden sich Patienten mit ausgedehnter Liegezeit auf der Intensivstation, weil Komplikationen auftreten oder wegen einer chronischen Grundkrankheit, die sich durch eine akute Krankheit verschlechtert (General Accounting Office, 1986). Solche Patienten haben sich von der akutesten Phase der Krankheit erholt, brauchen aber noch über Wochen, ja Monate, eine intensive Pflege. Sie könnten als «chronisch Akutkranke» bezeichnet werden. Diese Gruppe von Patienten wird von Fallkostenpauschalen in keiner Weise erfaßt; jeder Pflegetag stellt für das Krankenhaus eine zusätzliche Kostenlast dar. Sie kosten dem Krankenhaus sowohl bares Geld als auch Intensivpflegepersonal. Diese Langzeitpatienten blockieren benötigte Intensivbetten und werden dem pflegerischen und ärztlichen Personal zur Bürde, weil nicht täglich Genesungsfortschritte zu beobachten sind.

Die steigende Zahl von chronisch Akutkranken verursacht eine finanzielle und personelle Krise der Krankenhäuser. Es bildete sich eine Gruppe von Patienten heraus, die sowohl beim Pflegepersonal als auch bei den Ärzten unbeliebt ist und die bereits angespannte Personallage bei den Pflegekräften noch verschärft. In diesem Kapitel wird die Entwicklung einer speziellen Station beschrieben, die dieser Situation Rechnung trägt.

Die Patientenpopulation der chronisch Akutkranken

Um die Bedürfnisse der chronisch akutkranken Patientenpopulation in unseren Krankenhäusern zu erfassen, führten wir eine retrospektive Analyse über Patienten durch, die im Jahr 1987 länger als drei Wochen auf der Intensivstation lagen. Die Zeitspanne mag etwas willkürlich festgesetzt sein, wir gingen jedoch davon aus, daß die Mehrzahl der Patienten einer Intensivpflegestation in dieser Zeit wohl ein medizinisch stabiles Stadium ihrer Krankheit erreicht hat und ihre Bedürfnisse nicht mehr von der stark technikfixierten Umgebung einer traditionellen Intensivstation befriedigt werden. Von den 46 Patienten mit einer Aufenthaltsdauer von 21 oder mehr Tagen befanden sich 43 Prozent auf der chirurgischen und 43 Prozent auf der internistischen Intensivstation. Es waren in der Mehrzahl weibliche Patienten, das Durchschnittsalter betrug 66 Jahre. Sie lagen durchschnittlich 64 Tage im Krankenhaus und 52 Tage auf der Intensivstation. 32 Prozent wurden nach Hause entlassen, 20 Prozent in andere Einrichtungen verlegt und 48 Prozent verstarben.

Die Diagnosen und Behandlungen wurden nach der International Classification of Diseases (ICD 9, Internationale Klassifikation der Krankheiten) dokumentiert. Bei 36 (78,3%) Patienten bestand eine Infektion. Von den 28 Patienten mit einer Intensivstationliegezeit von 22 bis 53 Tagen wiesen 20 (71%) eine Infektion auf. Von den 18 Patienten mit einer Intensivstationliegezeit von mehr als 53 Tagen hatten 16 (88%) eine Infektion, 91 Prozent der Patienten eine Atmungsbeeinträchtigung, davon 61 Prozent eine Tracheostomie.

Obwohl die 46 Patienten mit einer Aufenthaltsdauer von 21 und mehr Tagen 1987 nur 3 Prozent der Gesamtzahl aller chirurgischen und internistischen Intensivpatienten ausmachten, belegten sie in beiden Fachrichtungen 28 Prozent der Pflegetage. Eine ähnliche, 1988 durchgeführte Studie zeigt, daß Patienten mit einer Liegezeit von mehr als 21 Tagen nur 3 Prozent aller Aufnahmen ausmachen, jedoch 38 Prozent der bewilligten Pflegetage in Anspruch nahmen.

Obwohl respiratorische Probleme im Vordergrund standen, gab es bei der Hauptdiagnose dieser chronisch akutkranken Patienten eine große Bandbreite, z.b: chronisch obstruktive Lungenerkrankung, Guillain-Barre-Syndrom, Herzoperation, Gefäßtransplantation, Meningitis und Pneumonie. Das gemeinsame klinische Merkmal war neben dem intensivpflegebedürftigen Problem die Existenz chronischer Krankheiten; Komplikationen der Grundkrankheit, wie postoperativer Atemstillstand und Sepsis, Unterernährung und Muskelschwund aufgrund langer Liegezeiten, sowie durch den Streß der langen Krankheit verursachte psychologische Störungen des Patienten und seiner Familie. Diese Merkmale waren es, mehr als das primäre kritische Ereignis, welche Pflegebedürfnisse auslösten, die im traditionellen Rahmen einer Intensivstation nicht ausreichend befriedigt werden konnten. Abgestimmte Maßnahmen zur Entwöhnung vom Respirator, eine bessere Ernährung, Muskeltraining und die Wiederherstellung eines normalen Schlaf-Wach-Rhythmus, all das war auf einer Intensivstation schwer zu organisieren.

Dazu kommt, daß diesen Patienten eine geringere Priorität eingeräumt wurde, wenn sie einen Zustand erreicht hatten, bei dem die medizinische Therapie der Hauptkrankheit abgeschlossen war. Für das Ärzteteam waren sie keine «Vorzeigefälle», das Intensivpflegepersonal fühlte sich von ihren langsamen Fortschritten nicht herausgefordert, ferner fehlte ihnen die Möglichkeit zur Durchführung der notwendigen Rehabilitation. Die Patienten blieben auf der Intensivstation, weil sie von einem bestimmten Apparat abhängig waren, wie z. B. der arteriellen Überwachung oder künstlichen Beatmung, oder weil ihr Pflegebedarf so hoch war, daß er auf einer Allgemeinstation nicht bewältigt werden konnte.

Das Konzept der Spezialstation

Weil das Studium der Krankengeschichten deutlich bewies, daß diese Patientenpopulation Intensivbetten blockiert und gleichzeitig Pflegebedürfnisse hat, die in einer solchen Umgebung nicht befriedigt werden können, wurde ein Plan für die Schaffung einer Spezialstation aufgestellt. Hauptzweck einer solchen neuen Station war die Bereitstellung einer Umgebung, die es ermöglicht, auf die speziellen Bedürfnisse dieser Patienten einzugehen. Gleichzeitig schien uns die Gelegenheit günstig, eine Umgebung zu schaffen, die den Ursachen der Unzufriedenheit unter den professionellen Pflegekräften entgegenwirkt, Unzufriedenheit wegen mangelnder Autonomie und Unzufriedenheit mit den traditionellen Pflegemanagementstrukturen, die einen häufigen Personalwechsel nach sich ziehen.

Um die Zustimmung für die Einrichtung einer Spezialstation zu bekommen, wurde ein Arbeitspapier entwickelt, das die potentiellen Vorteile herausstellte. Das wichtigste Argument war die projektierte Kosteneinsparung, weil diese Spezialstation mit weniger Personal ausgestattet werden muß als eine Intensivstation. Weil auf der geplanten Station nur medizinisch stabile Patienten aufgenommen werden sollten, die von anderen Intensivpflegestationen überwiesen wurden, mußten wir nicht für jeden Patient eine eigene Pflegekraft für vierundzwanzig Stunden am Tag vorsehen oder, wie die meisten Intensivstationen, für plötzliche Einweisungen aus der Notaufnahme gerüstet sein. Wichtiger noch: Wir schlugen vor, daß diese Station den ärztlichen Dienst des Hauses nicht in Anspruch nehmen und so zur Entlastung des ärztlichen Bereitschaftsdienstes beitragen sollte. Diese Vorteile, verbunden mit der Freisetzung von Intensivbetten für die klassischeren Kurzzeitpatienten, genügten, um das Krankenhausmanagement zu überzeugen und die Genehmigung für die Einrichtung einer Spezialstation zu bekommen.

Wir hätten gerne wenigstens ein ganzes Jahr Zeit für die Planung gehabt, dann beschloß man aber, daß die Spezialstation schon früher eröffnet werden sollte, zeitgleich mit anderen Kosteneinsparungsinitiativen des Krankenhauses. Deswegen konzentrierten wir uns in den nächsten Monaten auf die Anwerbung von Personal, auf die Wahl passender Räume, den Kauf der Überwachungsgeräte, den ersten Entwurf von Behandlungsplänen und die Einrichtung einer interdisziplinären Arbeitsgruppe zur Überwachung der Planung und Arbeitsweise dieser Station.

Die Ausstattung der Spezialstation

Die Spezialstation bietet die räumliche Voraussetzung für die Unterbringung einer gewissen technischen Ausstattung, aber auch für eine Pflege, die auf Mitwirkung der Angehörigen und Rehabilitation ausgerichtet ist. Diese beiden Merkmale stehen in dynamischer Interaktion miteinander; zusammengenommen haben sie Einfluß auf die Befindlichkeit des Pflegepersonals und der Patienten.

Hauptmerkmale der Spezialstation sind Einzelzimmer, die von einem zentralen Flur abgehen und alle Außenfenster haben. Alle Patientenzimmer sind groß genug, um auf Wunsch Familienangehörige über Nacht unterbringen zu können. Die Station verfügt über einen großen Aufenthaltsraum für die Angehörigen. Einrichtung und Farbgebung der ganzen Station orientierte sich an einer häuslichen Atmosphäre. Das Überwachungsinstrumentarium der Patienten beschränkt sich auf EKG-Monitoren und vereinzelte Blutdruckmonitoren. Sauerstoffleitungen sind die am meisten benutzten technischen Hilfsmittel. Die Familie wird vom Pflegepersonal ermutigt, sich am Genesungsprozeß des Patienten zu beteiligen, wobei die räumliche Umgebung dieses erleichtert. Neben einem ruhigen Umfeld, das eine Privatsphäre ermöglicht, und dem begrenzten Einsatz von Technik trägt auch das System der Protokollpflege und der geteilten Pflegeverantwortung dazu bei, daß unter den Pflegekräften ein gutes Arbeitsklima entsteht, das Autonomie und Selbstverantwortung fördert.

Die Praxis der Protokollpflege besteht in der zeitlich begrenzten, umfassenden und weitgehenden Verantwortung einer Pflegekraft für die klinischen Ergebnisse eines Patienten und die finanziellen Auswirkungen. Die Pflege richtet sich nach fallspezifischen Protokollen, die zur Entwicklung von Verlaufsberichten führen, die sich an der jeweiligen Krankheit oder dem jeweiligen Zustand des Patienten orientieren. Patient und Familie wirken an Pflegeplanung und -entscheidungen aktiv mit (Zander, 1988). Das Modell der geteilten Pflegeverantwortung legt Autorität und Verantwortung für die Gestaltung des Arbeitsumfeldes in die Hand des Personals und setzt Zusammenarbeit und Konsens zur Entscheidungsfindung ein.

Auf einer typischen Intensivstation sind, im Gegensatz dazu, die Mehrzahl (80%) der Bettenplätze offen oder durch einen Vorhang vom zentral gelegenen Überwachungsplatz getrennt. Der Bettbereich des einzelnen Patienten kann nicht vom Licht und von den Geräuschen der Station abgeschirmt werden, und Angehörige können nicht über Nacht bleiben. Die Aufenthaltsräume für Besucher liegen außerhalb der Station, und die Besuche werden begrenzt. Viele medizinische Apparate zur Überwachung und Unterstützung der Vitalfunktionen stechen ins Auge. Das Ziel einer Intensivsation ist die engmaschige Überwachung der Patienten, um bei einem lebensbedrohlichen Ereignis sofort eingreifen zu können.

Auf Intensivstationen ist Einzelfallpflege und bürokratisches Management am Platze, also das traditionelle System. Unter Einzelfallpflege versteht man, daß die ganze pflegerische Fürsorge für einen Patienten bei einer Pflegekraft liegt, die die Pflege mit dem Indivduum individuell plant (Loveridge, Cummings, O'Malley, 1988). Unter bürokratischem Management versteht man, daß Entscheidungen zentral auf Stationsebene gefällt werden, wobei die organisatorische Verantwortung und Autorität innerhalb der Station in absteigender Rangfolge auf die verschiedenen Befehlsebenen verteilt ist. In unserer Einrichtung besteht die traditionelle Intensivstation aus 18 chirurgischen und 12 internistischen Intensivbetten.

Die Funktionen der Spezialstation

Die Spezialstation ist eine Einheit von acht Betten, mit 15 examinierten Pflegekräften, drei Pflegehilfskräften und einer Bürokraft. Eine der Pflegekräfte verfügt über eine besondere Führungsqualifikation und Erfahrung im Intensivpflegebereich. Sie trägt den Titel Projektleiterin und erfüllt einige Funktionen der herkömmlichen Stationsleitung. Sie ist das Verbindungsglied zwischen Station und Krankenhausverwaltung, koordiniert viele Einzelheiten – sie bereitet z. B. Krankenberichte vor und dient anderen Stationen und Abteilungen als Kontaktperson – und führt den klinischen Unterricht durch.

Das Pflegeteam besteht aus erfahrenen Intensivpflegekräften, mit einer Berufserfahrung von durchschnittlich acht Jahren. Sie nahmen alle an einem Informationsprogramm über die Ziele und organisatorische Struktur der Spezialstation teil oder verbrachten nach der Eröffnung einen Tag auf der Station, um sich vor der Entscheidung gründlich zu informieren. Daher ist das ganze Pflegeteam persönlich motiviert, diese Langzeitpatienten zu pflegen, und akzeptiert das Modell der Protokollpflege und der geteilten Verantwortung. Das Pflegeteam wies eine große professionelle Reife auf, hatte Interesse an dieser Patientengruppe und war deshalb der Verantwortung der neuen Rollen gewachsen.

Alle examinierten Vollzeitpflegekräfte übernehmen für einen Fall die Verantwortung. Ihre Verantwortung setzt ein, wenn ein Patient für die Aufnahme in die Spezialstation ausgewählt wird. Erfüllt ein Patient die Aufnahmekriterien (wie im folgenden Abschnitt beschrieben), geht die verantwortliche Pflegekraft auf die betreffende Station, trifft sich mit dem Patienten, der Familie und anderen Pflegenden, erklärt ihnen den Sinn und die Funktionsweise der Spezialstation, gibt wenn möglich der Familie die Gelegenheit, die Spezialstation zu besichtigen, nimmt eine gründliche Krankengeschichte auf und erstellt einen vorläufigen Behandlungsplan. In Anbetracht der Schwere der Krankheit des Patienten sind bei diesem Plan der Stand der Wiederherstellung und die Ziele und Wünsche des Patienten und seiner Familie in bezug auf die Unterbringung nach der Entlassung von großer Bedeutung.

Wenn der Patient auf der Spezialstation liegt, bestimmt und koordiniert die verantwortliche Pflegekraft die Pflege und die Beteiligung aller anderen Disziplinen. Sie berichtet bei den wöchentlichen fachübergreifenden Besprechungen über den Patienten, organisiert je nach Bedarf Treffen mit der Familie und holt sich Hilfe bei Fachkräften anderer Disziplinen, zum Beispiel von der Gastroenterologie, wenn eine Ernährungssonde gelegt werden muß, oder von der Ophthalmologie, wenn eine Augenuntersuchung fällig ist. Die Pflegemaßnahmen orientieren sich an den von der verantwortlichen Pflegekraft entwickelten Pflegeplänen, an den Pflegeprotokollen und den Verlaufsprotokollen, die vom Pflegeteam der Spezialstation in Absprache mit dem ärztlichen

Dienst erarbeitet wurden. Pflegeprotokolle befassen sich z. B. mit Entwöhnung vom Respirator, Ernährung und Notfallsituationen. Diese Protokolle sollten mit den bestehenden ärztlichen Anordnungen abgestimmt sein. Protokolle ermöglichen jedem Spezialisten oder jeder Spezialistin, wie der Ernährungsberaterin oder Logopädin, aber auch dem Konziliararzt, schriftliche Anordnungen zu geben, die von der verantwortlichen Pflegekraft geklärt, in den Plan aufgenommen und umgesetzt werden. Unstimmigkeiten und Konflikte werden von der verantwortlichen Pflegekraft, gegebenenfalls mit Hilfe der Projektleitung, bearbeitet und gelöst.

Verlaufsprotokolle halten den Fortschritt des Patienten (Patientenergebnis) im Hinblick auf Standards oder Ziele fest, die innerhalb einer bestimmten Zeit erreicht werden sollen. So benennt z. B. das Verlaufsprotokoll für «Fehlgeschlagene Entwöhnung vom Respirator» (s. Tab. 9.1) den Tag, an dem die Entwöhnung einsetzen soll, die angewandte Methode und die Ergebnisse, die innerhalb bestimmter Zeiträume während der Hospitalisation erreicht werden sollen (z. B.: den ganzen Tag ohne Beatmung). Der Stationsarzt begutachtet täglich den Fortschritt des Patienten, erarbeitet gemeinsam mit der verantwortlichen Pflegekraft den Plan und wird bei kritischen Veränderungen des Zustands des Patienten und für notwendige medizinische Verordnungen gerufen.

Die Spezialstation stellt einen neuen Pflegeansatz dar und deshalb waren viele Gespräche und Schulungen notwendig, um allen Beteiligten Sinn und Arbeitsweise der Abteilung verständlich zu machen. Der Lern- und Anpassungsprozeß betraf jedoch nicht nur Personen außerhalb der Station. Auch das Pflegeteam selbst mußte einen Lernprozeß durchmachen, durch Versuch und Irrtum lernen und in die Rollen der verantwortlichen Pflegekraft und der geteilten Verantwortung hineinwachsen. Wie in vielen Lernsituationen litt während der Erprobungsphase verschiedener Kommunikationsmethoden und Vorgehensweisen die Effektivität. Wichtiger ist jedoch, daß die Veränderungen aus den Erfahrungen und Ideen des Pflegeteams selbst stammen. Obwohl dieser Ansatz den Veränderungsprozeß manchmal verlangsamt hat, war er bei der Entwicklung der Abteilung ein wesentliches Element.

Ergebnisse

Wir meinen, daß es wichtig ist, Erfolg oder Mißerfolg dieser neu geschaffenen Umgebung für die Pflege von chronisch Akutkranken sorgfältig auszuwerten. Das Veränderungspotential für die Art der Pflege, die wir dieser empfindlichen und steigenden Patientengruppe angedeihen lassen, ist groß und verlangt nach strenger Beurteilung. Es müssen geeignete Maßstäbe für die künftig zu erwartenden Auswirkungen auf Patienten und Pflegekräfte gefunden werden.

Tabelle 9.1: Fehlgeschlagene Entwöhnung vom Respirator (Verlaufsprotokoll)

Tag auf der Intensivstation	1.	2.	3.	7.	14.	21.	28. (Entlassung)
Information/Diskussion	Begründung der Intensivpflege, Routinemaßnahmen der Intensivpflege		Wiederbelebungsstatus ª, Patientenziele, einschließlich Entwöhnungsplan	Verlegungs-/Entlaßziel	Bestätigung des Entlaßziels		
Untersuchungen	Chem 23, komplettes Blutbild, Präalbumine			Chem 23, komplettes Blutbild, Präalbumine, Harnstoffe	Chem 23, komplettes Blutbild, Präalbumine, Harnstoffe	Chem 23, Blutbild, Präalbumin, Harnstoff	
	Herzmonitor, Einfuhr und Ausfuhr/Gewicht	Herzmonitor, Einfuhr und Ausfuhr/Gewicht	Herzmonitor, Einfuhr und Ausfuhr/Gewicht	Herzmonitor, Einfuhr und Ausfuhr/Gewicht, Pulsoxymetrie zur Entwöhnung	Herzmonitor, Einfuhr und Ausfuhr/Gewicht, Pulsoxymetrie zur Entwöhnung	Einfuhr und Ausfuhr/Gewicht	
Behandlungen	Beatmungsgerät unterstützen/kontrollieren, Drainage im Sitzen und Klopfen	Beatmungsgerät unterstützen/kontrollieren, Drainage im Sitzen und Klopfen	Beatmungsgerät unterstützen/kontrollieren, Drainage im Sitzen und Klopfen	Entwöhnung mit T-Stück, 2 x 30 Minuten, Drainage im Sitzen und Klopfen	Entwöhnung 2 x 4 Stunden, Drainage im Sitzen und Klopfen	24 Stunden ohne Beatmung, Drainage im Sitzen und Klopfen	
Aktivität	Bettruhe	Bettruhe	Wird in den Stuhl getragen (1 Stunde)	Wird in den Stuhl getragen (2 Std.)	Zwei Personen helfen in den Stuhl	Eine Person hilft in den Stuhl	
Ernährung	Ernährungsberatung oder wie auf Intensivstation üblich	Ernährungsberatung	Halbe Kalorienzahl, Sondenernährung, 50 ml/Stunde	Volle Kalorienzahl, Sondenernährung, 90 ml/Stunde	Beginn der oralen Ernährung/Erhalt der Sondenernährung	Orale Ernährung, ergänzt durch Sondenernährung bei Bedarf	
Konsultationen	Beschäftigungstherapie, Physikalische Therapie	Ernährungsberatung, Sozialarbeiter		Neurologe, bei anhaltender Desorientierung	Gastroenterologe, wenn perkutane Gastrostomie notwendig.		

ª Nicht wiederbeleben

Mit Eröffnung der Spezialstation wurde auch ein Forschungsprojekt ins Leben gerufen. Zweck der Untersuchung ist ein Vergleich zwischen den Auswirkungen der Spezialstation und den Auswirkungen einer traditionellen Intensivstation auf die Befindlichkeit von Patienten und Pflegekräften. Beim Personal wurden Arbeitszufriedenheit, Krankenstand und Dauer des Arbeitsverhältnisses verglichen, bei den Patienten die Liegezeit, Komplikationen (respiratorische und infektiöse), Sterberate, Wiederaufnahmerate, Kosten und die Zufriedenheit des Patienten und der Familie mit der Pflege. **Abbildung 9.1** zeigt den Aufbau der Studie.

Patienten der chirurgischen und internistischen Intensivstation werden zweimal pro Woche anhand eines methodischen Rechenverfahrens im Hinblick auf eine mögliche Verlegung auf die Spezialstation untersucht (**s. Abb. 9.2**). Dabei spielen folgende Kriterien eine Rolle:

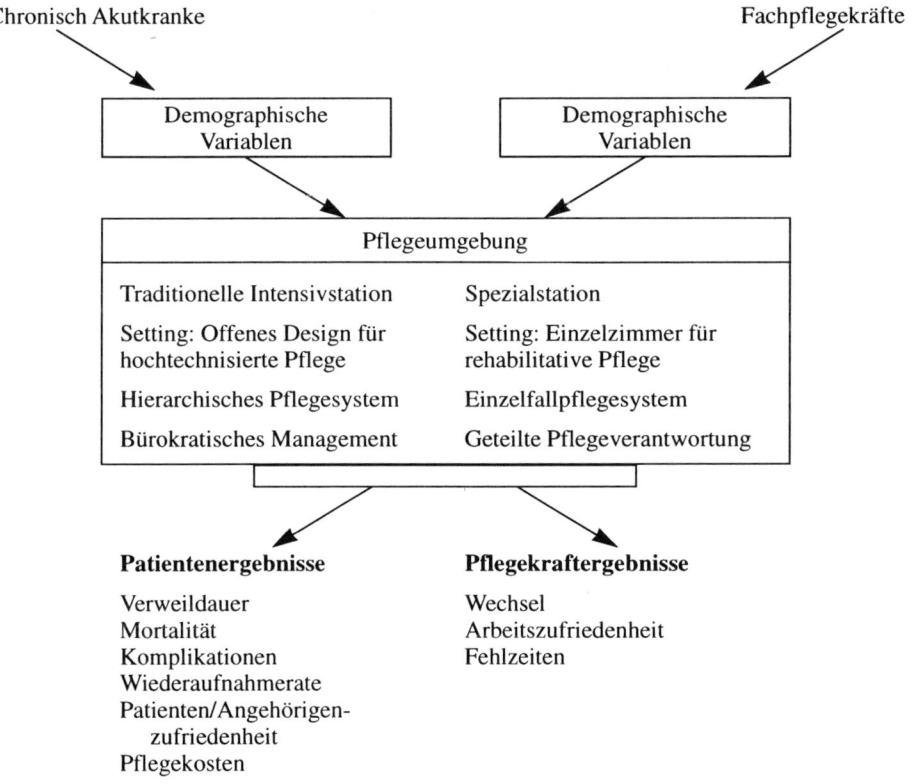

Abbildung 9.1 Aufbau der Intensivstation-Studie

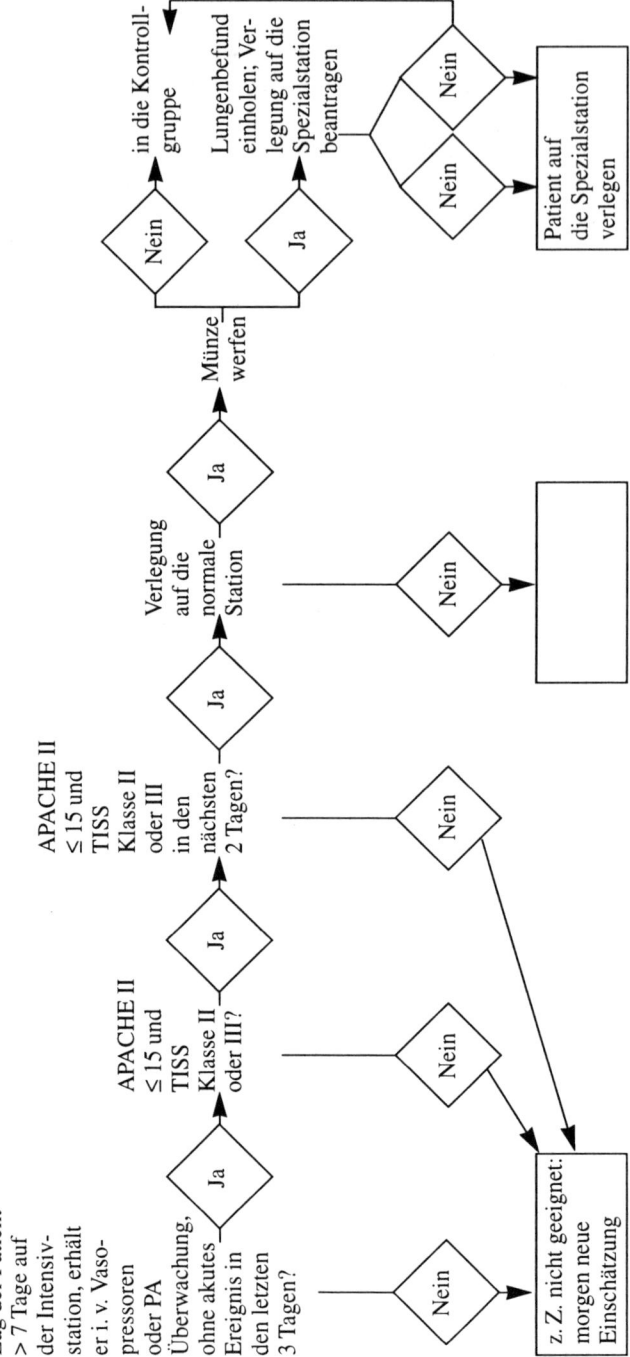

Abbildung 9.2: Beurteilungssystem zur Auswahl der Patienten
APACHE = Acute Physiology and Chronic Health Evaluation, Aktuelle Einschätzung des physiologischen und chronischen Gesundheitszustands; i. v. = intravenös; PA = Pulmonar-Arterie; TISS = Therapeutic Intervention Scoring System, Meßsystem der therapeutischen Intervention.

Anmerkung: Nachdruck aus B. Daly, E. Rudy, K. Thompson, M. Happ, 1991, «Development of a special care unit for chronically critically ill patients», «*Heart & Lung*», 20, 45–51.

– Liegezeit auf der Intensivstation > 7 Tage

– Keine blutdrucksteigernde i.v.-Infusion (mit Ausnahme Infusion mit niedriger Erhaltungsdosis)

– Keine Pulmonararterienüberwachung nötig

– Keine arterielle Überwachung nötig

– Kein akutes Ereignis (Herzstillstand, instabiler Zustand) in den letzten drei Tagen,

– APACHE II (Acute Physiology and Chronic Health Evaluation, genaue Einschätzung des physiologischen und chronischen Gesundheitszustands) 15 oder weniger.

– TISS II (Therapeutic Intervention Scoring System, Meßsystem der therapeutischen Intervention) 15 oder weniger

– Pflege auf einer allgemeinen Station nicht möglich

Wenn feststeht, daß der Patient die Auswahlkriterien erfüllt, wird eine Münze geworfen, die entscheidet, ob er auf der jetzigen Station bleibt (Kontrollgruppe) oder auf die Spezialstation verlegt wird (Forschungsgruppe). Es werden die üblichen Regeln der Zustimmung und Information des Patienten angewendet.

Die Tabellen zeigen die bis heute erzielten Ergebnisse. Nach zwei Jahren hatten wir 144 Patienten. Beide Geschlechter waren gleichmäßig vertreten. Es waren hauptsächlich weiße, wie es der demographischen Gegebenheit unseres Krankenhauses entspricht, und ältere Patienten, ähnlich der ersten von uns untersuchten Pilotgruppe (**s. Tab. 9.2**).

Die Patientenergebnisse werden in der **Tabelle 9.3** dargestellt. Patienten der Spezialstation können sechs Tage früher entlassen werden als Patienten der Intensivstation. Der Unterschied zwischen Patienten der Spezialstation und der Intensivstation ist statistisch noch nicht signifikant, weil bei den Liegezeiten eine große Spannweite besteht. Manche unserer Patienten liegen 190 Tage. Man beachte die Mortalitätsrate in dieser Tabelle. Sie hat uns überrascht. Wir beobachteten die Mortalitätsrate, weil wir die Patienten aus der traditionellen Intensivstation herausnahmen, weg von all der üblichen Überwachung, und sicher gehen wollten, daß wir sie keinem erhöhten Risiko aussetzten. Eine so dramatische Differenz bei der Mortalitätsrate haben wir jedoch nicht erwartet.

Komplikationen sind ein weiteres Kriterium. Wir teilten sie ein in: Infektionen, respiratorische Komplikationen und das, was wir «andere lebensbedrohliche Komplikationen» nannten (**s. Tab. 9.4**). Alle genannten Komplika-

Tabelle 9.2: Merkmale der Testpersonen

Variablen	Spezialstation (n = 96)		Intensivstation (n = 48)		Gesamt (n = 144)	
	Zahl	Prozent	Zahl	Prozent	Zahl	Prozent
Geschlecht: weiblich	47	49	24	50	71	49
männlich	49	51	24	50	73	51
Rasse: schwarz	27	28	15	31	42	29
weiß	69	72	33	69	102	71
Alter: Durchschnitt	65,0		62,6		64,2	
Standardabweichung	16,4		15,8		16,2	
Altersspanne	16–90		17–85		16–90	
Vorherige Intensivstation (Patienten kommen von):						
allgemeine	10	10,4	3	6,3	13	9,0
internistische	27	28,1	17	35,4	44	30,6
chirurgische	53	55,2	22	45,8	75	52,1
nicht Intensiv	6	6,3	6	12,5	12	8,3
Verweildauer auf der Intensivstation vor der Studie (in Tagen)						
Durchschnitt	18,4		16,6		17,8	
Standardabweichung	16,3		13,5		15,4	
Zeitspanne	3–99		6–60		3–99	
Diagnose kardiovaskulär	47	49,0	16	33,3	63	43,8
respiratorisch	35	36,5	20	41,7	55	38,2
neurologisch	9	9,4	8	16,7	17	11,8
gastrointestinal o. a.	5	5,1	4	8,4	9	6,3

Tabelle 9.3: Klinische Ergebnisse

Variablen	Spezialstation (n = 96)		Intensivstation (n = 48)		Gesamt (n = 144)	
	Zahl	Prozent	Zahl	Prozent	Zahl	Prozent
Entlassung aus dem Krankenhaus						
verstorben	32	33,3	24	50,0	56	38,9
Heimunterbringung	31	32,3	11	22,9	42	29,2
nach Hause	33	34,4	13	27,1	46	31,9
Entlassung aus der Intensivstation						
verstorben	30	31,3	15	31,3	45	31,3
auf eine andere Station	26	27,1	31	64,6	57	39,6
Heimunterbringung	20	20,8	1	2,1	21	14,6
nach Hause	20	20,8	1	2,1	21	14,6
Verweildauer (Tage)						
Durchschnitt	51,6		57,3		53,5	
Standardabweichung	30,3		38,5		33,3	
Zeitspanne	9–160		8–176		9–176	
Tage in der Studie						
Durchschnitt	25,9		25,0		25,6	
Standardabweichung	19,0		26,0		21,6	
Zeitspanne	1–76		1–140		1–140	
Verlauf nach Entlassung aus dem Krankenhaus (Mortalität in Prozent)						
verstorben	32	33,3	24	50,0	56	39,0
am Leben	64	66,7	24	50,0	88	61,0
Verlauf nach Entlassung von der Intensivstation/Spezialstation (Mortalität in Prozent)						
verstorben	30	31,0	15	31,0	45	31,0
am Leben	66	69,0	33	69,0	99	69,0

Tabelle 9.4: Komplikationen

Variablen	Spezialstation (n = 96)		Intensivstation (n = 48)		Gesamt (n = 144)	
	Zahl	Prozent	Zahl	Prozent	Zahl	Prozent
Infektiöse Komplikationen						
Gesamtzahl der Infektionen						
Durchschnitt	1,84		1,94		1,88	
Standardabweichung	2,46		2,53		2,47	
Spanne	0–10		0–10		0–10	
Nein	46	48	22	46	68	47
Ja	50	52	26	54	76	53
Zahl der Atemwegsinfektionen						
Durchschnitt	0,65		0,85		0,72	
Standardabweichung	1,1		1,22		1,14	
Spanne	0–4		0–4		0–4	
Nein	64	67	28	58	92	64
Ja	32	33	20	42	52	36
Zahl der Urininfektionen						
Durchschnitt	0,64		0,48		0,58	
Standardabweichung	1,05		0,77		0,96	
Spanne	0–4		0–2		0–4	
Nein	63	66	33	69	96	67
Ja	33	34	15	31	48	33
Zahl der Blutinfektionen						
Durchschnitt	0,13		0,35		0,20	
Standardabweichung	0,46		0,86		0,63	
Spanne	0–3		0–4		0–4	
Nein	88	92	38	79	126	87,5
Ja	8	8	10	21	18	12,5

Zahl der Wundinfektionen						
Durchschnitt	0,11		0,08		0,10	
Standardabweichung	0,41		0,35		0,39	
Spanne	0–2		0–2		0–2	
Nein	88	92	45	94	133	92
Ja	8	8	3	6	11	8
Gesamtzahl der übrigen Infektionen						
Durchschnitt	0,32		0,17		0,27	
Standardabweichung	0,69		0,63		0,67	
Spanne	0–3		0–4		0–4	
Nein	75	78	43	90	118	82
Ja	21	22	5	10	26	18
Gesamtzahl der respiratorischen Komplikationen						
Durchschnitt	1,99		2,27		2,08	
Standardabweichung	1,69		2,00		1,80	
Spanne	0–7		0–7		0–7	
Atelektasen						
Nein	80	83	38	79	118	82
Ja	16	17	10	21	26	18
Hypoxie						
Nein	39	41	27	56	66	46
Ja	57	59	21	44	78	54
Atemwegsinfektion						
Nein	75	78	30	62	105	73
Ja	21	22	18	38	39	27
Lungenembolie						
Nein	94	98	48	100	142	99
Ja	2	2	0	0	2	1
Fehlgeschlagene Entwöhnung vom Respirator						
Nein	86	90	37	77	123	85
Ja	10	10	11	23	21	15

tionen kommen etwa gleich oft vor. Jede Gruppe weist in einer Kategorie leicht höhere Werte auf als die andere, was aber nicht ins Gewicht fällt. Diese Zahlen erinnern uns, daß wir es mit sehr kranken Menschen zu tun haben.

In bezug auf Sepsis besteht ein deutlicher Unterschied. Auf der Spezialstation traten erheblich weniger Blutvergiftungen auf als auf der Intensivstation. Wir sind überzeugt, daß die Ursache dafür in der sofortigen Entfernung aller invasiven Leitungen liegt. Wir entfernen den Blasenkatheter und den Venenkatheter. Wir wenden sie nur im äußersten Notfall an. Mit weniger invasiven Maßnahmen setzen wir natürlich das Risiko des Patienten herab. Da es sich bei der Sepsis um die wichtigste Infektion handelt, ist dieser Befund wohl sehr bedeutsam.

Die respiratorischen Befunde variieren leicht. Patienten der Spezialstation weisen weniger Atelektasen auf und mehr Hypoxien. Wir glauben, daß es damit zusammenhängt, daß wir die Patienten sehr aggressiv von der Beatmung entwöhnen. Wir gehen davon aus, daß jeder Patient vom Respirator entwöhnt werden muß. Wir nehmen an, daß ein Leben am Respirator für die meisten Patienten kein akzeptabler Endzustand ist und glauben einfach, daß jeder Patient entwöhnbar ist. Den Gedanken, daß ein Patient «nicht entwöhnbar» ist, ziehen wir gar nicht erst in Betracht. Das Vorkommen von Lungenödemen spiegelt die Tatsache, daß die meisten Patienten auch unter einer Herzkrankheit leiden. Die Herzkrankheit ist bei der Entwöhnung vom Respirator ganz klar der wichtigste Faktor. Wir glauben, daß wir weniger Probleme mit der Entwöhnung vom Respirator haben, weil wir sorgfältig darauf achten, wann der Patient für diesen Schritt bereit ist. Unser Vorgehen ist nicht verwegen, wie man es in manchen chirurgischen Intensivabteilungen beobachten kann. Der Flüssigkeitshaushalt wird von uns sorgfältig überwacht und angepaßt, und Interventionen werden möglichst vermieden. Wir beheben Anämien und Unterernährung und haben bei der Entwöhnung vom Respirator gute Erfolge.

Das Schlußresultat oder die Kostenrechnung wird in der **Tabelle 9.5** gezeigt. Wir stellen eine detaillierte Kostenanalyse auf und betrachten die Kosten (Krankenhausrechnung), die Zahlungen (Erstattungen) und die tatsächlich entstandenen Kosten. Es handelt sich bei den unseren um sehr teure Patienten, deren durchschnittliche Krankenhausrechnung 154 335 Dollar beträgt. Jeder Patient der Spezialstation kostet dem Krankenhaus tatsächlich durchschnittlich 6000 Dollar weniger. Diese Spanne ist wirklich die unterste Grenze. Sie ist der Unterschied zwischen dem, was wir für die Pflege des Patienten erstattet bekommen, und dem, was er uns gekostet hat. Der durchschnittliche Patient einer Intensivstation kostet 1313 Dollar mehr und jeder Kontrollpatient, der auf der Intensivstation bleibt, verursacht dem Krankenhaus 11 066 Dollar Mehrkosten.

Wenn wir diese Spanne nehmen und sie mit der Zahl der bisher in der Studie erfaßten Patienten multiplizieren, hat die Spezialstation einen Ertrag von 106 353 Dollar erwirtschaftet. Die Patienten auf der Intensivstation haben einen

Tabelle 9.5: Patientenkosten (in Dollar)

Parameter	Spezialstation n = 81	Intensivstationen n = 41
Durchschnittlicher Rechnungsbetrag/Patient		
Durchschnitt	154,335	176,487
Standardabweichung	84,275	123,572
Spanne	30,404–413,460	40,109–548,829
Durchschnittliche Erstattung/Patient		
Durchschnitt	70,642	65,291
Standardabweichung	46,722	47,933
Spanne	3,698–212,452	4,699–199,771
Durchschnittliche Kosten/Patient		
Durchschnitt	68,458	74,765
Standardabweichung	39,556	44,928
Spanne	1,420–228,885	13,880–207,151
Rentabilität (Zahlung/Kosten)		
Durchschnitt	1,313	-11,066
Standardabweichung	35,197	36,101
Spanne	-68,215–103,184	-131,911–53,668
Krankenkassenanteil		
Durchschnitt	8,24	6,73
Standardabweichung	5,133	5,34
Spanne	0,454–14,1506	0,5123–14,1506
Standarderstattung (Zahlung/Kassenanteil)		
Durchschnitt	11,608	15,686
Standardabweichung	11,617	20,380
Spanne	1,901–60,368	3,847–117,837
Standardkosten/Patient (Kosten/Kassenanteil)		
Durchschnitt	13,114	27,731
Standardabweichung	13,111	39,496
Spanne	536–82,566	2,764–245,292
Rentabilität x Zahl der Patienten		
geschätzter Nettogewinn	106,353	0
geschätzter Nettoverlust	0	453,706

Verlust von 453 706 Dollar verursacht. Diese Zahlen sind im allgemeinen sehr überzeugend. Bekanntermaßen sind aber fast alle Patienten dieser Altersgruppe durch eine Krankenkasse abgesichert. Ein wichtiger Faktor, den wir beachten müssen, ist der, daß manche Kassen in gewisser Hinsicht teurer oder billiger sind als andere. Um diesen Umstand zu erfassen, haben wir eine Zahl entwickelt, die wir «Standard» nannten. Wir nehmen die Zahlungen des Patienten und seine Kosten und teilen diese durch den Kassenbeitrag, um sicherzustellen, daß diese guten Ergebnisse nicht nur zustande kommen, weil wir zufällig mehr «einträgliche» Patienten haben. Wir stellten fest, daß der Unterschied noch deutlicher wird, wenn wir standardisierte Zahlen verwenden und den Einfluß der Krankenkassen ausschlossen. Das bestätigt nur unsere Ergebnisse.

Nun lautet die Frage: Warum kostet eine Spezialstation weniger? Wir erinnern daran, daß wir von Kosten sprechen, nicht von der Höhe der Rechnung. Wir stellen also dem Patienten nicht nur weniger in Rechnung, die Kosten sind tatsächlich niedriger. Um dies näher zu untersuchen, betrachteten wir auf der Krankenhausrechnung nur die Zeit der Studie und nahmen alle Zahlungen für andere Dienstleistungen heraus. Es gab eine erhebliche Differenz bei den Röntgen- und Laborgebühren, und das heißt, daß wir das Pflegemuster tatsächlich verändert haben. Wir tun andere – und meist weniger – Dinge für diese Menschen. Wenn unsere Patienten z. B. Kopfschmerzen haben, wird keine Computertomographie angeordnet, wir geben ihnen ein Aspirin. Das ist ein schönes Beispiel für unseren Ansatz. Wir sind der Ansicht, daß wir es mit sehr empfindlichen Patienten zu tun haben, die multiple Organsystemprobleme haben, und je mehr wir sie in Ruhe lassen, desto besser. Auch die Höhe der Medikamentendosen unterscheidet sich wesentlich, weil wir auch in bezug auf Medikamente eine andere Einstellung haben. Neben der Entfernung invasiver Leitungen beschränken wir auch die Verordnung von Medikamenten. Die Patienten kommen mit vielen verschiedenen Medikamenten zu uns, viele setzten wir ab. Die respiratorische Therapie unterscheidet sich ebenfalls signifikant, weil Blutgasuntersuchungen bei uns selten sind. Auch der Verbrauch an Blutkonserven ist bei uns niedriger, nicht weil wir weniger rote Blutkörperchen geben, sondern weil wir kein Albumin verwenden, das von den Chirurgen in unserer Einrichtung stark eingesetzt wird.

Wir haben auch eine andere Einstellung zu den Kosten. Wir betrachten uns die sieben Tage des Patienten, bevor er in die Studie aufgenommen wurde, und die sieben Tage danach. Dabei zählen wir einfach die Blutbilder, Elektrolytuntersuchungen, Blutgasanalysen und Röntgenaufnahmen des Thorax. In der Woche vor Eintritt in unsere Station wurde mehr als ein Blutbild pro Tag angefertigt, mehr als eine Elektrolytuntersuchung, drei Blutgasanalysen pro Tag und täglich ein Röntgenbild des Thorax. Wer einmal auf einer Intensivstation gearbeitet hat, weiß wie es dazu kommt; es ist einfach Routine. Die Untersuchungen müssen gar nicht angeordnet werden, alle führen sie durch, einfach weil es erwartet wird. Wenn die Patienten zu uns kommen, wird all das reduziert, insbesondere die Blutgasanalysen. In der Woche nach Verlegung des Patienten auf die Spezialstation sinkt die Rate der diagnostischen Maßnahmen auf etwa drei Blutbilder, eine Untersuchung der Elektrolyte, eine Untersuchung der Blutgase und zwei Röntgenaufnahmen des Thorax in einer Woche. Bleiben die Patienten auf der Intensivstation, tritt fast keine Veränderung ein. Diese Untersuchungen werden nicht durchgeführt, weil der Patient sie braucht, sondern weil sie eine ungeschriebene Regel der Intensivstation sind.

Diskussion

In einer ersten Bilanz über unsere Spezialstation kommen wir zu klaren Schlüssen: Erstens, obwohl noch ein Jahr der Datensammlung aussteht, sind wir überzeugt, daß bereits genügend Daten vorliegen, um sagen zu können, daß das Modell einer Spezialstation für diese Patientenpopulation eine Pflege ermöglicht, die weniger kostspielig ist und genauso effektiv wie die Pflege auf einer traditionellen Intensivstation, wenn nicht effektiver. Zweitens, die Berufszufriedenheit der Pflegekräfte auf der Spezialstation hat sich in mancher Hinsicht verbessert, was sich in geringerem Krankenstand und weniger häufigem Wechsel ausdrückt.

Die Studie wirft viele weitere Fragen auf. Wir wissen z. B. nicht, ob dieses Modell in kommunalen Krankenhäusern realisiert werden kann. Wir haben die Finanzierung einer weiteren Studie beantragt, um am Beispiel von zwei kommunalen Krankenhäusern zu prüfen, ob die Muster, die wir gefunden haben, auch auf andere Institutionen übertragbar sind. Wir wissen auch nicht, ob dieses Modell auf die Organisation von Pflege anderer Patientengruppen Auswirkungen hat. Es paßt für unsere Patienten, ob es auch für andere gut ist, wissen wir nicht. Ferner wissen wir nicht, was mit diesen Patienten geschieht, wenn sie nach Hause entlassen werden. Sie haben insgesamt eine Krankenhausmortalität von 30 bis 40 Prozent, und wenn wir sie nach Hause schicken, sind sie immer noch ziemlich krank.

Die wichtigste Frage lautet schließlich: Wie können wir verhindern, Patienten zu bekommen, die so krank sind? Obwohl wir ein Drittel der Patienten nach Hause entlassen können, wird ein Drittel in ein Pflegeheim verlegt und ein weiteres Drittel stirbt innerhalb eines Jahres nach der Entlassung. Das wirft eindeutig Fragen auf, und zwar sowohl im Hinblick auf einen besseren Ansatz in der Pflege, der «chronisch akute Krankheiten» verhindert, als auch im Hinblick auf die enormen Kosten, an Personal und Finanzen, welche die Behandlung dieser Patienten verursacht.

Dank

Die Einleitung in dieses Kapitel stammt aus dem Artikel «Development of a special care unit for chronically critically ill patients», von B. Daly, E. Rudy, K. Thompson und M. Happ, 1991, *Heart & Lung,* Nr. 20, S. 45-51. Copyright 1991 von Mosby. Abdruck mit freundlicher Genehmigung. Diese Forschungsarbeit wurde vom National Center for Nursing Research finanziert, NIH, Stipendium # ROI NR 02248-02.

Quellen

Berenson, R. A. (1984). Health technology case study 28: Intensive care units – clinical outcomes, costs and decision making. Congress, OTA-HCS-28. Washington, DC: Office of Technology Assessment.

General Accounting Office. (1986). Past overuse of intensive care services inflate hospital payments. (GAO/HRD-86–25). Washington, DC: Government Printing Office.

Loveridge, C., Cummings, S. H., & O'Malley, J. (1988). Developing case management in a primary nursing system. *Journal of Nursing Administration, 18* (10), 36–39.

Secretary's Commission on Nursing: Final report. (1988). Washington, DC: Office of the Secretary, U.S. Department of Health and Human Services publication, Vol 3v:iII.

Zander, K. (1988). Nursing case management: Strategic management of cost and quality outcomes. *Journal of Nursing Administration, 18* (9), 23–30.

10. Besondere Pflegestationen für Alzheimer-Patienten: Ein erfolgreicher Weg?

Kathleen Coen Buckwalter, Meridean L. Maas, Elizabeth A. Swanson und Geri Richards Hall

Neuere Studien belegen, daß zur Zeit etwa 4 Millionen Personen an der Alzheimer-Krankheit, der Hauptursache von Demenz, leiden (Evans, u. a. 1989); etwa 70 Prozent der Neuaufnahmen der Pflegeheime sind demente Personen (Rovner u.a., 1990). Obwohl in letzter Zeit große Anstrengungen unternommen wurden, die Qualität von Langzeitpflege zu verbessern, gibt es nach wie vor Probleme mit der Pflege demenzkranker Heimbewohner (U.S. Congress, Office of Technology Assessment [OTA], 1987).

Das Konzept der Einrichtung von Spezialstationen, die sich an den Bedürfnissen von demenzkranken Menschen orientieren, ist nicht neu. Vor etwa zwanzig Jahren wurde die erste solche Station am Philadelphia Geriatric Center eröffnet. In den vergangenen zehn Jahren waren diese Spezialstationen jedoch der am schnellsten wachsende Zweig im Gesundheitswesen (Coons, 1991). Eine Untersuchung im Jahr 1987 ergab, daß landesweit ungefähr 1700 Pflegeheime Spezialstationen oder Spezialangebote für demente Personen eingerichtet hatten (Leon, Potter, Cunningham, 1990). Fast ein Drittel dieser Pflegeheime hatte vor, ihr Angebot zu erweitern, weitere 1400 Einrichtungen planten die Eröffnung neuer Spezialstationen für Demenzkranke innerhalb des kommenden Jahres. Die hier vorgestellten Forschungsergebnisse sind ein erster Versuch, folgende Frage zu beantworten: «Ist die gesonderte Behandlung von Personen mit Alzheimer-Krankheit ein erfolgreicher Weg?» (Maas, Buckwalter, 1990).

Die Alzheimer-Krankheit ist die progressive, irreversible Verschlechterung der kognitiven Fertigkeiten und des funktionellen Status. Der durchschnittliche Zeitraum zwischen Diagnose und Tod beträgt rund zehn Jahre. Im Verlauf der Krankheit stellen sich bei Personen mit Alzheimer-Krankheit immer schwierigere Pflegeprobleme ein, bis schließlich die Einweisung in ein Pflegeheim notwendig wird. Obwohl demente Personen 65 Prozent der Heimbewohner ausmachen (Hing, 1987), entspricht die Ausstattung vieler Einrichtungen nicht den besonderen Pflegebedürfnissen dementer Bewohner. In den meisten Heimen werden verwirrte und nichtverwirrte Menschen zusammen betreut, was wohl nicht im Interesse der geistig klaren Bewohner ist (Hall, Kirschling, Todd, 1986; Johnson, 1989; Kane, 1987; Wiltzius, Gambert, Duthie, 1981). Meist ist das Personal nicht imstande, mit den komplexen und schwankenden emotionalen und körperlichen Bedürfnissen und dem wechselhaften Verhalten der dementen Patienten umzugehen (Chambers, 1990; Sbordone, Sterman, 1988).

Früher, vor der Umsetzung der Regelungen des Omnibus Budget Reconciliation Act (Schlichtungsgesetz zur allgemeinen Finanzierung) vom Oktober 1992, bestand die Behandlung von Verhaltensstörungen bei Alzheimer-Patienten überwiegend in der Anwendung von chemischen und körperlichen Zwangsmitteln. Obwohl vorgeschlagen wurde, zur besseren Pflege von Personen mit Alzheimer-Krankheit und ähnlichen Leiden sowie für nicht-demente Bewohner von Langzeitpflegeeinrichtungen strukturelle Veränderungen der Umgebung vorzunehmen, also z. B. Spezialstationen einzurichten (Benson, Cameron, Humback, Servino, Gambert, 1987), gibt es viele Kontroversen über die Vor- und Nachteile von Spezialstationen (Berg u. a., 1991). Die Frage: «Was ist das Spezielle an einer Spezialstation?» ist zum Verständnis der hier vorgestellten Forschungsergebnisse wichtig und der Auslöser für eine wissenschaftliche Evaluation der landesweit steigenden Zahl von neu eingerichteten Spezialstationen.

Leider lautet die beste Antwort auf die Frage, was das Spezielle an einer Spezialstation ist: «Es kommt darauf an», oder: «Wir wissen es nicht.» Es gibt zur Zeit keine standardisierte Definition einer Spezialstation, keine landesweit angewandte einheitliche Terminologie und keine Standardkriterien zur Beurteilung oder Regulierung von Spezialeinheiten (Maas, Buckwalter, 1988; Schultz, 1987). Es ist wirklich so, daß ein Pflegeheim ein Zimmer mit einem bequemen Sessel und einem guten Teppich ausstatten und dann darüber das Schild «Spezialstation» aufhängen kann. Besorgte Personen des Gesundheitswesens, staatliche Organe oder Familienangehörige könnten wenig dagegen unternehmen, weil diese Einrichtung nicht gegen nationale Vorschriften verstieße. Staatlich geprüfte Spezialstationen oder ähnliche Regulierungsmechanismen gibt es bisher nur in sechs Bundesstaaten (Alzheimer's Association, 1992). Das ist insbesondere deshalb besorgniserregend, weil die Population der Alzheimer-Patienten auf das Versprechen der «speziellen Fürsorge» äußerst bereitwillig reagiert, weil es sich oft um Pflegende handelt, die in einer Krise stecken, sich schuldig fühlen, weil sie einen Angehörigen «abschieben», und deswegen nach der bestmöglichen Heimunterbringung Ausschau halten. Deswegen ist ohne einheitliche Standards für Spezialstationen das Mißbrauchspotential in diesem empfindlichen Bereich groß. Es gibt keine Möglichkeit, die unangemessene Verwendung des Konzepts der Spezialpflege zu vermeiden oder zu korrigieren oder die Vermarktung von Spezialstationen zu verhindern, die keinerlei Vorteile bieten oder gar schädlich sind.

Definitionen und Merkmale einer Spezialstation

Eine Spezialstation unterscheidet sich von lediglich «abgetrennten» Abteilungen durch eine besondere Umgebung und spezielle Pflegeprogramme (Buckwalter, 1991). Iowa war der erste Staat, der Linzenzvoraussetzungen für Spezialstationen entwickelte. Wir haben diese Definitionen für unsere Studie verwendet, obwohl diese Definitionen, wie bereits erwähnt, von Staat zu Staat verschieden sind. In unserer Studie bezeichnen wir eine Spezialstation als «einen besonderen, klar erkennbaren Teil einer Gesundheitseinrichtung, der mehrere, aneinander angrenzende Räume aufweist, in einem separaten Flügel, Gebäude oder Stockwerk untergebracht ist und ein spezielles Pflegeprogramm aufweist» (ADRDA Unit Rules Committee, 1988).

In der Literatur finden sich wenigstens fünf «spezielle» Merkmale von Spezialstationen: 1. spezielle Auswahl und Schulung des Personals; 2. besondere äußere Umgebung und Einrichtung, insbesondere die Trennung von kognitiv eingeschränkten und geistig klaren Bewohnern; 3. spezielle Aufnahmekriterien (Buckwalter, 1991); 4. Einbeziehung der Angehörigen; 5. Beschäftigungsprogramme. Jeder Punkt wird in diesem Kapitel kurz behandelt, wobei wir besonders interessierte Leserinnen und Leser auf den Artikel «Special Care Units for Persons with Dementia» verweisen, der mehr ins Detail geht (Berg u. a., 1991).

Auswahl und Schulung des Personals

Im Hinblick auf die Auswahl und Schulung des Personals entnehmen wir der Literatur, daß die Voraussetzungen und Inhalte sich von Station zu Station erheblich unterscheiden. Jede Pflegekraft hat durchschnittlich zehn Stunden Schulung hinter sich (Greene, Asp, Crane, 1985). Die von uns untersuchte Station ist insofern eine Besonderheit, als das Personal der Spezialstation eine didaktische Schulung von 40 Stunden und weitere 40 Stunden praktische Schulung absolvieren mußte, während andere Einrichtungen überhaupt keine besondere Schulung voraussetzen. Das Personal (Ausbildungsniveau/Fachrichtung) und die Zusammensetzung des Personals unterscheiden sich erheblich, obwohl Spezialstationen meist wie Intensivpflegestationen mit einem

Personal/Patientenschlüssel zwischen 1:4 bis 1:6 ausgestattet sind (Ackerman, 1985). Die täglich für jeden Patienten aufgewendeten Pflegestunden schwanken zwischen zwei und fünf (Schultz, 1987). In der Literatur wird immer wieder darauf hingewiesen, daß bei der Einstellung von Personal für eine Spezialstation ganz besonders darauf geachtet werden muß, daß die betreffende Person gesunden Menschenverstand besitzt, flexibel ist und einen hohen Wissensstand hat (Peppard, 1989).

Äußere Umgebung und Einrichtung

Obwohl es keine festen Regeln für die Einrichtung einer Spezialstation gibt, bieten die meisten Komfort, Schutz und Sicherheit für Bewohner mit kognitiver Einschränkung, bei größtmöglicher Bewegungsfreiheit (Beitler, 1988). Auf vielen Spezialstationen werden die Stimuli auf irgend eine Weise reduziert oder reguliert. Dieses Konzept darf nicht als das *Fehlen* von Stimuli verstanden werden, die Umgebung ist also keineswegs steril; vielmehr sind die Stimuli der Umgebung geregelt. Die Gestaltung der Umgebung zielt auf die Reduzierung schädlicher und verwirrender Stimuli und störender Geräusche. So werden z. B. «wilde» Stoffmuster, Lautsprecherdurchsagen, Spiegel und Speisesäle vermieden. Dieser Ansatz wird damit begründet, daß es Menschen mit kognitiver Einschränkung aufgrund der progressiven zerebralen Pathologie und dem damit verbundenen kognitiven und funktionalen Niedergang schwerfällt, das normale Maß an Stimuli zu deuten und zu verarbeiten (Maas, 1988; Hall u. Buckwalter, 1987). Externe und interne Stressoren stellen Anforderungen dar, die einen dementen Menschen ängstlich und unruhig machen. Wenn die Streßfaktoren andauern, sich gar steigern, wird ihr Verhalten dysfunktionaler und oft chaotisch.

Um Schutz und Sicherheit zu gewährleisten, gibt es gesicherte Zugänge, mit Alarmanlagen versehene Ausgänge und andere spezielle Vorsichtsmaßnahmen zur Verhinderung von Weglaufen und Verletzungen. Oft richtet sich die Pflegephilosophie an dem Gedanken aus, daß die verbliebenen funktionalen Fähigkeiten gesteigert und Bereiche unterstützt werden sollen, in denen Mangel besteht, wie z. B. beim Willenstrieb, bei den planerischen, funktionellen, kognitiven Fähigkeiten und im affektiven Bereich (Hall, Buckwalter, 1987). Auf vielen Stationen wird versucht, Freiheit und Flexibilität zu optimieren, indem z. B. für angemessene Beleuchtung gesorgt wird, neue Muster für das Herumwandern oder Innenhöfe geboten werden und interessante und doch sichere Objekte zum Erforschen angeboten werden. Die Innenausstattung der Stationen ist ganz unterschiedlich, viele verwenden jedoch gedeckte und als Kontrast oder Betonung leuchtende Farben. Sie ermutigen die Bewohner, Sachen von zu Hause mitzubringen, um eine persönlichere Umgebung zu schaffen und die Gemeinschaftsräume gemütlicher zu machen (Beitler, 1988).

Die meisten Spezialstationen verfügen, laut Literatur, über Einzel- oder Doppelzimmer (Greene, Asp, Crane, 1985); die optimale Stationsgröße, sowohl für das Personal, als auch für die Patienten liegt bei etwa 20 Betten (Johnson, 1989). Doch auch hier gibt es große Unterschiede: Manche Spezialstationen sind sehr klein, sie bestehen nur aus vier oder fünf Betten, manche aus ein paar Zimmern am Ende eines Flurs, und manche der größeren Stationen haben gar 40 bis 60 Betten (Hepburn, Severance, Gates u. Christensen, 1989; Schultz, 1987).

Aufnahmekriterien

Es gibt zwar keine standardisierten Aufnahmekriterien, die meisten Spezialstationen nehmen jedoch Bewohner mit Demenz auf, die gehfähig sind oder an einen Rollstuhl gebunden. Viele Spezialstationen achten darauf, keine Patienten mit reversibler Demenz zu bekommen, z. B. mit Verwirrtheitszuständen (Delirium) und Demenzkranke, deren Demenz zwar chronisch erscheint, jedoch von Infektionen, akuter metabolischer Störung, Hypoxie, Vitamin- oder Mineralmangel ausgelöst ist oder andere Ursachen hat. Manche Stationen berichten von standardisierteren Beurteilungskriterien, wie der Reisberg, Ferris, deLeon und Crooks (1982) Global Deterioration Scale (Allgemeine Abbauskala), womit sie die Bewohnerinnen und Bewohner «einordnen». Wenn man sich an dieser Skala orientiert, finden die meisten stationären Aufnahmen im Stadium fünf oder sechs statt, d. h. sie befinden sich in einem mittleren bis fortgeschrittenen Stadium, Stadien, in welchen die Angehörigen meist nach einer Heimunterbringung suchen. Für Bewohnerinnen und Bewohner, die niedriger eingestuft werden, wird eine Spezialstation nicht empfohlen (Buckwalter, 1991).

Es wird sehr geraten, vor der Aufnahme eine Einschätzung vorzunehmen, um festzustellen, ob die Spezialstation wirklich der richtige Platz ist. Eine umfassende neurologische Untersuchung soll die Diagnose der Demenz sichern und andere reversible oder ähnliche Zustände ausschließen. Manche Pflegeheime haben besondere Stationen für bestimmte Stadien der Demenz, und die Patienten werden von einer Station auf die andere verlegt, wenn ihr funktionaler und kognitiver Status sich über einen bestimmten Punkt hinaus verschlechtert. So werden Bewohnerinnen und Bewohner z. B. auf eine Station mit auschließlich bettlägrigen Patienten verlegt, wenn sie in einem späteren Stadium der Krankheit immobil werden (Buckwalter, 1991). Bislang gibt es jedoch in den wenigsten Einrichtungen strenge Richtlinien für die Verlegung auf eine andere Station.

Einbeziehung der Angehörigen

Die Rolle der Angehörigen im Hinblick auf die Spezialstation und deren Personal ist noch unklar und verwirrend (Buckwalter, Hall, 1987). Das National Institute on Aging (Nationales Institut der Altersforschung) hat kürzlich zwei Projekte finanziert, die sich mit diesem wichtigen, aber vernachlässigten Thema beschäftigen. Die Autoren haben vor kurzem Maßnahmen getestet, die den Familienangehörigen neue Rollen als Partnerinnen und Partner des Pflegepersonals zuweisen. In vielen Einrichtungen bestehen durchaus familienspezifische Programme, es gibt jedoch erhebliche Intensitäts-, Frequenz- und Qualitätsunterschiede. Viele Stationen haben Trainingsprogramme für Besucher entwickelt, denn gute Besuche bürden dem Pflegepersonal weniger negative Folgen auf, etwa plötzliche Verhaltensveränderungen, wie «Oh, ich möchte jetzt nach Hause» und ähnlich erregte Verbalisierungen, oder nächtliches Wachsein. Angehörigengruppen und Informationsveranstaltungen für Angehörige nehmen zu. Ihnen kommt bei der Einbeziehung von Angehörigen und hinsichtlich des Zufriedenheitsgrades große Bedeutung zu. Der Grad der Zufriedenheit weist von Station zu Station große Unterschiede auf (Maas, Buckwalter, Kelley, Stolley, 1991).

Beschäftigungsprogramme

Die meisten Spezialstationen haben irgend eine Art von besonderem Beschäftigungsprogramm, das sich an dem kognitiven und funktionellen Niveau von dementen Personen orientiert. Auf vielen Spezialstationen gibt es teilzeitangestellte Beschäftigungstherapeutinnen oder -therapeuten. Ausmaß und Art der Beschäftigung unterscheiden sich jedoch je nach den pflegerischen Grundsätzen der Station. Manche Stationen sind z. B. sehr rehabilitationsorientiert, andere mehr auf Verwahrung und Erhalt der Fähigkeiten ausgerichtet. Manche Einrichtungen legen bei ihren Programmen großen Wert auf Kontinuität und Routine, die erfolgreicheren Beschäftigungsprogramme lassen jedoch Kreativität und Flexibilität zu (Hall u. a., 1986; Schultz, 1987). Flexibilität scheint ein wesentliches Merkmal zu sein – nicht alle werden gerne Bingo spielen oder lederne Geldbörsen herstellen wollen, nur weil sie alt und dement sind. Bei der Planung der Beschäftigung muß auf kulturelle Eigenheiten Rücksicht genommen werden. Ein Beispiel: Die Spezialstation, an der wir unsere Studie durchführten, liegt im ländlichen Bereich von Iowa und dient vor allem der alten, bäuerlichen Bevölkerung. Deswegen interessieren sich diese Bewohner einfach nicht für Kochen und verschiedene hausarbeitsnahe Aktivitäten, die in anderen Einrichtungen oft sehr erfolgreich sind. Holzarbeiten, Gärtnern und andere Betätigungen, die mit Muskelkraft verbunden sind, werden jedoch äußerst gut angenommen. Die Vorzüge der Realitätsorientierung für demente Menschen sind noch umstritten, die Langzeitwirkung noch ohne empirische Beweise. In den von der American Association of Homes for the Aged (Amerikanischer Verband der Altersheime, Beitler, 1988) vorgelegten Grundsätzen baut die Pflege auf das höchste Funktionsniveau der Bewohner auf, sie geht auf individuelle Unterschiede ein, reagiert auf Veränderungen, die sich mit der Zeit einstellen, kompensiert Verluste und unterstützt die verbliebenen Fähigkeiten. Wie bei allen Schlüsselmerkmalen von Spezialstationen ist eine systematischere Erforschung der Beschäftigungsprogramme notwendig.

Spezialstationen: Vor- und Nachteile

Das in der Literatur genannte Hauptargument gegen Spezialstationen ist, daß zwischen den Ergebnissen von getrennten und integrierten Stationen kein dramatischer Unterschied festzustellen ist (Holmes u. a., 1990; Mathew, Sloan, Kilby, Flood, 1988). Vielleicht mangelt es den einzelnen Stationen an diagnostischer Präzision, vielleicht sind die Aufnahme- und Entlaßkriterien zu uneinheitlich und der Ausbildungsstand des Personals ungenügend. Ferner sind die Kosten einer Spezialstation meist höher, etwa um 10 Dollar pro Patient und Tag (U.S. Congress OTA, 1987), obwohl Maas und Buckwalter (1990) bei den Pflegekosten keinen Unterschied feststellten.

Ein Argument für Spezialstationen ist die Tatsache, daß es zumindest anekdotische Beweise dafür gibt, daß nichtdemente (geistig klare) Bewohner unter dem engen Zusammenleben mit kognitiv eingeschränkten Personen leiden. Sie mögen es nicht, daß andere Bewohner in ihren Schränken wühlen, in ihren Betten schlafen und in ihre Topfpflanzen urinieren. Das Pflegepersonal berichtet einheitlich, daß sie glauben, auf Spezialeinheiten besser pflegen zu können (Grossman, Weiner, Salamon u. Burrows, 1986). Die Zufriedenheit der Angehörigen wird auf Spezialstationen höher angegeben. Der geringere Einsatz von chemischen und körperlichen Zwangsmitteln ist bewiesen, ebenso der geringere Gewichtsverlust von Bewohnern mit Demenzkrankheiten, die auf einer Spezialstation untergebracht sind (Cleary, Clamon, Price u. Shullaw, 1988; Hall u. a., 1986).

Die Behauptung, daß das Zusammenleben von nicht-dementen und dementen Heimbewohnern ersteren nicht gut bekommt, sei etwas näher ausgeführt. Die von geistig klaren Bewohnern am meisten genannten Probleme beziehen sich auf Verletzung der Privatsphäre, verlorene oder beschädigte persönliche Habe, schwierigen gesellschaftlichen Umgang, unregelmäßige Schlafmuster und die Angst vor körperlichen Angriffen erregter Bewohner. Aber auch für die dementen Bewohner ergeben sich Probleme. Sie bekommen z. B. mehr Tranquilizer als unbedingt notwendig, mit all den damit verbundenen negativen Folgen. Sie werden oft von traditionellen Aktivitäten ausgeschlossen, worauf sich ihre gesellschaftliche Anpassung weiter verschlechtert (Hall u. a., 1986; Johnson, 1989; Kane, 1987; Wiltzius, Gambert, Duthie, 1981). Früher ging man davon aus, daß demente Menschen wohl nicht wirklich verstehen, warum sie nicht zu einem bestimmten Ausflug oder Ereignis mitgenommen werden, an dem alle anderen Bewohner teilnehmen. Sie wissen aber auf einer bestimmten affektiven Ebene, daß sie ausgeschlossen wurden, und das hat Auswirkungen auf ihr Selbstbewußtsein und Selbstwertgefühl. Das ist natürlich ein sehr schwieriges Feld, schwer meßbar und erforschbar, und deswegen haben sich nur ganz wenige Studien mit der systematischen Erfassung der Probleme beschäftigt, die sich stellen, wenn demente und geistig klare alte Menschen zusammenleben.

Probleme im Zusammenhang mit der Erforschung von Spezialstationen

Wie bereits bemerkt, existiert nur wenig empirisches Material über Spezialstationen. Es gibt nur eine geringe Zahl von systematischer Evaluationen, und die meisten wissenschaftlichen Arbeiten befassen sich mit einer einzigen Spezialstation ohne entsprechende Kontrolle (Ohta, Ohta, 1988). Die an einer einzigen Spezialstation durchgeführten Studien können von Voreingenommenheit geprägt sein und unter mangelnder Generalisierbarkeit leiden, weil Personalausstattung, Ausbildung und andere stationstypische Merkmale so extrem verschieden sind. Ein weiteres, schweres Problem bei dieser Art von Forschung besteht in der Schwierigkeit, eine angemessene Zahl von Beispielen zu bekommen, eine Zahl, die groß genug ist, um Unterschiede in den Ergebnissen bei dieser hoch anfälligen Patientenpopulation feststellen zu können.

Die Studie

Diese Studie sollte die Auswirkungen von Spezialstationen auf Patienten, die Angehörigen, das Personal und die Kosten untersuchen. Ziele der Studie waren: 1. die Dokumentation der Unterschiede zwischen Versuchs- und Kontrollgruppen im Hinblick auf eine Reihe von Variablen; 2. die Dokumentation der Unterschiede hinsichtlich der praktischen und kostenmäßigen Effektivität zwischen Versuchs- und Kontrollgruppen; 3. die Beschreibung der Unterschiede innerhalb der Versuchs- und Kontrollgruppen über einen längeren Zeitraum hinweg. Patienten von Spezialstationen dienten als Versuchsgruppe, Patienten der traditionellen, integrierten Pflegestationen der gleichen Einrichtung als Kontrollgruppe.

Die Anpassung und Interaktionen zwischen Person und Umwelt diente der Studie als generelles Systemmodell (Kahana, 1975; Lawton, 1975). Silverstone und Burach-Weiss (1983) behaupten, daß dysfunktionales und gesellschaftlich unangemessenes Verhalten von Alzheimer-Patienten durch Interaktionen zwischen Person und Umwelt erklärt werden können. Die Beeinträchtigung der ego-sensorischen, wahrnehmenden und kognitiven Prozesse hindert Alzheimer-Patienten daran, mit ihrer Umwelt erfolgreich zu interagieren. Wegen dieser krankheitsbedingten Beeinträchtigung zeigen Alzheimer-Patienten Verhaltensweisen gestörter Person-Umwelt-Interaktion, verbunden mit repetitivem, dysfunktionalem und verwirrtem Verhalten (Roberts, Algase, 1988).

Hall und Buckwalter (1987) gehen von der Prämisse aus, daß eine Störung der Patient-Umwelt-Interaktion dann auftritt, wenn die Anforderungen der Umwelt die Anpassungsfähigkeit des Alzheimer-Patienten übersteigen, und formulierten das Progressively Lowered Stimulus Threshold Modell (Modell der progressiv herabgesetzten Reiz-Schwelle). Sie sind der Meinung, daß die Umgebung von Personen mit Alzheimer-Krankheit verändert werden muß, weil ihre kognitiven und funktionalen Fähigkeiten abnehmen und ihr Unvermögen, mit Streß umzugehen, zunimmt. Wichtiger noch, das Progessively Lowered Stimulus Threshold Modell geht von der Annahme aus, daß durch Veränderung der Umweltanforderungen des Patienten eine Streßreduzierung erreicht und funktional angepaßtes Verhalten gefördert werden kann. Von Patienten auf Spezialstationen kann demnach erwartet werden, daß sie weniger unangemessenes Verhalten an den Tag legen und ihre kognitiven und funktionalen Fertigkeiten bewahren (Hall u. Buckwalter, 1987).

Von einer Umgebung mit weniger Reizen wird insbesondere erwartet, daß sie weniger Anforderungen an die kognitiven Verarbeitungsfähigkeiten von Alzheimer-Patienten stellt, worauf sie ihre verbliebenen kognitiven Fähigkeiten effektiver einsetzen können. Der effektivere Einsatz kognitiver Fähigkeiten sollte zum besseren Erhalt der funktionellen Fertigkeiten führen. Die Fähigkeit, sich ohne Aufregung die persönliche Toilette durchzuführen und zu essen, sollte aufrechterhalten bleiben, und gesellschaftlich inakzeptable Verhaltensweisen sollten zurückgedrängt werden. Die hier vorgelegte Untersuchung ließ also bei Patienten einer Spezialstation, verglichen mit jenen von traditionellen, integrierten Stationen, einen langsameren kognitiven und funktionalen Abbau, weniger gesellschaftlich inakzeptables Verhalten und geringeren Einsatz von medikamentösen und körperlichen Zwangsmitteln erwarten.

Die spezifischen Untersuchungsfragen lauteten:

1. Weisen Patienten der Spezialstation einen langsameren Abbau der funktionalen und kognitiven Fähigkeiten auf?

2. Fallen sie weniger häufig?

3. Verletzen sie sich weniger häufig beim Fallen?

4. Verursachen sie mehr oder weniger Kosten?

5. Brauchen Patientinnen und Patienten einer Spezialstation weniger Medikamente, verursachen also niedrigere Medikamentenkosten?

6. Gibt es einen Unterschied in der Anwendung von Zwangsmitteln?

7. Welchen Eindruck haben die Angehörigen von der Pflege, und sind die Angehörigen von Patienten einer Spezialstation zufriedener?

8. Welche Unterschiede gibt es zwischen dem Personal der Versuchsstationen und der Kontrollstationen hinsichtlich des Wissensstandes, der Berufszufriedenheit, der Fehlzeiten und des Streßniveaus? (Ein wichtiges Argument gegen Spezialstationen lautet, daß sie für das Personal zu anstrengend sind und der in diesen Berufen ohnehin schon häufige Personalwechsel hier noch stärker ist.)

Methode

Design, Stichprobe und Setting

Zum Vergleich der Auswirkungen einer Spezialstation mit den Auswirkungen von Pflege auf traditionellen, integrierten Stationen auf Alzheimer-Patienten, das Personal und die Angehörigen wurde eine experimentähnliche Feldstudie mit mehrfachen Messungen angewendet. Sie wurde an einem großen staatlichen Altersheim für Veteranen im Mittleren Westen durchgeführt. Die Art der Studie und die Zeiten der Datensammlung sind in der **Tabelle 10.1** dargestellt.

Das Iowa Veterans' Home ist eine staatliche Langzeitpflegeeinrichtung für Veteranen und ihre Ehepartnerinnen. Es bietet 764 Bewohnern eine stationäre oder temporäre, umfassende rehabilitative, professionelle Pflege. Von der Gesamtzahl der Bewohner sind 120 Frauen und 100 Nicht-Veteranen. Dieses Pflegeheim verfügt neben dem reinen Pflegeangebot über folgende Einrichtungen: zahnärztlicher Dienst, physikalische Therapie, Beschäftigungs- und Logotherapie, Apotheke, Radiologie, klinische Psychologie, ärztlicher Dienst, augenärztlicher Dienst, Sozialdienste, Freizeitangebote, Diätberatung und HNO-Dienst.

Die Spezialstation ist eine selbständige Abteilung mit 20 Betten, die so gestaltet ist, daß Alzheimer-Patienten, von nichtdementen Personen getrennt, unbeschränkt und sicher auf der Station und dem angeschlossenen eingezäunten Innenhof umherwandern können. Das Personal der Spezialstation besteht aus erfahrenen Kräften, die ihre Fähigkeit, mit kognitiv eingeschränkten Patien-

Tabelle 10.1: Aufbau der Studie und Zeiten der Datensammlung

Art der Studie (Patient, Personal, Angehörige)												
E	O1	O2	O3	O4	O5	O6	X	O7	O8	O9	O10	O11	O12
C	O1	O2	O3	O4	O5	O6		O7	O8	O9	O10	O11	O12

Phase I (Messungen vor der Behandlung Januar bis Dezember 1986)   Phase II (Messungen nach der Behandlung Mai 1987 bis Juni 1988)

Ort der Messung: O = Zweimonatliche Messungen vor und nach Einrichtung der Spezialstation
X = Spezialstation, besondere Pflegestation
E = Untersuchungsgruppe (Experimental Group)
C = Vergleichsgruppe (Comparison Group)

ten umgehen zu können, bereits bewiesen haben. Alle Pflegekräfte für Alzheimer-Patienten absolvieren eine Schulung von 80 Stunden (40 Stunden Didaktik und 40 Stunden supervisiertes klinisches Praktikum). Das Schulungsprogramm umfaßt folgende Themen: Verlauf der Alzheimerschen Krankheit, kognitive und funktionelle Folgen, die Grundsätze einer gezielt gestalteten therapeutischen Umgebung und von Trainingsmaßnahmen, Wirkungsweise und Einsatzmöglichkeiten von Psychopharmaka und verhaltenstherapeutischen Ansätzen, mit den Konzepten des vorbehaltslosen positiven Blicks, der überwachten Reize, Flexibilität, Ablenkung, Vermeidung körperlicher und medikamentöser Zwangsmittel und die Anwendung von psychosozialen rehabilitativen Methoden, wie Erinnerungsarbeit, Kunst-, Musik- und Spieltherapie. Das Personal der Spezialstation ist fest eingeteilt und wird nicht auf anderen Stationen eingesetzt. Personal anderer Abteilungen kommt wiederum nicht auf der Spezialstation zum Einsatz.

Eine Vollzeitkraft für Beschäftigungstherapie koordiniert die therapeutischen Aktivitäten und das Freizeitangebot der Spezialstation. Die Aktivitäten richten sich nach den individuellen Bedürfnissen der Bewohner und haben zum Ziel, die kognitiven und funktionellen Fähigkeiten der Bewohner zu steigern und verwirrtes und dysfunktionales Verhalten zu verhüten. Ruhezeiten sind eine wichtige Therapie, die sich mit Phasen der Beschäftigung abwechseln.

Die Einbeziehung der Familie besteht aus einer aktiven Angehörigengruppe, die von einer Sozialfachkraft und der Stationsleitung koordiniert wird. Die Richtlinien der Spezialstation sehen vor, daß die Angehörigen über die Grundsätze der Spezialstation, über die Ziele der Einbeziehung der Familie und die Rolle des Pflegepersonals informiert werden, verbunden mit einer Unterweisung in richtigem Besuchsverhalten.

Die Spezialstation orientiert sich am Progressively Lowered Stress Threshold Modell (Modell der progressiv herabgesetzten Streßschwelle) von Hall und Buckwalter (1987) und betont den bewußten Umgang mit Umweltstreß in bezug auf die individuellen Fähigkeiten der Bewohner (Maas, 1988). Die Spezialstation ist nicht bar aller sensorischen Reize, die Reize werden jedoch an die progressiv herabgesetzten kognitiven und funktionellen Fähigkeiten der jeweiligen Bewohner angepaßt. Lärm, Schattenwurf, Verkehr von anderen Bereichen der Einrichtung und sensorische Überflutung werden vermieden, dagegen wird Wert auf eine Umgebung gelegt, die den Sinnen schmeichelt, die Orientierungshilfen bietet und der Funktionsoptimierung dient. Beruhigende Musik ertönt, und die Ausstattung ist von interessanter Form, Beschaffenheit und Farbe. Möbel und Einrichtungsgegenstände sind unter dem Aspekt der Sicherheit und Stabilität ausgewählt. Schränke und Schubladen werden verschlossen gehalten, mit Ausnahme einer Nachttischschublade für jede Person.

Die Spezialstation hat besondere Aufnahmekriterien: 1. Die Diagnose einer irreversiblen Demenz, abgesichert durch eine umfassende psychoneurologische Untersuchung, 2. Demenz mittleren Grades, Stufe 4 bis 6 der Global Deterioration Scale (diese Skala geht von 1 bis 7 und beruht auf sieben einzelnen klinisch feststellbaren Stadien des Krankheitsverlaufs) (Reisberg u. a., 1982), 3. Gefähigkeit. Patienten mit Psychosen, geistigen Behinderungen oder reversiblen Demenzen werden nicht aufgenommen. Daher waren alle untersuchten Personen unserer Studie in den Stadien zwischen 4 und 6 der Demenzskala (mittlere Demenz), sie wiesen keine reversible Demenz, größere psychiatrische Probleme oder Entwicklungsstörungen auf.

Das gesamte mit Alzheimer-Patienten befaßte Pflegepersonal der Spezialstation und der traditionellen Stationen wurde in die Studie einbezogen. Die Pflegekräfte beider Gruppen nahmen vor der Sammlung der Grunddaten an einem Trainingsprogramm von 80 Stunden teil (40 didaktische und 40 praktische Stunden). Der Spezialstation waren 42 Personen zugeteilt: 4 examinierte Pflegekräfte, 25 Pflegehelferinnen und -helfer, 1 Stationssekretärin, 1 Sozialarbeiterin, 1 Diätfachkraft, 1 Beschäftigungstherapeutin und 2 hauswirtschaftliche Stationshilfen. Die Vergleichspersonen mit Alzheimer-Krankheit befanden sich auf 14 anderen Stationen für Kurzzeitpflege oder Fachabteilungen, wo sie mit nicht-dementen Bewohnern zusammenlebten. Die Personalausstattung dieser Abteilungen war davon abhängig, ob es sich sich um eine Lang- oder Kurzzeitpflegestation handelte. Das Personal der Spezialstation war mit der personellen Besetzung von Langzeitpflegestationen vergleichbar. Ein wichtiger Unterschied der traditionellen Stationen war, daß das Personal (Pflegepersonal und anderes Personal) ihr Programm nicht an den besonderen Bedürfnissen von Dementen orientieren konnte. Pro Patient wurde ein Familienangehöriger gebeten, an der Studie teilzunehmen. Diese Person mußte volljährig sein und wenigstens einmal pro Monat Kontakt mit dem alzheimerkranken Angehörigen haben.

Datensammlung

Die Daten über eine breite Palette von relevanten Faktoren wurden zweimonatlich gesammelt, und zwar jeweils ein Jahr vor und ein Jahr nach der Eröffnung der Spezialstation. Die Daten über Stürze, über Zwangsmaßnahmen, Medikation, Aktivitäten, Verhaltensweisen und Morbidität wurden den Krankenakten entnommen und beruhen auf den Beobachtungen des Personals. Beobachtungen des Personals wurden an einem halben Tag jeder Zweimonatsperiode erfaßt, die Personen im Zufallsverfahren ermittelt. Wir untersuchten eine Reihe von Patienten-, Angehörigen- und Personalvariablen und bedienten uns dabei sowohl standardisierter als auch selbstentwickelter und psychometrisch erprobter Instrumente. **Tabelle 10.2** führt die eingesetzten Instrumente und ihre Ziele auf.

Patientenmeßinstrumente

Alzheimer's Disease Assessment Scale (ADAS, **Einschätzungsskala der Alzheimer-Krankheit).** Die ADAS wurde eingesetzt, um Daten über die kognitiven und nicht-kognitiven Funktionsfähigkeiten von Alzheimer-Patienten zu sammeln. Die ADAS wurde eigens dazu entwickelt, die Schwere der kognitiven und nicht-kognitiven Verhaltensstörungen zu messen, die für Menschen mit Alzheimer-Krankheit typisch sind (Rosen, Mohs u. Davis 1984).

Geriatric Rating Scale (GRS, **Geriatrische Beurteilungsskala).** Die Aktivitäten des täglichen Lebens (ATLs) wurden anhand der GRS, einer Skala mit 31 Einzelpunkten zur Beurteilung von Bewohnerverhalten, eingeschätzt.

Functional Abilities Checklist (FAC, **Checkliste der funktionalen Fähigkeiten).** Die FAC wurde eingesetzt, um die funktionellen Fähigkeiten von Alzheimer-Patienten hinsichtlich folgender ATLs zu messen: Sich Waschen und Kleiden, Essen und Trinken, Wachsein und Schlafen, Sich Bewegen, Kommunizieren. Die Skala umfaßt fünf Bereiche der funktionalen Fähigkeiten: Selbstpflegeaktivitäten, unangemessenes Verhalten, kognitiver Status und Sexualverhalten. Maas und Buckwalter (1990) haben die FAC entwickelt, weil andere in der Literatur beschriebene Instrumente nicht alle Bereiche umfaßten, die für Heimbewohner mit Alzheimer-Krankheit von Bedeutung sind.

Individual Incident Record (IIR, **Persönlicher Ereignisbericht).** Der IIR wurde für die tägliche Aufzeichnung der Ereignisse entwickelt, die auf gestörte Sicherheit der Alzheimer-Patienten hinweisen und/oder auf Ereignisse,

Tabelle 10.2: Instrumente der Phasen I und II

Ziel	Instrument	einschätzende Person	Zeit
Patienten:			
Auswahlkriterien	Allgemeine Abbauskala (Global Deterioration Scale, GDS)	examinierte Pflegekraft	15 min.
Demographische Daten	Demographische Fragen,	examinierte Pflegekraft	5 min.
Kognitiver Status	GDS	examinierte Pflegekraft	30 min.
	Einschätzungsskala der Alzheimer-Krankheit (Alzheimer's Disease Assessment Scale, ADAS)	examinierte Pflegekraft	10 min.
Funktionaler Status	Checkliste der funktionalen Fähigkeiten (Functional Abilities Checklist, FAC)	Stationsleitung	
	Geriatrische Beurteilungsskala (Geriatric Rating Scale, GRS)	Stationsleitung	10 min.
		examinierte Pflegekraft	
Stürze, Medikation, Fixierungen, Verhalten Aktivitäten, Morbidität	Persönlicher Ereignisbericht (Individual Incident Report, IIR)	Pflegepersonal	15 min.
Angehörige:			
Demographische Daten	Demographische Fragen	selbst	5 min.
Zufriedenheit	Instrument zur Beurteilung der Zufriedenheit der Familie (Family Perceptions Tool, FPT)	selbst	10 min.
Personal:			
Demographische Daten	Demographische Fragen	selbst/Pflegekraft	5 min.
Arbeitszufriedenheit	Fragen zur Zufriedenheit des Pflegepersonals (Nursing Satisfaction Questionnaire, NSQ)	selbst	15 min.
Wissensstand	Alzheimer-Wissenstest (Knowledge of Alzheimer's Test, KAT)	selbst	10 min.
Streß	Streßzustand der Pflegenden (Caregiver Burnout Inventory, CSI)	selbst	10 min.
Burnout	Burnout-Skala nach Maslach (Maslach Burnout Inventory, MBI)	selbst	10 min.
Fehlzeiten	Dienstpläne	Pflegekraft	5 min.

die für die Einrichtung oder das Personal kostenintensiv sind. Verhalten von Alzheimer-Patienten, das auf Interaktion mit anderen Patienten, dem Personal und auf die Teilnahme an Aktivitäten hinweist, wurde vom IIR ebenfalls erfaßt. Der IIR dokumentiert folgende Ereignisse: Stürze der Alzheimer-Patienten, psychotrope Medikamente, Verabreichung und Wirkung von Schlaf- und Beruhigungsmitteln, Anwendung von körperlichen Zwangsmitteln, Einzelbetreuung und -überwachung, Umherwandern, Teilnahme an Aktivitäten und übersteigerte Reaktionen.

Familienmeßinstrumente

Die demographischen Daten wurden nur einmal nach dem Test erhoben.

Familiy Perceptions Tool (FPT, **Instrument zur Beurteilung der Zufriedenheit der Familie).** Maas und Buckwalter (1990) entwickelten ein FPT mit 36 Punkten, das vier Bereiche der Familienzufriedenheit umfaßt und von der Familie selbst angewandt wird: 1. Zufriedenheit mit der allgemeinen Pflege des Alzheimer-Patienten, 2. Angemessenheit der Umgebung des Patienten auf der Station, 3. Qualität der Beziehung zwischen Patienten und Angehörigen, 4. Zufriedenheit der Angehörigen mit der körperlichen Pflege des Alzheimer-Patienten.

Personalmeßinstrumente

Jede Pflegekraft bekam eine nur dem Forschungsteam bekannte Codenummer. Mehrere Personalmeßinstrumente bestanden einfach aus Papier und Bleistift. Auf dem Umschlag eines jeden Fragebogens wurde die Codenummer der jeweiligen Pflegekraft vermerkt. Alle anderen über diese Person gesammelten Daten wurden mit dieser Nummer bezeichnet. Die demographischen Informationen über die Person wurden beim Erstkontakt gesammelt. Das Personal wurde ferner nach folgenden Variablen gemessen: Wissensstand über die Alzheimer-Krankheit, Berufszufriedenheit, Berufsstreß, Burnout und Fehlzeiten.

Maslach Burnout Inventory (MBI, **Burnout-Skala nach Maslach).** Das Maslach Burnout Inventory (Maslach, Jackson, 1981) wurde zur Messung der Frequenz und Intensität von subjektiv empfundenem Burnout bei Menschen in helfenden Berufen entwickelt. Es erfaßt drei Aspekte von Burnout: emotionale Erschöpfung, Entpersönlichung und persönliche Erfüllung (Mangel an persönlicher Erfüllung). Die Unterrubrik emotionale Erschöpfung umfaßt

neun Punkte, die sich mit dem Gefühl befassen, von der Arbeit emotional über-
beansprucht und ausgelaugt zu sein. Die fünf Punkte umfassende Unterrubrik
Entpersönlichung mißt den Grad von unpersönlichen Reaktionen auf die
Rezipienten von Pflege. Die Unterrubrik persönliche Erfüllung erfaßt mit
neun Punkten die Gefühle von Kompetenz und Befriedigung bei der Arbeit
mit Menschen. Ein hoher Grad von Burnout zeigt sich in hohen Werten von
emotionaler Erschöpfung und Entpersönlichung und niederen Werten von persönlicher Erfüllung.

Caregiver Stress Inventory (CSI, **Streßzustand der Pflegenden).** Es gibt
Beweise, daß es einen Zusammenhang zwischen Streß und Burnout gibt, und
viel Spekulationen darüber, daß der Umgang mit alzheimerkranken Heimbewohnern besonders streßreich ist. Der Fragebogen zum Thema Streß sollte
zwei Dinge klären: 1. Empfindet das Personal den Umgang mit Alzheimer-
Kranken auf einer Spezialstation weniger stressig als das Personal einer integrierten Station? 2. Welches Bewohnerverhalten kommt bei welcher Art von
Station seltener vor und/oder wird als weniger streßauslösend empfunden?
(Maas, Buckwalter, 1990). Angesichts der Tatsache, daß sich auf der Spezialstation nur demente Personen befanden, ging man, trotz mancher Verbesse-
rung des Verhaltens, von einem Ansteigen bestimmter Streßfaktoren aus. Der
Fragebogen diente der Dokumentation der Unterschiede der Streßarten beim
Personal der Untersuchungs- und der Kontrollgruppe.

Nursing Satisfaction Questionaire (NSQ, **Fragen zur Zufriedenheit des
Pflegepersonals).** Der NSQ ist ein standardisiertes Instrument, dem McCulloch (1974) Verläßlichkeit und Richtigkeit bescheinigt. Der NSQ wurde für
diese Studie überarbeitet, wobei unpassende Fragen, wie solche zur Vergütung,
herausgenommen wurden. Die ursprünglich 120 Fragen wurden auf 83 reduziert, die sechs Bereiche messen: 1. Arbeitsbedingungen, 2. berufsbezogene
Überlegungen, 3. beruflicher Ausbildungsstand, 4. emotionales Klima, 5.
Supervision, 6. gesellschaftliche Bedeutung.

Knowledge of Alzheimer's Test (KAT, **Alzheimer-Wissenstest).** Das ursprüng-
lich 20 Punkte umfassende Instrument wurde vorgetestet, indem an zwanzig
Pflegekräfte von Pflegeheimen die gleichen Fragebögen verteilt wurden.
Daraus ergab sich ein Reliabilitätskoeffizient von .80. Die inhaltliche
Richtigkeit wurde durch das Studium der Literatur erreicht und durch ein
Gremium abgesichert, das aus Fachkräften der Altenpflege mit Spezialisie-
rung auf die Pflege von Alzheimer-Kranken bestand. Aus der durchgehend erreichten hohen Punktzahl schloß man, daß dieses Instrument die unterschiedlichen Wissensstände nicht erfaßte. Deswegen wurde der Test auf 33 Punkte
erweitert (Maas u. Buckwalter, 1990).

Fehlzeiten des Personals. Die Fehlzeiten wurden anhand der Tagesberichte des Iowa Veterans' Home erfaßt. Sie verzeichnen die Zahl der Fehlstunden jeder Pflegekraft mit und ohne Lohnfortzahlung.

Die beiden hier dargestellten Vor- und Nachuntersuchungen umfassen die beiden zweimonatigen Perioden unmittelbar vor der Eröffnung der Spezialstation (O5 und O6 der **Tab. 10.1**) und die beiden zweimonatigen Perioden, beginnend mit dem fünften Monat nach der Eröffnung der Spezialstation (O7 und O8 der **Tab. 10.1**). Um Einflüsse von Verlegungen auszuschließen, setzten die zwölf Monate der Datensammlung für die Nachuntersuchung im fünften Monat nach der Eröffnung der Spezialstation ein.

Um die Unterschiede zwischen der Untersuchungs- und der Kontrollgruppe zu erfassen, wurde während des Forschungszeitraums mehrmals eine Varianzanalyse durchgeführt, auch Veränderungen innerhalb jeder Gruppe wurden berücksichtigt.

Ergebnisse

Patientenbezogene Ergebnisse

Im achtundzwanzig Monate dauernden Untersuchungszeitraum erfüllten 100 Bewohner mit Alzheimer-Krankheit die Aufnahmekriterien für die Studie. Bedingt durch die hohe Verlustrate, meist durch Tod, konnten wiederholte Maßnahmenanalysen nur bei 22 Teilnehmenden, von denen wir über die kompletten Daten aus zwei Vor- und zwei Nachuntersuchungen verfügten, durchgeführt werden. Das Durchschnittsalter dieser 22 Personen (davon 13 aus der Untersuchungsgruppe, 9 aus der Kontrollgruppe) betrug 72,5 Jahre. Die Mehrzahl war männlich (91%), wie bei Kriegsveteranen zu erwarten. Mehr als 70 Prozent der Alzheimer-Patienten befand sich zum Zeitpunkt der Aufnahme in die Spezialstation seit weniger als zwölf Monaten im Haus. Bei etwa zwei Drittel der Patienten war die häufigste Kontaktperson die Ehepartnerin.

Dysfunktionales Verhalten. Während es im Untersuchungszeitraum zwischen den kognitiven und nicht-kognitiven Verhaltensfähigkeiten der beiden Gruppen keine signifikanten Unterschiede gab, fiel bei beiden Gruppen ein durchgängiges Veränderungsmuster von der Voruntersuchung zur Nachuntersuchung auf. Die durchschnittlich erzielte kognitive Punktzahl (ADAS) der Untersuchungsgruppe stieg von 56,67 auf 59,69 Punkte, während die durchschnittliche Punktzahl der Kontrollgruppe von 45,38 auf 53,88 Punkte stieg und somit eine Verminderung der kognitiven Funktionen der Alzheimer-Patienten beider Gruppen anzeigt. Die nicht-kognitiven ADAS-Punkte sanken im Untersuchungszeitraum bei beiden Gruppen. Bei der Untersuchungsgruppe sanken die nicht-kognitiven Punkte um zwei Punkte von 18,83 vorher auf 16,83 nachher. Bei der Kontrollgruppe sanken die nicht-kognitiven Punkte von 13,75 vorher auf 7,88 Punkte nachher. Beide Gruppen hatten ihr Sozialverhalten also verbessert. Eine mögliche Erklärung für die stärkere Verbesserung der nicht-kognitiven Funktionen bei Personen der Kontrollgruppe besteht darin, daß die Gruppen wohl nicht vergleichbar waren, weil sich auf der Spezialstation mehr äußerst unruhige Patienten befanden.

Funktionelle Fähigkeiten. Es ergaben sich weder im Bereich der FAC noch in dem der GRS signifikante Unterschiede in der erreichten Punktzahl. Die Punktzahl änderte sich auch über den ganzen Untersuchungszeitraum hinweg nicht sonderlich. Dazu kommt, daß sich auch keine wesentlichen Unterschiede zwischen den Gruppen oder Zeitperioden bei den Untergruppen der FAC- oder GRS-Skalen ergaben. Sowohl die Untersuchungsgruppe als auch die Kontrollgruppe wies eine Steigerung der durchschnittlich erreichten GRS-Punkte zwischen Vor- und Nachuntersuchung auf. Sie zeigen ein leichtes Absinken der funktionellen Fähigkeiten von der Ausgangsbasis bis zur letzten Periode der Datenerhebung. Ferner gab es zwischen den Gruppen, bei konstant gehaltenem kognitivem Status, keine signifikanten Unterschiede der insgesamt erreichten FAC-Punktzahl.

Übersteigerte, chaotische Reaktionen wurden anhand des IIR beobachtet und aufgezeichnet. Eine übersteigerte Reaktion wurde als Reaktion (Stimmungswechsel) eines Heimbewohners auf Stimuli definiert, die dem Pflegepersonal minimal erscheinen. Ein Symptomtest ($p = .035$) zeigte, daß Alzheimer-Patienten auf der Spezialstation nach der Intervention bedeutend weniger übersteigerte Reaktionen aufwiesen als am Ausgangpunkt und bedeutend weniger als Patienten auf traditionellen Stationen. Alzheimer-Patienten auf der Spezialstation hatten auch mehr Interaktionen mit Personal und Mitbewohnern, sie zeigten weniger zerstörerisches Verhalten und weniger übersteigerte Reaktionen. Sie nahmen häufiger an therapeutischen Maßnahmen mit Haustieren und anderen Therapien teil. Während der ersten vier Monate nach Eröffnung der Spezialstation wurden Alzheimer-Patienten auf dieser Station seltener fixiert als Alzheimer-Patienten auf traditionellen Stationen, stürzten aber öfter (**s. Tab. 10.3 und 10.4**). Obwohl die Stürze ohne Verletzungen verliefen, wurden Alzheimer-Patienten auf der Spezialstation im fünften und sechsten Monat nach der Eröffnung der Spezialstation öfter fixiert. Die Patienten der Spezialstation wurden in diesen zwei Monaten öfter fixiert und stürzten öfter als Patienten auf traditionellen Stationen (**s. Tab. 10.4**). Patienten der Spezialstation wurden erheblich weniger Laxantien verabreicht als Alzheimer-Patienten auf traditionellen Stationen. Der leichte Unterschied zwischen der Spezialstation und den traditionellen Stationen in der Zahl der antipsychotischen Medikation war statistisch nicht relevant. Heimbewohner der Spezial-

Tabelle 10.3: Zahl der Stürze pro Patient und Woche

| Gruppe | Zeit vor der Untersuchung | | | | Zeit nach der Untersuchung | | | | | |
| | Zeitpunkt 5 | | Zeitpunkt 6 | | Zeitpunkt 7 | | Zeitpunkt 8 | | Zeitpunkt 9 | |
	M	SD	M	SD	M	SD	M	SD	M	SD
Untersuchungs-gruppe (Zahl = 13)	0,15	0,38	0,23	0,44	1,31	2,02	1,54	1,46	1,39	1,39
Kontrollgruppe (Zahl = 9)	0,44	1,33	0,11	0,33	0,56	0,88	0,33	0,77	0,33	0,71

Untersuchungsgruppe und Kontrollgruppe unterschieden sich in der Zahl der Stürze nach der Zeit der Untersuchung erheblich [F (1,20) = 4.54, $p < .05$].

Tabelle 10.4: Zahl der Fixierungen pro Bewohner: Durchschnittliche Anzahl pro Tag

| Gruppe | Zeit vor der Untersuchung | | | | Zeit nach der Untersuchung | | | | | |
| | Zeitpunkt 5 | | Zeitpunkt 6 | | Zeitpunkt 7 | | Zeitpunkt 8 | | Zeitpunkt 9 | |
	M	SD	M	SD	M	SD	M	SD	M	SD
Untersuchungs-gruppe (Zahl = 13)	2,92	2,78	2,69	2,21	3,53	2,96	3,30	2,40	4,15	2,76
Kontrollgruppe (Zahl = 9)	3,56	2,69	2,44	2,29	3,88	2,93	4,33	2,74	3,77	2,99

Untersuchungsgruppe und Kontrollgruppe unterschieden sich im Muster der Fixierungen zu den Zeitpunkten 7 bis 9 in der Zeit nach der Untersuchung erheblich [F (2,40) = 3.72, $p < .05$].

station hatten in der Anfangszeit weniger akute Krankheiten, als solche auf traditionellen Stationen, in der Phase nach der Behandlung war es umgekehrt. In beiden Gruppen betrug die durchschnittliche Zahl der Krankheiten eine pro Monat. Die Pflegekosten lagen beim durchschnittlichen Patienten der Spezialstation zwischen 34 Dollar bis 57 Dollar pro Tag, bei Bewohnern traditioneller Stationen zwischen 47 Dollar bis 58 Dollar. Diese Kosten veränderten sich im Untersuchungszeitraum nicht wesentlich.

Personalbezogene Ergebnisse

Von den 186 Pflegepersonen des ursprünglichen Samples wurden wegen Ausfall oder fehlender Daten nur 76 (21 in der Untersuchungsgruppe, 55 in der Kontrollgruppe) analysiert. Die Zuteilung des Personals auf Spezialstation und traditionelle Stationen erfolgte nach Kriterien und Erfordernissen der

Studie, es waren also keine randomisierten Gruppen. Die Mehrzahl des Personals war weiblich, zwischen 20 und 39 Jahren und arbeitete Vollzeit. Das Personal der Spezialstation und das traditioneller Stationen war altersmäßig in etwa vergleichbar, das Personal letzterer arbeitete jedoch noch nicht so lange in diesem Haus. Wegen der Notwendigkeit, das examinierte Personal auf alle Stationen dieser Langzeitpflegeeinrichtung zu verteilen, gab es im Team der Spezialstation weniger examinierte Pflegekräfte.

Es überrascht nicht, daß die examinierten Pflegekräfte durchgehend über ein größeres Wissen über die Alzheimer-Krankheit verfügten als nicht-examinierte [erreichte Wissenspunkte durchschnittlich = 29,4, beziehungsweise 27,1 von 33; t (60) = 3,24, p < .001]. Trotzdem erreichte das Personal der Spezialstation durchgängig eine leicht höhere Zahl der Wissenspunkte (im Durchschnitt [M] = 28,26) als das Personal auf traditionellen Stationen (M = 27,42), obwohl der Anteil von examiniertem Pflegepersonal auf traditionellen Stationen höher lag und alle Pflegekräfte, die mit Alzheimer-Patienten zu tun hatten, die gleiche Spezialausbildung hatten. Wahrscheinlich bot sich den Pflegekräften auf der Spezialstation mehr Gelegenheit, das Gelernte anzuwenden und damit ihr Spezialwissen zu festigen. Das examinierte Pflegepersonal auf der Spezialstation war sowohl hier als auch auf traditionellen Stationen erheblich zufriedener mit der Ausbildung als andere Pflegekräfte [F (1,62) = 4,09, p = .047]. Insgesamt betrachtet, wies während des Untersuchungszeitraums das gesamte Pflegepersonal eine mittlere bis hohe Arbeitszufriedenheit auf. Das Pflegepersonal der Spezialstation empfand aufgrund seines Wissens, seiner Fähigkeiten und Ressourcen deutlich weniger Streß, während sich der Streß beim Personal auf traditionellen Stationen mit der Zeit steigerte [F (2,62) = 2,28, p = .12]. Das Pflegepersonal der Spezialstation wies auch deutlich weniger Anzeichen von Entpersönlichung und Burnout auf als das traditioneller Stationen [F (1,62) = 4,81, p = .32]. Das auf dieser Station eingesetzte Personal fühlte sich als therapeutisches Instrument. Auch die Krankheitszeiten und andere Ausfallzeiten lagen auf der Spezialstation erheblich niedriger. Unsere Daten belegen allen, die behaupten, das Personal weiterzubilden oder eine Spezialstation einzurichten sei nicht kosteneffektiv, daß das Pflegepersonal weniger gestreßt und zufriedener ist und weniger Fehlzeiten hat.

Familienbezogene Ergebnisse

Von den 52 Familienangehörigen, die an der Studie teilnahmen, war die Mehrzahl weiblich (81%), verheiratet (79%), mit dem Patienten verheiratet (52%) und 60 Jahre oder älter (64%). Die Patienten mit Alzheimer-Krankheit auf der Spezialstation lebten meist schon länger in einer Institution, und ihre

Angehörigen wußten schon länger über die geistigen Defizite ihres Familienmitglieds Bescheid als die Angehörigen von Patienten traditioneller Stationen. Obwohl die Angehörigen mit der speziellen Pflege ihrer alzheimerkranken Verwandten mittelmäßig bis hoch zufrieden waren [$M = 5,5$ bis $5,8$], waren sie mit der allgemeinen Pflege am meisten zufrieden ($M = 6,1$ bis $6,4$), ebenso mit der Umgebung der Alzheimer-Patienten ($M = 5,5$ bis $5,8$), am wenigsten mit der körperlichen Pflege ($M = 4,3$ bis $5,1$). Wiederholte Messungen zeigten keine statistisch relevanten Unterschiede in der Pflegezufriedenheit der Angehörigen der Gruppe der Spezialstation und der traditionellen Stationen. Sie änderte sich auch nicht im Laufe der Zeit. Eine nähere Betrachtung der einzelnen Punkte ergab, daß die Angehörigen von Patienten auf der Spezialstation und auf traditionellen Stationen mit folgenden Punkten am wenigsten zufrieden waren: mit der Einbindung in die Pflege ihrer alzheimerkranken Angehörigen ($M = 2,9$ bis $3,5$), mit den Aktivitäten, die den Alzheimerkranken angeboten werden ($M = 3,0$ bis $5,1$), und mit der personellen Ausstattung der Stationen mit Alzheimer-Patienten ($M = 3,3$ bis $4,2$). Die Unzufriedenheit der Angehörigen in diesen Bereichen nahm im Untersuchungszeitraum leicht zu. Um auf diese sehr beunruhigenden Ergebnisse der Pflegezufriedenheit der Angehörigen zu reagieren, haben wir neue Wege der Zusammenarbeit zwischen Angehörigen und Pflegeteam aufgezeigt und dem nationalen Zentrum für Pflegeforschung den Vorschlag gemacht, diese Maßnahme auf mehreren Spezialstationen zu testen.

Diskussion

Obwohl in letzter Zeit einige Studien zu dem Ergebnis kamen, daß die Trennung von Personen mit Alzheimer-Krankheit von nicht kognitiv eingeschränkten Heimbewohnern wünschenswert ist und zu besserem Verhalten und höherer Lebensqualität führt, muß über die Planung und Einrichtung von Spezialstationen noch viel mehr geforscht werden. Ein wichtiger Themenbereich ist die Auswirkung von speziellen Trainingsprogrammen auf die Befindlichkeit der Patienten. Wir sollten ferner imstande sein, die Rollen der Familienangehörigen zu optimieren. Wie bereits erwähnt, arbeitet unser Forschungsteam zur Zeit an diesem Thema. Wir müssen imstande sein, die Elemente der äußeren Umgebung, die das «Spezielle» einer Spezialstation ausmachen, zu isolieren, zu definieren und zu evaluieren. Wir müssen uns ferner bemühen, klar zu definieren, welches der optimale Ausbildungsstand für das Personal ist und welches die optimale Personalzusammensetzung. Sicherlich bedarf auch die Kosteneffektivität der Spezialstation einer näheren Untersuchung; ferner brauchen wir mehr multidisziplinäre Studien mit größeren und unterschiedlicheren Stichproben.

Aus unserer Erfahrung heraus empfehlen wir die Gründung eines staatlichen Registers der Spezialstationen (etwa wie das Krebsregister), wo die Typologien von Spezialstationen entwickelt, definiert und verfeinert werden können, weil es zwischen den Stationen so große Unterschiede gibt. Wir brauchen mehr Forschung zur Erstellung von Taxonomien, damit die Pflegeresultate je nach Art der Spezialstation besser beurteilt werden können. Wenn eine Spezialstation z. B. über einen Patienten/Pflegekraftschlüssel von 1:4 verfügt und eine andere über einen Schlüssel von 1:10, wie können die Forscherinnen und Forscher feststellen, ob die Resultate der Abteilung selbst oder der unterschiedlichen Personalausstattung zuzuschreiben sind? Wir müssen standardisierte Unterrichtsprogramme entwickeln und auswerten. Wenn diese Forschungsarbeiten vorliegen, dann und erst dann können wir Standards entwickeln, die die Basis für effektive Regulationsmechanismen bilden.

Dank

Diese Studie wurde vom National Center for Nursing Resarch, NIH, Grant # R01 NR01689, finanziert.

Quellen

Ackerman, J. O. (1985). Separated, not isolated–as basic as administrative backing and commitment. *The Journal of Long Term Care Administration, 13,* 90–94.

Alzheimer's and Related Disorders Unit Rules Committee Meeting, State of Iowa, minutes of the February 18,1988, meeting.

Alzheimer's Association. (1992). Request for proposal. Evaluation of Special Care Units. Chicago, IL.

Beitler, D. (1988, November). *Observable criteria for judging quality of care for dementia patients in nursing homes.* Symposium presented at Gerontological Society of America, 41st Annual Scientific Meeting, San Francisco, CA.

Benson, D. M., Cameron, D., Humback, E., Servino, L., & Gambert, S. (1987). Establishment and impact of a dementia unit within the nursing home. *Journal of the American Geriatrics Society, 35,* 319–323.

Berg, L., Buckwalter, K. C., Chafetz, P. K., Gwyther, L. P., Holmes, D., Koepke, K. M., Lawton, M. P., Lindeman, D. A., Magaziner, J., Maslow, K., Morley, J. E., Ory, M. G., Rabins, P. V., Sloane, P. D., & Teresi, J. (1991). Special care units for persons with dementia. *Journal of the American Geriatrics Society, 39,* 1229–1235.

Buckwalter, K. C. (1991). Segregating the cognitively impaired: Are dementia units successful? In P. Katz, R. Kane, & M. Mezey (Eds.), *Advances in long-term care, Vol 1,* New York: Springer Publishing Co.

Buckwalter, K. C., & Hall, G. R. (1987). Families of the institutionalized older adult: A neglected resource. In T. H. Brubaker (Ed.), *Aging, health and family: Long-term care,* (pp. 176–196). Beverly Hills, CA: Sage.

Chambers, J. D. (1990). Predicting licensed nurse turn-over in skilled long-term care. *Nursing and Health Care, 11,* 474–477.

Cleary, T., Clamon, C., Price, M., & Shullaw, G. (1988). A reduced stimulus unit: Effects on patients with Alzheimer's disease and related disorders. *The Gerontologist, 28*, 511–514.

Coons, D. H. (1991). *Specialized dementia care units.* Baltimore: The Johns Hopkins University Press.

Evans, L., Funkenstein, H. H., Albert, M. S., Scherr, P. A., Cook, N. R., Chown, M. J., Herbert, L. E., Hennekens, C. H., & Taylor, J. O. (1989). Prevalence of Alzheimer's disease in a community population of older persons: Higher than previously reported. *Journal of the American Medical Association, 262*, 2551–2556.

Greene, J. A., Asp, J., & Crane, N. (1985). Specialized management of the Alzheimer's disease patient: Does it make a difference? A preliminary progress report. *Journal of the Tennessee Medical Association, 78*, 559–563.

Grossman, H., Weiner, A. S., Salamon, M. J., & Burrows, L. (1986). The milieu standard for care of dementia in a nursing home. *Journal of Gerontological Social Work, 9*, 73–98.

Hall, G. R., & Buckwalter, K. C. (1987). Progressively lowered stress threshold: A conceptual model for care of adults with Alzheimer's disease. *Archives of Psychiatric Nursing, 1*, 399–406.

Hall, G. R., Kirschling, M. V., & Todd, S. (1986). Sheltered freedom: An Alzheimer's unit in an ICF. *Geriatric Nursing, 7*, 132–137.

Hepburn, K., Severance, J., Gates, B., & Christensen, M. (1989). Institutional care of dementia patients: A state-wide survey of long-term care facilities and special care units. *The American Journal of Alzheimer's Care and Related Disorders Research, 4* (2), 19–23.

Hing, E. (1987). Use of nursing homes by the elderly: Preliminary data from the 1985 National Nursing Home Survey. *National Gerontological Nursing Association Newsletter* (pp. 4–6).

Holmes, D., Teresi, J., Weiner, A., Monaco, C., Ranch, J., & Vickers, R. (1990). Impacts associated with special care units in long term care facilities. *The Gerontologist, 30*, 178–183.

Johnson, C. J. (1989). Sociological intervention through developing low stimulus Alzheimer's wings in nursing homes. *The American Journal of Alzheimer's Care Related Disorders and Research, 4* (2), 33–41.

Kahana, E. (1975). A congruence model of person-environment interaction. In P. Windley, T. Byerts, & F. Ernst (Eds.), *Theory development in environment and aging.* (pp. 181–214) Washington, DC: Gerontological Society.

Kane, R. (1987, May). *Considerations before developing a special care unit for Alzheimer's patients. Beyond folklore III: Standard of care in managing Alzheimer's patients.* Paper presented at symposium conducted by the University of Minnesota and the Veterans' Administration. Minneapolis, MN.

Lawton, M. P. (1975). Competence, environmental press and the adaptation of older people. In P. Windley, T. Byerts, & F. Ernst (Eds.), *Theory development in environment and aging* (pp. 13–83). Washington DC: Gerontological Society.

Leon, J., Potter, D., & Cunningham, P. (1990). Current and projected availability of special nursing home programs for Alzheimer's disease patients. Rockville, MD: Public Health Service, (DHHS Publication No. [PHS] 90–3463). National Medical Expenditure Survey Data Summary 1, Agency for Health Care Policy and Research.

Maas, M. (1988). Management of patients with Alzheimer's disease in long-term care facilities. *Nursing Clinics of North America, 23* (1), 57–68.

Maas, M., & Buckwalter, K. (1988, November). *Methodologic issues in the study of specialized units (special care units) in nursing homes.* Panel presentation, Gerontological Society of America, 41st Annual Scientific Meeting, San Francisco.

Maas, M., & Buckwalter, K. C. (1990). *Final report, nursing evaluation research: A special Alzheimer's unit.* National Institutes of Health, National Center for Nursing Research (#NR0689).

Maas, M., Buckwalter, K. C., Kelley, L. S., & Stolley, J. M. (1991). Family members' perceptions: How they view care of Alzheimer's patients in a nursing home. *The Journal of Long Term Care Administration, 19,* 21–26.

Maslach, C., & Jackson, S. (1981). *Maslach burnout inventory.* Palo Alto, CA: Consulting Psychologists Press, Inc.

Mathew, L., Sloan, P., Kilby, M., & Flood, R. (1988, March/April). What's different about a special care unit for dementia patients: A comparative study and research. *The American Journal of Alzheimer's Care and Related Disorders Reasearch, 3,* 16–23.

McCulloch, E. S. (1974). Nurse satisfaction questionnaire. In M. J. Ward & M. Fetler (Eds.), *Instruments for use in nursing education research.* (pp. 297–304) Boulder, CO: WICHE.

Ohta, R. J., & Ohta, B. (1988). Special units for Alzheimer's disease patients: A critical look. *The Gerontologist, 28,* 803–808.

Peppard, N. R. (1989, April). *Point-counterpoint. Session on special needs units.* American Society on Aging. Washington, DC.

Plutchick, R., Conte, H., Leiberman, M., Baker, M., Grossman, J., & Lehrman, N. (1970). Reliability and validity of a scale for assessing the functioning of geriatric patients. *Journal of the American Geriatrics Society, 18,* 491–500.

Reisberg, B., Ferris, M. J., deLeon, M., & Crook, T. (1982). The global deterioration scale (GDS): An instrument for the assessment of primary degenerative dementia. *American Journal of Psychiatry, 139,* 1136–1139.

Roberts, B. L., & Algase, D. L. (1988). Victims of Alzheimer's disease and the environment. *Nursing Clinics of North America, 35* (2), 113–118.

Rosen, W. G., Mohs, R. C., & Davis, K. L. (1984). A new rating scale for Alzheimer's disease. *American Journal of Psychiatry, 141,* 1356–1364.

Rovner, B. W., Gerrnan, P. S., Broadhead, J., Morriss, R., Brant, L., Blaustein, J., & Folstein, M. (1990). The prevalence and management of dementia and other psychiatric disorders in nursing homes. *International Psychogeriatrics, 2,* 13–24.

Sbordone, R. J., & Sterman, L. T. (1988). The psychologist as a consultant in a nursing home: Effect on staff morale and turnover. Professional Psychology: *Research and Practice, 14,* 240–250.

Schultz, D. J. (1987). Special design considerations for Alzheimer's facilities. *Contemporary Health Care, 10* (11), 49–56.

Silverstone, B., & Burach-Weiss, A. (1983). *Social work practice with the frail elderly and their families: The auxiliary function model.* Springfield, IL: Thomas.

U.S. Congress, Office of Technology Assessment. (1987). Losing a million minds: Confronting the tragedy of Alzheimer's disease and other dementias. OTABA–323. Washington, DC: U.S. Goverrunent Printing Office.

Wiltzius, F., Gambert, S., & Duthie, E. (1981). Importance of resident placement within a skilled nursing facility. *Journal of the American Geriatrics Society, 29,* 418–421.

11. Der Umgang mit akuten Verschlechterungen bei chronisch kranken älteren Menschen

Denise M. Kresevic, C. Seth Landefeld, Robert Palmer, Jerome Kowal

Mehr als die Hälfte aller Notaufnahmen in Krankenhäusern betrifft über 65-jährige Menschen. Die meisten Patienten haben zwar ein aktues medizinisches Problem, kommen aber in guter körperlicher Verfassung ins Krankenhaus. Viele sind bei der Entlassung in schlechterem oder dysfunktionalem Zustand (Applegate, 1990; Gillick, Serrell, Gillick, 1982; McVey, Becker, Saltz, Feussner, Cohen, 1989). Der Begriff Dysfunktion tauchte etwa 1963 in der Literatur auf (Katz, Ford, Muskowitz, Jackson, Jaffe, 1963). Er bezeichnet die Abnahme der funktionalen Fähigkeiten oder der Fähigkeit, die Aktivitäten des täglichen Lebens zu bewältigen, was zum Verlust von Unabhängigkeit und schließlich zur Heimeinweisung führt. Seit vielen Jahren ist bekannt, daß sich der funktionelle Zustand von 20 Prozent bis 40 Prozent aller Patienten, die ins Krankenhaus kommen, verschlechtert, obwohl sie medizinisch und pflegerisch nach bestem Wissen versorgt werden. Der Lungenembolus löst sich auf, die Herzbeschwerden bessern sich und die Harnwegsinfektion ist behoben, doch nun ist der Patient verwirrt, ißt schlecht und kann vielleicht gar nicht mehr gehen, wozu er vor der Hospitalisierung durchaus imstande war (Boyer, Lane, Chaung, Gipner, 1986; Fretwell u. a., 1990; Gillick u. a., 1982; McVey u. a., 1989).

Eine Reihe von Faktoren wirken zusammen und verursachen das dysfunktionale Syndrom. Eine nicht geringe Rolle spielt das, was wir inzwischen die feindselige Krankenhausatmosphäre nennen – die kalten, glänzenden, ungemütlichen Abteilungen, die Flügelhemden, die für die Ärzte und Medizinstudenten bei der Ganzkörperuntersuchung praktisch sind, jedoch die Würde des Patienten antasten, die routinemäßige Erfassung der Vitalzeichen alle vier Stunden, manchmal um Mitternacht und um 4 Uhr früh. Krankenhäuser sind die einzigen Institutionen, die es sich leisten können, Patienten im Namen der Therapie hungern zu lassen und eine Umgebung zu bieten, in der es vielleicht keine Orientierungshilfen wie Uhren, Kalender oder Zeitungen gibt. Die Ursachen für Dysfunktion sind wahrscheinlich vielfältig.

Geriatrische Abteilungen in Akutkrankenhäusern wurden überall sehr empfohlen, aber wenig erforscht. Meissner, Andolsek, Mears und Fletscher (1989) und Boyer u. a. (1986) berichteten von besserem funktionellem Status bei der Entlassung von einer geriatrischen Station. Teasdale, Shuman, Snow und Luchi (1983), Meissner u. a. (1989) und Boyer u. a. (1990) berichteten von deutlich längeren Liegezeiten. Fretwell u. a. (1990) jedoch stellten keine deutlichen Auswirkungen auf die körperlichen und geistigen Funktionen, die Sterberate, Aufenthaltsdauer oder Pflegekosten fest. Diese Ergebnisse stimmen zwar mit der Hypothese überein, daß die Abnahme der funktionalen Fähigkeiten bei akut kranken älteren Patienten nicht verhindert werden kann, doch es gibt auch andere Erklärungen. Vielleicht waren die Maßnahmen nicht angemessen. Die Umgebung wurde vielleicht nicht weitgehend genug den Bedürfnissen älterer Patienten angepaßt, der Hausarzt zu selten in die Teambesprechungen mit einbezogen und die Empfehlungen der Konziliarärzte nicht beachtet. Darüber hinaus sind die Meßkriterien der Studie vielleicht nicht geeignet, wichtige Veränderungen zu erfassen. So wurden z. B. die Funktionen sechs Wochen nach Aufnahme in die Studie untersucht, bei der Entlassung jedoch nicht.

Auf der Basis unseres Rahmenkonzepts des dysfunktionalen Syndroms, unserer früheren Untersuchungen und der Arbeit anderer Pflegewissenschaftlerinnen entwickelten wir das «Prehab Program of Patient-Centered Care» (Vorbeugungsprogramm der patientenorientierten Pflege). Es soll die Abnahme der funktionalen Fähigkeiten bei körperlich akut kranken Patienten verhindern und Patienten, deren funktionelle Fähigkeiten bereits abgenommen haben, rehabilitieren (**Abb. 11.1**). Der Erhalt der Funktion hat dabei allergrößte Bedeutung, weil das notwendige Maß an Energie, um einer Person die Fähigkeit zu gehen zu erhalten, ein Drittel geringer ist als das, was eingesetzt werden muß, um einer Person das Gehen wieder beizubringen. Unsere Maßnahmen sind also sowohl präventiv als auch restaurativ. Das Vorbeugungsprogramm wurde auf einer 15-Betten-Station für die Intensivpflege älterer Menschen an den Universitätskrankenhäusern von Cleveland entwickelt, umgesetzt und erprobt (Landerfeld, Palmer, Kresevic, Kowel, 1991). Diese Sonderabteilung wurde eingerichtet, um durch besondere Beachtung dreier Hauptbereiche die Abnahme der funktionellen Fähigkeiten zu verhindern. Diese Bereiche sind: die äußere Umgebung, eine besondere Zusammensetzung des Teams und die Entwicklung von pflegeorientierten klinischen Protokollen und Pflegeanweisungen zum Erhalt und zur Wiederherstellung von kognitiven Funktionen, Kontinenz, Mobilität und gutem Ernährungszustand. Hauptziel der hier vorgestellten Studie war, festzustellen, ob das dysfunktionale Syndrom durch eine Spezialstation gebessert oder verhindert werden kann.

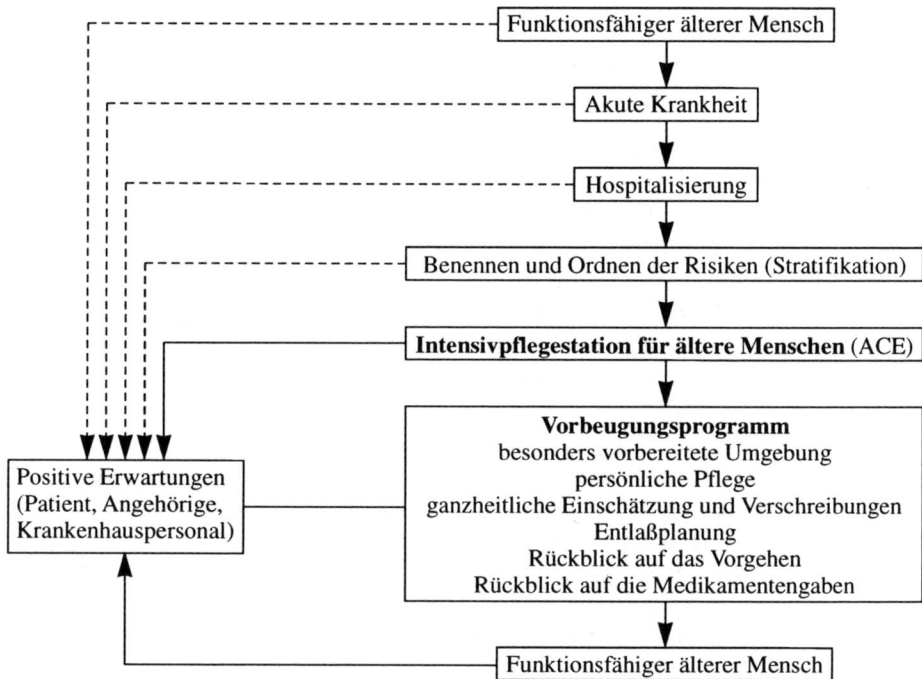

Abbildung 11.1: Modell einer Intensivpflegestation für ältere Menschen (Unit for Acute Care of the Elderly, ACE, Modell)

Methode

In Vorbereitung auf die Studie wurde eine chirurgische 29-Betten-Station renoviert. Bei der Planung arbeiteten Klinikpersonal und Innenarchitekten zusammen. Es sollten Veränderungen vorgenommen werden, die das Funktionieren begünstigen. Für die Patientenzimmer wurden z. B. warme, beruhigende Farben gewählt und der Teppich im Flur geometrisch verlegt, um den Patienten zu helfen, ihre Schritte einzuteilen. Der Gemeinschaftsraum für Mahlzeiten, Besuche, Kunst- und Musiktherapie wurde mit lebhaften Farben, die Türklinken bedienerfreundlich gestaltet. Es wurden niedere Betten mit automatischen Nachtlampen und bequeme Sessel angeschafft.

Alle Teammitglieder – Pflegekräfte, ärztlicher Dienst, Sozialarbeiter, Ernährungsberaterin und Therapeuten – frischten ihr Wissen über Gerontologie wieder auf. Dabei wurden folgende Hauptthemen angesprochen: demographische Entwicklung, Exploration der inneren Einstellung, körperliche Alterungsprozesse, Anpassung der Umgebung an das Alter, Kommunikationsmethoden und ethische Entscheidungsfindung. Ein Hauptziel dieser Sitzungen war die Erarbeitung interdisziplinärer Richtlinien für präventive und rehabilitative Pflege in den Bereichen Ernährung, Mobilität, Stimmung, Haut- und Körperpflege. Während bei früheren Modellen gerontologische Experten zur Konsultation hinzugezogen wurden, sah unser Modell für den ärztlichen Leiter der Gerontologie und die Fachpflegekräfte duale Rollen vor. Diese Expertinnen und Experten waren direkt pflegerisch tätig und für eine bestimmte Zahl von Patienten zuständig, organisierten aber auch die täglichen interdisziplinären Besprechungen. An den Besprechungen nahmen die Stationsleitung, die Fachpflegekräfte, der Oberarzt, Stationsarzt, Sozialarbeiter, die Gemeindekrankenschwester, Diätberaterin und Rehabilitationsfachleute teil. Die Pflegekräfte beschrieben den medizinischen funktionalen Status der Patienten, den verzeichneten Fortschritt und den Stand der Entlaßplanung. Die Ärzte berichteten über den Stand der medizinischen Bemühungen und die Therapieziele. Das Team konsultierte sich also gegenseitig und führte auch die Pflege durch.

Vierhundert Patienten innerer Stationen im Alter von 70 Jahren oder mehr wurden im Zufallsverfahren entweder der Untersuchungsgruppe mit Vorbeugungsprogramm und Spezialstation ($n = 198$) oder einer Kontrollgruppe, die auf einer normalen Station die übliche Pflege erhielt ($n = 202$), zugeteilt. Die 400 Patienten der Studie stellen 18 Prozent aller Patienten der inneren Stationen im Alter von etwa 70 Jahren dar, die im Untersuchungszeitraum in die Universitätskrankenhäuser aufgenommen wurden. Davon waren 36 Prozent der inneren Patienten um die 70 zwar geeignet, wurden aber nicht durch Zufall ausgesucht, weil dafür keine Betten zur Verfügung standen, und die übrigen 46 Prozent der Patienten um die 70 waren nicht geeignet (meist weil sie auf die Intensivstation oder eine onkologische Station eingewiesen wurden). Die Stichprobe der Studie repräsentierte also 54 Prozent aller akut kranken Patienten um die 70, die auf eine innere Station der Universitätskrankenhäuser eingewiesen wurden. Patienten, Familienangehörige und Pflegekräfte wurden bei der Aufnahme, bei der Entlassung und 90 Tage nach der Entlassung befragt. Der wichtigste Maßstab für das Pflegeresultat war die Zahl der selbständig durchgeführten Aktivitäten des täglichen Lebens. 360 Patienten erlebten die Entlassung.

Maßnahmen

Wiederherstellung der Orientierung

Auf einer geriatrischen Akutpflegestation gibt es grundlegende Orientierungsmöglichkeiten, wie Uhren und Kalender, die auf den üblichen Intensivstationen fehlen. Die Patienten können vertraute Gegenstände von zu Hause mitbringen, einschließlich Haustiere. Wir wissen alle um die positiven Auswirkungen der Haustiere. Anfangs fragte unser Pflegepersonal: «Können wir das machen?» Wir brachten sie dazu, erst zu fragen: «Was braucht der Patient?» und dann: «Wie können wir das machen?» Wir haben eine Videoaufnahme von einer Frau mit einem akuten Schlaganfall, die drei Tage lang aphasisch war. Als wir ihren Hund in den Gemeinschaftsraum brachten, sagte sie: «Meine Gigi, meine Gigi.» Da blieb kein Auge trocken. Wir glauben, daß alle Sprachtherapie der Welt keinen so schnellen Fortschritt gebracht hätte.

Das Leben in der Gemeinschaft ist vielleicht die wichtigste Maßnahme zum Erhalt und zur Wiederherstellung kognitiver Funktionen. Der Gemeinschaftsraum der Station ist das Zentrum vieler Aktivitäten. Hier werden die Mahlzeiten gemeinsam eingenommen, findet die Kunst- und Musiktherapie statt, können die Patienten mit ihren Haustieren zusammen sein, hier wird die Krankengymnastik abgehalten und können Familientreffen stattfinden. Hier stehen bequeme Sessel, Bücher und Tonbänder zur Verfügung. Den Pflegekräften eröffneten sich neue Perspektiven, als sie alte Menschen sahen, die miteinander Kontakt pflegten und sogar neue Aktivitäten ausprobierten, wie die Benutzung von Kopfhörern. Die Patienten sind anfangs nicht davon begeistert, das Bett oder gar ihr Zimmer zu verlassen. Wenn sie jedoch einmal im Gemeinschaftsraum waren, kommen die meisten gern wieder. Es ist wichtig, eine für die Koordinierung der Aktivitäten zuständige Person zu haben, eine Pflegehelferin vielleicht, die den Patienten beim Gehen und bei der persönlichen Toilette behilflich ist. Auf einer lebhaften inneren Station, wo die Pflegekräfte oft mit Infusionen, Bluttransfusionen oder Schreibtischarbeit überlastet sind, war das immer ein Problem.

Die Medikamente werden in den täglich stattfindenden Teamsitzungen besprochen. Trotzdem muß die Medikamentengabe fortlaufend überwacht werden, weil die Patienten die Station oft für Maßnahmen oder Eingriffe verlassen und evtl. Prämedikationen bekommen. Nach zwei Jahren Spezialstation für die Pflege von akut kranken älteren Menschen ist es wunderbar zu beobachten, wie sich die zuständigen Pflegekräfte zu Wort melden und die Verabreichung von Medikamenten in Frage stellen, wenn Patienten erste Anzeichen von Unruhe und Verwirrung zeigen. Manchmal argumentieren sie heftig mit den Ärzten gegen mehr Medikamente, die womöglich die Pflege komplizieren, ohne die Grundprobleme von Angst, Atemnot oder Fehlernährung wirklich anzugehen.

Erhalt der Orientierung

Es ist wichtig, die individuellen *Gewohnheiten* zu erhalten – schließlich nimmt nicht jeder um 7 Uhr morgens ein Bad. Manche baden überhaupt nicht jeden Tag, und das ist im Hinblick auf die Trockenheit alternder Haut vielleicht auch gut so. Flexibilität ist der Schlüssel zu guter pflegerischen Versorgung.

Auch die Einschätzung der Orientierung ist wichtig. Es gibt eine Frage, die ein gutes Bild liefert und auch an einem sehr arbeitsreichen Tag von der Pflegekraft gestellt werden kann: «Weshalb sind Sie ins Krankenhaus gekommen?» Die Frage wird reichlich Informationen liefern. Manche Patienten werden sagen: «Oh, bin ich in einem Krankenhaus?» Andere werden eine anschauliche Geschichte erzählen. Der kognitive Status ist vielleicht der sensibelste Indikator für einen Myokardinfarkt oder für Flüssigkeitsmangel. Intensivpflegekräfte sind es jedoch nicht gewohnt, den kognitiven Status mit Fragen zu ermitteln.

Die Stimmungslage sollte täglich beurteilt werden. Wir brauchen zur Einschätzung von Stimmung und Depression zwar die Unterstützung von Psychiatern und ähnlichen Spezialisten, aber auch die Pflegekraft. An einem Freitag früh um 3 Uhr ist sie es, die erreichbar ist. Welche Fragen sollte sie stellen? Fragen zur Stimmungslage lauten: «Wie fühlen Sie sich?», «Sind Sie traurig?», «Sind Sie deprimiert?» Diese Fragen sollten Teil der täglichen Einschätzung sein und als wichtige Hinweise dem Team mitgeteilt werden.

Die sensorischen Bedürfnisse müssen besonders beachtet werden, weil bei unserer Patientenpopulation ein hoher Prozentsatz schwerhörig ist. Wir haben es mit verschiedenen Hörhilfen versucht, angefangen von sehr teuren Hörgeräten des örtlichen Hör- und Sprachzentrums bis zum Billiggerät für unter 10 Dollar vom Drugstore um die Ecke, das Whisper 2000 heißt und auch im Fernsehen angepriesen wird. Interessanterweise scheinen beide gleich gut zu funktionieren. Unglaublich, welche Krankengeschichten man erfährt, wenn Patienten die Fragen hören können. Wir hatten Patienten, die dramatisch agierten, phantasierten und dabei laut schrien. Wenn wir ihnen den Whisper 2000 einsetzten, konnten sie ihr eigenes Schreien nicht ertragen und wurden erheblich ruhiger.

Erhalt der Mobilität

Von allen unseren Pflegerichtlinien sind die zwei wichtigsten wohl die über Mobilität und Ernährung. Bettruhe ist nur für Tote oder in den ersten 24 Stunden nach einem Schlaganfall die richtige Anordnung. Es gibt wenig wissenschaftlich überzeugende Nachweise, daß Bettruhe an sich schon eine Therapie ist. Wir ermutigen alle Patienten unserer Abteilung, aufzustehen und sich zu bewegen. Allerdings achten wir darauf, daß die Leute Schuhe anziehen, denn das ist äußerst wichtig zur sicheren Bewegung. Wenn Sie auf Ihrer Station nur eine Sache verändern können, lassen Sie die Patienten ihre Turnschuhe mit ins Krankenhaus bringen.

Die Unterweisung von Patienten und Angehörigen ist ebenfalls Teil unserer Maßnahmen. Unsere Pflegekräfte haben sehr viel Arbeit, und wir gehen nach einem Selbstpflegemodell vor. Bereits am ersten Tag werden die Patienten mit einem kleinen Handzettel informiert, daß sie es sich nicht bequem machen, sondern zweimal am Tag Bewegungsübungen durchführen sollen, weil diese Teil der Krankenhauspflege sind. Die Patienten setzen eine Zeit fest, und wir zeigen ihnen und ihren Angehörigen Beweglichkeits-, Gleichgewichts- und Gehübungen.

Die Fachleute für physikalische Therapie arbeiteten mit dem Pflegepersonal, den Patienten und Angehörigen eng zusammen. Sie entwickelten mehrere Gleichgewichts- und Gehtrainingsübungen für ältere Menschen. Die Pflegekraft zeigt den Patienten die wichtigsten Beweglichkeitsübungen zum Funktionserhalt. Bei Hochrisikopatienten mit schlechtem Gleichgewicht und großen Gehschwierigkeiten wird meist eine Fachkraft für Krankengymnastik oder Beschäftigungstherapie konsultiert. Die Gymnastikübungen werden individuell für den Patienten entwickelt und vom Therapeuten und von der Pflegekraft umgesetzt, die auch die Angehörigen anleiten. Die enge Zusammenarbeit von Pflegekräften und Therapeuten steigerte bei den Patienten das Gefühl der Verläßlichkeit, schärfte das Einschätzungsvermögen der Pflegekräfte und förderte ihr Wissen über Gymnastik.

Die Ärzte berichteten über mehrere Unterschiede, die ihnen bei Patienten der Spezialstation für akut kranke ältere Menschen aufgefallen waren. Erstens: Das Pflegepersonal fordert die Patienten mit großem Nachdruck auf, das Bett zu verlassen. Zweitens: Die Patienten sind oft nicht in ihren Zimmern, viele gehen auf dem Flur spazieren. Drittens: Die therapeutischen Dienste werden sehr früh angefordert.

Einige unserer Pflegerichtlinien gestatten der zuständigen Pflegekraft, Hilfsmittel für den Patienten zu besorgen. Wir wissen, daß die ersten 24 Stunden für den Patienten von großer Bedeutung sind, weshalb unsere Maßnahmen in diesem Zeitraum besonders intensiv sein sollten. Unter dem alten System mußte die Pflegekraft den Arzt bitten, die Krankengymnastin zu bestellen, die wiederum ein Hilfsmittel für den Patienten besorgte. Dieser Weg ist absurd und dem Patienten mit Sicherheit nicht zuträglich. Man sollte annehmen, daß eine Pflegekraft die Situation richtig einschätzen kann. Wir stellten das sicher und schufen dann innerhalb der bestehenden Struktur eine Möglichkeit, daß unsere Pflegekräfte Gehhilfen anfordern und mit dem Gehtraining anfangen konnten. Krankengymnastik oder Beschäftigungstherapie fordern wir nur an, wenn unsere Pflegerichtlinien nicht funktionieren oder der Patient keine Fortschritte macht.

Die Ausstattung mit Teppichböden war eine andere Maßnahme. Wir haben hin und her überlegt. Die hauswirtschaftliche Leitung sagte: «Sie sind zu schwer, sauber zu halten, zu teuer und nicht sicher.» Man war es im Krankenhaus einfach nicht gewohnt, daß Pflegepersonal an der Planung der therapeutischen Umgebung mitwirkte. Von unserem Standpunkt aus ist die wichtigste Frage nicht die nach der Reinigung oder den Kosten, sondern: Was ist gut für den

Patienten? Was fördert die Mobilität? Wenn Teppichböden dazu beitragen, dann müssen wir die richtige Art von Teppichen suchen und herausfinden, wie sie zu reinigen sind. Unsere Abteilung ist nun seit 18 Monaten mit Teppichböden ausgestattet, und wir bereuen den Entschluß in keiner Weise.

Kontinenz

Fragen der Kontinenz und Inkontinenz waren eine von den schwierigsten. Es ist nicht leicht, Katheterisierung und Zwang zu vermeiden. Wir beschlossen, die Patienten regelmäßig zum Toilettengang aufzufordern. Der Zeitplan richtete sich nicht nach dem Pflegepersonal oder den Hilfskräften, sondern nach dem alten Menschen. Wir sind der Meinung, daß sie nie von Harndrang überrascht werden sollten. Informationen über die verordneten Medikamente, den Flüssigkeitshaushalt und Restharn sind wichtig; sie werden von der Pflegekraft routinemäßig bei der Einschätzung der Kontinenz erfragt. Wenn diese Informationen vorliegen, kann der herbeigerufene Arzt eine vernünftige Maßnahme verordnen. Wenn wir die alten Menschen mobil halten und ihnen genügend Flüssigkeit zuführen, sind sie vielleicht weniger inkontinent. Wir benötigen auch kein hübsch gestaltetes Bad, sondern ein praktisches, mit seitlichen Haltegriffen und erhöhtem Toilettensitz. Nachdem wir erlebt hatten, wie sich eine alte Dame die Hose naß machte, während sie versuchte, einen Türknopf zu drehen, setzten wir große Klinken an die Türen der Badezimmer.

Ernährung

Richtige Ernährung ist vielleicht die wichtigste Pflegemaßnahme bei Akutkranken – ihr wird jedoch wenig Aufmerksamkeit geschenkt. Gemeinsame Mahlzeiten sind dabei ein wichtiger Faktor. Wir brachten das Personal so weit, die Hälfte ihres Stationszimmers mit den Patienten als Eß- und Aufenthaltsraum zu teilen. Die unglaublichsten Dinge passierten hier – Austausch von Essen, gegenseitiges Aushelfen mit angebrochenen Packungen, all die sozialen Fähigkeiten, die den Erhalt der Orientierung erleichtern. Jedes Krankenhaus sollte einen Speisesaal haben. Wir fragten uns auch, wieviel die Leute essen und trinken sollten. Wir einigten uns auf ein Minimum von 1200 Kalorien und 1200 ml. Die Mehrzahl unserer Patienten trank, trotz Aufforderung, nur um die 800 ml Flüssigkeit. Es ist ferner wichtig, die Patienten in Mundhygiene zu unterweisen, auch wenn sie ein Gebiß tragen.

Die Wiederherstellung eines guten Ernährungszustands ist von großer Wichtigkeit. Niemand mag eine Schachtel mit Keksen am Bett haben und hören, die wären gut für die Ernährung. Das ist absurd, aber es geschieht immer wieder. Wir baten unsere Diätabteilung, spezielle Kekse herzustellen, die wir «Altenplätzchen» nannten. Sie sind reich an Ballaststoffen auf Sojabasis, haben 200 Kalorien und enthalten viel Eiweiß. Diese legten wir auf die Kopfkissen der Patienten, wie man es als kleine Aufmerksamkeit vom Hotel her kennt. Wir taten das gern, und die Patienten waren hoch erfreut. Wir nehmen die Fragen der künstlichen Ernährung und des Übergewichts nicht auf die leichte Schulter. Aufklärung und Einverständnis sind wichtige Voraussetzungen.

Die verantwortliche Pflegekraft erstellt bei der Aufnahme einen Pflegeplan, Fortschritte und Verlauf werden täglich auf einem Diagramm festgehalten.

Ergebnisse

Unsere vorläufigen Daten zeigen, daß Patienten auf einer Spezialstation für akut kranke ältere Patienten im Durchschnitt eine kürzere Aufenthaltsdauer hatten (7,5 vs. 8,7 Tage) und durchschnittlich weniger Kosten verursachten (10,450 vs. 12,580 Dollar) als Patienten anderer Pflegestationen. Diese Unterschiede fielen statistisch jedoch nicht ins Gewicht ($p > .1$), weil Aufenthaltsdauer und Kosten sehr asymmetrisch verteilt waren. Wir stellten auch einen Trend zu weniger starker Abnahme der funktionalen Fähigkeiten fest.

Vor unseren Maßnahmen hatte die Gruppe der Pflegekräfte, die auf einer Station für akut kranke Alte arbeitete, den niedrigsten professionellen Status. Nach achtzehn Monaten lag die durchschnittliche Punktzahl auf der Zufriedenheitsskala von Stamp und Piedmonte (Arbeitszufriedenheit, Autonomie, berufliche Statusinteraktionen und innere Einstellung) (1986) bei den Pflegekräften der Studie höher als bei denen der Kontrollgruppe (s. Tab. 11.1).

Diese ermutigenden ersten Resultate haben jedoch wichtige Einschränkungen. Nur wenige Unterschiede zwischen der üblichen Pflege und der Spezialstation erreichten bei der Entlassung statistisch relevante Werte. Die Effektivität der Spezialstation wurde nur zwei Jahre lang untersucht, und die Analysen sind nicht vollständig. Die Station braucht eindeutig noch begleitende Evaluation.

Tabelle 11.1: Pflegekräfte: Zufriedenheitsergebnisse

Thema	Kontrollgruppe $n = 29$	Intensivpflegestation $n = 14$
Arbeitszufriedenheit	4,67	4,83
Autonomie	5,39	5,62
Professioneller Status	5,91	5,93
Interaktionen	5,04	5,39
innere Einstellung	3,15	3,25

Standardisierte Durchschnittswerte auf der Skala von Stamps und Piedmonte (1986)

Diskussion

Die Einrichtung einer Spezialstation mit Richtlinien, die vom Pflegepersonal erarbeitet wurden, ist eindeutig machbar. Es gibt vielversprechende Trends der geringeren Abnahme der funktionalen Fähigkeiten und der kürzeren Aufenthaltsdauer. Erste Erfahrungen erlauben den Schluß, daß das Pflegepersonal gerne in dieser Umgebung arbeitet, und negative Folgen, wie Stürze und erhöhte Medikamentengaben, abgenommen haben.

Aufgrund unserer Erfahrungen, sowohl intuitiv als auch von Daten gestützt, empfehlen wir Ärzten und Pflegepersonal, mit der Evaluierung der heutigen Pflegeumgebung älterer Patienten zu beginnen. Viele Maßnahmen, wie Gemeinschaftsräume und interdisziplinäre Besprechungen, können überall eingeführt werden. Wenn eine Renovierung ansteht, ist dies eine gute Gelegenheit, die geplante Ausstattung von den Pflegekräften kritisch überprüfen zu lassen. Dabei müssen die Ziele Patientensicherheit und Funktionalität deutlich benannt werden. Wir hoffen, daß wir auf unserer Akutpflegestation die von Pflegekräften erarbeiteten Verlaufsprotokolle weiter auswerten können und daß sie von anderen Akutpflegestationen, der häuslichen Krankenpflege und Langzeitpflegeeinrichtungen übernommen werden. Genauere Ausarbeitung und begleitende Forschung werden den Nachweis der Effektivität der geplanten Maßnahmen ermöglichen.

Quellen

Applegate, M. B., Miller, S. T., Graney, M. J., Elam, J. T., Burns, R., & Akins, D. E. (1990). A randomized, controlled trial of a geriatric assessment unit in a community rehabilitation hospital. *New England Journal of Medicine, 322,* 1572–1578.

Boyer, N., Lane, J., Chaung, C., & Gipner, D. (1986). An acute care geriatric unit. *Nursing Management, 17,* 22–25.

Fretwell, M. D., Raymond, P. M., McGarvey, S. T., Owens, N., Traines, M., Silliman, R. A., & Mor, V. (1990). The senior care study: A controlled trial of a consultative/unit-based geriatric assessment program in acute care. *Journal of the American Geriatrics Society, 38,* 1073–1081.

Gillick, M. R., Serrell, M. A., & Gillick, L. S. (1982). Adverse consequences of hospitalization in the elderly. *Social Science and Medicine, 16,* 1033–1038.

Katz, S., Ford, A. B., & Muskowitz, R. W., Jackson, B. A., & Jaffee, M. W. (1963). Studies of illness in the aged. The index of ADL, a standardized measure of biological and psychosocial function. *Journal of the American Medical Association, 185,* 914–919.

Landerfeld, C., Palmer, R., Kresevic, D., & Kowal, S. (1991, November). The dysfunctional syndrome. Paper presented at the meeting of the Gerontological Society of America, San Francisco, CA.

McVey, L. J., Becker, P. M., Saltz, C. C., Feussner, J. R., & Cohen, H. J. (1989). Effect of a geriatric consultation team on functional status of elderly hospitalized patients. *Annals of Internal Medicine, 110,* 79–84.

Meissner, P., Andolsek, K., Mears, P. A., & Fletcher, B. (1989). Maximizing the functional status of geriatric patients in an acute community hospital setting. *The Gerontologist, 29,* 524–528.

Stamp, P. L., & Piedmonte, F. B. (1986). *Nurses and work satisfaction: An index for measurement.* Ann Arbor: Michigan Health Administration Press Perspectives.

Teasdale, T. A., Shuman, L., Snow, E., & Luchi, R. J. (1983). A comparison of placement outcomes of geriatric cohorts receiving care in a geriatric assessment unit on general medicine floors. *Journal of the American Geriatrics Society, 31,* 529–534.

12. Die Bedürfnisse älterer Patienten und ihrer Angehörigen bei der Entlassung aus dem Krankenhaus

Mary D. Naylor, Roberta L. Campbell, Janice B. Foust

Ältere Menschen belegen zu jeder Zeit mehr als 40 Prozent der Krankenhausbetten (National Center for Health Statistics, 1985). Sie werden infolge des Systems der Fallpauschalen (prospective payment system, PPS Prospective Payment Commission, 1989) heute früher entlassen und riskieren deswegen schlechte Ergebnisse nach der Entlassung (Johnson, Fethke, 1985; Jones, Densen, Brown, 1989). Sie stellen deswegen eine Population dar, die einen großen Bedarf an Nachsorgediensten hat (Johnson, Fethke, 1985; Jones u. a., 1985). Zuallererst werden kosteneffektive Maßnahmen benötigt, um die Entlassung der hospitalisierten älteren Menschen nach Hause zu erleichtern und nach der Entlassung bessere Ergebnisse zu erzielen. Ein Gremium von Expertinnen in der Altenpflege hat festgestellt, daß die Entlaßplanung ein Schlüssel zur Pflegequalität der älteren Menschen ist (Fink, Siu, Brook, Park, Solomon, 1987).

Während sich die Bedürfnisse älterer Menschen und ihrer Pflegenden nach der Entlassung seit der Einführung des PPS dramatisch veränderten, gibt es wenig Information über die Auswirkung dieser Veränderungen auf die von Pflegekräften durchgeführte Entlaßplanung. Es liegen jedoch Hinweise vor, daß der Vorbereitung der alten Patienten und ihrer Angehörigen nicht die Aufmerksamkeit gewidmet wird, die durch verkürzten Krankenhausaufenthalt, gestiegene Komplexität der Patientenbedürfnisse und mangelnde Information des Pflegepersonals notwendig wäre, um den speziellen Bedürfnissen dieser Patientenpopulation gerecht zu werden (Floyd, Buckle, 1987).

Mehrere Studien belegen, daß hochqualifiziertes Pflegepersonal bei gefährdeten Patientengruppen bessere Nachsorgeergebnisse erzielt (Brooten u. a., 1986; Burgess u. a., 1987; Kane u. a., 1989). Die für Entlaßplanung älterer Menschen aufgewendete Zeit wurde nur in einer Studie genannt. Kennedy,

Neidlinger und Scroggins (1987) untersuchten die Effektivität eines umfassenden Entlaßplanungsprotokolls, das von Fachleuten der Altenpflege für die Bedürfnisse älterer Menschen erstellt wurde. Die Personen der Versuchsgruppe hatten eine durchschnittlich zwei Tage kürzere Verweildauer, und die Zeitspanne zwischen zwei Krankenhausaufenthalten erhöhte sich um durchschnittlich elf Tage. Der Unterschied der Gesamtkosten des Krankenhausaufenthalts betrug 1311 Dollar, bei wesentlich höheren Kosten der Kontrollgruppe (Neidlinger, Scroggins, Kennedy, 1987). Die Altenpflegefachkräfte widmeten der umfassenden Entlaßplanung durchschnittlich 80 Minuten pro Person. Die hier vorgestellte Studie führt die Arbeit dieser Forscherinnen fort und untersucht die Art der Interaktionen und Aktivitäten und die Zeit, die Altenpflegefachkräfte den Bedürfnissen älterer Menschen und deren Angehörigen bei der Entlaßplanung widmen.

Methode

Art der Studie

Die vorliegende Forschungsarbeit ist Teil einer größeren Studie über umfassende Entlaßplanung für ältere Menschen. Sie stützt sich auf das Entlaßplanungsprotokoll für ältere Menschen, das von Kennedy, Neidlinger und Scroggins (1987) entwickelt wurde und auf den Teil des Quality Cost Model of Early Hospital Discharge and Nurse Specialist Transitional Care (Qualität-Kosten-Modell früher Entlassung aus dem Krankenhaus und spezielle Pflege in der Zeit des Übergangs vom Krankenhaus nach Hause) von Brooten et al. (1988), das sich mit der Entlaßplanung befaßt. Die große Studie sollte die Effektivität eines umfassenden Entlaßplanungsprotokolls, das speziell für die hospitalisierten älteren Patienten entwickelt und von besonders ausgebildeten Altenpflegefachkräfte umgesetzt wurde, mit der Effektivität der allgemein im Krankenhaus üblichen Form der Entlaßplanung vergleichen (Naylor, 1990). Zwei Altenpflegefachkräfte mit einem Master's Degree betreuten 123 Versuchspersonen und ihre pflegenden Angehörigen mit umfassenden Entlaßplanungsdiensten.

Setting und Stichprobe

Die Studie wurde an einer inneren und einer chirurgischen Intensivstation und auf Allgemeinabteilungen eines großen Hauses der Versorgungsstufe drei in einer größeren Stadt an der Ostküste durchgeführt. Um in die Studie aufgenommen zu werden, mußten die Patienten 70 Jahre oder älter und bei der

Aufnahme wach und orientiert sein. Sie mußten Englisch sprechen, auf Fragen antworten können und von zu Hause eingewiesen sein. Sie hatten eine der folgenden Diagnosen aufzuweisen: arterielle Koronar-Bypass-Transplantation, Herzklappenersatz, gefäßbedingtes Herzleiden, Myokardinfarkt oder koronare Angioplastie. Die wichtigste Bezugsperson, d. h. die Person, von der der Patient annahm, daß sie die Hauptpflegeperson nach der Entlassung sein würde, wurde ebenfalls gebeten, an der Studie teilzunehmen.

Die Vorgehensweise

Die Altenpflegefachkraft führte eine erste Einschätzung der Bedürfnisse der Versuchsperson und ihrer pflegenden Angehörigen nach der Entlassung durch, und zwar innerhalb der ersten 24 Stunden nach Aufnahme des Patienten ins Krankenhaus. Um diese Bedürfnisse angemessen zu befriedigen, wurde gemeinsam mit der Versuchsperson, den Pflegenden und anderen Mitgliedern des Krankenhausteams ein Plan ausgearbeitet. Die Entlaßpläne wurden von der Fachpflegekraft im Krankenblatt des Patienten dokumentiert. Sie setzte dann die Pläne um, evaluierte ihre Wirksamkeit und kümmerte sich noch zwei Wochen nach der Entlassung um die Bedürfnisse und Pflege des Patienten und der pflegenden Angehörigen.

Die Altenpflegefachkraft sollte jeden Patienten während des Krankenhausaufenthaltes mindestens viermal besuchen (bei der Aufnahme, bei der Entlassung und zwei weitere Besuche) (s. Abb. 12.1). Darüber hinaus war sie während des Krankenhausaufenthaltes und in den zwei Wochen nach der Entlassung für die Versuchsperson oder die pflegenden Angehörigen telefonisch erreichbar, um auftretende Fragen und Besorgnisse zu besprechen. Die Fachkraft rief die Versuchsperson und/oder die pflegenden Angehörigen in den beiden Wochen nach der Entlassung zweimal von sich aus an (erster Telefonkontakt 48 Stunden nach der Entlassung, der andere sieben Tage danach). **Tabelle 12.1** zeigt die verschiedenen Punkte des Entlaßplanungsprotokolls, nach dem sich die Altenpflegefachkräfte richten.

Sammlung der Daten

Es wurde untersucht, wieviel Zeit die Altenfachpflegekraft insgesamt für die Entlaßplanung aufwandte, und zwar für die direkte und die indirekte Pflege der Versuchsperson und der Angehörigen. Als direkte Pflege wurde die Zeit bezeichnet, welche die Fachpflegekraft in Interaktionen mit den Patienten und den Angehörigen im Zusammenhang mit der Entlaßplanung aufwandte. Indirekte Pflege bezeichnet die Zeit, welche die Fachpflegekraft bei der Interaktion mit anderen Gesundheitsfachkräften aufwandte oder bei Aktivitäten im Zusammenhang mit der Entlaßplanung der Versuchsperson (z. B. Dokumentation, Koordination der Hilfsdienste).

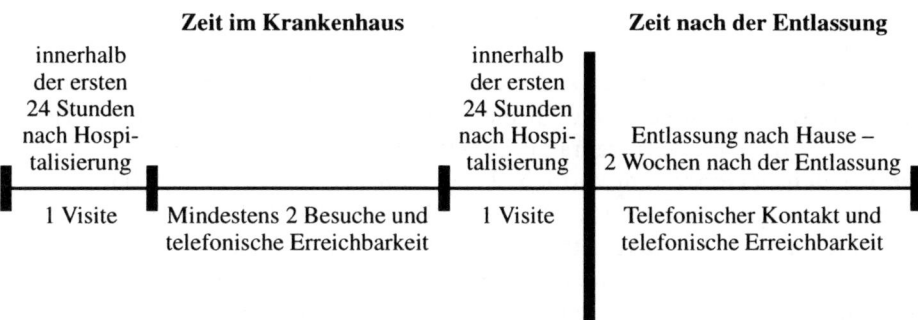

Zeit im Krankenhaus		**Zeit nach der Entlassung**	
innerhalb der ersten 24 Stunden nach Hospitalisierung		innerhalb der ersten 24 Stunden nach Hospitalisierung	Entlassung nach Hause – 2 Wochen nach der Entlassung
1 Visite	Mindestens 2 Besuche und telefonische Erreichbarkeit	1 Visite	Telefonischer Kontakt und telefonische Erreichbarkeit

Abbildung 12.1: Umfassendes Entlaßplanungsprotokoll für hospitalisierte ältere Menschen durch eine Altenpflegefachkraft

Tabelle 12.1: Bestandteile des Entlaßplanungsprotokolls

I. Einschätzung	**II. Entwicklung des Entlaßplans**
A. *Patient*	A. Darstellung des Schulungs- und Unterweisungsbedarfs
1. Soziodemographische Daten	
2. Subjektive Gesundheitseinschätzung	B. Darstellung der häuslichen Pflegebedürfnisse
3. Mentaler Status	
4. Funktionaler Status	C. Einbeziehung von Patient/Angehörigen/Mitglieder des Gesundheitsteams
5. Wohnsituation	
6. Hilfsmittel	D. Dokumentation
7. Soziale Unterstützungssysteme	
8. Nutzung der Ressourcen	**III. Umsetzung des Entlaßplans**
9. Subjektive Bedürfnisse	A. Schulung, Unterweisung
10. Selbstwertgefühl	B. Validation des Gelernten
11. Streßniveau	C. Zusammenarbeit
	D. Kommunikation
B. *Pflegeperson*	E. Koordination
1. Soziodemographische Daten	F. Dokumentation
2. Subjektive Gesundheitseinschätzung	
3. Funktionaler Status	**IV. Evaluierung**
4. Pflegebedürfnisse	A. Fortlaufende Evaluierung
5. Subjektive Bedürfnisse	B. Modifikation nach Bedarf
6. Streßniveau	
7. Funktionieren der Familie	

Alle Interaktionen mit den Versuchspersonen und ihren Pflegenden während des Krankenhausaufenthaltes und in der zweiwöchigen Periode nach der Entlassung wurden in standardisierten Listen erfaßt. Folgende Daten direkter Pflegeaktivitäten wurden erfaßt: Datum, Initiator (Versuchsperson, Angehöriger oder Fachpflegekraft); die kontaktierte Person (Versuchsperson, Angehöriger der Versuchsperson); Ziel der Interaktion oder Aktivität; Kontaktmethode (persönlicher Besuch oder Telefongespräch); Dauer der Interaktion (in Minuten).

Ferner wurden folgende Daten über indirekte Pflegeaktivitäten festgehalten: Datum, Initiator (z. B. die für die Versuchsperson verantwortliche Pflegekraft, Arzt oder Fachpflegekraft); kontaktierte Person/Personen (z. B. die für die Versuchsperson verantwortliche Pflegekraft, Arzt, Sozialarbeiter); Ziel der Interaktion oder Aktivität (z. B. Koordination der Hilfsdienste, Berichte, Dokumentation); Kontaktmethode und Dauer der Interaktion oder Aktivität (in Minuten). Im Tagesbericht dokumentierte die Fachkraft auch die Bedürfnisse der Versuchsperson und ihrer pflegenden Angehörigen und die Fortschritte bei der Befriedigung dieser Bedürfnisse. Die Fachkräfte wurden in der Anwendung dieser Form der Dokumentation unterwiesen und die Tagesberichte der Versuchspersonen wurden von der Leitung der Forschungsarbeit und des Projektes überprüft, um während der gesamten Laufzeit der Studie eine gute Dokumentationsqualität sicherzustellen.

Ergebnisse

Insgesamt kamen 123 Versuchspersonen in den Genuß der umfassenden Entlaßplanung für ältere Menschen und der Umsetzung durch Fachkräfte der Altenpflege. Das Alter der Versuchspersonen lag zwischen 70 und 92 Jahren, der Durchschnitt betrug 74 Jahre. Davon waren 96 Prozent männlich; 90 Prozent waren verheiratet oder verwitwet. Die Mehrzahl der Versuchspersonen war weiß, hatte mindestens eine High School besucht, war im Rentenstand und verfügte über ein Jahreseinkommen von mehr als 10 000 Dollar. Die Diagnosen der Versuchspersonen verteilten sich gleichmäßig auf folgende vier: arterieller Koronar-Bypass, Herzklappenersatz, gefäßbedingtes Herzleiden/Myokardinfarkt, Angina pectoris/koronare Angioplastie.

Bei 70 (57 %)Versuchspersonen nahmen auch die pflegenden Angehörigen an der Studie teil. Deren Altersspanne lag zwischen 30 und 83 Jahren, 44 Prozent waren über 70 Jahre alt. Die Versuchspersonen wurden überwiegend von Frauen gepflegt (hauptsächlich Ehefrauen oder Töchter). Die meisten waren weiß, verheiratet, hatten mindestens eine High School besucht und waren nicht berufstätig.

Hauptergebnisse

Die Altenpflegefachkräfte wandten pro Versuchsperson und Angehörigen durchschnittlich 4¹/₄ Stunden (256,5 Minuten) mit Interaktionen und Aktivitäten im Zusammenhang mit Entlaßplanung auf. Im Durchschnitt fanden sieben Kontakte zwischen der Fachkraft und jeder Versuchsperson, den pflegenden Angehörigen und anderen Berufsgruppen im Gesundheitswesen statt. Dazu zählten auch persönliche Besuche und Telefonanrufe. Durchschnittlich 207 Minuten oder etwa 3 Stunden (81%) entfielen auf die Zeit des Krankenhausaufenthaltes der Versuchsperson. Die restlichen 49 Minuten (19%) entfielen auf Aktivitäten und Interaktionen in den zwei Wochen nach der Entlassung (s. Abb. 12.2). Der Zeitaufwand für Direktpflege betrug 139 Minuten (54% der gesamten Zeit) pro Versuchsperson und Angehörigen; auf die indirekte Pflege wurden 117 Minuten (46%) aufgewendet (s. Abb. 12.3).

Interessanterweise gab es im Zeitaufwand der Fachkräfte einen großen Unterschied zwischen Versuchspersonen der chirurgischen und der inneren Abteilungen: chirurgischen Patienten wurde etwa eine Stunde mehr gewidmet als Patienten der inneren Medizin. Bei Patienten der Inneren entfielen 41 Prozent der gesamten Krankenhauszeit auf den Kontakt bei der Aufnahme, 34 Prozent auf «weitere» Besuche und 25 Prozent auf den Besuch bei der Entlassung. Dagegen entfielen bei chirurgischen Patienten 56 Prozent der Krankenhauszeit auf «weitere» Besuche, während sich die restliche Zeit gleichmäßig auf Aufnahme- und Entlaßbesuche verteilte.

Der Besuch bei der Aufnahme konzentrierte sich auf den Bedarf und die Erreichbarkeit von Gesundheitsdiensten und sozialen Diensten nach der Entlassung, die Fähigkeit der Versuchsperson und der pflegenden Angehörigen, das

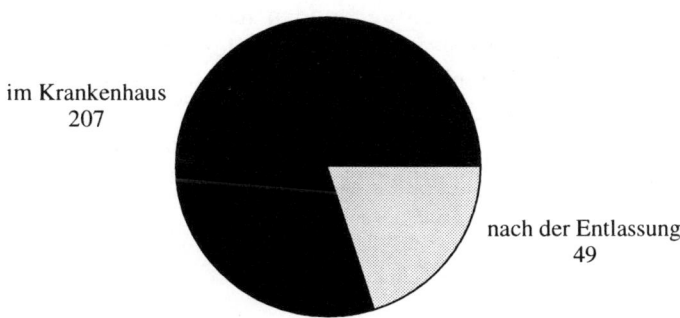

im Krankenhaus
207

nach der Entlassung
49

Abbildung 12.2: Umfassendes Entlaßplanungsprotokoll für hospitalisierte ältere Menschen durch eine Altenpflegefachkraft

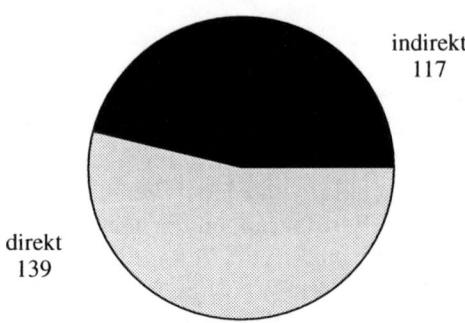

indirekt
117

direkt
139

Abbildung 12.3: Durchschnittlich von der Altenpflegefachkraft für direkte und indirekte Entlaßplanungsaktivitäten aufgebrachte Zeit pro Person (in Minuten)

Gesundheitsproblem, welches zur aktuellen Krankenhausaufnahme führte, zu bewältigen, auf die psychosoziale Anpassung der Versuchspersonen und pflegenden Angehörigen, sowie auf den Informationsbedarf und die Fertigkeiten, die zur Bewältigung oder Vermeidung von Gesundheitsproblemen nötig sind.

Die «weiteren» Besuche in der Krankenhauszeit befaßten sich mit der Unterweisung der Versuchspersonen und pflegenden Angehörigen im Umgang mit Pflegeproblemen und den Bedürfnissen nach der Entlassung, mit der Koordination des Entlaßplanungsteams und der Hilfsdienste, mit Teambesprechungen und Besprechungen mit anderen Berufsgruppen des Gesundheitswesens und/oder Pflegediensten der Gemeinde, mit emotionaler Unterstützung und der Erfassung von Veränderungen des Gesundheitszustands.

Der Besuch bei der Entlassung und die Besuche danach konzentrierten sich darauf, festzustellen, ob die Versuchsperson und pflegenden Angehörigen die notwendigen Pflegemaßnahmen verstanden haben und durchführen können, sie dienten der Bestätigung und Stärkung des Sicherheitsgefühls. Ferner wurde geprüft, ob die Gemeindepflege und der Sozialdienst funktioniert, und der Gesundheitszustand der Versuchsperson und pflegenden Angehörigen überwacht, um die Effektivität der Entlaßplanung zu beurteilen und Komplikationen wahrzunehmen.

Diskussion

Die Ergebnisse dieser Studie haben verschiedene Auswirkungen auf die Praxis. Die offensichtlichste: Die Entlaßplanung für ältere Menschen und ihre pflegenden Angehörigen ist sehr zeitaufwendig und mühsam. Es stimmt zwar, daß das Protokoll in dieser Studie nur ein Minimum an Kontakten vorschreibt, die in diese Dienstleistung investierte Zeit wurde jedoch von den Fachkräften für Altenpflege bestimmt. Sie widmeten die meiste Zeit direkten pflegerischen Interaktionen mit Versuchspersonen und pflegenden Angehörigen, indem sie Unterweisungen gaben, emotionale Unterstützung boten und prüften, ob Patienten und Angehörige über das nötige Wissen und die nötigen Fertigkeiten zur Bewältigung der Pflege verfügten.

Auch indirekte Pflegeaktivitäten, wie die Zusammenarbeit mit anderen Mitgliedern des Gesundheitsteams, die Koordination der Pflege, die Rücksprache mit Anbietern häuslicher Krankenpflege und/oder der Gemeindepflegestation, waren mit beträchtlichem Zeitaufwand verbunden. Diese Punkte sind jedoch für eine effektive Entlaßplanung unerläßlich.

In welchem Maß berücksichtigt die Personalplanung eines Krankenhauses diesen Zeitaufwand, der über die Befriedigung der unmittelbaren Bedürfnisse der Patienten und Angehörigen hinausgeht? Die Zeit, die benötigt wird, um kritisch und planend über die Veränderungen nachzudenken, die sich bei der Verlegung des Patienten nach Hause ergeben? Wenn Entlaßplanung bei der Personalausstattung berücksichtigt wird, denkt man dann sowohl an die direkte als auch an die indirekte Pflege? Ist der Zeitaufwand für die pflegenden Angehörigen bedacht?

In unserer Studie entfällt der allergrößte Teil der von Altenpflegefachkräften investierten Zeit auf Interaktionen und Aktivitäten während des Krankenhausaufenthaltes. Die für Nachsorge aufgebrachte Zeit betrug immerhin noch 19 Prozent des ganzen Zeitbudgets. Die Art der Interaktionen in dieser Periode legt den Schluß nahe, daß alte Patienten große Probleme und viele Bedürfnisse haben, die nach einer Überschreitung der traditionellen Grenzen des Krankenhauses verlangen. Den Pflegekräften muß Gelegenheit und Unterstützung gegeben werden, damit sie die Nachsorge der Patienten und ihrer pflegenden Angehörigen durchführen können.

Der Unterschied zwischen dem Zeitaufwand für die Entlaßplanung von Patienten der inneren Abteilungen und dem für chirurgische Patienten ist sehr interessant. Die kürzere, den Patienten der inneren Medizin gewidmete Zeit ist vielleicht ein Hinweis, daß die Gesundheitsprobleme bei vielen älteren Menschen chronisch sind. Diese Patienten haben bereits eine Reihe von Krankenhausaufenthalten hinter sich und sind auf die Situation nach der Entlassung besser vorbereitet. Der Zeitunterschied spiegelt vielleicht auch den Bedarf des Patienten und der Angehörigen an weitergehendem Wissen und weiteren Fertigkeiten nach einer großen chirurgischen Intervention, wie etwa einem koronaren Bypass.

Die Altenpflegefachkraft verfügt über viel Wissen und Erfahrung in der Sorge für alte Menschen und kennt das Netz der sozialen Hilfsdienste und Gesundheitsdienste der Kommune, die von alten Menschen nach der Entlassung oft benötigt werden. Die Art der Interaktionen und Aktivitäten und die Zeit, die für Entlaßplanung aufgewendet wurde, legen den Schluß nahe, daß angemessene Planung und Nachsorge für diese gefährdete Gruppe von Patienten mit komplexen Gesundheitsproblemen von Fachkräften durchgeführt werden sollte.

Dank

Diese Studie wurde vom National Center for Nursing Research (Grant # NR02095-03) unterstützt.

Quellen

Brooten, D., Kumar, S., Brown, L., Butts, P., Finkler, S., Bakewell-Sachs, S., Gibbons, A., & Delivoria-Papadopoulos, M. (1986). A randomized clinical trial of early hospital discharge and home follow-up of very low birthweight infants. *New England Journal of Medicine, 325,* 934–939.

Brooten, D., Brown, L. P., Munro, B. H., York, R., Cohen, S., Roncoli, M., & Hollingsworth, A. (1988). Early discharge and specialist transitional care. *Image: Journal of Nursing Scholarship, 20,* 64–68.

Burgess, A. W., Lerner, D. J., D'Agostino, R. B., Vokonas, P. S., Hartman, C. R., & Gaccione, P. (1987). A randomized clinical trial of cardiac rehabilitation. *Social Science and Medicine, 24,* 359–370.

Fink, A., Siu, A., Brook, R., Park, R., & Solomon, D. (1987). Assuring the quality of health care for older persons: An expert panel's priorities. *Journal of the American Medical Association, 258,* 1905–1908.

Floyd, J., & Buckle, J. (1987). Nursing care of the elderly. *Journal of Gerontological Nursing, 13* (2), 20–25.

Johnson, N., & Fethke, C. (1985). Post-discharge outcomes and care planning for the hospitalized elderly. In E. McClelland, K. Kelly, & K. Buckwalter (Eds.), *Continuity of care: Advancing the concept of discharge planning* (pp. 229–240). New York: Grune and Stratton, Inc.

Jones, E. W., Densen, P. M., & Brown, S. D. (1989). Posthospital needs of elderly people at home: Findings from an 8 month follow-up study. *Health Services Research, 24,* 644–664.

Kane, R. L., Garrard, J., Skay, C. L., Radosevich, D. M., Buchanan, J. L., McDermott, S. M., Arnold, S. B., & Kepferle, L. (1989). Effects of a geriatric nurse practitioner on process and outcomes of nursing home care. *American Journal of Public Health, 79,* 1271–1277.

Kennedy, L., Neidlinger, S., & Scroggins, K. (1987). Effective comprehensive discharge planning for hospitalized elderly. *The Gerontologist, 27,* 577–580.

National Center for Health Statistics. (1985). Utilization of short-stay hospitals, United States, 1983. Annual Summary. *Vital and health statistics survey* (Series 13, No. 83, DHHS Publication No. PHS 85–1744). Washington, DC: U.S. Government Printing Office.

Naylor, M. (1990). A special feature: An example of a research grant application: Comprehensive discharge planning for hospitalized elderly. *Research in Nursing and Health, 13,* 327–347.

Neidlinger, S., Scroggins, K., & Kennedy, L. (1987). Cost-eveluation of discharge planning for hospitalized elderly. *Nursing Economics, 5,* (225–230.

Prospective Payment Commission. (June, 1989). *Medicare prospective payment and the American health care system.* Raport to the Congress. Washington, DC: Author.

13. Der Effekt eines Selbsthilfekurses bei Menschen mit Arthritis

Ann Mabe Newman

Eine der größten Herausforderungen für Pflegekräfte und Angehörige anderer Berufe des Gesundheitswesens besteht in der bestmöglichen Unterstützung von anpassendem Verhalten bei Menschen, die mit einer chronischen Krankheit, wie etwa Arthritis, leben. Schulungsprogramme mit Betonung der Selbsthilfe wurden zu einem wichtigen Teil der Unterstützung dieser Menschen. Die Evaluation dieser Programme läßt den Schluß zu, daß Selbsthilfe zu einem besseren Gesundheitszustand führt (Lorig, Konkol, Gonzoles, 1987).

Der Arthritis-Selbsthilfe-Kurs (ASHC, Arthritis Self-Help Course), der von der Arthritis Foundation unterstützt wird, soll den Betroffenen helfen, sich an ihre Krankheit anzupassen. Der Kurs ist ein praktischer, kognitiv-verhaltensorientierter Selbsthilfekurs, in dem die Teilnehmenden die Grundsätze der Selbsthilfe lernen, Informationen über Medikamente und Ernährung bekommen und etwas über den Zusammenhang von Schmerz und Depression erfahren. Die Kursleitung fordert die Teilnehmenden auf, sich an der Lösung von Problemen zu beteiligen, Kommunikationstechniken auszuprobieren sowie Entspannungstechniken und gymnastische Übungen durchzuführen. Die Kursteilnehmerinnen und -teilnehmer bekommen Hausaufgaben gestellt. Das Programm enthält feste Vorgaben, die Kursleitung wird jedoch ermutigt, das Material den Bedürfnissen der jeweiligen Gruppe anzupassen. Inhalt und Aufbau der Arthritis-Selbsthilfekurse sind standardisiert und im *ASHC Leader's Manual* (Lorig, 1986, Lehrerhandbuch) sowie im Lehrbuch *The Arthritis Helpbook* von Loring und Fries (1986) festgelegt. Hier eine Zusammenfassung des Selbsthilfekurses.

Der Arthritis-Selbsthilfekurs

Programmbeschreibung

Der Arthritis-Selbsthilfekurs ist ein Schulungsprogramm, das Betroffenen Gelegenheit bietet, sich gegenseitig zu unterstützen. Selbsthilfe setzt die Bereitschaft voraus, sich über die Krankheit zu informieren und für die eigene Arthritis Verantwortung zu übernehmen. Sie umfaßt alle Entscheidungen, die jemand treffen, oder Dinge, die jemand unternehmen muß, um die Arthritis unter Kontrolle zu halten und die Unabhängigkeit zu erhalten. Der Kurs ist so angelegt, daß er Menschen mit Arthritis mit dem Wissen und den Fertigkeiten ausstattet, die notwendig sind, an der Pflege ihrer Arthritis aktiveren Anteil zu nehmen.

Programmziele

Der Arthritis-Selbsthilfekurs soll:

1. die Teilnehmenden über grundlegende Aspekte der Arthritis und die Anatomie der Gelenke informieren,

2. den Teilnehmenden die Grundprinzipien der Gymnastik lehren und Gelegenheit geben, die Streck- und Kraftübungen durchzuführen,

3. die Prinzipien der Gelenkschonung und Krafteinsparung lehren und Gelegenheit bieten, sich über die Verbesserung der eigenen funktionellen Fähigkeiten auszutauschen,

4. die Teilnehmenden über die richtige Anwendung von Arthritis-Medikamenten aufklären,

5. ermutigen, sich über die Anwendung spezieller Ernährungformen und unkonventionelle Behandlungsformen zu informieren und dann Entscheidungen zu treffen,

6. die Teilnehmenden ermutigen, sich aktiv an der Arthritisbehandlung zu beteiligen und das Beste aus den speziellen Arthritis-Hilfsdiensten zu machen,

7. den Austausch von Erfahrungen und Problemlösung in Gruppen zu fördern,

8. Gelegenheit bieten, Streßmanagement sowie anderes Selbsthilfeverhalten, das zur Verringerung von Streß, Schmerz und Depression beiträgt, zu erlernen und zu üben.

Kursinhalt und -verlauf

Der Arthritis-Selbsthilfekurs dauert 6 aufeinanderfolgende Wochen, eine Unterrichtseinheit 2 bis 1¹/₂ Stunden. Die Lehrmethode umfaßt Frontalunterricht/Diskussion, Rollenspiel, Brainstorming und Demonstration. Es wird großen Wert auf aktive Teilnahme und experimentelles Lernen gelegt.

Die Themen des Kurses sind:

● Arthritis/Anatomie der Gelenke

● Grundsätze der Selbsthilfe

● Schmerzkontrolle

● Gymnastik

● Entspannung

● Umgang mit Depression

● Kommunikation mit dem Pfleger/der Pflegerin

● Ernährung

● unkonventionelle Therapieformen

(Arthritis Foundation, 1987).

Der Gesundheitszustand der Teilnehmerinnen und Teilnehmer an Arthritis-Selbsthilfekursen verbesserte sich ebenso wie ihr Gefühl, mit Symptomen umgehen zu können (Lorig, Mazonson, Holman, 1989). Das subjektive Gefühl, mit Symptomen umgehen und Veränderungen bewirken zu können, Selbstwirksamkeit genannt, beeinflußt die Anpassung an Arthritis und ist einer der Wirkfaktoren, wodurch das Arthritis-Lernprogramm den Gesundheitszustand verbessert (Lorig, Chastain, Ung, Shoor, Holman, 1989). Die Anpassung wird von drei weiteren Faktoren beeinflußt: Die subjektive Einschätzung des Grades und die Zufriedenheit mit der sozialen Unterstützung durch andere, der Grad, bis zu dem ein Mensch sein Leben als sinnvoll erlebt und den Grad der Behinderung (Broadhead u. a., 1983; Kobasa, Maddi, Kahn, 1982; Phillips, 1980; Thompson, Janigan, 1988; Weinert, 1987).

Die hier vorgestellte Studie ermittelte die Auswirkungen des Arthritis-Selbsthilfekurses auf folgende, anpassungsfördernde Faktoren: Arthritis-Selbsthilfefähigkeit, subjektiv empfundene soziale Unterstützung, Lebenssinn, Arthritisfolgen oder Behinderungsgrad. Als *Arthritis-Selbsthilfefähigkeit* wurde die Überzeugung definiert, daß man in bezug auf eine spezifische Aufgabe ein bestimmtes Verhalten oder eine bestimmte innere Haltung erreichen kann (sie ist keine tatsächlich durchgeführte Maßnahme zur Bewältigung [Bandura, 1986]). *Subjektiv empfundene soziale Unterstützung* wurde die psychologische und real geleistete Hilfe des sozialen Netzes genannt, wie sie von der jeweiligen Person wahrgenommen wird. Das Thema *Lebenssinn* wurde aufgenommen, um allgemein über die Sinnhaftigkeit der menschlichen Existenz zu sprechen. Die *Arthritisfolgen* wurden im Hinblick auf die körperlichen Funktionen betrachtet, um den Grad der Behinderung besser einschätzen zu können.

Methode

Versuchspersonen

Das Sample bestand aus 130 Personen, alle über 18 Jahre, englischsprechend, mit der Diagnose Arthritis, die zu dieser Zeit außer an Arthritis nicht an einer weiteren akuten oder chronischen Krankheit litten. Sie wurden uns von einem Arthritis-Zentrum mit breit gefächertem Angebot genannt, von einer landesweit arbeitenden Gruppe, die Tagesprogramme für ältere Menschen fördert, und von der Verwaltung einer Großstadt im Südosten.

Instrumente der Datensammlung

Die Instrumente waren Berichte und schriftliche Tests. Die Arthritis-Selbständigkeitsskala wurde von Lorig und Kolleginnen entwickelt (Loring, Chastain, u. a., 1989). Diese Skala besteht aus 20 Punkten, die in drei Untergruppen aufgeteilt sind. Die Untergruppe «Schmerz» besteht aus fünf Fragen nach den eigenen Möglichkeiten, mit Schmerz umzugehen. Die Reliabilität wurde mit .87 angegeben. Die Untergruppe für andere Symptome mißt die Fähigkeit, andere Arthritissymptome, wie Müdigkeit und Frustration, selbständig zu bewältigen. Die Reliabilität wurde mit .90 angegeben. Die Untergruppe «Funktionen» besteht aus neun Fragen zur Fähigkeit, die täglichen Aktivitäten selbständig durchzuführen. Die Reliabilität wurde mit .85 angegeben (Lorig, Chastain u. a., 1989). Auf jede der zwanzig Fragen folgt eine horizontale Linie, an deren Anfang «trifft überhaupt nicht zu», in der Mitte «trifft manchmal zu» und am Ende «trifft immer zu» steht. Die Antworten werden auf der Linie markiert, was eine Skala mit einer Gradeinteilung von 10 bis 100 ergibt.

Der Fragebogen zu den persönlichen Ressourcen (Personal Resources Questionnaire, PRQ85), der die soziale Unterstützung mißt, wurde 1981 von Weinert und Brandt (Weinert, 1988) entwickelt und 1985 überarbeitet (Weinert, 1987). Der erste Teil befaßt sich mit verschiedenen Aspekten der Struktur des

Netzwerks und liefert beschreibende Daten der aktuellen Unterstützungslage. Der zweite Teil ist eine Skala, die auf der Arbeit von Robert Weiss basiert (1969) und entwickelt wurde, um den Grad der familiären Unterstützung, wie sie vom Patienten empfunden wird, zu messen. Da wir uns speziell für die Unterstützung interessierten, benutzten wir in unserer Studie nur den zweiten Teil. Dieser enthält 25 Fragen, die in eine Sieben-Punkte-Likert-Skala eingeteilt sind. Die Einteilung geht von 25 bis 175, wobei höhere Punktzahlen höhere Grade sozialer Unterstützung bedeuten. Cronbach's Alpha wurde mit .91 angegeben.

Der Lebenssinn-Test (Purpose of Life Test) besteht aus 20 Fragen. Er mißt, inwieweit das Individuum sein Leben als sinnvoll empfindet, inwieweit sich dieser Mensch als «jemand der wichtig ist» fühlt und wie stark er das Gefühl entwickelt hat, daß sein Lebensweg sinnvoll ist (Crumbaugh, Maholick, 1964). Die Punktzahl geht von 20 bis 140. Höhere Punktzahlen lassen auf ein stärker ausgeprägtes Gefühl von Lebenssinn schließen, Punktzahlen über 112 deuten auf ein klar ausgeprägtes Gefühl von Lebenssinn hin, Zahlen unter 92 auf ein gering ausgeprägtes.

Die Kurzversion der Meßskalen der Arthritisfolgen (Arthritis Impact Measurement Scales, AIMS) ist ein 10-Punkte-Index der funktionellen Behinderung, mit dem die Mobilität, körperliche Aktivität, Geschicklichkeit, Rolle im Haushalt und die Aktivitäten des täglichen Lebens gemessen werden. Je höher die Punktzahl, desto größer die Behinderung. Die Autoren (Wallston, Brown, Stein, Bobbins, 1989) berichten, daß die allgemeine innere Konsistenz der Kurzversion ebenso groß ist, wie die der längeren, weiter verbreiteten Version von Meenan, Gertman, Mason und Dunaif (1982). Der Alphawert der Kurzversion wird mit .83, der der langen Version mit .88 angegeben. Auf einem allgemeinen Fragebogen wurden Daten über Medikation, Dauer der Arthritiserkrankung, vorangegangene Aufklärung über Arthritis und das Vorhandensein anderer Krankheiten festgehalten.

Vorgehensweise

Die Versuchspersonen wurden nach dem Zufallsprinzip entweder der Untersuchungs- oder der Kontrollgruppe zugeteilt. Alle Versuchspersonen wurden dem Vortest unterzogen (der aus den vier Instrumenten besteht) und füllten den allgemeinen Fragebogen aus. Die Untersuchungsgruppe erhielt das Arthritis-Handbuch, um das im Unterricht verwendete Material vorzustellen und die Themen zu vertiefen. Dann nahm die Untersuchungsgruppe, jeweils 10 bis 20 Personen stark, drei Wochen lang einmal wöchentlich an dem $2^1/_2$ stündigen Arthritis-Selbsthilfekurs teil. (Wegen Terminproblemen in einer der beteiligten Institutionen wurde der Kurs in drei Wochen gegeben, anstatt in den üblichen sechs Wochen. Laut Information des Direktors der lokalen Arthritis Foundation wurde der Arthritis-Selbsthilfekurs bereits früher in dieser kürzeren Zeitspanne abgehalten, wobei am Kursinhalt keine Abstriche gemacht werden mußten [E. Parley, persönliche Mitteilung, 23. Februar 1990].) Der Kurs arbeitete mit experimentellen, kognitiv-verhaltensorientierten Selbsthilfetechniken und befaßte sich mit den bereits genannten Themen. Nach Kursende wurde den Teilnehmenden per Post ein Nachtest zugesandt. Die Kontrollgruppe erhielt eine Broschüre über Selbsthilfe (Arthritis Foundation, 1989) und drei Wochen später per Post einen Nachtest. Dann wurde diesen Personen angeboten, nach dem Informationsblock am Selbsthilfekurs teilzunehmen (42 nahmen das Angebot wahr).

Ergebnisse

Von den 130 Versuchspersonen waren 71 in der Untersuchungs-, 59 in der Kontrollgruppe. Die Mehrzahl davon waren weiße Frauen mit rheumatoider Arthritis (RA) oder Osteoarthritis (OA) (RA = 58,2%, OA = 32,9%; 8,9% konnten über die Art der Arthritis keine Angaben machen); das Alter lag zwischen 27 und 87 Jahren und betrug im Durchschnitt 68,5 Jahre; die Krankheitsdauer der Arthritis lag im Durchschnitt bei 12,9 Jahren. 70 Prozent nahm nicht-steroidale anti-inflammatorische Medikamente ein; 92 Prozent nahmen zum erstenmal an einem Arthritis-Aufklärungsprogramm teil.

Der Vergleich der Resultate der im Nachtest erreichten Werte mit den Resultaten vor dem Test diente der Beurteilung des Effekts von Selbsthilfekursen auf die einzelnen Variablen. Die Werte der Kursteilnehmer in den Bereichen Selbsthilfe im Schmerzmanagement waren im Nachtest bedeutend höher als die Werte der Nichtteilnehmer [F 1,128 = 6,89, p = .01]. Die Gruppe der Kursteilnehmer hatte im Vortest einen Durchschnittswert von 68 Punkten, im Nachtest 76 Punkte; die durchschnittlich erreichte Punktzahl der Kontrollgruppe lag bei 67 Punkten im Vortest und bei 67 Punkten im Nachtest.

Die im Nachtest erreichten Werte der Untersuchungsgruppe und der Kontrollgruppe unterschieden sich auch beim Umgang mit anderen Symptomen, wie Müdigkeit, Kontrollaktivitäten, bei Depression etwas tun, um sich besser zu fühlen, Dinge tun, die Spaß machen und im Umgang mit Frustration. Der Arthritis-Selbsthilfekurs steigerte die Fähigkeit, mit diesen Symptomen umzugehen. Die im Nachtest erreichten Werte der Kursteilnehmer lagen erheblich über den Werten derjenigen ohne Kurs [F (1,128) = 7,84, p = .006]. Die Kursteilnehmer hatten einen Durchschnittswert von 73 im Vortest und 81 im Nachtest; die Nichtteilnehmer durchschnittlich 73 im Vortest und 73 im Nachtest.

Der Durchschnittswert der subjektiv empfundenen sozialen Unterstützung lag bei den Kursteilnehmern bei 139 im Vortest und bei 140 im Nachtest; bei der Kontrollgruppe waren es 138 zu 141 Punkte. Der Durchschnittswert beim Lebenssinn lag bei den Kursteilnehmern bei 114 im Vortest und bei 140 im Nachtest; in der Kontrollgruppe waren es 111 zu 111 Punkte. Wie bei diesem Wert wiesen die Punktzahlen der Arthritis-Auswirkung wenig oder keine Veränderung auf; bei den Kursteilnehmern betrug er 20 im Vortest und 21 im Nachtest; der Durchschnittswert der Kontrollgruppe betrug vorher und nachher 20 Punkte. In den Bereichen soziale Unterstützung, Lebenssinn und funktionelle Fähigkeit ergaben sich ebenfalls keine statistisch relevanten Unterschiede.

In der Schlußevaluation nach Ende des Kurses gaben 97 Prozent derjenigen, die antworteten, an, daß sie die Kursteilnahme veranlaßte, mit ihrer Arthritis anders umzugehen. Genauer gesagt: 90 Prozent wollten Entspannungstechniken praktizieren, 93 Prozent nahmen sich vor, öfter Streckübungen zu machen, und 86 Prozent, mehr Kraftübungen durchzuführen.

Diskussion

Die Ergebnisse liefern die Bestätigung, daß Arthritis-Selbsthilfekurse durch Techniken der Selbsthilfe und experimentellen Aktivitäten dazu beitragen, sowohl physiologische als auch psychologische Aspekte der Arthritis zu bessern, insbesondere den Bereich des Umgangs mit Symptomen. Das Kursprogramm erzielte bei manchen Maßnahmen zur Anpassung an Arthritis keine Verbesserungen; das mag daran liegen, daß Arthritissymptome die Tendenz haben, zu kommen und zu gehen, und es kann sein, daß sich diese Versuchspersonen gut an die Krankheit anpaßten. (Kolleginnen und Kollegen, die in der Pflege von Arthritiskranken arbeiten, sagten mir, daß die Angabe *keine Veränderung* auf der Behinderungsskala positiv zu werten ist, da die Behinderung bei den meisten Menschen mit rheumatoider Arthritis im Laufe der Zeit zunimmt.) Ziel des Arthritis-Selbsthilfekurses ist es, Menschen mit Arthritis zu zeigen, wie sie am besten mit der Krankheit leben können, und das hat das Programm offensichtlich für die meisten Teilnehmer geleistet. Die Erfassung all jener Patienten, die von Gesundheitserziehungsprogrammen wie dem Arthritis-Selbsthilfekurs profitieren können, würde es dem Pflegepersonal erleichtern, besondere Aufmerksamkeit auf solche Verhaltensweisen oder Aufgaben zu lenken, bei denen der Klient Hilfe braucht.

Menschen mit Arthritis, die an einer Schulung teilnahmen, hatten auffallend höhere Werte an Selbstvertrauen als die der Kontrollgruppe. Die Forschung belegt einen deutlichen Zusammenhang zwischen dem Vertrauen, eine Aufgabe bewältigen zu können, und der tatsächlichen Bewältigung. Das Instrument «Stärkung des Selbstvertrauens» kann auch in der klinischen Praxis eingesetzt werden. Mit dem Satz: «Wie sicher sind Sie sich in diesem Moment, daß Sie imstande sind...», kann eine erfahrene Pflegekraft in jedem Bereich die Aufgabe oder das Verhalten ansprechen, das Verstärkung braucht.

Mit seiner Betonung auf Selbstmanagement kann der Arthritis-Selbsthilfe-kurs als Beispiel für eine Pflegemaßnahme gelten, die Menschen mit Arthritis oder anderen chronischen Krankheiten hilft, im Umgang mit ihren Krank-heiten sicherer zu werden. Das *Self-Help Course Manual* (Handbuch für Selbsthilfekurse) und *The Arthritis Helpbook* (Das Arthritis-Selbsthilfebuch) der Arthritis Foundation sind in allen 50 Bundesstaaten erhältlich. Diese beiden Bücher liefern Informationen über Herstellung oder Bestellung von Entspannungskassetten, aber auch eine Reihe von praktischen, preiswerten Dingen, die man selbst machen kann (ich benutzte z. B. erfolgreich Streckbänder aus alten Strumpfhosen). In einer früheren Studie (Dulski, Newman, 1989) und auch in der vorliegenden habe ich aufgezeigt, daß die Unterweisung in einfachen Entspannungstechniken, die allen Pflegekräften geläufig sind, das Schmerzempfinden des Klienten herabsetzen kann.

Manche Klienten brauchen für den Umgang mit ihrer Arthritis nur die Unterstützung und Ermutigung einer Pflegekraft. Aus meinen anekdotischen Aufzeichnungen möchte ich den Kommentar einer Teilnehmerin zitieren, der sehr schön zusammenfaßt, wie diese tapferen Menschen ihren Alltag *trotz* ihrer Schmerzen meistern: «Die meisten Menschen mit Arthritis wollen kein Mit-leid, nur Verständnis. Ich habe gelernt, daß ich mir selbst helfen muß, mir von anderen Menschen helfen lassen muß, mich immer nur ganz wenig bewegen darf und einfach weitermachen muß, einfach weitermachen.»

Dank

Diese Forschungsarbeit wurde durch einen Doctoral Dissertation Award der Arthritis Foundation unterstützt.

Quellen

Arthritis Foundation. (1987). *The arthritis self-help course.* Atlanta, GA: Author.

Arthritis Foundation. (1989). *Self-help tips to help you combat arthritis.* Atlanta, GA: Author.

Bandura, A. (1986). *Social foundation of thought and action: A social cognitive theory.* Englewood Cliffs, NJ: Prentice Hall.

Broadhead, W., Kaplan, B., James, S., Wagner, E., Schoenbach, V., Grimson, R., Heyden, S., Tibbin, G., & Gehlbach, S. (1983). The epidemiologic evidence for a relationship between social support and health. *Journal of Epidemiology, 117,* 521–536.

Crumbaugh, J., & Maholick, L. (1964). An experimental study in existentialism: The psycho-metric approach to Frankl's ogenic neurosis. *Journal of Clinical Psychology, 20,* 200–207.

Dulski, T., & Newman, A. (1989). The effectiveness of relaxation in relieving pain of women with rheumatoid arthritis. In S. Funk, E. Tornquist, M. Champagne, L. Copp, & R. Wiese (Eds.), *Key aspects of comfort: managing pain, fatigue, and nausea* (pp. 150–154) New York: Springer Publishing Co.

Kobasa, S., Maddi, S., & Kahn, S. (1982). Hardiness and health: A prospective study. *Journal of Personality and Social Psychology, 42,* 168–177.

Lorig, K. (1986). *Arthritis self-help course leader's manual and reference materials.* Atlanta, GA: Arthritis Foundation.

Lorig, K., Chastain, R., Ung, E., Shoor, S., & Holman, H. (1989). Development and evaluation of a scale to measure perceived self-efficacy in people with arthritis. *Arthritis and Rheumatism, 32,* 37–44.

Lorig, K., & Fries, J. (1986). *The arthritis helpbook (revised ed.).* Reading, MA: Addison-Wesley.

Lorig, K., Konkol, L., & Gonzoles, V. (1987). Arthritis patient education: A review of the literature. *Patient Education Counseling, 10,* 207–252.

Lorig, K., Mazonson, P., & Holman, H. (1989). Four-year clinical and service utilization benefits of arthritis patient education. *Arthritis Care and Research, 2,* 58.

Meenan, R., Gertman, P., Mason, J., & Dunaif, R. (1982). The Arthritis Impact Measurement Scales: Further investigations of a health status measure. *Arthritis and Rheumatism, 25,* 1048–1053.

Phillips, W. (1980). Purpose in life, depression, and locus of control. *Journal of Clinical Psychology, 36,* 661–667.

Thompson, S., & Janigan, A. (1988). Life schemes: A framework for understanding the search for meaning. *Journal of Social and Clinical Psychology, 7,* 260–280.

Wallston, K., Brown, G., Stein, M., & Bobbins, C. (1989). Comparing the short and long versions of the Arthritis Impact Measurement Scales. *Journal of Rheumatology, 16,* 1105–1109.

Weinert, C. (1987). A social support measure: PRQ85. *Nursing Research, 36,* 273–277.

Weinert, C. (1988). Measuring social support: Revision and further development of the personal resource questionnaire. In C. Waltz & O. Strickland, (Eds.), *Measurement of nursing outcomes, volume one: Measuring client outcomes* (pp. 309–327). New York: Springer Publishing Co.

Weiss, R. (1969). The fund of sociability. *Trans-Action, 6* (9), 36–43.

14. Ermutigung zum Erlernen von Selbsthilfemethoden bei chronischer Krankheit

Carrie Jo Braden

Anderson (1990) schreibt die Entwicklung der Selbstpflege/Selbsthilfebewegung dem Zusammenwirken von ökonomischem System, politischem Kontrollsystem der Gesundheitseinrichtungen und ideologischem System unserer Gesellschaft zu, in dem Produktivität und Eigenständigkeit einen hohen Stellenwert haben. Pflegekräfte haben Maßnahmen entwickelt, die es Menschen ermöglichen, vermehrt an ihrer Gesundheitspflege mitzuwirken. Bei der Umsetzung dieser Maßnahmen sind die Pflegekräfte jedoch von Entscheidungen der Gesundheitspolitik abhängig, wo Kosten eine große Rolle spielen. Pflegeforschung wird gebraucht, um die Kosteneffektivität von Selbstpflege/Selbsthilfeprogrammen nachzuweisen.

Eine Gesundheitsdienstleistung ist kosteneffektiv, wenn die Bereitstellung dieser Dienstleistung den finanziellen Aufwand lohnt (Warner, Luce, 1982). Für die Analyse der Kosteneffektivität sind zwei Arten von Ergebnissen notwendig: der genaue Kostenaufwand und der Gesundheitseffekt oder das Resultat (Russell 1987). Russell (1987) bezieht in das Netzwerk der Resultate auch die nicht-monetären Variablen der erwünschten direkten Resultate, erwünschten indirekten Resultate und nicht erwünschten Resultate ein. Der nicht-monetäre Teil der Kostenanalyse weist also viele Punkte auf, die für Pflegekräfte, die Selbsthilfeprogramme entwickeln, durchführen und auswerten, von Interesse sind. Die in diesem Kapitel behandelten nicht-monetären Variablen sind: Lebensqualität, Selbstpflege und Selbsthilfe.

Am Anfang unserer Studie der erlernten Reaktion auf das Leben mit einer chronischen Krankheit stand die klinische Beobachtung, daß der Schweregrad der Krankheit anscheinend unabhängig war von der Fähigkeit der Person, an wichtigen Lebensaktivitäten teilzunehmen. Manche Menschen, die krankheitsbedingt sehr beeinträchtigt sind, gingen einer geregelten Arbeit nach, zogen Kinder auf, nahmen am gesellschaftlichen und öffentlichen Leben teil und gingen Freizeitaktivitäten nach. Andere mit ähnlichen oder weniger starken Beeinträchtigungen zogen sich vom Leben zurück und ließen sich pflegen. Diese klinischen Beobachtungen stimmen mit den neuesten Forschungsergebnissen von Browne, Arpin, Corey, Fitch und Gafni (1990) überein. Sie wiesen nach, daß psychosoziale Anpassung, definiert als Fähigkeit, mit einer chronischen Krankheit zu leben bei minimaler Einschränkung der beruflichen, häuslichen und sozialen Rollen, das stärkste Korrelat mit der Nutzung von Gesundheitsdienstleistungen darstellt. Ihre Studie an 215 chronisch kranken Menschen aus onkologischen, rheumatologischen und gastroenterologischen Kliniken in Toronto ergab einen statistisch bedeutsamen Zusammenhang zwischen den jährlichen Gesamtkrankheitskosten pro Patient und dem Anpassungsgrad des Patienten. Je größer die Anpassung, desto niedriger die Kosten.

Das Selbsthilfe-Modell wurde geschaffen, um die Wirkungsweise der erlernten Reaktion auf chronische Krankheit darzustellen (Braden, 1990 a, 1990 b). Das Modell beruht auf der Annahme, daß Anpassung eine erworbene und keine ererbte Fähigkeit oder Charaktereigenschaft ist. Es geht von der Anpassungsfähigkeit des Menschen aus und beschreibt, wie eine Reihe von Fertigkeiten den Menschen in die Lage versetzt, sich den krankheitsbedingten Herausforderungen zu stellen. Das Modell stimmt mit der Hypothese Rosenbaums (1990) überein, die besagt, daß das Auftreten von Störungskräften zwar erwünschtes Verhalten unterbricht, Selbstmanagement interner Ereignisse und deren Bewältigung jedoch unerwünschte Störeffekte von außen einwirkender Kräfte verringert.

Das Selbsthilfe-Modell (s. Abb. 14.1) besteht aus sieben Hauptvariablen. Der subjektive Krankheitszustand, der als Lernanreiz fungiert, ist das erste Stadium. Als Krankheitszustand wird der subjektiv empfundene Grad der Betroffenheit durch den charakteristischen Verlauf einer chronischen Krankheit bezeichnet. Die Variablen des zweiten Stadiums, Unsicherheit und Abhängigkeit, sind Hauptwidrigkeiten im Leben mit einer chronischen Krankheit. Unsicherheit bedeutet die Unfähigkeit, in der Situation einer chronischen Krankheit einen Sinn zu erkennen (Mishel, 1988). Sie tritt z.B. ein, wenn man Krankheitszeichen, etwa Symptome, nicht deuten und den künftigen Verlauf der Krankheit nicht voraussehen kann. Viele chronische Zustände sind mit Symptomen verbunden, die kommen und gehen und nicht eindeutig dem Fortschreiten der Krankheit zuzuordnen sind. Als Abhängigkeit wird der subjektiv empfundene Grad des Angewiesenseins auf Hilfe bei den Aktivitäten des täglichen Lebens bezeichnet. Aktivitäten des täglichen Lebens, die oft in besonderer Weise in Verbindung mit dem Gefühl der Abhängigkeit einer Person stehen, sind die von McBride im zweiten Kapitel dieses Buches diskutierten funktionalen Fähigkeiten: Essen, Ankleiden, Toilette und Mobilität. Bewältigungsfähigkeit, als Mittlerin zwischen diesen widrigen Aspekten chronischer Krankheit, ist das dritte Stadium des Modells. Bewältigungs-

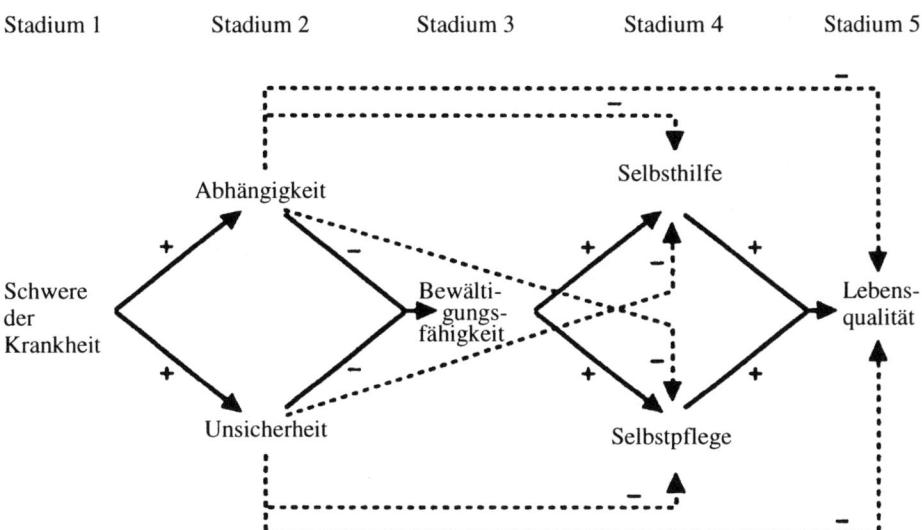

Abbildung 14.1: Selbsthilfemodell

fähigkeit ist die subjektive Fähigkeit einer Person, mit Widrigkeiten umzugehen. Die Stadien vier und fünf umfassen die erwünschten Resultate: Selbsthilfe, Selbstpflege und Lebensqualität. Selbsthilfe bezeichnet den subjektiven
Grad erwachsener Rollenerfüllung – d. h. imstande zu sein, im Leben die
Dinge zu tun, die einem wichtig erscheinen, die Dinge, die zur Selbstdefini-
tion nötig sind. Für McBride haben diese funktionalen Fähigkeiten mit dem
Einkaufen von Lebensmitteln, mit der Teilnahme an gesellschaftlichen Aktivitäten, Freizeitaktivitäten usw. zu tun. Als Selbstpflege wird der Grad von aktivem Tun bezeichnet, das zur Verhinderung oder Erleichterung von Nebenwirkungen oder zur Vermeidung von Komplikationen eingesetzt wird.
Lebensqualität bezeichnet den Grad der Zufriedenheit einer Person mit der
gegenwärtigen Situation.

Im Selbsthilfe-Modell ist der subjektive Krankheitszustand eine Variable,
die in engem Zusammenhang mit den widrigen Aspekten von chronischer
Krankheit steht. Deswegen steigert sich mit dem subjektiven Krankheitsge-
fühl auch der Grad der Unsicherheit und Abhängigkeit. Diese beiden Faktoren
stehen in negativer Beziehung zur Bewältigungsfähigkeit: Bei steigenden
Widrigkeiten nimmt die Bewältigungsfähigkeit ab, sie wird allmählich unter-
graben. Bewältigungsfähigkeit umfaßt Problemlösung, Umdeutung kognitiver
Ereignisse und den Glauben an sich selbst. Dies sind die persönlichen Ressourcen, die McBride zum Erhalt des Optimismus für unerläßlich hält. Wenn

genügend Bewältigungsfähigkeit vorhanden ist, werden Unsicherheit und Abhängigkeit Selbsthilfe, Selbstpflege und Lebensqualität nicht beeinträchtigen. Demnach sind Menschen, die Probleme lösen und vor allem Alternativen finden können, die Ereignisse umdeuten, positives Denken anwenden können und sich als kompetente Person sehen, fähig, sowohl die Auswirkungen von Krankheitsunsicherheit als auch abhängig machende Umstände zu meistern. Sie werden imstande sein, sich auch weiter der gewünschten Rolle gemäß zu verhalten, Dinge zu tun, die ihnen wichtig sind, und ihre Lebensqualität erhalten. Die hier vorgestellten Studien befassen sich deswegen hauptsächlich mit Maßnahmen zum Erhalt oder zur Steigerung der Bewältigungsfähigkeit.

1. Studie

Das Ziel der ersten Studie (Braden, 1989) war, festzustellen, ob es einen Unterschied gibt zwischen Menschen, die an einem Selbsthilfeprogramm teilnahmen, und solchen, die darauf verzichteten, und ob das angebotene Selbsthilfe-Modell von den Daten beider Gruppen bestätigt wurde. Die Studie untersuchte retrospektiv 396 Versuchspersonen mit Diagnosen von rheumatischer Arthritis oder anderen verwandten Zuständen. Die Daten wurden mit Hilfe von Fragebögen gesammelt. Sie wurden von 200 Personen, die am Kursprogramm eines Arthritis-Zentrums teilgenommen hatten (500 Fragebögen wurden verschickt), und von 196 Personen ausgefüllt, die auf drei verschiedenen Gesundheitsmessen angesprochen wurden. 230 Versuchspersonen hatten an irgend einer Art von Selbsthilfe-Programm teilgenommen – z. B. am von der Arthritis Foundation unterstützten und organisierten Arthritis-Selbsthilfekurs; 138 Personen hatten an keinem Kurs teilgenommen (28 machten dazu keine Angaben). Deutliche Unterschiede zwischen den beiden Gruppen ergaben sich bei der erworbenen Reaktion [T^2 = .05; F (7,360) = 2,4, p < .02]. Die eingehendere Funktionsanalyse ergab, daß sich der Unterschied zwischen den beiden Gruppen auf Unterschiede im subjektiven Krankheitszustand, im Grad von Abhängigkeit und Unsicherheit, in der Bewältigungsfähigkeit und Selbsthilfe zurückführen ließ.

Die Beziehungsmuster des Selbsthilfe-Modells wurden ebenfalls untersucht, und zwar mit Hilfe von Regressionsvorgängen. Trotz der Gradunterschiede der Variablen zwischen den Gruppen waren die Verbindungen oder Beziehungsmuster zwischen den einzelnen Variablen des Selbsthilfe-Modells bei beiden Gruppen im großen und ganzen gleich.

Diese Art von retrospektiver Studie ist nicht imstande, die Effektivität eines Selbsthilfeprogramms nachzuweisen, sie demonstrierte jedoch, daß die Variablen und Beziehungsmuster im Selbsthilfe-Modell die gleichen waren, ob das Lernen nun durch die Teilnahme an einem Selbsthilfekurs unterstützt wurde oder nicht.

Bei beiden Gruppen wirkte sich die Bewältigungsfähigkeit, durch Rosenbaums (1980) Self-Control Schedule (SCS, Selbstkontroll-Tabelle) gemessen, positiv auf die Folgen von Unsicherheit und Abhängigkeit in den Bereichen Selbsthilfe, Selbstpflege und Lebensqualität aus. Bei Personen, die an keinem Selbstmanagement-Programm teilgenommen hatten, senkten Unsicherheit und Abhängigkeit den Grad der Bewältigungsfähigkeit. Auch die Diagnose systemischer Lupus erythematodes senkte die Bewältigungsfähigkeit der Personen, die an keinem Kurs teilgenommen hatten. Bei Personen, die einen Selbsthilfekurs absolviert hatten, reduzierte die Unsicherheit das Maß der Bewältigungsfähigkeit nicht wesentlich. Nur Abhängigkeit untergrub ihre Bewältigungsfähigkeit. Diese Ergebnisse sind vielversprechend, die erste Studie warf jedoch folgende weiterführende Fragen auf: Haben Personen, die an einem Selbsthilfekurs teilnehmen, einen niedrigeren Krankheitsgrad als Nichtteilnehmer? Worin besteht die potentielle Rolle von Selbstmanagementmaßnahmen? Was charakterisiert Personen, für die eine solche Ressource hilfreich ist?

2. Studie

Eine zweite Gruppe von Studien, von vor-experimentellem Zuschnitt, evaluierte die Wirkung eines Lupus-Selbsthilfekurses, der zum Ziel hatte, die Problemlösungsfähigkeit zu steigern, die Umdeutung kognitiver Ereignisse zu ermöglichen, den Glauben an sich selbst zu beleben und Unsicherheit und Depression zu verringern (Braden, 1991, 1992). Der Kurs wurde von Laien mit der Diagnose Lupus konzipiert, wobei sie von Fachkräften des Gesundheitswesens unterstützt wurden (Braden, Brodt-Weinberg, McGlosne, Depka, Pretter, 1987). Der Kurs umfaßt sieben Doppelstunden mit Aktivitäten, die sich mit den verschiedenen Aspekten des Lebens mit einer chronischen Krankheit befassen. Einige Kursaktivitäten dienen der Stärkung der Problemlösungsfähigkeit, der Bereitschaft, Ereignisse umzudeuten, der Förderung des positiven Denkens und des Glaubens an sich selbst. Weitere Kursthemen sind die Unterstützung spezifischer Selbstpflegestrategien und Information über die Krankheit. Das Kursleiterhandbuch enthält für jede Aktivität einen Durchführungsplan und eine genaue Zeitvorgabe (Arthritis Foundation, 1987). Die Kurse werden von Menschen mit Lupus und einer Fachkraft des Gesundheitswesens im Team geleitet, nachdem sie an einer Kursleiterausbildung teilgenommen haben (McGlone, Tnetter, Depka, 1990). Der Kurs wird von der Arthritis Foundation organisiert und landesweit an mehr als 17 Orten angeboten.

Eine Zufallsstichprobe von 291 Versuchspersonen mit der Diagnose systemischer Lupus erythematodes, die an einem Selbsthilfekurs teilgenommen hatten, lieferten Daten zu drei Zeitpunkten: T 1, vor Kursbeginn; T 2, sieben

Wochen später, gleich nach Kursende; T 3, zwei Monate nach Kursende. Im Selbsthilfe-Modell dieser Studie wurden etwas andere Variablen benutzt, weil die Personen, die den Kurs entwickelten, sagten, daß der Grad der Einschränkung, oder in welchem Maß die Krankheit ihre Fähigkeit beeinträchtigte, Aktivitäten des täglichen Lebens durchzuführen, für sie zutreffender sei als Abhängigkeit und Hilfe von anderen Menschen. Die Programmentwickler waren auch mehr daran interessiert, mit Hilfe des Kurses das Selbstwertgefühl zu steigern, Selbsthilfe und Selbstpflege spielten keine so große Rolle. Sie wollten ferner Selbstwirksamkeit – oder den Glauben an die eigene Fähigkeit, eine bestimmte Aktivität durchzuführen – zusammen mit Bewältigungsfähigkeit als Mediatorvariable einsetzen. Schließlich wollten sie sich mit dem Thema Depression befassen, weil Depressionen ihnen erschwert hatten, mit dem chronischen Zustand leben zu lernen. Depression war also ein negativer Mediator, der den Lernprozeß störte.

Der Fragebogen wurde von Laien mit der Diagnose Lupus und Fachkräften des Gesundheitswesens entwickelt, die sich auch am Entwurf des Kursprogramms beteiligt hatten. Einschränkung, der subjektive Grad der Unfähigkeit, Dinge selbständig zu tun, wurde mit einer einzigen Frage gemessen, die in Stufen von 1 bis 4 eingeteilt war. Je höher die Punktzahl, desto größer die Einschränkung. Unsicherheit, das subjektive Maß an Zweifel an der Wirksamkeit der Therapie, wurde mit drei Fragen gemessen, wobei die Form der visuellen Analogiereaktion (visual analogue response format, VAS) angewandt wurde. Die Fragen zielten auf die Sicherheit, Selbstpflegetechniken anwenden zu können, die Wirksamkeit von Medikamenten zur Besserung der Krankheit und die Fähigkeit, Schmerzen und Steifheit zu lindern. Die Punktzahl ging von 0 bis 300, wobei eine hohe Punktzahl weniger Sicherheit (größere Unsicherheit) bedeutete. Depression, der Grad an Mutlosigkeit eines Menschen, wurde mit einem VAS-Fragebogen ermittelt. Es konnten 0 bis 400 Punkte erreicht werden, je höher die Punktzahl, desto stärker die Depression. Die Bewältigungsfähigkeit, das Gefühl, mit Widrigkeiten fertig werden zu können, wurde mit sechs Fragen aus Rosenbaums (1990) Selbstkontroll-Tabelle (Self-Control Schedule) gemessen. Dabei wurde ein VAS-Vordruck eingesetzt. Es konnten 0 bis 600 Punkte erreicht werden, je höher die Punktzahl, desto größer die Bewältigungsfähigkeit. Selbstwirksamkeit, die Stärke der Überzeugung, daß man das nötige tun kann, um mit einem Lupus-Symptom umgehen zu können, wurde mit einer einzigen Frage des VAS-Systems ermittelt. Es konnten 0 bis 100 Punkte erreicht werden, je höher die Punktzahl, desto größer die Selbstwirksamkeit. Das Selbstwertgefühl, das Maß der positiven Gefühle über sich selbst, wurde mit zehn Fragen des VAS-Systems festgestellt. Es konnten zwischen 0 und 1000 Punkte erreicht werden, eine hohe Punktzahl bedeutete ein großes Selbstwertgefühl. Lebensqualität, der Grad der Zufriedenheit mit der persönlichen Lebenssituation, wurde mit drei

Fragen gemessen, die der Zehn-Punkte-Skala des Inventory of Well-Being (IWB, Fragebogen zum Wohlbefinden) von Campbell, Converse und Rogers (1976) entnommen waren. Es konnten zwischen 0 und 300 Punkte erreicht werden, eine hohe Punktzahl bedeutete eine hohe Lebensqualität.

Mit Hilfe einer MANOVA mit Meßwertwiederholung wurde berechnet, ob die Kursteilnehmer bei irgend einer Variable des Selbsthilfe-Modells Veränderungen aufwiesen. Die Versuchspersonen wiesen bei einer Reihe von Variablen Verbesserungen auf (F (14,2800) = 603, p < .001). Später wurde jede einzelne Variable gesondert untersucht und deutliche Verbesserungen ($p \leq$ .001) bei der Bewältigungsfähigkeit, der Selbstwirksamkeit und im Selbstwertgefühl festgestellt, Unsicherheit und Depression nahmen ab. **Tabelle 14.1** zeigt die Mittelwerte der Variablen, die sich im Kurszeitraum deutlich veränderten.

Diese Vorstudie hatte zwar keine Kontrollgruppe, und Veränderungen konnten deswegen nicht sicher auf den Selbsthilfekurs zurückgeführt werden, doch die Ergebnisse waren ermutigend. Es wurde eine weitere Studie entwickelt, die den Effektivitätsnachweis einer Selbsthilfegruppe für Frauen erbringen sollte, die sich einer Brustkrebstherapie unterziehen (sie wird später in diesem Kapitel vorgestellt). Ferner wurden die Unterschiede der Variablen des Selbsthilfe-Modells bei zwei Gruppen von Lupuspatienten beobachtet und weiter analysiert – Teilnehmer mit hohen Ausgangswerten von Depression ($\geq$ 272) und Teilnehmer mit niedrigen Ausgangswerten ($\leq$ 77) (Braden, 1992). Ziel war es, festzustellen, ob Depressive mit den selbsthilfefördernden Maßnahmen im Rahmen des Kursangebots etwas anfangen konnten. Man ging von der Annahme aus, daß Personen, die beim Kursbeginn deprimiert waren – aber nicht so deprimiert, daß sie den Kurs nicht als Stütze nutzen konnten – vom Kurs am meisten profitieren würden, weil sie am meisten zu gewinnen hatten. 37 Versuchspersonen hatten bei Kursbeginn hohe Depressionswerte, 35 Versuchspersonen niedrige. Während des Kurses wurde wiederholt gemessen, ob die beiden Gruppen sich in den drei Punkten des Selbsthilfe-Modells

Tabelle 14.1: Durchschnittliche Veränderungen bei Teilnehmenden im Laufe eines Lupus-Selbsthilfekurses (Zahl = 291)

Variablen	Durchschnittswerte im Verlauf		
	T 1	T 2	T 3
Unsicherheit	127,5	96,7	99,7
Depression	175,4	146,8	154,4
Bewältigungsfähigkeit	395,3	419,3	431,8
Selbstwirksamkeit	39,3	53,1	56,4
Selbstwert	632,5	680,4	667,9

T 1 = vor Beginn des Kurses; T 2 = unmittelbar nach Kursende; T 3 = 2 Monate nach Kursende unterschieden. Die Gruppe der Deprimierten hatte anfangs im Durchschnitt niedrigere Werte bei Bewältigungsfähigkeit, Selbstwirksamkeit und Selbstbewußtsein und höhere Durchschnittswerte bei Unsicherheit [F (18,1264) = 8.9, p = .001]. Im Beobachtungszeitraum machten beide Gruppen erhebliche Fortschritte in Bewältigungsfähigkeit, Selbstwirksamkeit und im Selbstbewußtsein [F (18,1264) 08,9, p = .01]. Bei der Gruppe der Deprimierten sank im Beobachtungszeitraum ferner die Unsicherheit, die Lebensqualität stieg an. Diese Ergebnisse lassen schließen, daß der Kurs deprimierten Menschen, die genug Energie zur Teilnahme aufbrachten, wirklich von Nutzen war. **Tabelle 14.2** zeigt die Mittelwerte der Variablen, die sich im Beobachtungszeitraum bei beiden Gruppen deutlich veränderten.

3. Studie

Eine dritte Studie wurde mit dem Ziel durchgeführt, festzustellen, ob es innerhalb des Beobachtungszeitraums einen Zusammenhang zwischen der für einen bestimmten aktiven Programmpunkt des Lupus-Selbsthilfekurses aufgewendeten Zeit und dem Resultat dieser Aktivität gibt (Braden, McGlone, Pennington, 1993). Die Stichprobe umfaßte Teilnehmer in einem Zeitraum von vier Jahren, von 1987 bis 1990. 313 Versuchspersonen lieferten Daten für diese Studie. Es wurde eine Aufwand-Reaktions-Tabelle (**Abb. 14.2**) entwickelt, um die Verbindungen zwischen Kurszeitaufwand und subjektiver Einschränkung, Depression, Bewältigungsfähigkeit und dem Selbsthilfeverhalten in der Anwendung von Wärme, Ruhe, Bewegung und Entspannung darzustellen. Der

Tabelle 14.2: Durchschnittliche Punktzahl im Verlauf bei Teilnehmenden an einem Lupus-Selbsthilfekurs mit hohen und niedrigen Depressionswerten

	Durchschnittswerte im Verlauf		
	T 1	T 2	T 3
Stark depressive Gruppe (n = 37)			
Unsicherheit	159,1	118,6	127,0
Bewältigungsfähigkeit	330,8	375,0	388,8
Selbstwirksamkeit	28,9	54,1	47,7
Selbstwert	461,4	570,8	499,6
Lebensqualität	108,7	157,6	135,9
Schwach depressive Gruppe (n = 35)			
Bewältigungsfähigkeit	441,0	454,4	484,4
Selbstwirksamkeit	54,6	60,0	67,6
Selbstwert	808,5	822,7	851,9

T 1 = vor Beginn des Kurses; T 2 = unmittelbar nach Kursende: T 3 = 2 Monate nach Kursende

Zeitaufwand im Kurs wurde mit der Wahrnehmungsveränderung von Einschränkungen, Depression, Bewältigungsfähigkeit und mit dem Einsatz von Ruhe, Entspannung, Wärme und Bewegungsübungen verglichen. Wie die **Abbildung 14.2** zeigt, wurden weniger als 10 Minuten Unterrichtszeit den Einschränkungen und den Selbstpflegeaktivitäten der Anwendung von Wärme und Ruhe gewidmet. Bei diesen Variablen gab es keine bedeutenden Veränderungen. Mehr als eine Stunde galt Depression, Bewältigungsfähigkeit und Selbstpflegeverhalten der Entspannung und Bewegung, und bei diesen Va-

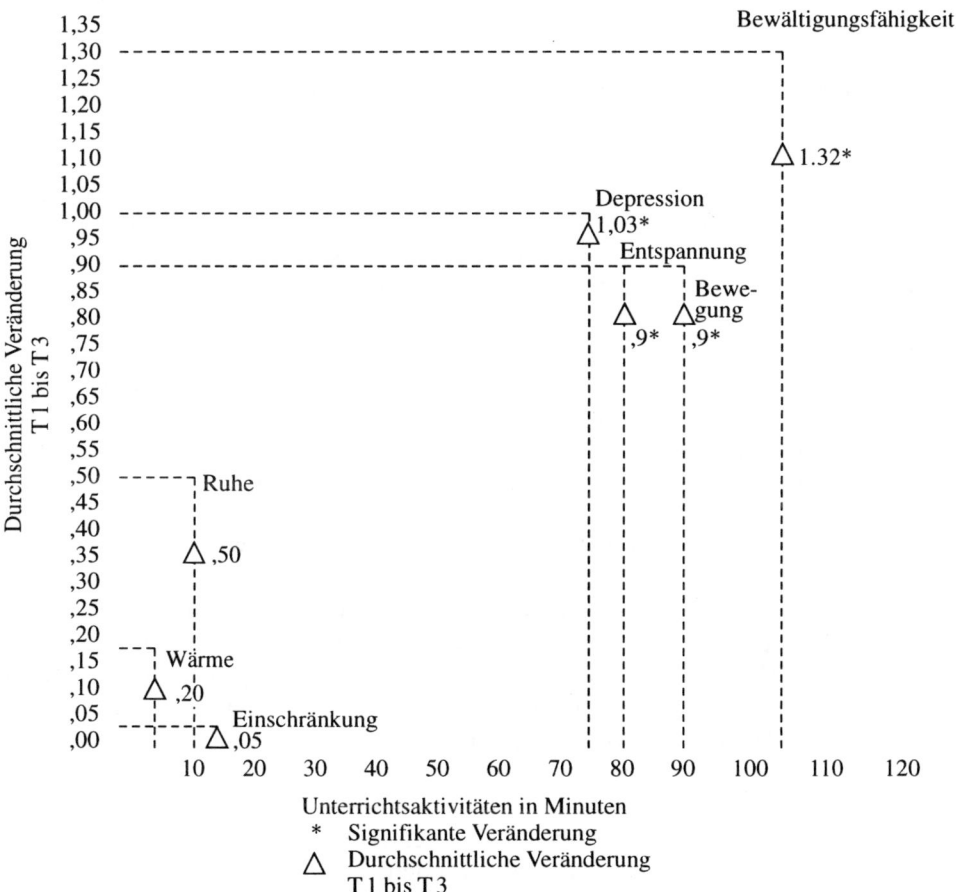

Abbildung 14.2: Beziehung zwischen Aufwand (Behandlungsintensität) und Reaktion hinsichtlich Selbsthilfeverhalten (Wärme, Ruhe, Entspannung, Bewegung) und psychologischer Belange (Einschränkungen, Depression, Bewältigungsfähigkeit).

riablen gab es auffallende Veränderungen. Die Ergebnisse beweisen die Wirksamkeit des Kurses als Maßnahme für Menschen mit systemischem Lupus erythematodes.

4. Studie

Zur Zeit läuft eine Studie, die selbsthilfefördernde Maßnahmen bei Frauen testet, die sich einer Brustkrebstherapie unterziehen. Wie bei der Lupus-Studie konzentriert sich dieses Projekt auf besseres Problemlösungsverhalten, kognitive Umwertung und den Glauben an sich selbst. Darüber hinaus befaßt sich das Projekt mit dem Umgang mit Unsicherheit als weitere Möglichkeit, das Erlernen von Selbsthilfereaktionen auf die Erfahrung chronischer Krankheit zu erleichtern. Das Self-Help Intervention Projekt (SHIP, Selbsthilfemaßnahmenprojekt) besteht aus einer Kontrollgruppe und randomisierten Untersuchungsgruppen. Es wurden fünf verschiedene Gruppen von Maßnahmen getestet. Eine Maßnahme ist ein Selbsthilfekurs von sechs Wochen mit je zwei Doppelstunden; die anderen sind ein unabhängiges Unterrichtsprogramm, das mit folgenden Mitteln arbeitet: mit Kursinhalten, Telefonkontakt zwischen Pflegekraft und Klient zur Hilfe bei Unsicherheit, mit dem Kontakt zwischen Pflegekraft und Klient, der sich in Zusammenhang mit dem Unterricht ergibt, und mit dem Pflegekraft-Klienten-Kontakt in Zusammenhang mit der unabhängigen Studie. Über 120 Frauen werden gleichzeitig zu fünf verschiedenen Zeitpunkten Daten liefern. Die Studie umfaßt auch noch die Zeit neun Monate nach der Maßnahme. Die sechswöchige Maßnahme wird der Frau ungefähr in den ersten drei Wochen nach Beginn der Nachbehandlung angeboten. Die Analyse wird sich mit den Unterschieden zwischen den Untersuchungsgruppen und der Kontrollgruppe befassen und eine Kosten-Nutzen-Analyse erstellen, die sowohl die finanziellen als auch die nichtfinanziellen Aspekte berücksichtigt. Vorläufige Ergebnisse liegen nur über die Maßnahmen der unabhängigen Studie und die Kombination von unabhängiger Studie und den Kontakt zwichen Pflegekraft und Klient vor.

Etwa die Hälfte der Frauen der unabhängigen Studiengruppe hat den Kurs nicht ganz bis zum Ende absolviert. Wenn der unabhängige Unterricht mit Pflegekraft-Klient-Kontaktmaßnahmen kombiniert war, machten mehr Frauen den Kurs zu Ende. Diejenigen, die den ganzen Kurs absolvierten, also in den Genuß der ganzen Maßnahmen kamen, unterschieden sich nach Kursende deutlich von der Kontrollgruppe hinsichtlich ihres Wissensstandes über Krebs und anderen Variablen des Selbsthilfe-Modells.

Vorläufige Analysen ergaben ferner, daß sich ältere Frauen (Durchschnittsalter 71 Jahre) im Zivilstand und in den Lebensumständen von jüngeren unterschieden (Durchschnittsalter 50 Jahre); die älteren Frauen waren öfter Witwen und alleinlebend. Die Gruppe der älteren war auch ethnisch homogener, was mit der Literatur im Einklang steht, die davon ausgeht, daß Frauen ethnischer Minderheiten bei Brustkrebs erst spät im Krankheitsprozeß Hilfe suchen, wenn überhaupt. Weniger ältere Frauen hatten den Brustkrebs durch Selbstuntersuchung entdeckt; meist wurde er durch eine Routine-Mammographie diagnostiziert. Ältere Frauen bekamen schnellere ärztliche Versorgung als jüngere, wurden aber weniger aggressiv therapiert, obwohl sie sich von jüngeren Frauen weder im Krankheitsstadium, der Knotengröße, den Metastasen noch in der Rückfallquote unterschieden. Ältere und jüngere Frauen hatten von Anfang an im Selbsthilfemodell unterschiedliche Variablen. Die Daten über ältere Frauen zeigten auch die Zahl und Arten von Selbsthilfekursaktivitäten, die als sehr hilfreich eingestuft werden. Diese Informationen dienen der Modifizierung der Maßnahmen für ältere Frauen.

Diskussion

Der bisherige Stand der Untersuchungen stützt die These, daß bei der Reduzierung der mit chronischer Krankheit verbundenen Widrigkeiten in bezug auf Selbsthilfe, Selbstpflege und Lebensqualität die Bewältigungsfähigkeit eine wichtige Rolle spielt. Die Ergebnisse lassen ferner den Schluß zu, daß Selbsthilfekurse zur Verbesserung der Bewältigungsfähigkeiten verschiedener Gruppen von chronisch Kranken von Nutzen sind. Die Ergebnisse zeigen außerdem, daß diejenigen, die in größter Not sind, von selbsthilfefördernden Maßnahmen am meisten profitieren. Die bisherigen Untersuchungen weisen die Wichtigkeit nicht-finanzieller Aspekte der Kosteneffektivität nach. Die erwünschten direkten Ergebnisse der Maßnahmen sind: die Steigerung der Bewältigungsfähigkeit als Mittlerin für mehr und bessere Selbsthilfe, Selbstpflege und Lebensqualität. Die erwünschten indirekten Ergebnisse sind: die Anwendung verschiedener Maßnahmen aus dem Selbsthilfekurs durch eine Reihe unterschiedlicher Personen, einschließlich derer, die von der chronischen Krankheit deprimiert sind. Unerwünschte Ergebnisse wurden bislang nicht festgestellt. Mit diesen Daten an der Hand, welche die positive Wirkung von selbsthilfefördernden Maßnahmen hinsichtlich der Selbsthilfe, Selbstpflege und Lebensqualität beweisen, kann das klinische Fachpersonal jetzt die Einbeziehung seiner praktischen Strategien rechtfertigen, Strategien, die Problemlösungsverhalten und die Fähigkeit der kognitiven Umdeutung fördern sowie das Gefühl der persönlichen Würde und des persönlichen Wertes steigern. Der Lupus-Selbsthilfekurs, der als Prototyp auch für andere chronische Zustände dienen kann, ist durch die Arthritis Foundation zu beziehen. Es gibt z. B. einen Multiple-Sklerose-Selbsthilfekurs (McGlone u. a., 1984), der viele Aktivitäten des Lupus-Selbsthilfekurses zur Steigerung der Bewältigungsfähigkeit des Lupus-Selbsthilfekurses enthält.

Zusammenfassend ist zu sagen, daß Pflegekräften, die solche Aktivitäten in ihr Arbeitsfeld integrieren möchten, nun genügend Daten über die nichtmonetären Aspekte der Kosteneffektivität von Selbstpflege/Selbsthilfeförderprogrammen zur Verfügung stehen. Es schälen sich auch Daten über die finanziellen Aspekte solcher Maßnahmen heraus (Brown, Arpin, Corey, Fitch, Gafni, 1990). Es stehen fertig ausgearbeitete Programme für selbsthilfefördernde Kurse zur Verfügung. Es gibt die zur Auswertung von Selbstpflege- und Selbsthilfeförderprogrammen notwendigen pflegewissenschaftlichen Instrumente und Methoden. Und schließlich gibt es Menschen mit chronischen Krankheiten, die zum Erhalt ihres funktionellen Status und ihrer Lebensqualität Hilfestellung wünschen.

Dank

Diese Studien wurden durch Stipendien der NRSA 423976, University of Arizona Small Grand award, NCNR R29 NR01696, NCI R01 CA48450, unterstützt.

Quellen

Anderson, J. M. (1990). Home care management in chronic illness and the self-care movement: An analysis of ideologies and economic processes influencing policy decisions. *Advances in Nursing Science, 12,* 71–83.

Arthritis Foundation. (1987). *Systemic Lupus Erythematosus Self-Help Course. Program guidelines and procedures manual.* Atlanta, GA: Author.

Braden, C. J. (1989, March). *Modeling learned response to chronic illness.* Paper presented at the International Conference on Community Nursing 1989. World Health Organization, 's-Herrogenbosch, The Netherlands.

Braden, C. J. (1990a). Learned self-help response to chronic illness experience: A test of the alternative learning theories. *Scholarly Inquiry for Nursing Practice: An International Journal, 4,* 23–40.

Braden, C. J. (1990b). A test of the self-help model: Learned response to chronic illness experience. *Nursing Research, 39,* 42–47.

Braden, C. J. (1991). Patterns of change over time in learned response to chronic illness among participants in a Systemic Lupus Erythematosus (SLE) Self-Help Course. *Arthritis Care and Research, 4,* 158–167.

Braden, C. J. (1992). Description of learned response to chronic illness experience: Depressed vs. nondepressed SLE (Lupus) Self-Help Class participants. *Public Health Nursing, 9,* 103–108.

Braden, C. J., Brodt-Weinberg, R., McGlone, K., Depka, L, & Pretter, S. (1987). *Systemic Lupus Erythematosus (SLE) Self-Help Course, Leader's Manual.* Atlanta, GA: Arthritis Foundation.

Braden, C. J, McGlone, K., & Pennington, F. (1993). Specific psychosocial and behavior outcomes from the SLE Self-Help Course. *Health Education Quarterly, 20,* 29–41.

Browne, G. B., Arpin, K., Corey, P., Fitch, M., & Gafni, A. (1990). Individual correlates of health service utilization and the cost of poor adjustment of chronic illness. *Medical Care, 28,* 43–58.

Campbell, A., Converse, P., & Rogers, W. (1976). *The quality of American life.* New York: Sage.

McGlone, K., Atherton, A., Brodt-Weinberg, R., Minella, M., Sodano, B., Wintrick, J. (1984). *Multiple sclerosis self-help course: Leader's guide.* Tucson, AZ: Southwest Arthritis Center.

McGlone, Tnetter, S., & Depka, L. (1990). *SLE Self-Help Course trainer's guide.* Atlanta, GA: Arthritis Foundation.

Mishel, M. H. (1988). Uncertainty in illness. *Image: Journal of Nursing Scholarship, 20,* 225–232.

Rosenbaum, M. (1980). A schedule for assessing self-control behaviors: Preliminary findings. *Behavior Therapy, 11,* 109–121.

Rosenbaum, M. (1990). *Learned resourcefulness: On coping skills, self-control and adaptive behavior.* New York: Springer Publishing Co.

Russell, L. B. (1987). Cost-effectiveness analysis in setting priorities for prevention: Promises and problems. In J. A. Meyer & M. E. Lewin (Eds.), *Charting the future of health care.* Washington, DC: American Enterprise Institute for Public Policy Research.

Warner, K. E., & Luce, B. R. (1982). *Cost-benefit and cost-effectiveness analysis in health care.* Ann Arbor, MI: Health Administration Press.

15. Der Umgang mit Unsicherheit bei Frauen mit Brustkrebstherapie

Judith McHenry, Carol Allen, Merle H. Mishel, Carrie Jo Braden

Unsicherheit, von Mishel (1988) als Unfähigkeit definiert, die Bedeutung krankheitsbezogener Ereignisse zu erfassen, ist eine gut dokumentierte Erfahrung von Frauen, die sich einer Brustkrebstherapie unterziehen (Bloom u. a. 1987; Dodd, 1988; Fallowfield, 1990; Thomas, 1978; Yasko, 1990). Diese Frauen sind sich oft über die Bedeutung von Nebenwirkungen der Therapie unsicher. Vielleicht wissen sie auch nicht, was bestimmte Symptome anzeigen oder was sie von der Therapie zu erwarten haben, wenn sie überhaupt alternative Therapien kennen und verstehen. Sie sind sich über die Folgen ihrer Krankheit und ihrer Therapie unsicher und wissen nicht, wie sie ihr Leben während der Therapie einrichten sollen. Oft äußern sie Angst vor einem möglichen Rückfall oder einem Fortschreiten der Krankheit (Bloom, 1991; Penman u. a., 1987; Siminoff, Fetting, Abeloff, 1989; Vinokur, Threatt, Vinokur-Kaplan, Satariano, 1990). Die vorliegende Studie sollte die verschiedenen Arten von Unsicherheit beschreiben, die Frauen mit Brustkrebstherapie erfahren, und eine betreuende, individuelle Pflegemaßnahme auswerten, die entwickelt wurde, um Frauen den Umgang mit Unsicherheit zu erleichtern.

Methode

Die Auswertung der betreuenden Pflegemaßnahme war Teil eines laufenden Projekts zum Thema «Pflegerische Maßnahmen zur Förderung von Selbsthilfeverhalten bei Krebs». Die Versuchspersonen waren englischsprechende Frauen ab 18 Jahren, die sich zur Zeit einer Brustkrebstherapie unterzogen. Sie wurden uns von einem Krebsnachsorgezentrum, privaten Arztpraxen und von Organisationen der Gesundheitsförderung eines Bundesstaates im Südwesten genannt. Frauen, die bereit waren, an der Studie mitzuwirken, wurden nach dem Zufallsprinzip der Untersuchungsgruppe oder einer Kontrollgruppe zugeordnet.

Die Maßnahme zur Bewältigung der Unsicherheit beruht auf der Theorie über Krankheitsunsicherheit von Mishel (1988). Diese geht davon aus, daß ein Zusammenhang zwischen Unsicherheit und früheren Lebensereignissen besteht. Er schlägt Maßnahmen vor, die beitragen können, Unsicherheit zu verringern oder zu vermeiden. Die Maßnahme bestand aus einem oder mehreren Telefonkontakten pro Woche über einen Zeitraum von sechs Wochen. Die Frauen wurden aufgefordert, während der Behandlungszeit so oft anzurufen, wie sie wollten. Die Kontakte gingen jedoch meist von der Betreuerin (nurse case manager) aus.

Zur Arbeitserleichterung ging die Betreuerin beim Telefongespräch mit jeder Frau nach einem standardisierten Leitfaden zur Einschätzung/Bewertung/Intervention vor und benutzte dazu ein Computerprogramm. Die Daten der jeweiligen Frau wurden direkt in einen Teil des Leitfadens eingegeben und konnten beim nächsten Telefonat wieder aufgerufen werden. Anhand dieser Daten konnte die Neueinschätzung vorgenommen und festgestellt werden, welche Unsicherheiten ausgeräumt waren; neue Bereiche von Unsicherheit konnten erkannt werden.

Der Leitfaden zur Einschätzung/Bewertung/Intervention beginnt mit der Einschätzung von Unsicherheit und geht dabei nach einer Liste von Problemen vor, die bei Frauen mit Brustkrebs auftreten können. Diese Liste entstand aus Informationen von Fachgruppen, aus der klinischen Praxis und aus Forschungsarbeiten. Sie ist in sechs Hauptkategorien eingeteilt: Krebsdiagnose, Fragen der Behandlung, Reaktionen auf die Behandlung, Leben mit Krebs, Selbstpflege und Leben mit Krankheitsfolgen, z.B. Sorgen um den Arbeitsplatz. Der Einschätzungsteil eines jeden Telefonkontaktes befaßt sich mit den üblichen Arten von Unsicherheit in diesen Bereichen: Die Bedeutung einer Erscheinung ist unklar; die Frau hat ein Informationsdefizit und kann deswegen mit einer Erscheinung nicht richtig umgehen; Intensität, Dauer, Frequenz und Art der Erscheinung ist schwankend usw.; ungewohnte Erscheinungen müssen bewältigt werden; die künftige Entwicklung der Erscheinung ist unbekannt; die Erscheinungen treten unerwartet intensiv oder sonstwie überraschend auf; oder der Umgang mit der Erscheinung ist schwierig und keine leichte Lösung möglich. So ist z.B. die Bedeutung von stechenden Schmerzen nach Mastektomie manchmal nicht klar und die Periode der Erschöpfung oft länger und intensiver als erwartet. Frauen äußern sich oft unsicher über ihre Fähigkeit, mit Problemen, wie Übelkeit und Hitzewallungen, umgehen zu können.

Beim Telefongespräch stellt die Betreuerin fest, welches Problem vorliegt, und ermittelt die von diesem Problem ausgelöste Unsicherheit. Wenn die Pflegekraft z.B. feststellt, daß die Frau Schmerzen hat, wird sie nachfragen, ob sich das Gefühl der Unsicherheit auf die Bedeutung oder den Umgang mit dem Schmerz bezieht oder die Ursache vielleicht in Irritation über die Dauer des Schmerzes liegt. Bemerkungen, die auf Unsicherheit schließen lassen, können folgendermaßen lauten: «Ich habe nicht erwartet..., Ich nehme an, ich darf..., Ich verstehe nicht..., Ist es normal..., Was kann ich dagegen tun..., Manchmal frage ich mich..., Ich bin mir nicht sicher..., Wohin kann ich mich wenden..., Es wechselt immer..., Der Arzt sagt, es ist in Ordnung, aber.... Wen soll ich rufen...?»

Auch das Vorhandensein von negativer Sicherheit wird durch die Kommentare der Frau über ein bestimmtes Problem festgestellt. In diesem Fall drückt die Frau die Erwartung aus, daß das Problem ein böses Ende nehmen wird, sie empfindet den Verlauf als deutlich verschlechternd oder sagt, daß die Sache schlecht ausgehen wird.

Danach wird festgestellt, wie die Frau die Unsicherheit einschätzt. Die Gefahr kann als gering, mittel oder hoch empfunden werden, was von spezifischen Kriterien abhängt, die, je nachdem wie stark das Gefühl der Gefahr ist, an Schwere zunehmen. Manchmal wird Unsicherheit als Chance empfunden, eine positive Erfahrung zu machen. Die Kriterien für die Deutung werden dann in einem Bewertungsleitfaden dargestellt. Aufgrund der durch Anwendung des Einschätzungs- und Bewertungsleitfadens gewonnenen Informationen, bestimmt die Betreuerin dann die passenden Maßnahmen, die sowohl auf Ursache und Thema als auch auf die Bewertung der Unsicherheit eingehen.

Diese Maßnahmen lassen sich fünf Zielen zuordnen:

1. Sie sollen die vorhandene Struktur festigen und die Bewertung der Situation als Chance stärken. Dazu dienen Maßnahmen, die Entscheidungskraft und Selbstpflegeverhalten fördern und vorhandene Bewältigungs- und Abschwächungsstrategien unterstützen.

2. Sie dienen dem Aufbau kognitiver Strukturen, indem sie Informationen liefern, Erwartungen strukturieren und Erfahrung in einen normalen Rahmen setzen.

3. Sie sollen in Fällen, bei denen dieses Gefühl unangemessen oder unrichtig ist, negative Sicherheit reduzieren.

4. Sie sollen auf die emotionalen Reaktionen einwirken, indem sie die Frau ermutigen, ihre Gefühle auszudrücken und manche Dinge mit Humor zu betrachten.

5. Sie sollen lehren, mit anhaltender Unsicherheit umzugehen. Dazu dienen Maßnahmen, die das persönliche Aktionsspektrum erweitern, durch das Aufzeigen verschiedener Möglichkeiten hoffnungsvolles Denken fördern oder Unsicherheit als den normalen Zustand aller Menschen definieren.

Wie bereits erwähnt, trug die Betreuerin sowohl die Ergebnisse des Einschätzungs/Bewertungsteils des Interviews als auch die verabreichten Maßnahmen in die Computerdatei der betreffenden Frau ein. Sämtliche Informationen waren, in passende Raster eingeteilt, über den Bildschirm zugänglich. Das Programm lieferte auch zusammenfassende Berichte über eine einzelne Person oder eine Gruppe von Personen.

Die Daten wurden zu drei verschiedenen Zeitpunkten erhoben: T 1, die Ausgangslage, vor Beginn der Maßnahme; T 2, in den zwei Wochen nach Beendigung der Maßnahme, T 3, drei Monate nach Beendigung der Maßnahme.

Folgende Faktoren wurden gemessen: Selbsthilfe, Selbstpflege, Lebensqualität, positive oder negative affektive Befindlichkeit oder Stimmung, Bewältigungsfertigkeiten und Unsicherheit. Selbsthilfe oder das Gefühl, erwachsene Rollenaktivitäten durchführen zu können, wurde mit einem 20 Punkte umfassenden Fragebogen zum Rollenverhalten gemessen (Inventory of Adult Role Behavior, IARB, Braden, 1986). Einige Punkte des IARB sind der Effekt-Skala von Given (1984) entnommen (Given's Effect Scale). Diese mißt den sozialpsychologischen Gesundheitszustand von ambulant behandelten chronisch kranken Menschen und enthält von der Forschung entwickelte Fragen, mit deren Hilfe man messen kann, bis zu welchem Grad Patienten Freizeitrollen, Aktivitätsrollen und Familienrollen wahrnehmen. Eine visuelle Analogietabelle (visual analogue scale, VAS), eine Linie mit gegensätzlichen Feststellungen an jedem Ende, liefert Punkte von 0 bis 2000. Je höher die IARB-Punktzahl, desto größer das Maß an erwachsener Rollenfunktion. Das standardisierte Cronbach's Alpha betrug bei 196 Versuchspersonen am Ausgangspunkt .92. Die kriterienbezogene Validität und Konstruktvalidität wurden an verschiedenen Populationen verifiziert.

Selbstpflege, das Ausmaß direkter Bewältigungsaktionen zur Verhütung oder Verminderung von Nebenwirkungen oder vermeidbarer Komplikationen und zum Erhalt gesunder Lebensgewohnheiten, wurde mit zwei Skalen gemessen: der Liste der Erwachsenen-Selbstpflege (Inventory of Adult Self-Care IASC) (Braden, 1986) und der Selbstpflege-Liste (Self-Care Inventory, SCI) (Parinde, Napoli, Dytell, 1983). Die IASC mißt den Grad der Selbstpflege eines Menschen. Sie besteht aus einer acht Punkte umfassenden Analogietabelle mit Feststellungen über die Durchführung von Selbstpflegeaktivitäten. Die Versuchspersonen bestimmen, welche Feststellungen auf sie zutreffen. Die Punktzahl geht von 0 bis 800. Je höher die Punktzahl, desto höher der Grad der Selbstpflege. Die SCI ist eine 30 Punkte umfassende Likert-Skala, die zwischen 1 und 4 festlegt, wie oft die Versuchsperson in der letzten Woche gesundheitspflegende Handlungen durchgeführt hat. Die Punktzahl geht von 0 bis 120. Je höher die Punktzahl, desto mehr gesundheitspflegende Handlungen gab es. Beide Skalen verfügen über einen Grad an innerer Stimmigkeit und Reliabilität ≥ .70 , wie von Nunnally (1978) festgesetzt. Die kriterienbezogene Validität und Konstruktvalidität wurden in einer Pilotstudie für dieses Projekt festgestellt.

Die Lebensqualität, das Gefühl der allgemeinen Lebenszufriedenheit, wurde mit einer acht Punkte umfassenden Liste des Wohlbefindens (Inventory of Well-Being, IWB) gemessen (Campbell, Converse, Rogers, 1976). Das zehn Punkte umfassende IWB wurde von der ursprünglich sprachlich-schriftlichen Form in eine visuelle Form gebracht. Die Skala enthält Worte oder Sätze, die beschreiben, wie eine Person ihr gegenwärtiges Leben empfindet. Die Skala geht von 0 bis 1000 in Richtung Wohlbefinden. In der Analyse des IWB des Projektsamples betrug Cronbach's Alpha .91 ($n = 196$).

Positive und negative affektive Befindlichkeit, die überwiegende Stimmungs- und Gefühlslage, wurde mit der Skala der positiven und negativen Affekte (Positiv and Negative Affekt Scales, PANAS), wie von Watson, Clark und Tellegen (1988) entwickelt, gemessen. Die PANAS besteht aus zehn Worten, die eine Versuchsperson auswählt, um damit Gefühle und Zustände zu beschreiben, die sie in bezug auf die Krankheit hat. Fünf Worte sind positive, fünf negative Begriffe. Positive und negative Begriffe wurden so angeordnet, daß sie anzeigen, wie stark die Person diesen Affekt hat. Die Affektintensität kann zwischen 0 und 50 Gradpunkten liegen. Diese Skalen erwiesen sich als in hohem Maße stimmig, weitgehend ohne Korrelationen zwischen positiven und negativen Gefühlen. Sie blieben in angemessenem Umfang über einen Zeitraum von zwei Monaten hinweg, unter normalen Lebensumständen, stabil. Bei der vorliegenden Studie wiesen die Daten von 196 Versuchspersonen ein Cronbach's Alpha von .85 bei positiven Affekten und -90 bei negativen Affekten auf. Es wurde von normativen Daten und tatsächlichen und externen Beweisen abweichender und unterschiedlicher Validität berichtet (Watson, Clark, Tellegen, 1988).

Als Bewältigungsfertigkeit wird die Fähigkeit bezeichnet, die Auswirkungen einschneidender Ereignisse, wie sie in schwierigen Situationen vorkommen, auszugleichen oder abzuschwächen – in diesem Fall von Krebs und seiner Behandlung. Zum Messen der Bewältigungsfertigkeiten wurde der Selbstkontroll-Fragebogen (Self Control Schedule, SCS) von Rosenbaum (1983) benützt. Das SCS ist eine visuelle Analog-Skala mit 36 Punkten, die von 0 bis 3600 gehen. Je höher die Punktzahl, desto höher der Grad an Bewältigungsfertigkeit. Es liegen Schätzungen der Verläßlichkeit und Validität vor (Rosenbaum, 1983). Die Konstrukt-Validität des Instruments wird durch Vergleich mit ähnlichen Vorgehensweisen gesichert (Braden, 1986). Das Cronbach's Alpha der Pilotstudie betrug .89.

Unsicherheit, wie bereits definiert, wurde mit der Unsicherheitsskala bei Krankheit nach Mishel (Mishel Uncertainty in Illness Scale, MUIS) (Mishel, 1988) gemessen. Die MUIS umfaßt 33 Punkte in visueller Analogieform. Je höher die Punktzahl, desto größer die Unsicherheit in bezug auf die Krankheit. Die Punktzahl geht von 0 bis 3300. Die MUIS weist quer durch verschiedene Patientenpopulationen, Konstruktvalidität und Verläßlichkeit (Mishel, Braden, 1988) auf.

Ergebnisse

101 Frauen kamen in den Genuß der individuellen Betreuungsmaßnahme. Davon hat eine die sechswöchige Maßnahme nicht abgeschlossen, und acht weitere hatten nicht an allen drei Sets der Datensammlung teilgenommen. Das Durchschnittsalter der 92 Versuchspersonen betrug 57,6 Jahre. Die meisten Versuchspersonen befanden sich im Stadium I oder II der Krankheit und bekamen zwei Arten von Behandlung – z.b. Chemotherapie und Bestrahlung, Bestrahlung und Hormonbehandlung, Hormonbehandlung und Chemotherapie. Die Zahl der Kontakte mit der Betreuerin lag zwischen 1 und 11, im Durchschnitt waren es pro Versuchsperson 5,3 Kontakte. Die Dauer eines Telefongesprächs lag zwischen 5 und 52,5 Minuten. Im Durchschnitt dauerte es 19,9 Minuten.

Am häufigsten wurden Probleme des Bereichs «Reaktion auf Behandlung» angesprochen, die mit Mattigkeit, Schmerzen und Hitzewallung zu tun hatten. Der zweite Bereich, «Behandlungsfragen», befaßte sich mit Behandlungserfolgen, Fragen zum Behandlungsplan und zur Behandlungswirksamkeit. Die dritte Problemkategorie umfaßt Themen der «Selbstfürsorge». Hierbei geht es um die Umsetzung von Selbsthilfeverhalten, um das Bedürfnis nach Kommunikation mit Arzt und Pflegekraft und um Sorgen über die äußere Erscheinung (s. **Tab. 15.1**).

Tabelle 15.1: Meistgenannte Unsicherheitsprobleme

Unsicherheitskategorie	Spezifisches Unsicherheitsproblem[a]	Zahl der Nennungen
1. Reaktionen auf die Behandlung		280
	a) Mattigkeit, Müdigkeit	40
	b) Schmerz	25
	c) Hitzewallungen	20
2. Behandlungsfragen		119
	a) Behandlungserfolg	31
	b) Behandlungsplan	20
	c) Behandlungswirksamkeit	13
3. Selbstfürsorge		80
	a) Umsetzung von Selbstfürsorge	19
	b) Kommunikation der Bedürfnisse an Ärzteschaft und Pflegepersonal	14
	c) Umgang mit der äußeren Erscheinung	13

[a] In dieser Tabelle werden nur die drei am häufigsten genannten Probleme aufgeführt

Die am häufigsten ausgedrückte Unsicherheit kam aus der Wahrnehmung, daß der Umgang mit dem genannten Problem von Ungewißheit und Unwissen geprägt ist oder die Frau mangelhaft informiert war. Die zweithäufigste Quelle von Unsicherheit war die Schwierigkeit, die Bedeutung eines Problems zu verstehen, das als unklar, fremd und ungewiß empfunden wurde.

Wie bereits erwähnt, folgte auf die Problemidentifikation und Wertung der Unsicherheit eine zweite Beurteilung, um festzustellen, wie die Frau die mit der Unsicherheit verbundene Gefahr empfindet. Der höchste Prozentsatz (49%) stuft die Gefahr als mäßig ein; ein geringer Prozentsatz sah geringe Gefahr (35,4%), große Gefahr (10%) oder eine Chance (5%). Diese Ergebnisse sind wichtig, weil das Gefühl von mäßiger Gefahr bedeutet, daß das Problem die Versuchsperson so beunruhigt, daß sie Information wünscht und aufnimmt. Sie ist ferner genügend motiviert, notwendige Veränderungen vorzunehmen, und beides ist wichtig für die Planung und Durchführung von Maßnahmen. Wie bereits erwähnt, richtet sich die Wahl der Maßnahme nicht nur auf den Inhalt des unsicherheitsbezogenen Problems, sondern auch auf die sekundäre Wertung der Frau.

Die am häufigsten eingesetzten Betreuungsmaßnahmen waren Maßnahmen zur Förderung einer kognitiven Struktur oder eines Schemas für das Problem, die Vermittlung von Information, die Klärung oder Normalisierung des Problems und die Förderung einer selbstbewußten Kommunikation mit Ärzten, Pflegekräften und nahestehenden Menschen. Wenn eine Frau z. B. über Mattigkeit klagte und es ihr an Information über dieses Symptom fehlte und sie es nicht einordnen konnte, informierte sie die Betreuerin und fragte, ob die Mattigkeit unter den gegebenen Umständen normal ist und wie sie am besten damit umgehen kann. Diese Information stattete die Versuchsperson mit einem mentalen Bild (kognitiven Schema) zum Umgang mit der Mattigkeit aus. Ferner wurden oft Maßnahmen zur Stärkung der bestehenden Struktur oder zum Verständnis des benannten Problems eingesetzt. Dabei wurde die Ansicht der Versuchsperson über ihre Situation und ihr Selbsthilfeverhalten validiert und die Frau in ihren problembezogenen Entscheidungen bestärkt.

Diskussion

Die Feststellung, daß fast alle Frauen an der Maßnahme teilnahmen (nur eine von 101 Frauen zog sich aus der Betreuungsgruppe zurück) deutet darauf hin, daß ihnen der Kontakt mit der Betreuerin wertvoll war. Jeder Kontakt nahm durchschnittlich 20 Minuten in Anspruch. Diese Erkenntnis zeigt, wieviel Zeit eine Pflegekraft für die psycho-behavioristische Unterstützung von Frauen mit Brustkrebs aufwenden muß. Die Unterstützung mit ihren fünf Maßnahmezielen wurde eingangs definiert. Diese Information ist notwendig, um einen telefonischen Einzelbetreuungsdienst in den Nachsorgeplan von Frauen mit Brustkrebs integrieren zu können. Ein weiterer wichtiger Aspekt der Maßnahme ist die Existenz eines Computerprogramms für den Zugriff auf persönliche Informationen und zur Aktualisierung der Krankengeschichte mit weiteren Befunden. Es dient ferner dem Erkennen und Festhalten von spezifischen Pflegemaßnahmen. In einem passenden Setting benutzt, kann dieses System die Betreuung einer optimalen Zahl von Frauen erleichtern. Obwohl noch einige Forschungsarbeit geleistet werden muß, um die Effektivität der Maßnahme zu belegen, stützen diese vorläufigen Hinweise die These, daß die Maßnahme praktikabel ist.

Dank

Diese Studie wurde durch ein Stipendium des National Cancer Institut unterstützt. #1 R01 CA4850, «Nursing Interventions Promoting a Self Help Response to Cancer.»

Quellen

Bloom, J. R. (1991). Quality of life after cancer. A policy perspective. *Cancer, 67,* 855–859.
Bloom, J. R., Cook, M., Flamer, D. P., Fotopoulis, S., Gates, C., Holland, J. C., Muenz, L. R., Murawski, B., Penman, D., Ross, R. D. (1987). Psychological response to mastectomy. *Cancer, 59,* 189–196.
Braden, C. J. (1986). *Self-help as a learned response to chronic illness experience: A test of four alternative theories.* Unpublished doctoral dissertation. The University of Arizona, Tucson, AZ.
Campbell, A., Converse, P., & Rogers, W. (1976). *The quality of American life.* New York: Russell Sage Foundation.
Dodd, M. J. (1988). Patterns of self-care in patients with breast cancer. *Western Journal of Nursing Research, 10,* 7–24.
Fallowfield, L. J. (1990). Psychosocial adjustment after treatment for early breast cancer. *Oncology, 4* (4), 89–96.
Given, C. W. (1984). Measuring the social psychological health status of ambulatory chronically ill patients: Hypertension and diabetes as tracer conditions. *Journal of Community Health, 9,* 179–195.
Mishel, M. H. (1988). Uncertainty in illness. *Image: Journal of Nursing Scholarship, 20,* 225–232.
Mishel, M. H., & Braden, C. J. (1988, April). *Measurement of antecedents of uncertainty in the Mishel uncertainty in illness model: Pilot study.* Paper presented at the Stress, Coping Processes and Health Outcomes: Future Directions for Theory Development and Research Conference; co sponsored by University of Rochester School of Nursing and Epsilon XI Chapter of Sigma Theta Tau, Rochester, NY.

Nunnally, J. C. (1978). *Psychometric theory* (2nd ed.). New York: McGraw-Hill.

Pardine, P., Napoli, A., & Dytell, R. (1983, August). *Health-behavior change mediating the stress-illness relationship.* Paper presented at the Ninety-First Annual Convention of the American Psychological Association, Anaheim, CA.

Penman, D., Bloom, J. R., Fotopoulis, S., Cab, R., Vargese, A., & Speigel, D. (1987). The impact of mastectomy on self-concept and social function: A combined cross-sectional and longitudinal study with comparison groups. In S. Stellman (Ed.), *Women and health* (pp. 101–130). New York: Haworth Press.

Rosenbaum, M. (1983). Learned resourcefulness as a behavioral repertoire for the self-regulation of internal events: Issues and speculations. In M. Rosenbaum, C. Franks, & Y. Jaffee (Eds.), *Perspectives on behavior therapy in the eighties* (pp. 54–73). NY: Springer Publishing Co.

Siminoff, L. A., Fetting, J. H., & Abeloff, M. D. (1989). Doctor-patient communication about breast cancer adjuvant therapy. *Journal of Clinical Oncology, 7,* 1192–1200.

Thomas, S. G. (1978). Breast cancer: The psychosocial issues. *Cancer Nursing, 1* (1), 56–60.

Vinokur, A. D., Threatt, B. A., Vinokur-Kaplan, D., & Satariano, W. (1990). The process of recovery from breast cancer for younger and older patients. *Cancer, 65,* 1242–1254.

Watson, D., Clark, L., & Tellegen, A. (1988). Development and validation of brief measures of positive and negative affect: The PANAS scales. *Journal of Personal of Social Psychology, 34,* 1063–1070.

Yasko, J. M. (1990). Women with breast cancer: Living with a chronic illness. *Innovations in Oncology Nursing, VI,* 1,16 & 17.

16. Rehabilitationsgymnastik mit steigenden Anforderungen bei Patienten mit Osteoarthritis

Nadine M. Fisher, David R. Pendergast

Viele muskel-skeletale Erkrankungen führen zu funktionalen Einschränkungen und schließlich zum Verlust der Unabhängigkeit. Die Osteoarthritis des Knies ist besonders behindernd, weil das Knie zum Gehen, Treppensteigen und Aufstehen vom Stuhl gebraucht wird. Bei Patienten mit Osteoarthrititssymptomen (z.B. Crepitatio, eingeschränktem Bewegungsradius, Schmerz, Deformierung und Instabilität) ist sowohl die körperliche Funktion als auch die Muskelkraft und Bewegungsfreiheit eingeschränkt (Beals u.a., 1985; Harkcom, Lampman, Banwell, Castor, 1985; Hsieh, Didenko, Schumacher, Torg, 1987; Lankhorst, Van de Stadt, Van der Korst, 1985; Minor, Hewett, Webel, Anderson, Kay, 1989; Nordesjö, Nordgren, Wigren, Kolstad, 1983).

Einschränkung der physiologischen Muskelfunktion (Kraft, Ausdauer und Kontraktionsgeschwindigkeit) sind nachgewiesenermaßen Erscheinungen des Alterungsprozesses (Fisher, Pendergast, Calkins, 1990). Diese Einschränkungen sind bei Patienten mit Osteoarthrose des Knies größer (Fisher, Gresham, Pendergast, 1992; Fisher, Pendergast, Gresham, Clakins, 1991). Die kardiovaskuläre Funktion ist zwar wichtig, die Muskelfunktion bestimmt jedoch die Grenze für normales körperliches Funktionieren (Pendergast, Fisher, Calkins, im Druck), und deshalb sollte der Erhalt der Muskelfunktion Priorität haben. Besonders wichtig ist dies bei der Osteoarthritis des Knies, da die Hüftmuskulatur (d.h. Quadrizeps und Kniesehne) das Knie während der Bewegung des Gelenks unterstützt und stabilisiert. Dieser Vorgang ist in **Abbildung 16.1** dargestellt.

Die Anfangssymptome der Osteoarthritis des Knies – Schmerz und Schwellung – führen zu Morgensteifigkeit, Instabilität, Knochenerweiterung und Beeinträchtigung der Gelenkknorpel. Am Schluß steht dann vielleicht ein künstliches Kniegelenk. Mit steigendem Schmerz und steigender Schwellung wird der Patient inaktiver. Es tritt eine neurologische Hemmung der Muskulatur auf (geringere Kraftentfaltung, weniger Ausdauer, langsamere Muskelkontraktion),

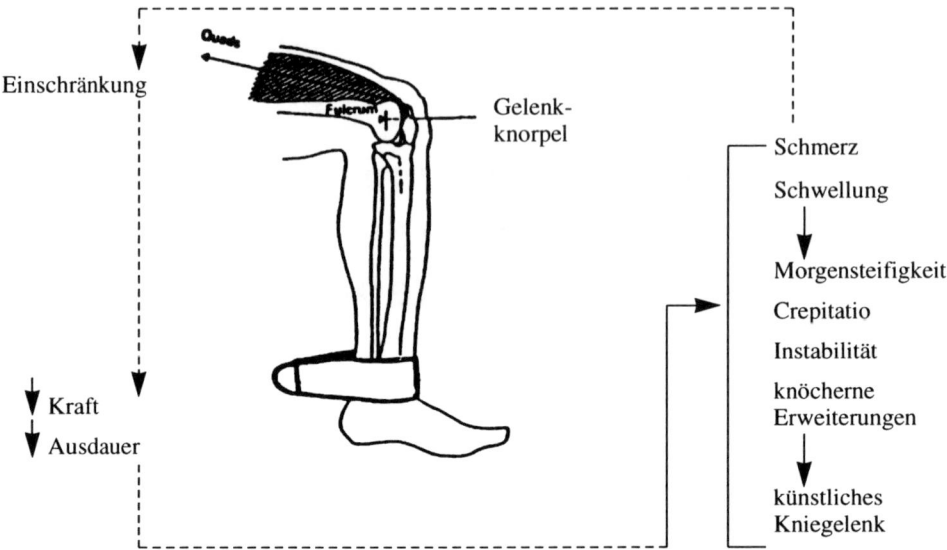

Abbildung 16.1: Darstellung der Ereignisabfolgen, die bei Patienten mit Osteoarthrose der Knie auftreten. Ziel ist, die Pfeilrichtung umzudrehen (gestrichelte Linie). Einschränkungen beziehen sich auf neuromuskuläre Einschränkungen.

die zum Rückgang der Muskelfunktion führt. Während der Muskel schwächer wird, leidet der Patient vielleicht vermehrt unter Schmerzen und Schwellungen und wird dadurch noch inaktiver. Ziel ist es, diesen Prozeß umzukehren, indem die Hemmung verringert und somit die motorische Funktion und Muskelfunktion gesteigert wird. Dadurch wird die Funktionsfähigkeit gesteigert oder erhalten (d. h. die Gehfähigkeit und andere Aktivitäten des täglichen Lebens).

Daß Bewegung eine wirksame Therapie darstellt, ist gut dokumentiert. Leider sind die damit erreichten Verbesserungen vielleicht nicht die, die am meisten benötigt werden. So erreichten gymnastische Übungsprogramme für Arthritispatienten keine Verbesserung der Bewegungsmöglichkeit oder der Muskelfunktion (Beals, u. a., 1985; Lankhorst u. a., 1985; Minor u. a., 1989). Eine Studie über Gymnastik mit steigenden Anforderungen weist Schmerzreduzierung und bessere Funktion nach (Chamberlain, Care, Harfield, 1982), die Ergebnisse wurden jedoch nicht quantitativ ausgewertet. Wir haben ein Muskelrehabilitationsprogramm entwickelt, das sich auf die quantitative Erfassung von Veränderungen der physiologischen Muskelfunktion stützt (Kraft, Ausdauer und Kontraktionsgeschwindigkeit), die nicht nur bei älteren Menschen eintreten, sondern auch bei Patienten mit Osteoarthritis des Knies. In unserem Programm, das wir Rehabilitationsgymnastik mit steigenden Anforderungen genannt haben (Quantitative Progressive Exercise Rehabilitation, QPER), werden alle physiologischen Funktionen sowie alle funktionalen Leistungen quantitativ gemessen. Von den gewonnenen Daten ausgehend werden hochdifferenzierte Übungen mit spezifischer Progression verschrieben, um die Stützmuskulatur des Knies zu stärken. In einer früheren Studie haben wir gezeigt, daß dieses Übungsprogramm bei Bewohnern von Pflegeheimen, von denen viele unter Osteoarthritis litten (75% Steigerung der Muskelfunktion), erfolgreich eingesetzt wurde (Fisher, Pendergast, Calkins, 1991). In diesem Kapitel wird das QPER-Programm für Patienten mit Osteoarthritis des Knies beschrieben und von einer Studie über die Auswirkungen dieses Programms auf Muskelfunktion und Bewegungsfreiheit berichtet.

Methode

Fünfzehn Männer mit röntgenologisch gesicherter Osteoarthrose eines oder beider Knie stellten sich für die Studie zur Verfügung (Fisher u.a., 1991). Nach der Dokumentation der Krankengeschichte wurden sie einem Ruhe-EKG unterzogen. Die quantitative Muskelfunktion und Beweglichkeit wurde mit Hilfe einer speziellen Übungsbank gemessen, und zwar zu Beginn der Studie und dann nach zwei und vier Monaten QPER-Programm.

Die für das QPER-Programm verwendete Übungsbank ist in **Abbildung 16.2** dargestellt. Sie stand erhöht, und Sitz und Lehne waren breiter als üblich, um ältere Menschen und Menschen mit eingeschränkten Funktionen leichter plazieren zu können. Die Bank wies folgende Besonderheiten auf: variable

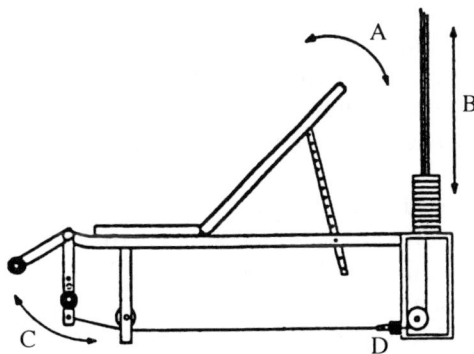

Abbildung 16.2: Schematische Darstellung einer Übungsbank (A = variabler Hüftwinkel, B = Gewichtsatz, C = variabler Kniewinkel, D = Kraftumwandler).

Sitzposition (A), die eine Veränderung der Hüftwinkel ermöglicht (Steigerung der Muskellänge); einen Gewichtsatz (B) mit der Möglichkeit, den Widerstand stufenweise von 0,25 kg zu steigern; einen variablen Hebel mit einem Potentiometer (C), um die Kniewinkel zu verändern (Veränderung der Muskellänge), sowie Kontraktionsgeschwindigkeit und Beweglichkeit zu messen; einen Kraftumwandler (D) zur Messung der isometrischen Kraft und Ausdauer.

Richtlinien zur quantitativen Einschätzung

Muskelfunktion

Muskelkraft, Ausdauer und Kontraktionsgeschwindigkeit wird im QPER-Programm an jedem Bein getrennt gemessen, weil der Grad der Osteoarthritis, und damit die Behinderung, unterschiedlich ausgeprägt sein kann. Wir isolierten bei diesen Versuchspersonen mit Osteoarthritis die Quadrizeps-Muskelgruppe, weil sie das Knie hält und ihre Hauptaufgabe die Streckung des Knies ist. Alle Messungen der Muskelfunktion wurden an der oben beschriebenen Übungsbank durchgeführt. Die Veränderungen der Knie- und Hüftwinkel an der Bank ermöglichen es, den Muskel bei unterschiedlichen Muskellängen zu messen und zu trainieren. Das ist wichtig, weil viele Bewegungsaktivitäten (z. B. gehen, Treppen steigen und vom Stuhl aufstehen) vom Muskel verlangen, daß er während des gesamten Bewegungsvorgangs die notwendige Kraft bei unterschiedlichen Muskellängen aufbringt. Wir haben bereits aufgezeigt, daß die Muskelfunktion bei größeren Muskellängen reduzierter ist als bei geringeren Längen (Fisher u. a., 1990; Fischer u. a., 1991).

Im QPER-Programm wird die Muskellänge mit einem Maßband gemessen, und zwar von der Spina iliaca anterior inferior zur tibialen Tuberositas. Das Volumen des angespannten Muskels wird aus verschiedenen Umfangsmaßen, abzüglich der subkutanen Fettschicht, errechnet (Jones, Pearson, 1969). Diese Variablen werden gemessen, um Veränderungen der maximalen Muskellänge zu erfassen und festzustellen, ob infolge des QPER-Programms eine Muskelhypertrophie eintritt.

Ein Kraftumwandler, der an einen Bildschreiber oder Computer angeschlossen ist, dient der Messung der maximalen isometrischen Kraft der Knieextension bei drei Kniewinkeln (45°, 90° und 120°) und vier Hüftwinkeln (90°, 60°, 30° und 0°). Die verschiedenen Kombinationen ermöglichen Messungen bei zwölf verschiedenen Muskellängen. Jedes Bein wird in jeder Position zweimal gemessen.

Muskelausdauer, der Bereich unter der Erschöpfungskurve, wird aufgrund der Daten des Kraftumwandlers gemessen. Die Versuchsperson hält 90 Sekunden lang die maximale isometrische Kontraktion, oder so lange, bis der Patient ermüdet und nicht weitermachen kann (dabei wird darauf geachtet, daß der Patient nicht preßt. In der vorliegenden Studie wurde bei allen Kniewinkeln eine Messung durchgeführt, die Hüftwinkel wurden nur zweimal gemessen (60° und 30°).

Der Potentiometer des Knie-Extensionsarms der Bank ermöglicht die Messung der maximalen Kontraktionsgeschwindigkeit des Muskels (Winkelgeschwindigkeit) durch Knie-Extension. Diese Daten wurden bei sämtlichen Hüftwinkeln erhoben und bei Steigerung des Widerstandes an der Bank (0, 1, 2, 3 und 4,5 kg).

Alle diese Messungen sind notwendig, um festzustellen, ob sich die Muskelfunktion durch das QPER-Programm verändert. Kraft und Ausdauer des Händedrucks (eine Muskelkontrollgruppe) wurden ebenfalls gemessen, um Veränderungen an unbetroffenen Gelenken ohne QPER-Programm festzustellen.

Beweglichkeit

Zur Evaluation der Beweglichkeit setzt das QPER-Programm mehrere Instrumente ein. Die Gehzeit über 20 Meter wird mit der Stoppuhr gemessen. Mit dem Jette Functional Status Index (Jette Beweglichkeitsindex, Jette, 1980), einem selbst auszufüllenden Fragebogen, wird der Grad der Abhängigkeit ermittelt und das Ausmaß von Schwierigkeiten und Schmerzen bei der Ausführung von 18 verschiedenen Aktivitäten des täglichen Lebens. Die Einschätzung der Gehfähigkeit, der Fähigkeit, von einem Stuhl aufzustehen und Treppen zu steigen, geht vom klinischen Bild aus. Eine Interviewerin beobachtet den Patienten bei diesen Aktivitäten und hält dann Abweichungen, Schmerzniveau und Kommentare des Patienten fest. Die Beweglichkeit wird mit Hilfe eines von der Interviewerin ausgefüllten Fragebogens eingeschätzt. Dabei wird der Grad der Morgensteifigkeit, Probleme oder Schmerz beim Gehen, Treppensteigen oder Aufstehen vom Stuhl sowie das Auftreten von akuten Zuständen, ermittelt.

Die QPER-Richtlinien

Tabelle 16.1 enthält eine genaue Beschreibung der QPER-Richtlinien. Das Programm verlangt von den Patienten, sechzehn Wochen lang dreimal pro Woche zu üben (etwa 1 Stunde pro Sitzung). Meist kann eine Fachkraft vier Patienten gleichzeitig betreuen. Medizinische Behandlung und Medikation der Versuchspersonen bleiben unverändert.

Tabelle 16.1: QPER-Richtlinien bei Osteoarthritis der Knie für vier Monate

Woche		Übungen
1		Erstuntersuchung
2, 3	(A)	Maximale isometrische Kontraktionen
		(3x 5 Sekunden bei allen Hüft- und Kniewinkeln) für den Quadrizeps.
	(B)	Langsame isotonische Bewegungen und Kontraktionen
		(3x ohne Widerstand) für den Quadrizeps.
4 bis 8	(A)	Maximale isometrische Kontraktionen (3 x 5 Sekunden).
	(B)	Isotonische Kontraktionen mit Widerstand (3 x bei allen Hüftwinkeln).
		Der Widerstand beginnt bei 10 Prozent des erstgemessenen Maximums
		der Versuchsperson und steigert sich wöchentlich um 10 Prozent,
		bis er 50 Prozent des Maximums erreicht hat.
		Alle Widerstände werden schnell bewegt.
9		Halbzeituntersuchung
10 bis 16	(A)	Fortsetzung der maximalen isometrischen Kontraktionen
		(5 x 9 Sekunden).
	(B)	Fortsetzung der schnellen isotonischen Kontraktionen mit Widerstand
		(5 x), bis 50 Prozent des Maximums.
	(C)	Ausdauerkontraktionen des Quadrizeps. Die Versuchspersonen halten
		die maximale isometrische Kontraktion 90 Sekunden lang
		oder bis zur Ermüdung.
17		Abschlußuntersuchung

Maximale isometrische Kontraktionen durch Knieextension (Quadrizeps) wird bei allen Muskellängen (12) an jedem Bein extra gemessen. Die Versuchsperson wechselt für jede Kontraktion das Bein. Dies garantiert eine angemessene Erholungszeit zwischen den Kontraktionen und baut eine Flexibilitätskomponente in das Programm ein, indem der Muskel eine bestimmte Muskellänge (Streckung) halten muß. Bei jeder Muskellänge werden alle isotonischen Beweglichkeitsextensionen des Knies erst an einem, dann am anderen Bein durchgeführt. Das Programm richtet sich nach den Fortschritten des jeweiligen Patienten.

Man führt das Programm drei Tage lang in Testform durch, damit der Patient nicht allzu sehr ermüdet und eine Symptomverschlechterung vermieden wird. Das Trainingsprogramm weist als erste Übung isometrische Kontraktionen auf, und diese ziehen sich durch das ganze Programm, weil sie schneller als jede andere Aktivität das motorische System herstellen, steigern und stärken. Da sich das Kniegelenk nicht bewegt, treten keine Schmerzen auf. Wir fangen mit langsamen isometrischen Kontraktionen an, um die Beweglichkeit zu erhalten und Schwellungen in den Knien zu verringern. Der Schritt zu schnellen isotonischen Kontraktionen mit Widerstand in der vierten Woche setzt voraus, daß auf der Basis der Daten der Erstuntersuchung der angemessene Widerstand für jedes Bein in jedem Hüftwinkel festgelegt wird. Der

Widerstand fängt mit 10 Prozent des Maximalwertes an und steigert sich wöchentlich um 10 Prozent bis zu 50 Prozent. Je nach Testergebnis bei Halbzeit des Programms kann eine Feinabstimmung der Übungen erfolgen. Der Übungsplan der folgenden Wochen richtet sich dann nach der Geschwindigkeit des Fortschritts. In der zweiten Hälfte des Programms kommen Ausdauerkontraktionen (Aufrechterhaltung einer maximalen isometrischen Kontraktion über 90 Sekunden bei verschiedenen Muskellängen) hinzu. Die isotonischen Kontraktionen werden mit Tempo durchgeführt, um den Muskel auf schnelle Reaktion zu trainieren. Dies ist für das Gleichgewicht und zur Vermeidung von Stürzen wichtig.

Ergebnisse

Meist absolvieren 90 Prozent der Patienten das ganze QPER-Programm, und nur 10 Prozent der Abbrecher tun dies aus arthritisbezogenen Gründen. Keine Versuchsperson, die den viermonatigen Kurs absolvierte, erlitt eine Verschlechterung der Symptome. Die Kursbeteiligung liegt meist bei 80 Prozent.

Die Daten der vorliegenden Studie belegen die Effektivität des QPER-Programms. Einzelne Muskelfunktionsresultate sind in **Abbildung 16.3** dargestellt. Die maximale isometrische Quadrizepskraft, als Folge gesteigerter Muskellänge, ist in **Abbildung 16.3** dargestellt. Diese Daten sind Durchschnittswerte für alle Kniewinkel. Die Kraft vor Durchführung des QPER-Programm lag deutlich unter (33%) der symptomfreien Versuchspersonen gleichen Alters [F (1,19) = 4,69, $p < .05$]. Nach dem Kurs gab es große Steigerungen bei allen Muskellängen, durchschnittlich um 35 Prozent. Obwohl sich statistisch relevante Verbesserungen nur bei 60° [F (1,20) = 4,69, $p < .05$] und 30° [F (1,20) = 4,49, $p < .05$] einstellten, sind die Verbesserungen bei 90° (kürzeste Muskelspanne) und besonders bei 0° (längste Muskelspanne) von großer klinischer Bedeutung. In diesen Positionen muß ein hoher Grad von Kraft gehalten werden, besonders die längste Muskelspanne, weil die meisten Bewegungsaktivitäten bei diesen Längen stattfinden. Da bei diesen Längen die Kraft abnimmt, nimmt auch die Fähigkeit, aktiv zu sein, ab und beeinträchtigt dadurch die Unabhängigkeit.

Die Muskelrehabilitation brachte auch eine, wenngleich nicht wesentliche, Steigerung der Muskellänge. Dies ist in **Abbildung 16.3 B** dargestellt. Vor und nach der Rehabilitation steigerte sich mit größerem Hüftwinkel auch die Muskellänge. Obwohl die Veränderung relativ gering war, zeigte sie die Fähigkeit der Muskeln von Osteoarthritispatienten, eine Streckung durchzuhalten. Das ist wichtig, weil damit 73 Prozent der Patienten von «nächtlichen Krämpfen» befreit werden konnten.

Der Effekt des QPER-Programms auf die maximale isometrische Quadrizepsausdauerleistung (Bereich unter der Ermüdungskurve) ist in **Abbildung 16.3 C**

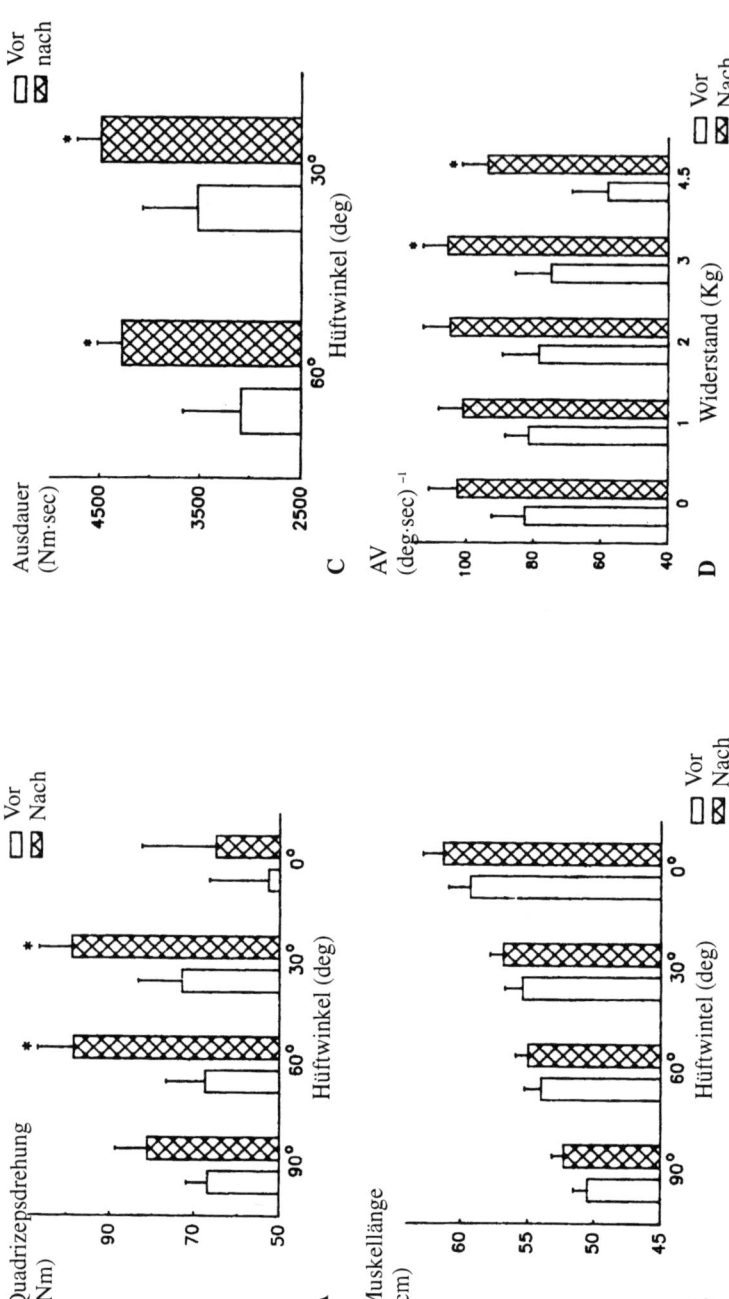

Abbildung 16.3 A: Zeigt die Standardabweichung der maximalen isometrischen Kraft der Knieextension, repräsentiert durch die Quadrizepsdrehung (Nm), dargestellt als Funktion des Hüftwinkels (Muskellänge) vor (weiße Säulen) und nach (markierte Säulen) dem QPER-Programm. **B:** Zeigt die Standardabweichung der Muskellängen (cm), dargestellt als Funktion des Hüftwinkels vor (weiße Säulen) und nach (markierte Säulen) dem QPER-Programm. **C:** Zeigt die Standardabweichung der maximalen isometrischen Quadrizeps-Ausdauerleistung (Nm . Sekunde), dargestellt als Funktion des Hüftwinkels vor (weiße Säulen) und nach (markierte Säulen) dem QPER-Programm. **D:** Zeigt die Standardabweichungen der Winkel-Geschwindigkeit (Grad . Sekunde -1), dargestellt als Funktion des gesteigerten Widerstands (kg) vor (weiße Säulen) und nach (markierte Säulen) dem QPER-Programm. Das * bezeichnet einen signifikanten Unterschied zwischen vorher und nachher (p < .05).

dargestellt. Diese Abbildung zeigt den Durchschnitt aller Kniewinkel. Die Ausdauerleistung vor dem QPER-Programm lag deutlich unter der Leistung der gleichaltrigen Kontrollgruppe [F (1,18) = 8,43, p < .05]. Nach der Muskelrehabilitation stieg die Ausdauerleistung um durchschnittlich 35 Prozent in allen Widerstandsstärken; bei allen Muskellängen wurde eine deutliche Steigerung festgestellt [F (1,20) = 4,54, p < .05; F (1,20) = 4.41, p < .05]. Die Steigerung betrug durchschnittlich 50 Prozent.

Die Messungen des Hüftmuskelvolumens ergab keine Veränderungen nach dem QPER-Programm. Auch bei Kraft und Ausdauer des Händedrucks gab es keine Veränderungen. Das überrascht nicht, denn diese Muskeln wurden nicht trainiert.

Alle Messungen der Beweglichkeit wiesen nach viermonatigem QPER-Programm deutliche Verbesserungen auf. Eine Variable, der Jette-Beweglichkeits-Index, ist in **Abbildung 16.4** dargestellt. Die stärksten Auswirkungen, sowohl statistisch als auch vom Standpunkt des Patienten aus gesehen, bestanden in der Reduzierung von Schwierigkeiten (30%) [F (1,19) = 19,4, p < .05] und Schmerzen (40% [F (1,19) = 7,93, p < .05] bei den Aktivitäten des täglichen Lebens. Die Verringerung von Abhängigkeit fiel statistisch ebenfalls ins Gewicht [F (1,19) = 5,48, p < .05].

Zusammenfassend läßt sich feststellen, daß das QPER-Programm deutliche Verbesserungen der Muskelfunktion (Kraft, Ausdauer, Kontraktionsgeschwindigkeit) und Beweglichkeit bewirkte. Ferner gab es eine hohe Korrelation zwischen Muskelfunktion und Beweglichkeit. Der quantitative Beweis demonstriert die Wirksamkeit des Programms. Die Berichte der Patienten lassen

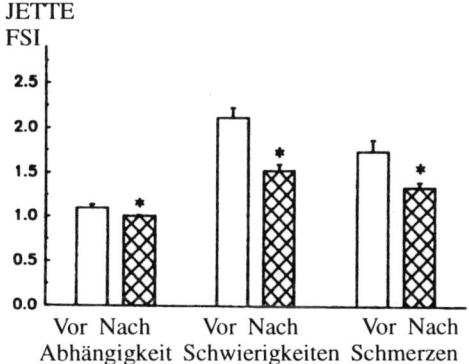

Abbildung 16.4: Jette-Beweglichkeits-Index. Zeigt die Standardabweichung der Grade von Abhängigkeit, Schwierigkeiten und Schmerzen bei verschiedenen Aktivitäten des täglichen Lebens vor (weiße Säulen) und nach (markierte Säulen) dem QPER-Programm. Das * bezeichnet einen signifikanten Unterschied zwischen vorher und nachher (p < .05).

auf praktische Auswirkungen des Programms schließen. Hier eine Auswahl repräsentativer Patientenkommentare: Sie konnten in der Kirche wieder knien (ohne Schmerzen); leichter in ein Boot ein- und aussteigen; Sachen treppauf und treppab tragen, ohne das Gefühl zu haben, daß die Knie nachgeben; auf dem Golfplatz neun Löcher ohne Schmerzen ablaufen und 18 Löcher mit nur leichten Beschwerden; in der Dusche auf einem Bein stehen; Hosen, Schuhe und Socken leichter anziehen (das Abbiegen der Knie ging leichter – ohne Schmerzen); aufrechter und weiter gehen und ganz normal Treppen steigen, nicht nur Stufe um Stufe (keine Schmerzen). Sie stellten ferner fest, daß sie sich nicht mehr so stark am Handlauf hochziehen mußten und sich leichter aus niedrigen Sesseln erheben konnten. Sie hatten nachts keine Krämpfe mehr, waren morgens oder nach langem Sitzen nicht mehr so steif und hatten schließlich ein besseres Gleichgewicht.

Diskussion

Die Therapie der Osteoarthritis besteht gewöhnlich aus Ruhe, Bewegungsübungen und/oder Medikation und schließlich Operation. Ein typisches Übungsprogramm enthält meist Beweglichkeitsübungen der Gelenke, isometrische Übungen und isometrische Widerstandsübungen. Leider liegen, insbesondere über Beweglichkeitsgrade, wenig quantitative Daten vor, die den Nutzen dieser Art von Programmen belegen. Eine Studie stellt Verbesserungen der Gelenkbeweglichkeit, Kraft und Ausdauer fest; da jedoch qualitative Meßtechniken angewendet wurden, konnte der Grad der Verbesserung nicht festgestellt werden (Chamberlain u. a., 1982). Andere Programme, wie Beweglichkeitsübungen oder Gymnastik, zeigen wohl Veränderungen einzelner Bereiche auf, sagen aber nichts aus über Kraft, Ausdauer und Beweglichkeit. Die Patienten unseres Kurses zeigten größere Verbesserungen der Muskelfunktion und Beweglichkeit als Teilnehmer konventioneller Kurse.

Das QPER-Programm für Patienten mit Osteoarthrose des Knies entstand unter Berücksichtigung folgender Faktoren:

1. der grundlegenden physiologischen Veränderungen im Alter;

2. weiterer Veränderungen, die aufgrund von Osteoarthritis im neuromuskulären und Muskel-Skelett-System auftreten;

3. der Pathologie der Krankheit;

4. der Behandlungsmethode;

5. der Indikationen und Kontraindikationen von Bewegung;

6. der richtigen quantitativen Messung;

7. der angemessenen Steigerung und Intensität von Bewegungsübungen;

8. der Kosteneffektivität und Umsetzungsmöglichkeit;

9. der Möglichkeit, den Patienten das Programm schmackhaft zu machen.

Alle diese Punkte müssen ineinandergreifen, um ein sicheres, risikoarmes Programm zu entwickeln, das konservierend und doch dynamisch genug wirkt, um dem Patienten maximale Vorteile zu bringen.

Die klinische Anwendbarkeit des QPER-Programms

Die Strategie des QPER-Programms kann in der klinischen Praxis leicht angewandt werden. Die Basis ist die Quantifikation. Sorgfältig gemessene Ausgangsdaten bilden nicht nur das Fundament für ein Interventionsprogramm, sondern auch die Basis für die Beurteilung von Erfolg oder Mißerfolg der Maßnahme. Quantitative Meßdaten können ferner der Feststellung dienen, ob eine Maßnahme überhaupt angezeigt ist oder ob ein Patient Gefahr läuft, die Unabhängigkeit zu verlieren. Die Kosten quantitativer Einschätzung sind offensichtlich höher als eine qualitative Erfassung. Mit geschickter Planung und etwas Phantasie können die Kosten für die Ausstattung jedoch niedrig gehalten werden. Diese Art von Programm ist insofern kosteneffektiv, als eine Fachkraft mit bis zu vier Patienten gleichzeitig arbeiten kann. Bei physikalischer Therapie kommt sonst auf einen Patienten eine Fachkraft.

Unser Programm kann auch über einen Zeitraum von zwei oder drei Monaten durchgeführt werden, wobei leichte Veränderungen vorgenommen werden müssen, um das Programm nicht allzu aggressiv und damit schädlich zu gestalten. Die kürzeren Programme weisen etwas geringere Verbesserungen auf als das viermonatige Rehabilitationsprogramm. Zur Zeit nehmen wir die Kniesehnen in das QPER-Programm auf (Beugung der Knie), da auch sie das Knie halten. Der nächste logische Schritt bestünde in einem QPER-Programm zur Verbesserung des körperlichen Allgemeinzustands für Patienten mit Osteoarthritis des Knies, zuerst mit Übungen zur Verbesserung der Muskelfunktion und dann der kardiovaskulären Funktion.

Der positive Kurzzeiteffekt des QPER-Programms wurde klar bewiesen; von klinischer Bedeutung sind jedoch die Langzeitwirkungen. Unsere Daten beweisen, daß die Auswirkungen des Programms mindestens acht Monate nach Ende der Rehabilitationsmaßnahme anhalten. Es gibt ferner Hinweise auf einen positiven Einfluß des Programms auf die kardiovaskuläre Funktion. Zur Zeit begleiten wir Patienten bis ein, zwei Jahre nach der Rehabilitationsmaßnahme. Bei Patienten, die einen höheren Grad an Beweglichkeit gewonnen haben, können wir anhaltenden Nutzen feststellen.

Das QPER-Programm kann so abgewandelt werden, daß es zu anderen klinischen Bereichen paßt. Neben arthritischen (Osteoarthritis und rheumatoide Arthritis) und orthopädischen Krankheitsbildern kann es an neuromuskuläre, muskel-skeletale und kardiologische Erkrankungen angepaßt werden. Es kann bei Sportverletzungen und, mit dem Ziel der allgemeinen Konditionssteigerung, bei gesunden Alten und bei Bewohnern von Pflegeheimen eingesetzt werden.

Dank

Die Autorinnen bedanken sich bei Mary Lou Wilson und Jennifer O'Connell für die technische Unterstützung. Teile dieser Studie wurden vom Department of Veterans' Affairs Medical Center, Batavia, New York, und vom National Institute on Disability and Rehabilitation Research unterstützt.

Quellen

Beals, C. A., Lampman, R. M., Banwell, B. F., Braunstein, E. M., Albers, J. W., & Castor, C. W. (1985). Measurement of exercise tolerance in patients with rheumatoid arthritis and osteoarthritis. *Journal of Rheumatology, 12,* 458–461.

Chamberlain, M. A., Care, G., & Harfield, B. (1982). Physiotherapy in osteoarthritis of the knees. A controlled trial of hospital versus home exercises. *International Rehabilitation Medicine, 4,* 101–106.

Fisher, N. M., Gresham, G. E., & Pendergast, D. R. (1992). *Effects of a quantitative progressive rehabilitation program applied unilaterally to the osteoarthritic knee.* Manuscript submitted for publication.

Fisher, N. M., Pendergast, D. R., & Calkins, E. (1990). Maximal isometric torque of knee extension as a function of muscle length in subjects of advancing age. *Archives of Physical Medicine and Rehabilitation, 71,* 729–734.

Fisher, N. M., Pendergast, D. R., & Calkins, E. (1991). Muscle rehabilitation in impaired elderly nursing home residents. *Archives of Physical Medicine and Rehabilitation, 72,* 181–185.

Fisher, N. M., Pendergast, D. R., Gresham, G. E., & Calkins, E. (1991). Muscle rehabilitation: Its effect on muscular and functional performance of patients with knee osteoarthritis. *Archives of Physical Medicine and Rehabilitation, 72,* 367–374.

Harkcom, T. M., Lampman, R. M., Banwell, B. F., & Castor, C. W. (1985). Therapeutic value of graded aerobic exercise training in rheumatoid arthritis. *Arthritis and Rheumatism, 28,* 32–39.

Hsieh, L. F., Didenko, B., Schumacher, H. R., Jr., & Torg, J. S. (1987). Isokinetic and isometric testing of knee musculature in patients with rheumatoid arthritis with mild knee involvement. *Archives of Physical Medicine and Rehabilitation, 68,* 294–297.

Jette, A. M. (1980). Functional status index: Reliability of a chronic disease evaluation instrument. *Archives of Physical Medicine and Rehabilitation, 61,* 395–401.

Jones, P. R. M., & Pearson, G. (1969). Anthropometric determination of leg fat and muscle plus bone volumes in young male and female adults. *Journal of Physiology (Lond), 204,* 63 P–66 P.

Lankhorst, G. J., Van de Stadt, R. J., & Van der Korst, J. K. (1985). The relationships of functional capacity, pain, and isometric and isokinetic torque in osteoarthritis of the knee. *Scandinavian Journal of Rehabilitation Medicine, 17,* 167–172.

Minor, M. A., Hewett, J. E., Webel, R. R., Anderson, S. K., & Kay, D. R. (1989). Efficacy of physical conditioning exercise in patients with rheumatoid arthritis and osteoarthritis. *Arthritis and Rheumatism, 32,* 1396–1405.

Nordesjö, L-O., Nordgrerl, B., Wigren, A., & Kolstad, K. (1983). Isometric strength and endurance in patients with severe rheumatoid arthritis or osteoarthritis in the knee joints. *Scandinavian Journal of Rehabilitation Medicine, 12,* 152–156.

Pendergast, D. R., Fisher, N. M., & Calkins, E. (in press). Cardiovascular, neuromuscular, and metabolic alterations with age leading to frailty. *Journal of Gerontology: Biological Sciences.*

17. Bewegungstests und Bewegungstraining bei körperbehinderten Menschen mit Koronarkrankheiten

Barbara J. Fletcher, Lilian M. Vassallo

In den Vereinigten Staaten sind Herz- und Kreislauferkrankungen die Hauptursache von Todesfällen, Krankheiten und Arbeitsstundenausfall. Auf eine nicht-letale Herzattacke folgt meist die übliche medizinische Nachsorge in Form einer kardialen Rehabilitationsmaßnahme, die Aufklärung, Ernährungsumstellung und Gymnastik umfaßt. Seit eine sitzende Lebensweise als wichtiger Risikofaktor für Koronarkrankheiten gilt (Fletcher u. a., 1992), wird der körperlichen Bewegung bei der Behandlung von Infarktpatienten ein hoher Stellenwert eingeräumt. Ein gewisser Prozentsatz von Patienten mit ausgeprägter Koronarkrankheit leidet auch an einer zerebrovaskulären und/oder peripher-vaskulären Erkrankung, die zu körperlichen Behinderungen, Schlaganfall oder Amputation führt. Es gibt Gründe für die Vermutung, daß diese Menschen von einer kardialen Rehabilitationsmaßnahme ebenfalls profitieren würden, ihrer körperlichen Behinderung wegen nehmen sie jedoch selten daran teil. Obwohl diese Behinderungen Bewegung nicht ausschließen, gibt es nur wenige Daten über die positiven Auswirkungen von körperlichem Training bei Koronarpatienten mit einer Körperbehinderung.

Die vorliegende Studie untersucht die Wirksamkeit von Bewegungstests und Bewegungstraining bei körperbehinderten Versuchspersonen mit Koronarerkrankung.

Methode

Das Hauptziel der Studie, die noch nicht abgeschlossen ist, besteht in der Evaluierung kardiovaskulärer Auswirkungen auf körperbehinderte Menschen mit Koronarerkrankung, die an einem Bewegungstrainingsprogramm teilnehmen. In zweiter Linie soll sie eine im Handel erhältliche Vorrichtung prüfen, die einen

Rollstuhl zu einem feststehenden Rollstuhlergometer für kardiovaskuläres Training macht und ferner feststellen, ob ein häusliches Übungsprogramm zusammen mit cholesterinarmer Diät und einer Diät mit wenig gesättigten Fettsäuren bei diesem Patientenkreis zur Verbesserung der körperlichen Verfassung, besseren Blutfettwerten, gesteigertem seelischen Wohlbefinden und größerer Beweglichkeit führt, und ob die Wahrscheinlichkeit der Wiederaufnahme der Arbeit erhöht wird.

Bis zum gegenwärtigen Zeitpunkt wurden 47 männliche Versuchspersonen bis zu 72 Jahren im Zufallsprinzip zwei Gruppen zugeteilt: die eine wurde zu Hause wie üblich gepflegt, die andere bekam vom Arzt ein sechsmonatiges häusliches Trainingsprogramm verschrieben (s. Abb. 17.1). Die Studie befaßte sich nur mit männlichen Versuchspersonen, weil ihr Hauptziel darin besteht, am Höhepunkt der Übungen ein Echokardiogramm zu machen. Das erfordert schnelle und präzise Handgriffe, die von vorhandenem Brustgewebe behindert oder verzögert werden.

Um vergleichbare Gruppen zu bekommen, wurden die Versuchspersonen in drei Kategorien eingeteilt: 1. linkes Ventrikelvolumen ≥ 50 Prozent versus < 50 Prozent, 2. zerebrovaskuläres Ereignis, 3. Amputation. Die Versuchspersonen der jeweiligen Kategorie wurden im Zufallsverfahren entweder der Übungsgruppe oder der traditionellen Pflegegruppe zugeordnet.

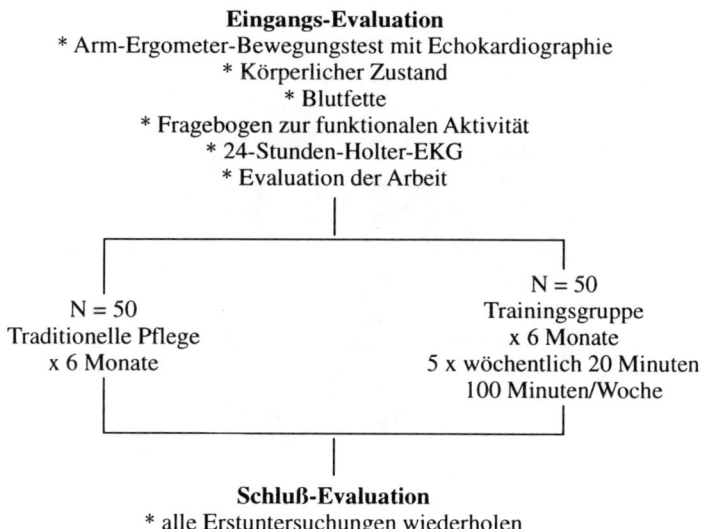

Eingangs-Evaluation
* Arm-Ergometer-Bewegungstest mit Echokardiographie
* Körperlicher Zustand
* Blutfette
* Fragebogen zur funktionalen Aktivität
* 24-Stunden-Holter-EKG
* Evaluation der Arbeit

N = 50
Traditionelle Pflege
x 6 Monate

N = 50
Trainingsgruppe
x 6 Monate
5 x wöchentlich 20 Minuten
100 Minuten/Woche

Schluß-Evaluation
* alle Erstuntersuchungen wiederholen

Abbildung 17.1: Form der Studie

Die Übungsgruppe benutzt eine Rollstuhlrampe, die aus einem Rollstuhl ein feststehendes Rollstuhlergometer macht **(s. Abb. 17.2)**. Beide Gruppen werden über cholesterinarme, fettreduzierte Diät aufgeklärt und aufgefordert, diese von der American Heart Association erarbeitete Diät einzuhalten. Beide Gruppen werden einer Eingangsevaluation (E 1) unterzogen, deren Ergebnisse mit denen nach sechs Monaten verglichen werden (E 2). Jede Evaluation be-

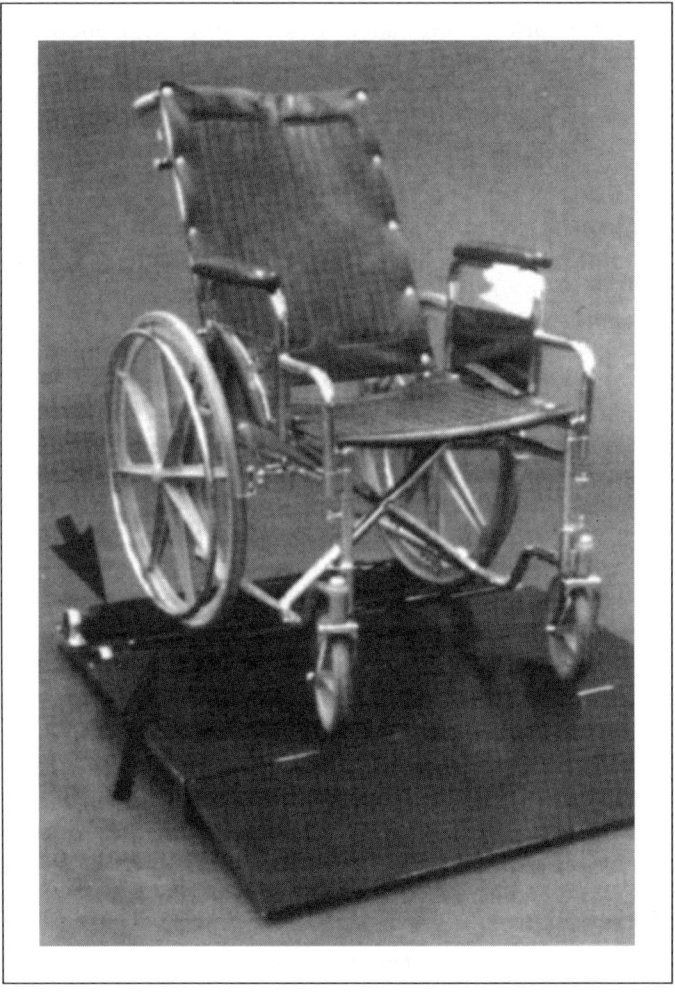

Abbildung 17.2: Feststehendes Rollstuhlergometer. Standardrollstuhl, der auf einer Rampe steht, mit zwei horizontalen Rollen (siehe Pfeile). Die Hinterräder stehen fest auf den Rollen, wodurch die Versuchsperson «am Platz» rollen kann.

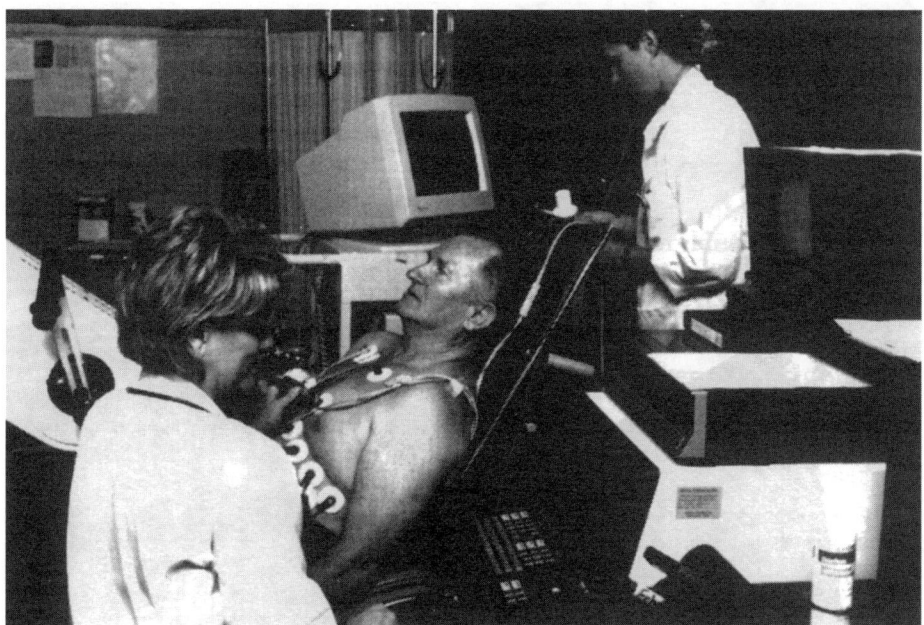

Abbildung 17.3: Körperbehinderte Versuchsperson bei einem Arm-Ergometer-Test-Echokardiogramm vor der Bewegungsübung. Der Sonograph erhält das Echokardiogramm, indem der Echotransmitter auf die Brust der Versuchsperson gehalten wird (auf dem Vordergrund links zu sehen). Die Versuchsperson ist im Winkel von 120° zurückgelehnt. Im rechten Hintergrund bereitet die Krankengymnastin die Glasröhrchen zur Bestimmung des Sauerstoffverbrauchs vor.

steht aus einem Arm-Ergometer-Übungstest mit Echokardiogramm (s. **Abb. 17.3 und 17.4**), einem 24-Stunden-EKG, einer körperlichen Untersuchung, der Untersuchung der Blutfettwerte, der Nahrungsaufnahme, des psychologischen Profils, der Beweglichkeit und der Arbeitsfähigkeit.

Trainingsprogramm

Alle der häuslichen Übungsgruppe zugeteilten Versuchspersonen bekommen eine Rollstuhlrampe und eine telefonische Vorrichtung zur Aufzeichnung des EKGs. Sie werden aufgefordert, die Übungen mit Hilfe ihres Rollstuhls und der Rampe (Rollstuhl und Rollen) (s. **Abb. 17.2**), als feststehendes Rollstuhlergometer, durchzuführen. Die Versuchspersonen bewegen die Räder ihres Rollstuhls gegen den Widerstand der Rollen. Diese Methode ist eine leichte und billige Art, wie Körperbehinderte zu Hause trainieren können. Der tatsächliche Kraftaufwand ist jedoch unbekannt. Die Versuchspersonen werden gebeten, fünf-

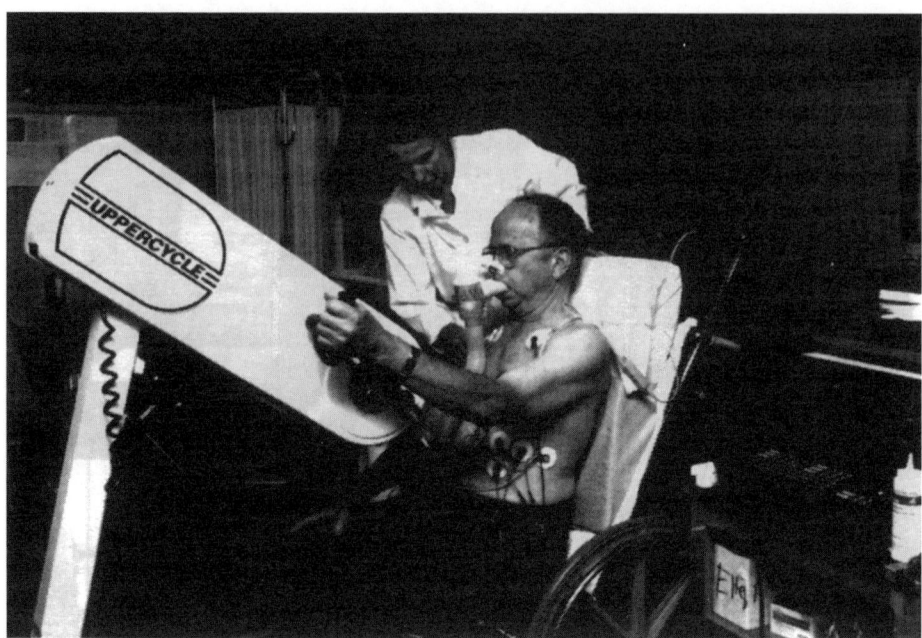

Abbildung 17.4: Körperbehinderte Versuchsperson beim Arm-Ergometer-Bewegungstest mit gleichzeitiger Analyse der ausgeatmeten Gase (Sauerstoffverbrauch). (Die Versuchsperson erlitt einen zerebrovaskulären Schlaganfall, der zu einer Lähmung des rechten Armes führte.) Die EKG-Kabel sind für die Dauerüberwachung auf der Brust der Versuchsperson befestigt. Im Hintergrund die Krankengymnastin. Die Versuchsperson sitzt während der Durchführung des Tests im 90° Winkel und benutzt nur den linken Arm.

mal pro Woche jeweils 20 Minuten zu trainieren, das sind 100 Minuten pro Woche, was in 50 Prozent bis 75 Prozent der Fälle zur erwünschten Herzfrequenz führt. Unmittelbar nach dem Training melden die Versuchspersonen die EKG-Werte telefonisch dem Zentrum, damit Sicherheit, Intensität und Frequenz des Trainings überwacht werden können. Die Mitwirkungsbereitschaft wird in Kategorien eingeteilt: hohe Mitwirkungsbereitschaft ($\geq$ 50 Minuten/Woche), geringe Mitwirkungsbereitschaft (< 50 Minuten/Woche). Die der üblichen Pflegegruppe zugeordneten Personen werden aufgefordert, ihre täglichen Aktivitäten nach Vorschrift des Hausarztes durchzuführen.

Messungen

Die Verbesserungen der kardiovaskulären Funktion wird am Grad der Verbesserung der Determinanten des Bewegungstests und am Linksherzvolumen gemessen, und zwar anhand des Echokardiogramms vor und nach dem Bewegungstest. Zur Bestimmung des Linksherzvolumens (s. Abb. 17.3) wird der M-Echo-Modus angewandt, der ein Bild der parasternalen Längsachse, dann der Querachse liefert. Der M-Modus wird durch den linken Ventrikel auf der Höhe des Papillarmuskels hinter der Mitralklappe gemessen. Der Bewegungstest besteht aus einem Armbewegungs-Ergometer-Test (s. Abb. 17.4) mit einem angeschlossenen 12-Punkte-EKG zur Überwachung von Herzsschlag, evtl. auftretenden Arrhythmien und EKG-Veränderungen durch Myokardischämie.

Der Bewegungstest wird in Stufen durchgeführt, jeweils mit einer Steigerung von drei Minuten. Jede Stufe besteht aus zwei Minuten Bewegung, dann einer Minute Pause. Der Blutdruck wird vor dem Bewegungstest und unmittelbar nach der zweiminütigen Bewegungsphase jeder Stufe gemessen. Die erste Stufe beginnt mit einem Widerstand von 20 Watt, und dieser Widerstand wird bei jeder folgenden Stufe um 10 Watt erhöht. Die Umdrehungszahl pro Minute bleibt den ganzen Test über bei 50 Umdrehungen. Der Sauerstoffverbrauch wird mit einem Aufzeichnungsgerät und durch Analyse der einzelnen Atemzüge festgestellt. Der Bewegungstest wird bei 85 Prozent der voraussichtlichen maximalen Herzfrequenz oder zum Zeitpunkt der Ermüdung beendet. Nach dem Test werden die EKG-, Blutdruck- und Echokardiogrammwerte von sechs Minuten analysiert.

Für den Bewegungstest wird ein Rollstuhl mit verstellbarer Rückenlehne ohne Armstützen verwendet (s. Abb. 17.3 und 17.4). Für den Ausgangswert des Echokardiogramms wird die Versuchsperson in einen Winkel von 120° gebracht, für den Bewegungstest dann in einem Winkel von 90° aufgerichtet. Nach Beendigung des Bewegungstests nimmt sie wieder die 120°-Position ein, und in dieser Haltung wird auch das Echokardiogramm gemacht.

Das Blutfettprofil besteht aus Nüchtern-Cholesterinwert, HDL-Cholesterin und Tryglyzeriden mit errechnetem LDL-Cholesterin. Der körperliche Zustand, das Verhältnis zwischen Körperfett und Muskelmasse, wird mit einem Hautfaltentest festgestellt. Nach einer vierundzwanzigstündigen Diäternährung werden alle Versuchspersonen über den ersten Schritt der cholesterinarmen, ungesättigten fettsäurearmen Diät der American Heart Association unterrichtet. Diese Ernährungsinformation wird mit der Ernährung III-Software auf den durchschnittlichen Tagesbedarf an Fett, Cholesterin und Kalorien hin analysiert.

Für die psychologische Evaluation kommen in diesem Projekt vier Instrumente zum Einsatz. Die ersten drei werden sowohl dem Patienten als auch seiner Bezugsperson, meist ist dies die Ehefrau, in die Hand gegeben. Die Beck-Depressions-Skala (Beck, Depression Inventory, Beck, Ward, Mendelson, Mock, Erbaugh, 1961) ist eine 21 Punkte umfassende Liste, mit der die Versuchsperson über Stimmungslage, Schlaf, Appetit und Selbstwertgefühl Auskunft gibt. Die Skala der Gefühlslage (Affects Balance Scale, Derogatis, 1980) ist eine 40 Punkte umfassende Liste. Sie mißt die positiven Gefühle von Freude, Zufriedenheit, Vitalität und Zuneigung und die negativen Gefühle von Angst, Depression, Schuld und Feindseligkeit. Die Gesamtpunktzahl spiegelt das Verhältnis zwischen positiven und negativen Gefühlen. Das McMasters Familienbeurteilungsinstrument (McMasters Familiy Assessment Device, FAD) (Epstein, Baldwin, Bishop, 1983) ist ein 53-Punkte-Fragebogen, der von der Versuchsperson selbst ausgefüllt wird und über deren Auffassung der Familienrolle und ihren Beziehungsstil Auskunft gibt. Diese Skala mißt verschiedene Aspekte des Familienverhaltens, wie z. B. Problemlösung, Kommunikation, affektive Ansprechbarkeit, Betroffenheit, Verhaltenskontrolle und allgemeines Funktionieren der Familie. Die Millon-Gesundheitsverhaltensskala (Millon Behavior Health Inventory, MBHI) (Millon, Green, Meagher, 1979) ist ein 150-Punkte-Fragebogen, der die Bewältigungsstile und den auf den Gesundheitszustand des Patienten bezogenen innerfamiliären Kommunikationsstil mißt. Dieses Instrument wurde speziell zum Patientengebrauch entwickelt und wird deshalb nur bei ihm, nicht bei der Bezugsperson, eingesetzt.

Körperbehinderte Herzpatienten werden ferner gebeten, zu Beginn der Maßnahme und dann nach sechs Monaten einen Fragebogen zur funktionellen Rehabilitation auszufüllen oder zu ergänzen. Dieser Fragebogen wurde vom Personal des Emory University Health Enhancement Center entwickelt. Er hat eine theoretische Basis und baut auf früheren Fragebögen auf. Der Fragebogen wurde von einem Gremium aus Kardiologen und Beschäftigungstherapeuten für die Anwendung im Emory University Health Enhancement Center Cardiac Rehabilitation Program (Kardiales Rehabilitationsprogramm des Gesundheitsförderungszentrums) überprüft und empfohlen. Bei körperbehinderten Herzpatienten wurde er bislang noch nicht eingesetzt. Er wurde in die vorliegende Studie aufgenommen, um seine Eignung für diese Patientenpopulation zu prüfen.

Die Einschätzung der Arbeitsfähigkeit wird für jeden Patienten durch die Abteilung Beschäftigungstherapie mit Hilfe der Baltimore-Therapie-Evaluation (Baltimore Therapeutic Evaluation, BTE) vorgenommen. Es werden vier Kraft-Tests durchgeführt: Stufensteigen, Rollgeschwindigkeit, Handumdrehung und Händedruck/Fingerschnalzen. Ziel dieser Evaluation ist es nicht, festzustellen, ob der Patient wieder arbeitet, sondern die Einschätzung des Potentials zur Arbeitsaufnahme. Vor der Baltimore-Therapie-Evaluation wird ein 24-Stunden-EKG gemacht, damit danach Herzschlagfrequenz und Arrhythmien verglichen werden können.

Vorläufige Ergebnisse

Hier werden die vorläufigen Ergebnisse der ersten 47 von 100 Versuchspersonen vorgestellt. Von diesen 47 liegen die Eingangsevaluation (E1) und die Evaluation nach sechsmonatigem Übungsprogramm (E 2) vor. 22 der 47 Versuchspersonen waren in der Heimtrainingsgruppe und 25 in der Routinenachsorgegruppe. 51 Prozent der Trainingsgruppe zeichnete sich durch hohe Mitwirkungsbereitschaft aus, 49 Prozent wiesen eine niedrige Mitwirkungsbereitschaft auf. Während des Tests blieben bei beiden Gruppen die Dauer der Trainingszeit bis zur Ermüdung oder bis 86 Prozent der maximalen Herzfrequenz, das erreichte Arbeitsquantum, die höchste Herzfrequenz, Blutdruck und maximaler Sauerstoffverbrauch, gleich (s. Tab. 17.1). Nach dem Training lag der echokardiographische Spitzenwert des Linksventrikelvolumens bei der häuslichen Trainingsgruppe deutlich über dem Wert der Routinenachsorgegruppe. Der Spitzenherzausstoß hatte bei der E 2-Untersuchung der Heimtrainingsgruppe eine diesmal allerdings geringfügig steigende Tendenz (s. Tab. 17.1). Die Heimtrainingsgruppe wies beim 24-Stunden-EKG der E 2-Untersuchung tendenziell weniger hohe Grade von Ventrikularektopie auf als die Routinenachsorgegruppe.

Die Heimtrainingsgruppe wies auch eine deutliche Verbesserung ihrer Ernährungsgewohnheiten auf (s. Tab. 17.2). Sie senkte den prozentualen Anteil der Fettaufnahme und die Gesamtcholesterinaufnahme. In der Routinenach-

Tabelle 17.1: Hämodynamische Variablen am Anfang (E 1) und nach sechsmonatigem Trainingsprogramm (E 2)

Variablen	Trainingsgruppe (n = 22)				Traditionelle Pflege (n = 25)			
	E 1 M	SD	E 2 M	SD	E 1 M	SD	E 2 M	SD
Trainingszeit (Minuten)	11,4	4,9	12,8	5,2	9,5	5,8	11,5	6,1
Arbeitsquantum (Watt)	50,4	20,0	57,4	21,0	45,7	10,7	53,3	19,0
Höchste Herzfrequenz (Schläge/Minute)	116,4	21,4	112,9	19,3	109,7	22,7	107,8	18,6
Maximaler systolischer Blutdruck (mmHg)	164,8	30,7	162,7	32,4	168,7	25,5	171,0	20,5
Maximaler diastolischer Blutdruck (mmHg)	88,1	13,0	91,8	14,9	88,9	15,6	88,0	12,2
Maximaler Sauerstoffverbrauch (ml/kg/Minute)	12,3	3,6	11,5	3,2	11,0	3,2	11,2	3,1
Ventrikel-Ektopie (PVC/24 Stunden)	44,0	125,0	34,8[a]	102,7	52,3	118,8	71,6	117,8
Spitzenwert des Linksventrikelvolumens (%) [b]	27,5	8,7	35,2[c]	4,7	30,4	8,2	30,0	10,0
Spitzenherzausstoß (%) [b]	51,4	10,4	61,3[a]	6,6	51,5	19,2	56,3	13,9

[a] $p < .07$ verglichen mit der traditionell gepflegten Gruppe (ANOVA)
[b] $n = 12$ in jeder Gruppe
[c] $p < .05$ verglichen mit der traditionell gepflegten Gruppe

Tabelle 17.2: Nicht-hämodynamische Variablen am Anfang (E 1) und nach sechsmonatigem Trainingsprogramm (E 2)

	Trainingsgruppe			Traditionelle Pflege		
		E 1	E 2		E 1	E 2
Variablen	n	M	M	n	M	M
Fettaufnahme (%/Tag)	16	35,0	30,1[a]	19	33,3	31,0
Cholesterinaufnahme (mg/Tag)	16	326,0	286,7[b]	19	285,5	275,1
Körperfett (%)	22	22,3	22,5	25	23,5	23,6
Gesamtcholesterin (mg/dl)	15	22,3	22,5	25	23,5	23,6
HDL-Cholesterin (mg/dl)	15	32,1	39,9[c]	17	35,9	42,1[c]
Werte der Stimmungslage[e]	9	1,4	0,9	9	1,1	5,6[d]
Beck-Depressions-Inventar-Werte	9	5,7	7,2	9	7,1	5,6[d]

[a] $p < .01$ verglichen mit E1 der Trainingsgruppe
[b] $p < .05$ verglichen mit E1 der Trainingsgruppe
[c] $p < .01$ verglichen mit E1 (gepaarter t-Test)
[d] $p < .04$ verglichen mit den Pflegenden der Trainingsgruppe (ANOVA)
[e] Psychologische Werte der Pflegenden

sorgegruppe veränderten sich diese Werte nicht. Die Blutfettanalyse unterschied sich kaum vom Ausgangswert; außer einer Verbesserung des HDL-Cholesterinwerts bei beiden Gruppen (**s. Tab. 17.2**).

Beide Gruppen erreichten beim Fragebogen zur funktionellen Aktivität eine höhere Punktzahl, auffallende Unterschiede zwischen den Gruppen gab es jedoch nicht. Auch bei den psychologischen Fragen traten keine signifikanten Unterschiede zwischen den Versuchspersonen beider Gruppen auf. Die Pflegepersonen der Heimtrainingsgruppe schienen jedoch deprimierter zu sein als die der Kontrollgruppe.

Die bislang vorliegenden Daten weisen darauf hin, daß für diese Patientenpopulation Bewegungstrainingstests und Training gefahrlos sind. Häusliches Training scheint die Trainingskapazität zu erhöhen, hochgradige Ventrikularektopie abzuschwächen, das Herzzeitvolumen und die Diät-Mitwirkungsbereitschaft zu verbessern.

Diskussion

Es wird allgemein angenommen, daß Ausdauertraining zu signifikanter Steigerung der funktionellen Kapazität führt (Adams u. a., 1981). Blumenthal et al. (1991), die mit einer Gruppe älterer Männer und Frauen regelmäßig gymnastische Übungen durchführten, stellten nach vier Trainingsmonaten kardio-pulmonale Verbesserungen von 10 Prozent bis 15 Prozent fest. Versuchspersonen, die über 14 Monate trainierten, erreichten eine durchschnittliche Steigerung des maximalen Sauerstoffverbrauchs (VO_2) von 18 Prozent. Andere Autoren berichteten von ähnlichen Resultaten (Adams u. a., 1981; Canonie u. a., 1991; Hagberg u. a., 1989). Einige Autoren untersuchten auch die Auswirkungen von Training auf die funktionelle Kapazität körperbehinderter Versuchspersonen. Davis, Shephard und Leenen (1987) evaluierten die Veränderungen des Sauerstoffverbrauchs bei männlichen Paraplegikern nach Oberkörperausdauertraining und stellten fest, daß der Spitzensauerstoffverbrauch während der Arm-Ergometrie bei der Trainingsgruppe nach 8 Wochen (19%) und 16 Wochen (31%) Training deutlich anstieg. Durch Rückenmarksverletzungen körperbehinderte Männer (Davis, Plyley, Shepard, 1991), die über einen langen Zeitraum hinweg Armtraining absolvierten, konnten ihren maximalen Sauerstoffverbrauch nach 8, 16 und 24 Übungswochen deutlich steigern. Keine dieser Untersuchungen befaßte sich jedoch mit herzkranken Versuchspersonen. Die Hauptgrundlagen der kardio-pulmonaren Verbesserung sind anscheinend folgende: Steigerung der maximalen Differenz des arteriovenösen Sauerstoffs, verursacht durch Steigerung der Sauerstoffmenge bei Muskelarbeit und Steigerung des Herzzeitvolumens, allein bewirkt durch Steigerung des Schlagvolumens (Adams u. a., 1981). In unserer Studie ergab sich kein signifikanter Unterschied im maximalen Sauerstoffverbrauch zwischen Trainingsgruppe und Nicht-Trainingsgruppe. Das mag teilweise durch körperliche Behinderung erklärbar sein, weil manche Menschen nach einem Schlaganfall das Mundstück nicht luftdicht festhalten können.

Hagberg u. a. (1989) verglichen die Auswirkungen eines sechsmonatigen Ausdauertrainings mit denen eines Belastungstrainings bei älteren Menschen und stellten fest, daß sich die maximale Herzschlagfrequenz und der systolische und diastolische Blutdruck bei beiden Gruppen kaum unterschied. Diese Ergebnisse stützen unsere Daten; es ist jedoch interessant festzustellen, daß manche Autoren (Canonie u. a., 1991; Hagberg u. a., 1989) herausgefunden haben, daß Herzschlagfrequenz, diastolischer Blutdruck und durchschnittlicher Blutdruck in Ruhestellung bei Versuchspersonen mit Belastungstraining deutlich absinken.

Einige Wissenschaftler (Adams u. a., 1981; Keul, Dickhuth, Simon, Lehmann, 1981) haben bewiesen, daß das Herz auf dynamisches und isometrisches Training unterschiedlich reagiert. Als ein Resultat isometrischer Anstrengungen tritt eine Verdickung der hinteren Ventrikelwand auf, was auf Kosten von Volumen und Stärke der Schlußdiastole geht. Nach dynamischen Anstrengungen tritt eine geringe Steigerung der Ventrikelwandstärke auf und eine deutliche Steigerung der Herzkammergrößen. Ausdauertraining steigert den Spitzenherzausstoß, wohingegen isometrisches Training zu einer leichten Verminderung führt. Das Herzzeitvolumen in Ruheposition bleibt bei beiden Gruppen unverändert, wenn jedoch die Herzwerte bei ausdauertrainierten

Versuchspersonen kurz nach intensivem Training gemessen werden, stellt man eine deutliche Reduzierung der endsystolischen Werte, eine Steigerung des Herzzeitvolumens und Beschleunigung der peripheren Faserverkürzung fest (Brown u.a., 1991). Wir stellten fest, daß sich die echokardiographischen Herzzeitvolumenwerte bei der Heimtrainingsgruppe nach Belastungstraining deutlich verbesserten.

In keiner Studie werden die Arrhythmien von trainierten und nicht-trainierten körperbehinderten, herzkranken Versuchspersonen verglichen. Wolf, Stern, Kieselstein, Chenzbraun und Tzivoni (1991) werteten immerhin die 24-Stunden-Holter-KG-Werte älterer Patienten nach zerebrovaskulären Ereignissen während Aktivitäten und Rehabilitation aus. 71 Prozent der Versuchspersonen hatten beim Eintritt des zerebrovaskulären Ereignisses bereits eine Herzkrankheit in der Vorgeschichte. Das EKG wies hauptsächlich ventrikuläre und atriale Arrhythmien nach; nur wenige Patienten zeigten ischämische Veränderungen. Wir stellten bei beiden Gruppen eine hochgradige Ventrikularektopie fest, diese Arrhythmie schien sich jedoch bei der Heimtrainingsgruppe nach dem Training abzuschwächen.

Untersuchungen über Körpererscheinung und Training bei jungen Menschen und Menschen im mittleren Alter haben gezeigt, daß in den frühen Trainingsphasen Körperfett abgebaut und Muskelmasse zugelegt wird. In späteren Trainingsphasen verändert sich die Muskelmasse wenig, und Veränderungen des Körperfetts beginnen sich in sinkendem Körpergewicht zu manifestieren (Pollock, Wilmore, Fox, 1984). Untersuchungen über die Auswirkungen von Ausdauertraining und Belastungstraining auf die Körpererscheinung älterer Versuchspersonen (Canonie u.a., 1991; Hagberg u.a., 1989) wiesen keine signifikanten Veränderungen in Körpergewicht und Muskelmasse auf, doch das Unterhautfettgewebe war nach 26 Trainingswochen deutlich geringer. In Teilen unterstützen unsere Daten diese Untersuchungen. Es hat den Anschein, daß das Training ein Minimum an Frequenz, Dauer und Intensität aufweisen muß, um eine deutliche Veränderung der körperlichen Erscheinung zu bewirken (Pollock u.a., 1984). Sechs Monate sind für körperbehinderte Herzkranke vielleicht zu kurz, das Heimtrainingsprogramm muß evtl. länger und öfter durchgeführt werden.

In den allermeisten Fällen wurde von einer erhöhten Cholesterinkonzentration nach dem Ausdauertraining berichtet (Pay, Hardman, Jones, Hudson, 1992). Blumenthal u.a. (1991) stellten eine Reduzierung von allgemeinem und LDL-Cholesterin bei älteren Versuchspersonen nach vier und acht Monaten fest und eine deutliche Steigerung von HDL-Cholesterin nach 14 Monaten Training. In unserer Studie verbesserte die Heimtrainingsgruppe ihre Ernährungsgewohnheiten, indem sie den prozentualen Fettanteil und den gesamten Cholesterinverbrauch senkte. Wir beobachteten bei beiden Gruppen einen Anstieg von HDL-Cholesterin, was vielleicht teilweise durch den

Energieaufwand erklärt werden kann, den körperbehinderte Versuchspersonen für die normalen Alltagsaktivitäten erbringen müssen.

Viele Autoren befaßten sich mit dem Gefühl des gesteigerten Wohlbefindens, das mit regelmäßigen körperlichen Aktivitäten einhergeht. Mögliche Erklärungen dafür sind Abwechslung und Entspannung, soziale Bestärkung, verbesserte persönliche Unabhängigkeit und verstärkte Katecholamin- und Endorphinausschüttung. In vielen Streßsituationen ist das körperliche Selbstkonzept gefährdet: Altern, Eintritt ins Rentenalter, Tod eines nahen Angehörigen, Heimeinweisung, Abnahme der körperlichen Fähigkeiten und schwere Krankheiten, wie Myokardinfarkt (Shepard, 1987). Man meint, daß Ausdauerübungen eine regelmäßige «Spannungsabfuhr» bieten, wodurch Angst reduziert wird. Die Abnahme von Angst und Depression mag zum Gefühl des Wohlbefindens nach dem Training beitragen. Körperliches Training an sich vermittelt das Gefühl von Beherrschung und Kontrolle und verbessert dadurch das Selbstkonzept. Ein Aspekt des Selbstkonzepts, der von körperlichem Training anscheinend am meisten verstärkt wird, ist die Einstellung zum eigenen Körper und dessen Fähigkeiten. Wenn körperliches Training der Person das Gefühl von Unzulänglichkeit vermittelt, wirkt sich dies natürlich negativ auf das Selbstkonzept aus (Shepard, 1987).

Shepard (1991) glaubt, daß die stimmungsaufhellende, angstmildernde und selbstbildverbessernde Wirkung von körperlichem Training in hohem Maß vom Ausgangsstatus abhängt. Je substantieller die anfängliche Störung der Person, desto größer ihr Gewinn. So gesehen erfüllen Versuchspersonen mit vielerlei Behinderungen die Voraussetzung für erfolgreiches Training. Die aus regelmäßigem Training erwachsenden Vorteile sind jedoch davon abhängig, ob die behinderte Versuchsperson den Erwartungen des Programms und der Angehörigen entsprechen kann. Ein Trainingsprogramm, das als zu anspruchsvoll empfunden wird, kann negative Auswirkungen auf Körperbild und Stimmungslage haben. In unserer Studie fanden wir bei den psychologischen Werten keine signifikanten Unterschiede. Die stärkere Depression bei Pflegenden in der Heimtrainingsgruppe gibt jedoch Anlaß zu Besorgnis. Möglicherweise empfinden Pflegende der Heimtrainingsgruppe das Programm als zu anspruchsvoll.

Einige Autoren (Shepard, 1991) haben die in körperlicher Inaktivität (z. B. mit Fernsehen) verbrachten Stunden körperbehinderter Versuchspersonen mit Depressionen in Relation gesetzt. Behinderte Personen, die produktiv waren, wiesen angemessene intellektuelle und funktionale Fähigkeiten und einen hohen Grad von Selbstwertgefühl auf. Es ist wichtig, den Anteil von Behinderten zu bestimmen, der arbeiten könnte, aber arbeitslos bleibt. Körperbehinderten Herzkranken muß die Möglichkeit geboten werden, ihre Kraft und Ausdauer zu steigern und damit ihre Fähigkeit, den Alltag zu bewältigen – den Alltag, der vielleicht Transportprobleme mit sich bringt – und die körperlichen Anforderungen einer Berufstätigkeit. Die hier dargelegten vorläufigen Ergebnisse lassen den Schluß zu, daß Ausdauertraining bei körperbehinderten Herzpatienten zur besseren Bewältigung ihrer Alltagsanforderungen beiträgt. Um festzustellen, welche Art von Programm am gewinnbringendsten ist, sind jedoch weitere wissenschaftliche Untersuchungen notwendig.

Dank

Die Autorinnen danken dem National Institute of Disability and Rehabilitation Resarch, U.S. Department of Education, Grant #H133A80052, für die Förderung dieser Studie

Quellen

Adams, T., Yanowitz, F., Fisher, A., Ridges, J., Lovell, K., & Pryor, A. (1981). Noninvasive evaluation of exercise training in college aged men. *Circulation, 64,* 958–965.

Beck, A., Ward, C., Mendelson, M., Mock, J., & Erbaugh, J. (1961). An inventory for measuring depression. *Archives of General Psychiatry, 4,* 561–571.

Blumenthal, J., Emery, C., Madden, D., Coleman, R., Riddle, W., Schniebolk, S., Cobb, F., Sullivan, M., & Higginbotham, M. (1991). Effects of exercise training on cardiorespiratory function in men and women > 60 years of age. *American Journal of Cardiology, 67,* 633–639.

Brown, S., Thompson, W., Bean, M., Wood, L., Nayak, K., & Goff, J. (1991). The relationship of early versus two-minute recovery echocardiographic values following maximal effort resistance exercise. *International Journal of Sports Medicine, 12,* 241–245.

Canonie, C., Graves, J., Pollock, M., Phillips, M., Sumners, C., & Hagberg, J. (1991). Effect of exercise training on blood pressure in 70 to 79 year old men and women. *Medicine and Science in Sports and Exercise, 23,* 505–511.

Davis, G., Shephard, R., & Leenen, F. (1987). Cardiac effects of short term arm crank training in paraplegics: Echocardiographic evidence. *European Journal of Applied Physiology, 56,* 90–96.

Davis G., Plyley, M & Shephard, R. (1991). Gains of cardiorespiratory fitness with arm-crank training in spinally disabled men. *Canadian Journal of Sport Sciences, 26,* 64–72.

Derogatis, I. (1980). *Affect balance scale.* Ridgewood, MD: Clinical Psychometric Research, Inc.

Epstein, N., Baldwin, L., & Bishop, D. (1983). The McMaster Family Assessment Device. *Journal of Marital and Fantily Therapy, 9,* 171–180.

Fletcher, G., Blair, S., Blumenthal, J., Caspersen, C., Chaitman, B., Epstein, S., Falls, H., Froelicher, S., Froelicher, V., & Pina, I. (1992). American Heart Association medical/scientific statement on exercise. *Circulation, 86,* 340–344.

Hagberg, J., Graves, J., Limacher, M., Woods, D., Legget, S., Canonie, C., Fruber, J., & Pollock, M. (1989). Cardiovascular responses of 70–79 year old men and women to exercise training. *Journal of Applied Physiology, 66,* 2589–2594.

Keul, J., Dickhuth, H., Simon, G., & Lehmann, M. (1981). Effect of static and dynamic exercise on heart volume, contractility and left ventricular dimensions. *Circulation Research, 48,* 1162–1170.

Millon, T., Green, C., & Meagher, R. (1979). The MBHI: A new inventory for the psychodiagnostician in medical settings. *Professional Psychology, 10,* 529–539.

Pay, H. E., Hardman, G., Jones, F., & Hudson, A. (1992). The acute effects of low intensity exercise on plasma lipids in endurance-trained and untrained young adults. *European Journal of Applied Physiology, 64,* 182–186.

Pollock, M., Wilmore, J., & Fox, S. (1984). *Exercises in health and disease.* Philadelphia, PA: Saunders.

Shepard, J. (1991). Benefits of sport and physical activity for the disabled: Implications for the individual and for society. *Scandinavian Journal of Rehabilitation Medicine, 23,* 51–59.

Shepard, R. (1987). *Physical activity and aging* (2nd ed.). Rockville, MD: Aspen.

Wolf, E., Stern, L., Kieselstein, M., Chenzbraun, A., & Tzivoni, D. (1991). Holter monitoring in the evaluation and rehabilitation of post-cerebrovascular accident patients. *International Disability Studies, 13,* 134–137.

18. Bewegungstraining für gebrechliche ältere Menschen im ländlichen Raum

Carol C. Hogue, Sharon M. Cullinan

Vier von fünf Amerikanern, die das 65. Lebensjahr erreicht haben, leiden an einer oder mehreren chronischen Krankheiten (U.S. Senate Special Commitee on Aging, 1989). Der Umgang mit chronischer Krankheit ist demnach Teil der Alltagserfahrung älterer Menschen. Chronische Krankheit und die Behandlung von chronischen Krankheiten wirken mit den Faktoren des biologischen Alterungsprozesses und mit Inaktivität zusammen, deshalb sind ältere Menschen hoch gefährdet, körperlich abzubauen. Dieser funktionale Abbau wurde mit dem Begriff Gebrechlichkeit (Fried, Herdman, Kuhn, Rubin, Turano, 1991) oder präklinische Invalidität bezeichnet (Fried, Herdman, Kuhn, Rubin, Turano, 1991). Die möglichen Beziehungen zwischen biologischem Altern, Krankheit, Inaktivität und Beeinträchtigung, Gebrechlichkeit und Behinderung sowie die zu Inaktivität beitragenden Faktoren sind als Ursachennetz von Gebrechlichkeit und Invalidität in **Abbildung 18.1** dargestellt. Gebrechlichkeit erschwert den Erhalt von seelischem Wohlbefinden, das Ausfüllen sozialer Rollen und die selbständige Haushaltsführung (Brody, 1989). Theoretisch kann Gebrechlichkeit durch Besserung der chronischen Krankheit zurückgedrängt werden, durch Verhütung des biologischen Abbaus oder durch Reduzierung der Inaktivität. Wenn der Mensch einmal alt ist, ist die dritte Maßnahme jedoch die einzig erfolgversprechende. Positiv gesagt, liegt unsere größte Hoffnung in der Aktivitätssteigerung.

Ältere Menschen zu aktivieren ist schwierig, weil viele in einer Zeit groß wurden, als man glaubte, körperliche Betätigung sei schädlich; viele haben nie gelernt, sich körperlich zu trainieren, und viele sind so schwach und hinfällig, daß sie weder über genügend Muskelkraft noch genügend Beweglichkeit verfügen, um effektiv trainieren zu können. Alte Menschen im ländlichen Raum sind besonders benachteiligt, weil sie meist keinen Zugang zu erfahrenem, professionellem Trainingspersonal haben, das ihnen helfen könnte.

Es ist erwiesen, daß körperliches Training bei älteren Menschen unter anderem die Gelenkmuskulatur stärkt und die kardio-pulmonare Ausdauer erhöht

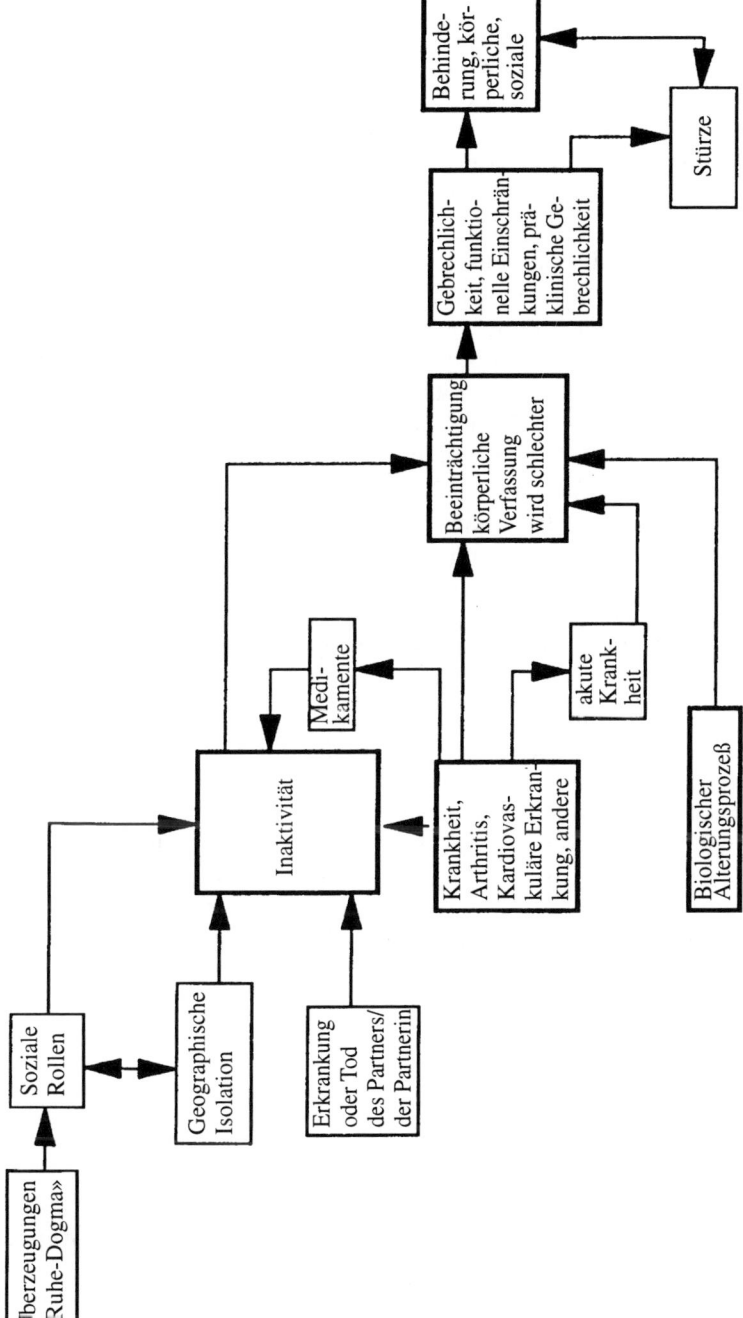

Abbildung 18.1: Netz der Ursachen von Gebrechlichkeit und Behinderung

(Anianson, Gustafson, 1981; Frontera, Meredith, O'Reilly, Knuttgen, Evans, 1988; Seals, Hagberg, Hurley, Ehsani, Holloszy, 1984); ob Training jedoch den Funktions- und Gesundheitsstatus verbessert, ist noch unklar. Ferner herrscht Unklarheit darüber, ob ältere Menschen mit chronischer Krankheit ihre körperliche Aktivität und ihre Übungen auch nach Beendigung des angeleiteten Trainingsprogramms fortführen. Da Trainingseffekte innerhalb von vier Wochen verschwinden (Fiatarone u. a., 1990), ist Langzeittraining von entscheidender Bedeutung.

Wir berichten hier über die Ergebnisse einer Pilotstudie, in welcher wir die Machbarkeit und Effektivität eines zwölfwöchigen Trainingsprogramms für gebrechliche ältere Menschen, die in einer Landgemeinde wohnen, untersuchten. Ziel der Studie war es, Daten über den Trainingsprozeß und die Ergebnisse zu sammeln, um die Stichproben und Maßnahmen zu untermauern und Daten für künftige randomisierte Kontrolluntersuchungen zu haben. Genauer gesagt, sollte die Studie: 1. beweisen, daß körperliches Training bei gebrechlichen alten Menschen durchführbar ist, 2. die wissenschaftlichen Meßinstrumente an die ältere ländliche Bevölkerung anpassen, 3. die Steigerung von Muskelkraft, Flexibilität und funktionaler Beweglichkeit bei den Testpersonen aufzeigen, 4. ein Unterstützungssystem für Forschung in diesem Bereich aufbauen. Wir wollten die Auswirkungen auf Gesundheitszustand und Funktionstüchtigkeit unserer Versuchspersonen nach Abschluß des Trainingsprogramms und 3,5 Monate später aufzeigen. Schließlich wollten wir demonstrieren, daß Bewegungstest und Training durchaus von einer klinischen Pflegekraft durchgeführt werden kann, die in der ambulanten Pflege von Erwachsenen mit chronischen Krankheiten Erfahrung hat, auch ohne spezielle krankengymnastische, physiotherapeutische oder lernpsychologische Vorbildung. Wir folgten dem Vorschlag von Shepard (1990) und bezogen eine ältere, fachfremde Frau, die wir «Co-Trainingshelferin» (peer exercise facilitator) nannten, in das Pilotprojekt mit ein. Sie war ein Rollenvorbild für die Versuchspersonen und machte auch Hausbesuche bei den nächsten Angehörigen jeder einzelnen Versuchsperson.

Methode

Art der Studie

Die Pilotstudie wurde an einer einzelnen Gruppe durchgeführt und sah mehrere Messungen vor. Sie wurde an einer zufällig zusammengesetzten Gruppe von 15 älteren Einwohnern einer ländlichen Gegend im östlichen North Carolina durchgeführt. Die größte Stadt hatte 8000 Einwohner. Bei 13 Versuchspersonen wurden alle Untersuchungen und Maßnahmen in einem Seniorenzentrum durchgeführt, zwei Versuchspersonen erhielten ihr Training in der Wohnung der einen Person. Unsere Untersuchungsgruppe umfaßte Männer und Frauen, die mindestens 62 Jahre alt und bewegungsbeschränkt oder gebrechlich waren. Der Hausarzt hatte ihrer Teilnahme zugestimmt, und sie konnten ein Familienmitglied oder eine befreundete Person nennen, die bereit war, ihr Training zu unterstützen. Wenn sich jemand nicht mehr als zweimal pro Woche für mehr als 20 Minuten kräftig bewegte, wurde dieses Verhalten als bewegungsbeschränkt bezeichnet. Um für die Studie geeignet zu sein, mußte die Person jedoch mindestens fünf Meter ohne Gehhilfe zurücklegen und mindestens drei Treppen hinauf- und hinuntersteigen können. Ein kurzer kognitiver Test, der Blessed-Katzman Orientation-Memory-Concentration Test (Orientation-Gedächtnis-Konzentrations-Test) (Katzman, Brown, Fuld, 1983) wurde durchgeführt, um Personen mit erheblicher kognitiver Behinderung auszuschließen. Ferner wurden Personen ausgeschlossen, für die Bewegungstests und -training offensichtlich gefährlich waren (z.B. mit einem systolischen oder diastolischen Blutdruck von mehr als 200/100mmHg) oder von denen man annahm, daß sie aufgrund ihres Zustands keinen Gewinn davon haben würden, etwa bei Lumbalstenose oder Multipler Sklerose.

Maßnahme

Ziel der Maßnahme war, durch gesteigerte Gelenkbeweglichkeit der unteren Extremitäten den Gesundheitszustand zu verbessern, Muskelkraft und Gleichgewichtssinn, allgemeine Belastungsfähigkeit und körperliche Beweglichkeit zu steigern und die Menschen langfristig körperlich zu aktivieren. Die Maßnahme bestand aus drei Teilen: körperliches Training, lernpsychologisches Training und soziale Unterstützung. Sie wurde auf die einzelne Person zugeschnitten, d.h. das Trainingsprogramm wurde für jede Person einzeln, auf der Grundlage ihrer Ausgangsdaten, erstellt. Die Maßnahme wurde dreimal pro Woche, über 12 Wochen hinweg, durchgeführt und dauerte jeweils zwei Stunden. Wo notwendig, wurde ein Transportmittel zum Seniorenzentrum eingesetzt.

Das körperliche Training bestand aus einem Intervalltraining mit ansteigenden, leichten Widerstandsübungen, Gymnastik für die großen Muskelgruppen und kräftiger Aktivität bis zu 40 bis 70 Prozent des geschätzten maximalen Sauerstoffbedarfs. Intervalltraining bedeutet eine Serie von Bewegungsübungen, meist in verschiedenen Stellungen. Die Serien werden mehrmals wiederholt. Dadurch kann innerhalb einer Gruppe auf die Einzelperson eingegangen werden. Beim Intervalltraining wechseln sich Übungs- und Ruhephasen ab. Wir sprechen von ansteigendem Training, weil die Perioden kräftiger Aktivität immer länger wurden, bis sie nicht oder kaum mehr unterbrochen wurden;

40 bis 70 Prozent geschätzter maximaler Sauerstoffbedarf bezieht sich auf die Intensität der Gymnastikübungen. Der geschätzte maximale Sauerstoffbedarf ist die größte Menge an Sauerstoff, die ein Mensch bei dynamischer Bewegung braucht, unter Beteiligung eines großen Teils der Gesamtmuskulatur (Fletcher, Froelischer, Hartley, Haskell, Pollock, 1991). Der geschätzte maximale Sauerstoffbedarf richtet sich nach der Reaktion der Herzfrequenz des Individuums bei langsam ansteigenden Belastungen. Das individuelle Ziel der Herzschlagfrequenz wurde dann auf der Grundlage des Ausgangswertes mit Hilfe der Karvonen-Formel (Karvonen, Kentala, Mustala, 1958) errechnet.

Die lernpsychologischen Strategien bestanden in Information und praktischen Übungen der Problemlösung (D'Zurilla, 1986; Kanfer, Goldstein, 1991), Zielsetzung (Dishman, 1988; Meichenbaum, Turk, 1987) und Rückfallprävention (Marlatt, Gordon, 1985; Meichenbaum, Turk, 1987). Jede Trainingsstunde enthielt auch Informationen über Gesundheit und Selbstpflege. Es wurden Themen wie Fußpflege, häusliche Sicherheit, Sehtraining und Ernährung angesprochen.

Die soziale Unterstützung erfolgte auf zweierlei Art: Unterstützung durch die Gruppe, einschließlich der Gruppenleiterin, und Unterstützung zur Teilnahme durch ein Familienmitglied oder eine befreundete Person. Das Familienmitglied oder die befreundete Person, die «Co-Trainingshelferin», wurde in den ersten Wochen der Studie und nach Abschluß des organisierten Trainingsprogramms von der Trainingsleiterin besucht. Beim ersten Besuch wurden der Unterstützungsperson die Vorteile und Regeln des Trainingsprogramms erklärt. Sie bekam auch ein paar Anregungen, wie sie, ohne zu nörgeln, unterstützend wirken konnte, und wurde gebeten, den Kursteilnehmer zum Besuch der Trainingsstunden und zu mehr Aktivität und Bewegung aufzufordern. In gleicher Weise wurde beim zweiten Besuch ermutigt, das Training nach Kursende selbständig fortzusetzen.

Messungen

Die physiologischen, psychologischen und funktionellen Auswertungen erfolgten einmal vor und zweimal nach der Maßnahme: unmittelbar danach und 3,5 Monate später. Die Ausführung der Maßnahme wurde in jeder Kursstunde und am Ende des angeleiteten Trainingsprogramms beobachtet und in einem Tagebuch festgehalten. Dabei wurden Daten gesammelt, die sich durch direkte Beobachtung des Trainingsvorgangs ergaben, Meßdaten der physiologischen Variablen und Funktionen und die Reaktionen der Teilnehmenden auf den Einsatz von Forschungsinstrumenten durch den Interviewer. Die physiologischen Messungen waren Blutdruckwert und Puls. Die funktionalen Messungen umfaßten den geschätzten maximalen Sauerstoffverbrauch und einen

Gehtest, beides Indikatoren für Beweglichkeit; das Heben von Gewichten mit den oberen und unteren Extremitäten als Indikator für Muskelkraft; Gehgeschwindigkeit zur Beurteilung des Gehvermögens und das Stehen auf einem Bein sowie das Absteigen von einem auf den Boden gelegten Schwebebalken (Kauffman, 1990) zur klinischen Beurteilung des Gleichgewichtssinns. Die psychologischen Messungen bestanden aus der Stimmungsmessung durch die Philadelphia Geriatric Center Morale Scale (Stimmungsskala des Philadelphia Geriatriezentrums, Lawton, 1975) und einer Messung der Selbstwertschätzung durch das Rosenberg Instrument (Rosenberg, 1965). Mit Hilfe der Yale Physical Activity Scale (Yale-Skala der körperlichen Aktivität, DiPietro, Caspersen, Ostfeld, Nadel, 1990) wurde die Häufigkeit und Intensität von Haushalts-, Freizeit- und Sportaktivitäten ermittelt. Die Trainingsmaßnahme wurde anhand der Teilnahmefrequenz und der Programmzufriedenheit gemessen. Wir verwendeten für mehrere Variablen unterschiedliche Messungen, weil wir die besten Instrumente und Meßstrategien für künftige, größere Studien herausfinden wollten. So führten wir z. B. zu jeder der drei Testzeiten einen dreistufigen Bewegungstest durch: einen Fahrradergometer-Test, einen auf ältere Menschen abgestimmten Schritt-Test (Amundson, DeVahl, Ellingham, 1989) und einen Stuhl-Schritt-Test (Smith, Gilligan, 1983).

Zur Funktionsmessung wurde das Snow Inventory of Functional Tests (SIFT, Snow Bewegungstests) eingesetzt. Diese Testreihen umfassen Aufgaben, die folgende Bereiche miteinander verbinden: neuromuskuläre Fähigkeiten, wie Kraft und Flexibilität (Indikatoren für Beeinträchtigung); soziale Rollenerfüllung, wie Aktivitäten des täglichen Lebens (ATLs) und Hilfsaktivitäten des täglichen Lebens (Indikatoren für Behinderung, Invalidität). Diese Funktionsmessungen orientieren sich an der praktischen Durchführung. Aufgrund der so gewonnenen Daten wird die Funktionsfähigkeit der Person in Grade zwischen 1 und 3 eingeteilt. Ein typisches Beispiel ist der «Hocktest», ein abgestufter Test zur Ermittlung von Kraft, Balance und Koordination am unteren Hüft- und Rückenbereich, der Knie und Knöchelmuskulatur. Die drei Stufen in ansteigendem Schwierigkeitsgrad sind das Niedersitzen und Aufstehen von einem Stuhl ohne Lehne, von einem niedrigen Hocker und vom Fußboden (Snow, Hogue, Cullinan, 1993).

Zur Bestimmung des Gesundheitszustands wurde das Sickness Impact Profile (SIP, Krankheitsauswirkungsprofil) (Bergner, Bobbitt, Carter, Gilson, 1981) eingesetzt. Dabei handelt es sich um eine verhaltensorientierte, umfassende, multidimensionale Messung des Gesundheitzustands, die einen hohen Grad von Verläßlichkeit und Richtigkeit bei erwachsenen Versuchspersonen, einschließlich älteren Menschen, verspricht (Bergner u. a., 1981). Das SIP soll die Auswirkungen von Krankheit auf das Verhalten einer Person darstellen. Es werden zwölf Funktionsbereiche oder Kategorien erfaßt und einzeln aufgezeichnet oder zwei Punkte, körperliche und psychosoziale, zu einem SIP-

Punkt zusammengelegt. Die SIP-Bereiche sind: Gehen, Mobilität, Körperpflege und Bewegung, soziale Interaktion, Reaktionsverhalten, emotionales Verhalten, Kommunikation, Schlaf und Ruhe, Essen, Arbeit, Haushaltsführung, Freizeitverhalten und Erholung. Der SIP-Test kann allein oder mit Hilfe eines Interviewers durchgeführt werden (Rothman, Hedrick, Innui, 1989).

Im Anschluß daran wurde vor Einsatz der Routinemessungen und der direkten Beobachtungen mit jeder Versuchsperson ein relativ unstrukturiertes Gespäch geführt. Durch dieses Gespräch wollten wir erfahren, wie aktiv die Leute waren und wieviel Bewegung sie bekamen, um über Hindernisse und hilfreiche Faktoren besser informiert zu sein.

Ergebnisse

Von den 15 Versuchspersonen, die an der Studie teilnahmen, waren 87 Prozent weiblich und 60 Prozent afroamerikanisch. Das Durchschnittsalter betrug 73 Jahre, die Spanne lag zwischen 62 und 80 Jahren. Sie hatten 5 bis 12 Schuljahre, im Durchschnitt waren es 8 Jahre. Alle Versuchspersonen litten an einer chronischen Krankheit und Muskelschwäche; sie waren wenig sportlich und beweglich. Die meisten hatten Arthritis (79%) und/oder Hypertension (71%), zwei hatten Diabetes, zwei einen Schlaganfall und mehrere einen Myokardinfarkt. Eine Person litt an einer frühen Form von Parkinson, mehrere hatten ein künstliches Gelenk, und mehrere berichteten von einem Knochenbruch der unteren Extremitäten in den vergangenen zehn Jahren. Die Teilnehmenden standen ihrer Fähigkeit, das Programm durchzuhalten, sehr skeptisch gegenüber.

Eine Person fiel am Anfang des Kurses aus und wurde nicht ersetzt. Da von 15 Versuchspersonen 14 das Programm ganz absolvierten, betrug die Teilnahmerate 93,3 Prozent. Die Kursbeteiligungsrate dieser 14 Personen betrug 90,6 Prozent.

Die Versuchspersonen steigerten ihre Bewegungskapazität, die durch einen Fahrrad-Ergometer gemessen wurde. Sie betrug vor dem Kurs 15,3 ml/kg/min, danach 19,3 ml/kg/min und mit leichtem Abfall bei der Nachuntersuchung auf 19,0. Diese Verbesserung war sowohl statistisch als auch klinisch signifikant [t (7) = 3,68, p < .01]. Der maximale Sauerstoffverbrauch wurde in Vielfache des Ruheverbrauchs umgerechnet. Die Verbesserung von 4,4 auf 5,5 Punkte (ohne den geringsten Abfall bei der Nachuntersuchung) bedeutet, daß die durchschnittliche Versuchsperson vor dem Kurs ein Bett machen konnte, nach dem Kurs auch Gartenarbeit verrichten. Die Schrittgeschwindigkeit, ein weiterer Maßstab für funktionale Beweglichkeit, erhöhte sich von 6,3 auf 8,3 Minuten [t (9) = 2,62, p < .05], mit Absinken auf 7,5 Minuten bei der Nachuntersuchung [t (9) = 1,92, nicht spezifiziert]. Die Gehgeschwindigkeit steigerte sich: zehn Meter mit einer Drehung dauerten anfangs 20,6 Sekunden, unmittelbar nach dem Trainingsprogramm 17,3 Sekunden und 12,5 Sekunden bei der Nachuntersuchung (s. Tab. 18.1). Wir glauben jedoch, daß die zusätzliche Verbesserung bei der Nachuntersuchung auf verschiedene Instruktionen der Versuchspersonen zum schnelleren Gehen zurückzuführen ist.

Die Gesamtpunktzahl, die psychosozialen und die physiologischen Punkte des SIP verbesserten sich deutlich [t (13) = 4,39, p < .001 bzw. t (13) = 3,66, p < .05]. Die Verbesserung der SIP-Punktzahl läßt den Schluß zu, daß die Versuchspersonen bei mehr Kraft und Ausdauer trotz ihrer chronischen Krankheit aktiver sein können.

Die körperliche Aktivität, wie von der Yale Physical Activity Scale (DiPietro, Casperson, Ostfeld, Nadel, 1990) erfaßt, steigerte sich von anfangs 20,0 Stunden pro Woche auf 27,9 Stunden nach dem Kurs, mit einem Abfall auf 22,1 bei der Nachuntersuchung. Die Verbesserung war statistisch relevant [t (13) = 3,11, p < .01]. Dies entsprach der Erwartung, weil die Versuchspersonen die sechs Kursstunden ihrer direkt nach dem Kurs gemessenen Gesamtaktivitätszeit zuschlugen. Weil die meisten Versuchspersonen sich vornahmen, nur drei Stunden pro Woche selbständig zu trainieren, war die geringere Aktivitätszeit bei der Nachuntersuchung zu erwarten.

Die Punktzahl der Rosenberg's Self-Esteem Scale (Rosenberg, 1965) stieg von 31,7 auf 34,9 [t (13) = 3,10, p < .01] und fiel bei der Nachuntersuchung leicht auf 33,2 Punkte ab.

Auf der Grundlage des unstrukturierten Gesprächs bei der Nachuntersuchung teilten wir Intensität und Frequenz der körperlichen Aktivität in Grade von 1 bis 3 ein. Die höchstmögliche Punktzahl war 15. Die von den Teilnehmenden erreichten Zahlen lagen zwischen 7 und 14. Sechs der 13 bei der Nachuntersuchung interviewten Versuchspersonen trainierten mittelstark bis sehr stark, d. h. zwei bis dreimal pro Woche wenigstens 15 bis 30 Minuten.

Diskussion

Die Stichprobe der Studie war klein, eine Kontrollgruppe gab es nicht, aber die Ergebnisse sind vielversprechend. Die Pilotstudie läßt den Schluß zu, daß Bewegungstraining bei älteren Menschen in einer kleinen Gruppe durchgeführt werden kann. Training mit dem Standfahrrad ist klar machbar und Schritt-Tests und Stuhl-Schritt-Tests vorzuziehen. Diese abgestuften Übungen sind für eine Population, die oft unter arthritischen Veränderungen der Gelenke der unteren Extremitäten leidet, besser geeignet. Ein Fahrrad-Ergometer-Test setzt keine veränderte Beweglichkeit der Hüfte oder der Knie voraus. Die anderen Tests verlangen eine Steigerung der Beweglichkeit, weil die Versuchspersonen vier Stufen mit steigenden Anforderungen absolvieren

Tabelle 18.1: Mittelwerte und Standardabweichungen ausgewählter Variabeln am Anfang, unmittelbar nach Abschluß des Trainingsprogramms und 3,5 Monate nach Ende des Trainingsprogramms.

Variabeln	Anfang		Nach Abschluß des Trainingsprogramms		Nachsorge	
	M	SD	M	SD	M	SD
Spitzensauerstoffverbrauch ml/kg/pro Minute Fahrradergometer	15,3	3,7	19,3	2,2	19,0	2,2
Maximaler O_2-Verbrauch/Ruheverbrauch	4,4	–	5,5	–	5,4	–
Schrittzeit-Test (Minuten)	6,3	1,7	8,2	2,0	7,5	1,6
Gehzeit (ca. 10 m, Drehung) Sekunden	20,6	17,9	17,3	12,1	12,5	5,8
Beugefähigkeit der linken Hüfte (# vollständig; 0–3 potentiell möglich)	1,6	0,8	1,8	0,8	1,7	0,9
Linker Arm, Beweglichkeit (# vollständig; 0–8 potentiell möglich)	6,6	1,7	7,4	1,2	7,3	6,9
Yale-Skala der körperlichen Aktivität (Stunden/Woche)	20,0	9,8	27,9	8,1	22,1	6,9
Selbstwertschätzung (von 4–44, hohe Punktzahl, hohe Selbstwertschätzung)	31,7	5,4	34,9	4,1	33,2	4,9
Sickness Impact Profile (Krankheitsauswirkungsprofil)[a] Gesamt (mögliche Punktzahl 0–100, niedrige Punktzahl, besserer Gesundheitszustand)	20,5	1,5	12,5	1,2	9,6	1,0
Punkte im körperlichen Bereich	12,8	0,8	9,9	1,5	6,0	10,0
Punkte im psychosozialen Bereich	23,0	2,0	15,8	1,6	11,6	1,1

[a] Diese unterteilten Prozentzahlen umfassen die einzelnen Bereiche und die Gesamtzahl. Die Gesamtprozentzahl ist nicht die Summe der psychosozialen und körperbezogenen Punktzahlen.

müssen. Die Pilotstudie beweist ferner, daß auch Menschen mit niedrigem Bildungsstand neue Konzepte, wie Problemlösung und Zielsetzung, lernen können. Die Gruppenerfahrung ist wichtig, und die Unterstützungsperson wirkt bestärkend. Wir empfehlen jedoch, den Übergang zu häuslichem, selbständigem Training früher anzusetzen und diese Phase zu verlängern und zu verstärken.

Anmerkungen

1. 220 – Alter- Ruhe-Herzfrequenz (resting heart rate, RHR) = Herzfrequenzreserve (heart rate reserve, HRR)
   HRR x .70 + RHR = Obergrenze der Trainings-Herzfrequenz
   HRR x .40 + RHR = Untergrenze der Trainings-Herzfrequenz

Quellen

Amundson, L. R., DeVahl, J. M., & Ellingham, C. T. (1989). Evaluation of a group exercise program for elderly women. *Physical Therapy, 69,* 475–483.

Aniansson, A., & Gustafson, E. (1981). Physical training in elderly men with special reference to quadriceps muscle strength and morphology. *Clinical Physiology, 1,* 87–98.

Bergner, M., Bobbitt, R. A., Carter, W. B., & Gilson, B. S. (1981). The Sickness Impact Profile: Development and final revision of a health status measure. *Medical Care, 19,* 787–805.

Brody, J. A. (1989). Toward quantifying the health of the elderly. *American Journal of Public Health, 79,* 685–686.

DiPietro, L., Casperson, C., Ostfeld, A., & Nadel, E. (1990). Comparison of physical activity surveys for older adults. *Medicine and Science in Sports and Exercise, 22,* S. 29.

Dishman, R. K. (Ed.). (1988). *Exercise adherence. Its impact on public health.* Champaign, IL: Human Kinetics Books.

D'Zurilla, T. J. (1986). *Problem-solving therapy: A social competence approach to clinical intervention.* New York: Springer Publishing Co.

Fiatarone, M. A., Marks, E. C., Ryan, N. D., Meredith, C. N., Lipsitz, L. A., & Evans, W. J. (1990). High-intensity strength training in nonagenarians. *Journal of the American Medical Association, 263,* 3029–3034.

Fletcher, G. E., Froelicher, V. F., Hartley, H., Haskell, W. L., & Pollock, M. L. (1991). *Exercise standards.* Dallas, TX: American Heart Association.

Fried, L., Herdman, S. J., Kuhn, K. E., Rubin, G., & Turano, K. (1991). Preclinical disability: Hypotheses about the bottom of the iceberg. *Journal of Aging and Health, 3,* 285–300.

Frontera, W. R., Meredith, C. N., O'Reilly, K. P., Knuttgen, H. G., & Evans, W. J. (1988). Strength conditioning in older men: Skeletal muscle hypertrophy and improved function. *Journal of Applied Physiology, 64,* 1038–1044.

Kanfer, F. H., & Goldstein, A. P. (1991). *Helping people change: A textbook of methods* (4th ed). Elmsford, NY: Pergamon Press.

Karvonen, M., Kentala, K., & Mustala, O. (1958). The effects of training on heart rate: A longitudinal study. *Annales Medicinae Experimentatus et Biologie Fenniae, 35,*

307–315.

Katzman, R., Brown, T., & Fuld, P. (1983) Validation of a short orientationmemory-concentration test of cognitive impairment. *American Journal of Psychiatry, 140,* 734–739.

Kauffman, T. (1990). Impact of aging-related musculoskeletal and postural changes on falls. *Topics in Geriatric Rehabilitation, 5,* 34–43.

Lawton, M. P. (1975). The Philadelphia Geriatric Morale Scale: A revision. *Journal of Gerontology, 30,* 85–89.

Marlatt, G. A., & Gordon, J. R. (Eds.). (1985). *Relapse prevention.* New York: Guilford.

Meichenbaum, D., & Turk, D. C. (1987). *Facilitating treatment adherence: A practitioner's guide.* New York: Plenum.

Rosenberg, R. (1965). *Society and the adolescent self-image.* Princeton: Princeton University Press.

Rothman, M. L., Hedrick, S., & Innui, T. (1989). The Sickness Impact Profile as a measure of the health status of noncognitively impaired nursing home residents. *Medical Care, 27,* S 157–S 167.

Seals, D. R., Hagberg, J. M., Hurley, B. F., Ehsani, A. A., & Holloszy, J. O. (1984). Endurance training in older men and women. I. Cardiovascular responses to exercise. *Journal of Applied Physiology: Respiratory, Environmental and Exercise Physiology, 57,* 1024–1029.

Shepard, R. J. (1990). The scientific basis of exercise prescribing for the very old. *Journal of the American Geriatrics Society, 38,* 62–70.

Smith, E. L., & Gilligan, C. (1983). Physical activity prescription for the older adult. *The Physician and Sports Medicine, 12,* 91–101.

Snow, T., Hogue, C. C., & Cullinan, S. M. (1993). *The Snow Inventory of Functional Tests (SIFT).* Unpublished instrument.

U.S. Senate Special Committee on Aging. (1989). *Aging America, 1988: Trends and projections.* Serial No. 101-E, Washington, DC: U.S. Government Printing Office.

Weindruch, R., Hadley, E. C., & Ory, M. G. (Eds.). (1991). *Reducing frailty and falls in older persons.* Springfield, IL: Charles C. Thomas.

19. Die soziale Situation von Pflegenden schwer schädelverletzter Erwachsener

Joanne V. Hickey

Jährlich erleiden in den Vereinigten Staaten etwa 500 000 Menschen, meist im Alter zwischen 16 und 35 Jahren, eine Kopfverletzung, die so schwer ist, daß eine Hospitalisierung notwendig ist. Bei 70 000 Menschen sind die Kopfverletzungen so gravierend, daß eine Rückkehr nach Hause zu selbständiger Lebensführung ausgeschlossen ist, und rund 290 000 Personen weisen Symptome auf, welche die Aktivitäten des täglichen Lebens behindern (DeJong, Batavia, Williams, 1990). Die Defizite bestehen in starker körperlicher, kognitiver, persönlicher, kommunikativer, psychosozialer und verhaltensbezogener Dysfunktion. Die Rehabilitationsbedürfnisse dieser Patientenpopulation sind enorm, die Wiederherstellung kann Monate oder Jahre in Anspruch nehmen.

Die Familie und die familiäre Umgebung spielen bei den Langzeitresultaten schädel-hirnverletzter Personen eine wichtige Rolle (Bond, 1975; Mauss-Clum, Ryan, 1981). Es liegen Untersuchungen vor, die darauf schließen lassen, daß die Familien kranker Personen im allgemeinen schlechter funktionieren als Familien, deren Mitglieder alle gesund sind (Diamond, Jones, 1983; Marinelli, Dell Orto, 1984). Mehr noch: je schwerer und länger die Erkrankung, desto höher die Wahrscheinlichkeit familiärer Zerrüttung und Überlastung. Lezak (1978) geht davon aus, daß die familiären Probleme und Belastungen von dem Familienmitglied am stärksten empfunden werden, das die Hauptlast der Pflege trägt.

Es gibt nur wenig Untersuchungen über Pflegende von kopfverletzten Personen, insbesondere im häuslichen Bereich. Die meisten Forschungsarbeiten befassen sich mit Pflegenden von Alzheimer-Patienten, diese Studien können jedoch nicht auf Pflegende von schädel-hirnverletzten Personen übertragen werden, die meist jünger sind, andere Aufgaben und Bedürfnisse haben, und sich auf einer anderen Entwicklungsstufe befinden. Deshalb war es Ziel dieser Studie, charakteristische Merkmale der häuslichen Hauptpflegekräfte schädel-hirnverletzter Erwachsener zu beschreiben, deren Grad von Angst und Depression sowie das Familiensystem und die familiäre Unterstützung dieser Gruppe von Pflegenden zu untersuchen.

Die vorliegende Studie orientierte sich an Moos'(1984) Modell der Bewältigung von krankheitverursachten Krisen. Moos unterscheidet drei Arten von Determinanten, die bestimmen, wie ein Mensch eine ernste körperliche Verletzung bewertet und schließlich auch die individuellen Bewältigungsstrategien zur Anpassung an die Krankheit beeinflussen. Die drei Arten der Determinanten sind: persönliche Faktoren und Hintergrundfaktoren, krankheitsbezogene Faktoren und gesellschaftliche Faktoren. Hintergrund und persönliche Faktoren sind Alter, Geschlecht, sozioökonomischer Status, kognitive und emotionale Reife, Ich-Stärke und Selbstvertrauen, weltanschauliche oder religiöse Überzeugungen sowie frühere Krankheiten und Erfahrungen mit Bewältigung. Die krankheitsbezogenen Faktoren sind Art und Lokalisierung der Symptome, ob sie schmerzhaft sind oder entstellend oder eine besonders wichtige Körperregion, wie z.B. das Gehirn, betreffen. Die äußeren, gesellschaftlichen Faktoren betreffen die Wohnsituation, den Familienzusammenhalt und die familiäre Unterstützung sowie das gesellschaftliche Leben und die gesellschaftliche Unterstützung. Moos nimmt ferner an, daß die Verletzung auch Auswirkungen auf Angehörige und Freunde hat und diese vor gleichen oder ähnlichen Bewältigungsaufgaben stehen und die gleiche Art von Bewältigungsstrategien anwenden.

Methode

Zur Identifizierung der für Pflegende typischen Eigenschaften, der Familienstruktur und der Reaktion auf die Rolle als Pflegende, wurde von der Verfasserin ein Fragebogen entwickelt. Eine Gruppe von Hauptpflegepersonen erarbeitete standardisierte Beurteilungsinstrumente.

Setting und Stichprobe

Das Setting für diese Studie war die häusliche Umgebung der Hauptpflegepersonen schädel-hirnverletzter Erwachsener aus allen Regionen der Vereinigten Staaten, im städtischen und ländlichen Bereich. Die Teilnahmekriterien waren:

1. die Fähigkeit, Englisch zu lesen oder zu sprechen,

2. Alter über 18 Jahre,

3. ein schwer schädel-hirnverletztes Familienmitglied, das im Alter zwischen 17 und 44 Jahren verletzt wurde und sich in der nachklinischen Wiederherstellungsphase befindet,

4. Hauptverantwortung für die Pflege oder Organisation der Pflege für einen kopfverletzten Erwachsenen,

5. Mitwirkungsbereitschaft.

Die Versuchspersonen wurden von den örtlichen Büros der National Head Injury Foundation, von Pflegenden und professionellen Pflegekräften benannt oder meldeten sich auf eine Anzeige im National Head Injury Foundation Newsletter. Versuchspersonen, die die Teilnahmebedingungen erfüllten, bekamen ein Studienpaket zugesandt, ein Anschreiben und einen frankierten Rückumschlag. Das Anschreiben erklärte die Studie und sicherte Anonymität zu. Die Rücksendung des ausgefüllten Fragebogens wurde als Einwilligung zur Teilnahme betrachtet.

Sammlung der Daten

Zur Sammlung der Daten wurden fünf von der Versuchsperson selbständig anwendbare Instrumente eingesetzt: das Datenblatt für die Pflegeperson (Caregivers Data Sheet, CDS), der Barthel-Index (BI), das Familienbeziehungsinventar (Family Relationships Inventory, FRI), das Beck-Depressionsinventar (Beck Depressions Inventory, BDI) und das Angstzustandsinventar (State-Trait-Anxiety Inventory, STAI). Das CDS ist ein von der Forschungsgruppe entwickeltes Blatt mit 25 Fragen zur Sammlung von Daten aus den drei Hauptbereichen des Moos-Modells: die demographischen und persönlichen Merkmale der Pflegeperson, ihr gesellschaftliches Umfeld und krankheitsbezogene Variablen. Es enthält z. B. Fragen über das Alter der Pflegeperson und deren Erfahrung mit schweren Erkrankungen, die Lebenssituation und Fragen zur Teilnahme an einer Selbsthilfegruppe, zur Zufriedenheit mit der Freizeit und nach dem Grad verhaltensrelevanter/kognitiver Defizite des kopfverletzten Familienmitglieds. Dieser Fragebogen wurde an fünf Pflegenden getestet und anschließend aufgrund von deren Antworten und Anmerkungen überarbeitet.

Der Barthel-Index (überarbeitet von Granger, Albrecht, Hamilton, 1979) mißt mit einer Skala von 1 bis 100 den gegenwärtigen Grad von Abhängigkeit/Unabhängigkeit bei den Aktivitäten des täglichen Lebens und von Mobilität. Jede Aktivitätskategorie bekommt einen Zahlenwert zugeteilt, diese Zahlen werden addiert und ergeben die Gesamtpunktzahl. Die Gesamtpunktzahl zeigt die Abhängigkeit in fünf Stufen an: total, sehr stark, deutlich, schwach und minimal/keine Abhängigkeit. 0 bis 20 Punkte bedeuten totale Abhängigkeit, 21 bis 40 Punkte sehr starke Abhängigkeit, 41 bis 60 Punkte deutliche Abhängigkeit, 61 bis 80 Punkte mäßige Abhängigkeit, 61 bis 80 Punkte schwache Abhängigkeit und 81 bis 100 Punkte minimale bis keine Abhängigkeit. Die Treffsicherheit beträgt .95. Es werden z.b. folgende Fragen gestellt:

- Oberkörper anziehen: selbständig (5); mit Hilfe (3); nicht möglich (0)

- Sich auf einen Stuhl setzen/vom Stuhl aufstehen: selbständig (15); mit Hilfe (7); nicht möglich (0)

Die drei Untergruppen der Family Environment Scale (Familienstruktur-Skala) des Familienbeziehungsinventars (Moos, Moos, 1986) dienten der Sammlung von Daten zur Familienstruktur: Zusammenhalt, d.h. das Ausmaß der gegenseitigen Hilfe und Unterstützung; Offenheit, d.h. das Ausmaß der Ermutigung zu ehrlichem Handeln und direktem Ausdruck der Gefühle; Konflikt, das Ausmaß von offen vorhandener Wut, Aggression und Feindseligkeit. Dann werden die drei Untergruppen zusammengenommen und ergeben das Maß der subjektiven familiären Unterstützung, das Familienbeziehungsinventar (Family Relationship Inventory, FRI). Zur Errechnung der Gesamtpunktzahl wird die Zahleinteilung auf der Konfliktskala umgekehrt und diese Punktzahl den Werten der Zusammenhalt- und Offenheitsskala zugeschlagen. Je höher die Punktzahl, desto besser die Familienbeziehungen. Jede der drei Untergruppen besteht aus neun Aussagen. Die Versuchspersonen lesen die neun Aussagen und beantworten sie jeweils mit «trifft zu» oder «trifft nicht zu». Zum Beispiel:

- Zusammenhalt: «In der Familie hilft und unterstützt man sich wirklich» Trifft zu/trifft nicht zu.

- Offenheit: «Die Mitglieder der Familie behalten ihre Gefühle oft für sich» Trifft zu/trifft nicht zu.

- Konflikt: «In unserer Familie wird viel gestritten» Trifft zu/trifft nicht zu.

Die innere Stimmigkeit dieser drei Untergruppen reicht von .69 bis .78. Die im Nachtest ermittelte Reliabilität beträgt .73 bis .86 nach einem Intervall von zwei Monaten zwischen den Befragungen. Die innere Stimmigkeit des FRI wird mit .89 angegeben. Die Untergruppen werden als stabil bezeichnet, sie spiegeln jedoch Veränderungen des familären Milieus und unterscheiden zwischen normalen und belasteten Familien.

Der BDI (Beck, 1978) ist ein von der Versuchsperson selbständig anwendbares Instrument zur Messung vorhandener Depression und des Grades der Depression. Jeder Punkt umfaßt vier Aussagen. Die befragte Person wird aufgefordert, diese Aussagen zu lesen und diejenige auszuwählen, die am besten beschreibt, wie sie sich im Moment fühlt. Die Aussagen werden folgendermaßen bewertet: Ich fühle mich nicht traurig oder unglücklich (0);

Ich bin traurig (1); Ich bin immer traurig und weiß mir nicht zu helfen (2); Ich bin so traurig, daß ich mir nicht mehr zu helfen weiß (3). Die Gesamtpunktzahl wird durch Addition aller erreichten Punkte zu jeder der 21 Fragen ermittelt. Eine Punktzahl zwischen 0 und 9 gilt als Normalbereich; 10 bis 15 Punkte bedeuten leichte Depression, 16 bis 19 Punkte leichte bis mittlere Depression, 20 bis 29 Punkte mittlere bis schwere Depression und 30 bis 63 Punkte, schwere Depression. Die durchschnittliche Reliabilität wird mit .86 angegeben, der Spearman-Brown mit .93.

Der Angstzustand wurde mit dem Zustandsteil des STAI gemessen (Speilberger, Gorsuch, Lushene, Vagg, Jacobs, 1986). Die befragte Person wird aufgefordert, ihre gegenwärtige Gefühlslage in bezug auf 20 Themen einzustufen, z.B.: Ich habe Angst: fast nie = 1; manchmal = 2; oft = 3; fast immer = 4. Die Punkte werden zusammengezählt und gehen von minimal 20 Punkten bis maximal 80 Punkten. Je höher die Punktzahl, desto größer die Angst. Die innere Stimmigkeit wird mit .93 angegeben.

Ergebnisse

Die Daten wurden über einen Zeitraum von sechs Monaten gesammelt; 85 der 110 verschickten Fragebögen kamen zurück. 79 Prozent der Pflegenden waren weiblich, 21 Prozent männlich. Das Alter lag zwischen 25 und 78 Jahren und betrug durchschnittlich 49 Jahre. 42 Prozent hatten eine abgeschlossene höhere Schulbildung, 42 Prozent hatten ein College besucht. Ihr Durchschnittseinkommen lag zwischen 30 000 Dollar und 39 999 Dollar pro Jahr. 74 Prozent war verheiratet; 75 Prozent hatten bisher wenig oder gar keine Erfahrung mit Krankenpflege. Die durchschnittliche Pflegezeit betrug 28,6 Monate.

Die Mehrzahl der gepflegten schädel-hirnverletzten Personen waren die Kinder der Pflegenden (75%). Das Alter der Patienten lag zwischen 19 und 46 Jahren (Durchschnitt [M] = 28,4 Jahre). Die Familienzusammensetzung ist höchst unterschiedlich. Meist lebten Pflegeperson, Ehegatte und schädel-hirnverletzter Patient zusammen (32%) und Pflegeperson, Kinder und Patient (27%). Die meisten Pflegenden (74%) gaben an, daß der Patient bei ihnen zu Hause lebt. 28 Prozent der Pflegenden hatten keine Hilfspersonen. 41 Prozent hatten eine Hilfsperson; 88 Prozent der Hauptpflegepersonen verrichten 50 Prozent der Pflege. Ein Drittel nahm nie an einer Selbsthilfegruppe teil, 38 Prozent gelegentlich und 29 Prozent oft. Die Mehrzahl der Pflegenden (56%) war unzufrieden oder sehr unzufrieden mit dem Ausmaß ihrer freien Zeit.

Die Kopfverletzung lag zwischen 3 und 69 Monate zurück (M = 35,5 Monate). Das Alter der Patienten zum Zeitpunkt der Kopfverletzung lag zwischen 17 und 43 Jahren (M = 25,5 Jahre). Die meisten Verletzungen (73%) waren von Verkehrsunfällen verursacht. Die Zeit der Bewußtlosigkeit ging von 2 bis 998 Tage (*M* 115 Tage). Die Zeit bis zum wiedererlangten, anhaltenden Erinnerungsvermögen lag zwischen 2 und 500 Tagen (*M* = 337 Tage). Nach der Entlassung aus dem Krankenhaus waren 74 Prozent in einer Rehabilitationseinrichtung, die Aufenthaltsdauer reichte von 0,5 bis 24 Monate (*M* = 5,5 Monate).

Wenn die Pflegepersonen gebeten wurden, die vom Patienten in Anspruch genommenen ambulanten Hilfen zu nennen, so wurden meist physikalische Therapie (69%), Beschäftigungstherapie (57%), Sprachtherapie (52%), berufliche Rehabilitation (38%), Psychologen (27%) und ambulante Pflegedienste (19%) genannt. Nur 2,4 Prozent nahmen entlastende Pflegedienste in Anspruch. Es wurden folgende Defizite und Probleme schädel-hirnverletzter Patienten genannt: Gedächtnis (67%), Konzentration (60%), Streßtoleranz (65%), Urteilsvermögen (53%), Unfähigkeit, aus Erfahrung zu lernen (49%), Impulsivität (40%), Unruhe (39%), Streitsucht (34%), Anspruchsverhalten (32%) und übersteigerte Redseligkeit (28%).

51 Prozent der Patienten hatte 100 Bartel-Index-Punkte, d. h. sie waren bei den Aktivitäten des täglichen Lebens vollkommen unabhängig. Die Punktzahl ging jedoch von 0 bis 100 (*M* = 74,89) (s. Tab. 19.1).

Die drei Untergruppen der Familienstrukturskala erreichten folgende Punktzahlen: Zusammenhalt, zwischen 0 und 9 Punkten (*M* = 6,85). Der Durchschnittswert einer normalen Familie beträgt 6,61, der einer belasteten Familie 5,05 Punkte. Offenheit, zwischen 0 und 9 Punkten (*M* = 5,54). Der Durchschnittswert einer normalen Familie beträgt 5,45, der einer belasteten Familie 4,60 Punkte. Konflikt, zwischen 0 und 9 Punkten (*M* = 2,45). Der Durchschnittswert einer normalen Familie beträgt 3,31, der einer belasteten Familie 4,28 Punkte. Die Punktzahl des kombinierten Familienbeziehungsinventars, womit die familiäre Unterstützung gemessen wird, reichte von 4 bis 26 (*M* = 18,2). Dazu liegen keine normalen Durchschnittsdaten vor, es wurde jedoch eine normale Punktzahl von 17,75 errechnet, indem die Ergebnisse der drei

Tabelle 19.1: Mittelwerte und Bereiche der Variablen

Skala[a]	Möglicher Bereich	Beobachteter Bereich	Mittel
Barthel-Index der Unabhängigkeit	0–100	0–100	74,89
Familienbeziehungsinventar			
Zusammenhalt	0–9	0–9	6,85
Offenheit	0–9	0–9	5,54
Konflikt	0–9	0–9	2,45
Gesamt	0–27	4–26	18.20
Beck-Depressionsinventar	0–63	0–24	8,40
Angstzustandsinventar	0–80	20–64	38,00

[a] Bei jeder Skala bedeutet eine höhere Punktzahl ein Mehr des Merkmals (z.B. größere Angst).

Untergruppen dieses Tests addiert wurden (Umkehrung der Konfliktpunkt-zahl).

Die Punktzahl des Beck-Depressionsinventars reichte von 0 bis 24 (M = 8,40). Unter Anwendung der Richtlinien zur Interpretation der erreichten Punktzahlen lagen 58 Prozent dieser Pflegepersonen innerhalb der Norm, 29 Prozent hatten eine leichte Depression, 8 Prozent eine leichte bis mittlere und 4 Prozent eine schwere Depression.

Die Punktzahl der State-Angstskala reichte von 20 bis 64, mit einem Durchschnitt von 38 Punkten. Für eine Reihe verschiedener Untersuchungsgruppen wurden Normwerte errechnet; der dieser Gruppe am nächsten kommende Normwert war der berufstätiger Frauen, und dieser betrug 35,2 Punkte. Der Unterschied beim Durchschnittswert war signifikant [t (84) = 2,21, p < .05], ein Hinweis auf größere Angst bei Pflegenden.

Die Punktzahl der FRI-Skalen standen in deutlichem Zusammenhang zu den Punktzahlen von Angst und Depression (s. **Tab. 19.2**). Mit sinkendem Zusammenhalt, sinkender Offenheit und familiärer Unterstützung stiegen Angst und Depression. Mit steigenden Konflikten in der Familie stiegen auch Angst und Depression.

Wenn bestimmte Variablen der Pflegenden in Korrelation mit Angst, niedrigem Einkommen (r = -.30, p < .01), wenig Hilfskräften (r = -.27, p < .01) und Unzufriedenheit mit der freien Zeit (r = -.45, p < .001) gesetzt wurden, stellte sich ein Zusammenhang mit steigender Angst ein. Niedriges Einkommen (r = -.32, p < .01) und Unzufriedenheit mit der freien Zeit (r = -.46, p < .001) standen in Relation zu steigender Depression.

Die seit der Verletzung vergangene Zeit stand in keinem deutlichen Zusammenhang zu den Punktzahlen der FRI oder deren Untergruppen. Das mag mit den relativ gut funktionierenden Familienverhältnissen derer zu erklären sein, die bereit waren, an der Studie mitzuwirken. Es gab auch keinen deutlichen Zusammenhang zwischen der Zeitspanne seit der Verletzung und dem Grad der Depression der Pflegeperson, was den Schluß zuläßt, daß der Rollenstreß der Pflegeperson die ganze Zeit über gleich bleibt. Ebensowenig gab

Tabelle 19.2: Korrelationen zwischen Familienbeziehungsinventaren und Depression und Angst

Familienbeziehungsinventar	Korrelation mit	
	Depression	Angst
Zusammenhalt	–0,32[a]	–0,32[b]
Offenheit	–0,53[b]	–0,43[b]
Konflikt	0,25[a]	0,30[a]
Familienbeziehungsinventar, gesamt	–0,46[b]	–0,46[b]

[a]p < .01
[b]p < .001

es einen deutlichen Zusammenhang zwischen den Punktzahlen des Barthel-Index und denen des FRI oder seiner Untergruppen. Das entspricht den bisherigen Erkenntnissen, wonach die Pflegebelastung bei Störungen des Verhaltens und bei kognitiven Einschränkungen größer ist als bei körperlicher Behinderung.

Diskussion

Kosteneinsparung und die Verlagerung der Betonung von einem akuten Modell der Pflege auf ein chronisches Modell haben weitreichende Auswirkungen auf die Arbeit professioneller Pflegekräfte. Wenn Pflege überwiegend in häuslicher Umgebung stattfindet, werden Pflegekräfte eine größere Rolle in der Versorgung der Patienten und ihrer Familien spielen. Einige dieser Patienten werden Schädel-Hirnverletzte sein, die dank des medizinischen Fortschritts das Trauma überlebten – wenn auch um den Preis anhaltender körperlicher und geistiger Defizite. Das durch diese Studie gewonnene Wissen über Pflegende von schädel-hirnverletzten Personen wird professionellen Pflegekräften helfen festzustellen, welche Pflegende von Langzeitüberlastung und Burnout bedroht sind. Familiäre Unterstützung und Offenheit sind besonders hilfreiche Indikatoren der Familiendynamik. Sie können helfen, Pflegende zu erkennen, die von Angst und Depression bedroht sind. Vielleicht brauchen Pflegepersonen Hilfestellung, um zur Erkenntnis zu kommen, daß es wichtig ist, Sorgen und Probleme mit anderen Familienmitgliedern offen zu besprechen, weil das ein Weg ist, Gefühle auszudrücken, und ein Mittel der Problemlösung. Offenheit schafft ein Klima, in dem Pflegende andere Familienmitglieder um etwas bitten können. Professionelle Pflegekräfte, die für solche Patienten und Familien sorgen, sollten:

- Pflegende darin unterweisen, für sich selbst zu sorgen, um Überlastung zu vermeiden und die eigene Gesundheit zu erhalten;

- über voraussichtlich eintretende Bedürfnisse informieren und Pflegenden von kopfverletzten Patienten Aufklärung und Unterstützung bieten;

- auf Anzeichen körperlicher und seelischer Überlastung der Pflegenden achten;

- offene Gespräche über Gefühle fördern und auf gemeinsam erarbeitete Problemlösungen unter den Familienmitgliedern hinwirken;

- zur Inanspruchnahme von Gemeindepflegediensten raten, um die Pflegeverantwortung zu erleichtern und Unterstützung zu bekommen.

Quellen

Beck, A. T. (1978). *Beck depression inventory.* Philadelphia: Center for Cognitive Therapy.

Bond, M. R. (1975). Assessment of the psychosocial outcome after severe head injury. In *Outcome of severe damage to the central nervous system* (pp. 141–157). Newark: CIBA Foundation Symposium.

DeJong, G., Batavia, A. 1., & Williams, J. M. (1990). Who is responsible for the lifelong well-being of a person with a head injury? *Journal of Head Trauma Rehabilitation, 5* (1), 9–22.

Dimond, S., & Jones, S. (1983). *Chronic illness across the life span.* Norwalk, CN: Appleton-Century-Crofts.

Granger, C. V., Albrecht, G. L., & Hamilton, B. B. (1979). Outcome of comprehensive medical rehabilitation: Measurement by PULSES profile and the Barthel index. *Archives of Physical Medicine and Rehabilitation, 60,* 14–17.

Lezak, M. D. (1978). Living with the characterologically altered brain injured patient. *Journal of Clinical Psychology, 39,* 592–598.

Marinelli, R. P., & Dell Orto, A. E. (Eds.). (1984). *The psychological and social impact of physical disability,* (2nd ed). New York: Springer Publishing Co.

Mauss-Clum, N., & Ryan, M. (1981). Brain injury and the family. *Journal of Neurosurgical Nursing, 16,* 165–169.

Moos, R. H. (1984). *Coping with physical illness 2:* New perspectives. New York: Plenum.

Moos, R. H., & Moos, B. S. (1986). *Family environment scale manual.* Palo Alto, CA: Consulting Psychologists Press.

Spielberger, C., Gorsuch, R., Lushene, R., Vagg, P., & Jacobs, G. (1983). *Manual for the state-trait anxiety inventory: STAI (Form Y).* Palo Alto, CA: Consulting Psychologists Press.

20. Die Rollenaneignung von Pflegepersonen älterer Menschen nach deren Entlassung aus dem Krankenhaus

Barbara J. Stewart, Patricia G. Archbold, Theresa A. Harvath, Ngozi O. Nkongho

In unserer Gesellschaft nimmt die Zahl der älteren Menschen prozentual und real zu und damit die häusliche Pflege gebrechlicher alter Menschen. Niemand wird die Tatsache bestreiten, daß die Familie bei der Bereitstellung von Langzeitpflegediensten eine Schlüsselrolle innehat (Brody, 1985; Horowitz, 1985; Stone, Cafferata, Sangl, 1987). Es ist bekannt, daß diese Aufgabe für manche Pflegende mit großen körperlichen, emotionalen und finanziellen Lasten verbunden ist (Doty, 1984; George, Gwyther, 1986; Pulshock, Deimling, 1984). Trotzdem wurde bislang in der Literatur einem wichtigen Aspekt der häuslichen Pflege wenig Beachtung geschenkt: dem der Rollenaneignung oder der Art, wie Pflegende die verschiedenen Aspekte der Pflegerolle erlernen.

Die klassische Rollentheorie geht davon aus, daß Grad und Qualität der Rollenaneignung unmittelbar mit der Rollenbelastung in Verbindung stehen (Burr, Leigh, Day, Constantine, 1979; Cottrell, 1942; Mederer, 1980; Merton, 1968). Wir meinen, daß ein Verständnis darüber, wie sich Pflegende die verschiedenen Aspekte der Pflege aneignen, wichtige Auswirkungen auf die ambulante Krankenpflege hat.

Früher wurde Rollenaneignung als einstufiger Prozeß betrachtet, der sich mit Beginn einer neuen Rolle vollzog, wobei die Betonung auf dem Erlernen bestimmter Fertigkeiten lag. Die für eine bestimmte Rolle notwendigen Fertigkeiten werden vor und nach der Rollenübernahme erlernt (Thornton, Nardi, 1975). Die Analyse der Daten einer unserer früheren Untersuchungen legt den Schluß nahe, daß die Aneignung der Rolle der Pflegenden in der Familie in der Hauptsache nach Übernahme der Pflege stattfindet. So sagte z. B. eine Pflegende, sie habe durch die Praxis gelernt («by doing»). Ein anderer Pflegender gab an, er habe «nach und nach» gelernt – mit Abnehmen der Fähigkeiten seiner

Frau. Bei der Pflegerolle spielt demnach die Rollenaneignung nach dem Eintritt in die Pflegesituation wohl eine größere Rolle als vor Eintritt in die Pflegesituation.

Wir stellten fest, daß Pflegepersonen ihre Rolle auf verschiedene Weise lernen können. Zwei Arten finden vor Eintritt in die Pflegesituation statt. Wir bezeichnen sie als Prä-Eintritt-Rollenaneignung. Sie ist von früherer Berufserfahrung und früherer Pflegeerfahrung abhängig. Vier weitere Wege der Aneignung der Pflegerolle vollziehen sich nach Eintritt in die Rolle. Wir bezeichnen sie als Post-Eintritt-Rollenaneignung. Sie umfaßt das Lernen von professionellen Pflegekräften, Lernen aus Büchern und Artikeln, von Freunden und Verwandten und durch Versuch und Irrtum. In einer kürzlich durchgeführten Längsstudie, die wir mit pflegenden Angehörigen und Pflegerezipienten durchführten, fragten wir nach den Informationsquellen der Pflegenden über Pflegetechniken, und wieviel die Pflegenden aus diesen Quellen über die verschiedenen Aspekte von Pflege lernten. In diesem Kapitel gehen wir der Frage nach, ob die Pflegenden in den sechs Wochen nach Entlassung des betagten Pflegerezipienten aus dem Krankenhaus, verschiedene Pflegeinformationsquellen in Anspruch nahmen. Wir beschreiben ferner, wieviel die Pflegenden aus diesen Quellen über den Inhalt der Pflegerolle lernten, d. h. über die Erfüllung der körperlichen und emotionalen Bedürfnisse des Pflegerezipienten, über den Umgang mit Pflegestreß und über die Organisation professioneller Hilfen für den Rezipienten der Pflege.

Methode

Stichprobe

Die Studie wurde bei einer Gesundheitsorganisation der Pazifikküste im Nordwesten durchgeführt, und zwar an einer Gruppe von 103 Familienangehörigen, die eine Person pflegten, die aus dem Krankenhaus entlassen wurde und 65 Jahre oder älter war. Um für die Studie in Frage zu kommen, mußte die ältere Person in einer oder mehreren der folgenden Bereiche auf Hilfe angewiesen sein: a) Verabreichung von Medikamenten oder Injektionen; b) Baden, Haarewaschen oder Ankleiden; c) Gehen, Einkaufen oder Besorgungen; d) Hausarbeit, z. B. Putzen. Die Pflegenden mußten 18 Jahre oder älter sein und Englisch sprechen können. Die Daten wurden sechs Wochen nach der Entlassung des betagten Familienmitglieds erhoben.

52 Prozent der Pflegenden waren mit dem Patienten verheiratet. Das Durchschnittsalter der Pflegenden betrug 64 Jahre; ihr Alter lag zwischen 21 und 88 Jahren. Die Pflegenden standen in folgenden verwandtschaftlichen Verhältnissen zu dem betagten Familienmitglied: Ehefrauen (28%), Ehemänner (24%),

Töchter (21%), Söhne (6%), Schwiegertöchter (10%), andere (11%). Die meisten waren bereits auf die Situation vorbereitet; der Lernprozeß begann vor Eintritt der Pflegesituation (Burr, 1972). Dessen ungeachtet betrachten manche Theoretikerinnen und Theoretiker die Rollenaneignung als einen mehrstufigen Prozeß. Die Mehrzahl der Pflegenden war verheiratet (68%), weiblich (68%) und weiß (98%). Die meisten Pflegenden hatten einen High-School-Abschluß. Das durchschnittliche Jahreseinkommen der Pflegenden betrug 15 000 bis 24 999 Dollar. Die Pflegedauer in dieser Stichprobe reichte von einem Monat bis zu 24 Jahren; der Durchschnitt war 3,7 Jahre.

Messungen

Die Sammlung der Daten geschah anhand des Family Caregiving Inventory (FCI, Bestandsaufnahme der häuslichen Pflege). Der FCI besteht aus zwei strukturierten Interviews – eines für die Pflegeperson und eines für den Empfänger der Pflege (Archbold, Stewart, Greenlick, Harvath, 1990); an dieser Stelle werden jedoch nur die Daten des Interviews mit der Pflegeperson wiedergegeben. Dieses Instrument mißt die Rollenaneignung auf zweierlei Weise, einmal mit der Source of Role Acquisition Scale (Skala des Ursprungs der Rollenaneignung), zum anderen mit der Amount Learned Scale (Skala des Erlernten).

Die Source of Role Acquisition Scale mißt, ob alle sechs Informationsquellen von der Pflegeperson genutzt wurden. Die Amount Learned Scale zeigt, wieviel die Pflegeperson aus den verschiedenen Informationsquellen über vier Aspekte der Pflegerolle gelernt hat: Wie die körperlichen Bedürfnisse des Patienten befriedigt werden können, wie seine seelischen Bedürfnisse, der Umgang mit Pflegestreß und wie man Hilfsdienste für den Patienten findet und einsetzt.

In der hier vorgestellen Analyse wurden vier weitere Skalen, wie von Archbold u. a. (1990) beschrieben, eingesetzt. Es sind die Amount of Direct Care Scale (Skala des Ausmaßes der eigentlichen Pflege, mit 38 Fragen), die Strain from Direct Care Scale (Skala der Belastung durch die Pflege selbst, 38 Fragen), Strain from Worry Scale (Skala der Belastung durch Sorgen, 10 Fragen), Strain from Lack of Resources Scale (Skala der Belastung durch mangelnde Resourcen, 6 Fragen), Strain from Increased Tension Scale (Skala der Belastung durch gesteigerte Anspannung, 4 Fragen) und die Global Strain Scale (Skala der Gesamtbelastung, 4 Fragen).

Ergebnisse

Informationsquellen

Die prozentualen Anteile ergeben ein interessantes Bild der Informationsquellen. Sechs Wochen nach der Entlassung des Patienten aus dem Krankenhaus hatten 69 Prozent der Pflegenden in der Zeit der Pflege mit einer Fachkraft, z. B. einem Arzt, einer Krankenschwester oder einem Sozialarbeiter, darüber gesprochen, wie das Familienmitglied zu pflegen ist. 59 Prozent gaben an, die Versuch- und Irrtum-Methode angewandt zu haben, um herauszufinden, was sich für die Pflege ihres Familienmitglieds eignete; 59 Prozent sagten, daß sie früher schon einmal ein anderes Familienmitglied oder eine kranke befreundete Person gepflegt hatten; 53 Prozent hatten mit Freunden oder Verwandten gesprochen, 37 Prozent hatten Bücher oder Artikel über häusliche Krankenpflege gelesen, und nur 15 Prozent gaben an, einen Beruf zu haben, der mit der Pflege von kranken oder behinderten Menschen zu tun hatte, bevor sie die Pflege des Angehörigen übernahmen. Etwa 10 Prozent der Pflegenden gab an, keine der vier Post-Eintritt-Informationsquellen benutzt zu haben; 23 Prozent hatten eine Quelle benutzt, 17 Prozent zwei Quellen, 30 Prozent drei Quellen und 20 Prozent alle vier Quellen.

Interpretation: Informationsquellen

Diese Ergebnisse weisen darauf hin, daß die Pflegenden ihre Informationen aus verschiedenen Quellen beziehen, die Zahl der Informationsquellen jedoch variiert. Wir meinen, daß professionelle Pflegekräfte mit den Pflegenden arbeiten können, indem sie auf bereits vorhandenes Wissen aufbauen und auf das, was sie nach Übernahme der Rolle gelernt haben. Sie können ihnen helfen, Wege zu finden, solche Informationen auf ihre spezielle Situation anzuwenden.

Die Befriedigung körperlicher Bedürfnisse, Ausmaß des Erlernten

Die Ergebnisse über die Menge des Erlernten spiegeln die unterschiedliche Nützlichkeit der sechs Informationsquellen wider. Auf der Basis der mittleren Punktzahl, wobei 4 Punkte *viel* bedeutet, 3 Punkte *einiges*, 2 Punkte *wenig* und 1 Punkt *nichts*, gaben die Pflegenden im Durchschnitt an, daß sie *einiges* über die Befriedigung der körperlichen Bedürfnisse des alten Menschen von professionellen Pflegekräften (Mittelwert [M] = 3.06) gelernt hatten, durch Versuch und Irrtum ($M = 2{,}90$), durch den früheren Beruf ($M = 2{,}80$), aus Büchern und Artikeln ($M = 2{,}76$), durch frühere Pflegeerfahrungen ($M = 2{,}68$). Sie gaben an, von Freunden und Verwandten nur wenig ($M = 2{,}24$) über die Befriedigung körperlicher Bedürfnisse des Patienten gelernt zu haben (**s. Tab. 20.1**). Im Ver-

Tabelle 20.1: Ausmaß des Erlernten über die Befriedigung der körperlichen Bedürfnisse des Pflegerezipienten

Informationsquelle	M [a]	SE [b]	N [c]
Professionelle Pflegekräfte	3,06	,12	71
Versuch und Irrtum	2,90	,11	61
Früherer Beruf	2,80	,33	15
Bücher und Artikel	2,76	,18	38
Frühere Pflegeerfahrung	2,68	,16	60
Freunde oder Verwandte	2,24	,14	55

[a] = Bedeutung auf der 4 Punkte Skala: 4 = viel, 3 = einiges, 2 = wenig, 1 = nichts
[b] = Standardirrtum des Informationsmittels
[c] = Zahl Nennungen einer Informationsquelle

Anmerkung: Wie in den Tabellen 20.1, 20.2, 20.3 und 20.4 dargestellt, beruhen die Mittel auf den verschiedenen Zahlen der Pflegenden. Diese verschiedenen Stichprobengrößen kommen zustande, weil die Pflegenden die Menge des Erlernten nur für die von ihnen genutzten Quellen nannten. Deswegen fehlen bei den Pflegenden richtigerweise Daten über das Erlernte aus Informationsquellen, die sie nicht benutzt haben. Die unterschiedlichen Zahlen erschweren den statistischen Vergleich, weil weder ein t-Test für unabhängige Stichproben noch ein t-Test für paarige Daten passend ist. Bei jedem Paar der Mittel hatten einige Pflegende Punktzahlen, die durch Anrechnen beider Mittel zustande kamen, andere Pflegende hatten Punktzahlen, die durch die Anrechnung nur eines Informationsmittels entstanden. Um festzustellen, ob es unter den Informationsmitteln einen wesentlichen Unterschied gab, setzten wir folgende Berechnung ein: Wir benutzten die Formel eines t-Tests für zwei unabhängige Stichproben, wobei wir die separate Schätzvariante als Nenner einsetzten und die kleinere der beiden Stichprobengrößen zur Schätzung der Freiheitsgrade (kleinere Zahl – 1). Wir glauben, das ist eine vorsichtige Schätzung der Größe des Unterschiedes zwischen zwei Informationsmitteln. Meist ergaben die Korrelationen zwischen den beiden Quellen des Erlernten niedrig positive Werte, mit einem Mittel von 90 Prozent. Es ergaben sich Zahlen zwischen -.10 bis 56, mit einem Mittelwert von .22. Wäre ein gepaarter t-Test anwendbar gewesen, wären dadurch vielleicht etwas höhere t-Werte zustande gekommen, weil der Nenner aufgrund der positiven Korrelation kleiner ausgefallen wäre.

gleich dazu hatten sie von professionellen Kräften erheblich mehr gelernt [t (54) = 4,45, $p < .01$], durch Versuch und Irrtum [t (54) = 3,71, $p < .01$], durch den früheren Beruf [t (14) = 2,29, $p < .05$], Bücher und Artikel [t (37) = 2,28, $p < .05$] und frühere Pflegeerfahrung [t (54) = 2,07, $p < .05$]. Die Pflegenden erfüllten die körperlichen Bedürfnisse des Patienten durch Hilfe beim Anziehen, Gehen und bei der Verabreichung von Medikamenten.

Interpretation: Informationen über die Befriedigung körperlicher Bedürfnisse

Die Untersuchungsergebnisse zu der Frage, woher die Pflegenden Informationen über die körperlichen Bedürfnisse des Patienten bekamen, stützten unsere

Vermutung, daß die Pflegenden meist unmittelbar nach der Hospitalisierung Kontakt mit dem Stationspersonal aufnahmen, um sich über die körperliche Pflege des alten Angehörigen zu informieren. Für viele Rezipienten der Pflege in unserer Studie stellte die Krankenhauseinweisung eine tiefgreifende Veränderung des funktionellen Status dar. Deswegen verwundert es nicht, daß die Pflegenden angeben, von professionellen Pflegekräften am meisten über die körperlichen Bedürfnisse des Patienten gelernt zu haben. Der geringe Anteil des von Freunden oder Verwandten Gelernten spiegelt wohl den Mangel an Erfahrung dieser Gruppe mit den körperlichen Problemen hospitalisierter älterer Menschen wider. Vielleicht ist er auch ein Hinweis auf die relative Verfügbarkeit von medizinischen Diensten während dieser Phase der Krankheit – eine Verfügbarkeit, die in dem Maße abnimmt, wie das Gesundheitproblem abnimmt.

Die Befriedigung emotionaler Bedürfnisse, Ausmaß des Erlernten

Die Pflegenden berichteten übereinstimmend, von früherer Berufstätigkeit, die mit der Pflege von kranken oder behinderten Menschen zu tun hatte ($M = 2,62$) und durch Versuch und Irrtum ($M = 2,50$) am meisten gelernt zu haben. Sie gaben an, aus Büchern oder Artikeln ($M = 2,24$), von Ärzten, professionellen Pflegekräften und Sozialarbeitern ($M = 1,83$) und Freunden und Verwandten ($M = 1,80$) nur *wenig* über den Umgang mit den emotionalen Bedürfnissen ihres Angehörigen gelernt zu haben. Ein statistischer Vergleich der Durchschnittswerte ergibt, daß in bezug auf die Befriedigung der emotionalen Bedürfnisse des Patienten Erfahrung am meisten zählt. Frühere einschlägige Berufstätigkeit, frühere Pflegeerfahrung, Versuch und Irrtum erreichen signifikant höhere Durchschnittswerte als Freunde und Verwandte [t (14) = 2,67, $p < .05$); t (54) = 4,41, p .01; und t (54) = 4,11, $p < .01$ in dieser Reihefolge]

Tabelle 20.2: Ausmaß des Erlernten über die Befriedigung der emotionalen Bedürfnisse des Pflegerezipienten.

Informationsquelle	M [a]	Se [b]	N [c]
Früherer Beruf	2,73	,33	15
Frühere Pflegeerfahrung	2,62	,15	61
Versuch und Irrtum	2,50	,13	60
Bücher und Artikel	2,24	,18	38
Professionelle Pflegekräfte	1,83	,12	70
Freunde oder Verwandte	1,80	,11	55

[a] = Bedeutung auf der 4-Punkte-Skala: 4 = viel, 3 = etwas, 2 = wenig, 1 = nichts.
[b] = Standardirrtum des Mittels
[c] = Zahl Nennungen einer Informationsquelle .

und professionelle Kräfte [t (14) = 2,56, $p < .05$; t (60) = 4,11, $p < .01$; und t (59) = 3,79, $p < .01$; in dieser Reihenfolge].

Interpretation: Die Befriedigung emotionaler Bedürfnisse, Ausmaß des Erlernten

Die Ergebnisse legen den Schluß nahe, daß bei der Befriedigung emotionaler Bedürfnisse Erfahrung eine wichtige Rolle spielt. Der Umgang mit schwierigen Situationen, oft ein Spiel mit Versuch und Irrtum, bietet den Pflegenden Gelegenheit, Wissen und Sicherheit zu erwerben. Dieser Schluß muß jedoch im Licht unserer offenen Fragestellung zum Thema Versuch und Irrtum betrachtet werden. Aufgrund der Antworten der Pflegenden unterschieden wir zwei grundsätzlich verschiedene Versuch- und Irrtum-Strategien. Die eine bestand aus einem durchdachten, problemlösungsorientierten Ansatz mit dem Ziel, die Pflege zu verbessern; die andere war eine Art von «rumprobieren», wobei auf etwas wirre Art eine Methode nach der anderen versucht wurde. So kann der Versuch- und Irrtum-Ansatz für die Pflegenden günstig oder ungünstig sein.

Die relativ geringe Rolle, welche die Gruppe der Gesundheitsberufe bei der Information der Pflegenden über die emotionalen Bedürfnisse des Patienten spielt, hat uns nicht sehr überrascht. Bei genauerer Betrachtung stellten wir fest, daß einige der emotionalen Bedürfnisse, die von den Pflegenden als schwierig empfunden wurden, mit kognitiven und verhaltensbezogenen Problemen im Zusammenhang mit Demenz zu tun hatten. Als schwierig wurde auch der Umgang mit unkontrolliertem Weinen bei Schlaganfällen empfunden und das emotionale Auf und Ab in der Genesungsphase nach dem Krankenhausaufenthalt. Die Bewältigung dieser Probleme verlangt ausgedehnten Kontakt mit der Familie, doch in unserem Gesundheitssystem, das von Zwang zum Sparen bestimmt ist, haben professionelle Kräfte des Gesundheitswesens nur begrenzt Gelegenheit, auf die emotionalen Bedürfnisse von Patienten und Pflegenden einzugehen. Deswegen sind Pflegende gezwungen, alternative Informationsquellen zu suchen. Wir meinen, dies ist ein Bereich, in dem professionelle Pflegekräfte einen positiven Einfluß haben könnten, wobei sie den Konflikt mit dem gegenwärtigen System nicht scheuen dürfen. Sie können z. B. das Thema emotionale Versorgung mit dem Thema medizinische Diagnosen oder Symptome verbinden, weil für diese Bereiche die Kosten erstattet werden.

Tabelle 20.3: Ausmaß des Erlernten über den Umgang mit Pflegestreß.

Informationsquelle	M [a]	Se [b]	N [c]
Frühere Pflegeerfahrung	2,67	,15	61
Versuch und Irrtum	2,45	,13	60
Früherer Beruf	2,43	,33	14
Bücher und Artikel	1,97	,16	38
Freunde oder Verwandte	1,91	,13	55
Professionelle Pflegekräfte	1,73	,12	70

[a] = Informationsmittel auf der 4-Punkte-Skala: 4 = viel, 3 = etwas, 2 = wenig, 1 = nichts
[b] = Standardirrtum der Bedeutung
[c] = Zahl der Nennungen der Informationsquelle

Der Umgang mit Pflegestreß, Ausmaß des Erlernten

Über den Umgang mit Pflegestreß lernten Pflegende einiges bis wenig aus früheren Pflegeerfahrungen ($M = 2,67$), durch Versuch und Irrtum ($M = 2,45$) und aus beruflicher Erfahrung mit kranken oder behinderten Menschen ($M = 2,43$). Sie gaben an, nur wenig über den Umgang mit Pflegestreß aus anderen Quellen gelernt zu haben (Bücher oder Artikel $M = 1,97$; Freunde und Verwandte $M = 1,91$, Fachleute $M = 1,73$) (s. **Tab. 20.3**). Wie wichtig Erfahrung ist, wurde einmal mehr durch die signifikant höheren Durchschnittswerte des Lernerfolgs durch frühere Pflegeerfahrung und durch Versuch und Irrtum deutlich. Sie lagen weit über den Werten des Lernerfolgs durch Fachleute [t (60) = 4,89, $p < .01$ und t (59) = 4,07, $p < .01$, in dieser Reihenfolge], von Freunden und Verwandten [t (54) = 3,83, $p < .01$ und t (37) = 3,19, $p < .01$ und t (37) = 2,33, $p < .05$, in dieser Reihenfolge].

Interpretation: Der Umgang mit Pflegestreß, Ausmaß des Erlernten

Auch hier ist wieder interessant festzustellen, daß die meisten Pflegenden angaben, von professionellen Kräften sehr wenig über den Umgang mit Pflegestreß gelernt zu haben. Wir meinen, daß die Ursache dafür in der Konzentration der Fachkraft auf die körperlichen Bedürfnisse des Rezipienten der Pflege liegt. In Anbetracht der zentralen Rolle, die Pflegende bei der Langzeitpflege alter Menschen spielen, ist es unserer Meinung nach wichtig, daß Pflegekräfte (aber auch das gesamte Gesundheitssystem) die Hauptpflegeperson der Familie und andere familiäre Bezugspersonen miteinbezogen werden, wenn Maßnahmen für den Patienten geplant werden.

Die Organisation professioneller Hilfen, Ausmaß des Erlernten

Im Durchschnitt lernten die Pflegenden einiges über die Organisation professioneller Hilfen und Dienste für den Patienten von den Fachkräften (M = 2,88) und aus Büchern und Artikeln (M = 2,72). Sie gaben an, ein wenig durch Versuch und Irrtum (M = 2,40) und von Freunden und Verwandten (M = 2,00) gelernt zu haben (s. Tab. 20.4). Nach dem Ausmaß des Erlernten durch frühere Berufs- oder Pflegeerfahrung fragten wir nicht. Die Pflegenden lernten über die Organisation professioneller Hilfsdienste von Fachkräften erheblich mehr als von Freunden und Verwandten [t (37) = 4,00, p < .01] und durch Versuch und Irrtum [t (19) = 2,18, p < .05]. Auch durch das Lesen von Büchern und Artikeln lernten die Pflegenden mehr über die Organisation von professionellen Hilfsdiensten als von Freunden und Verwandten [t (24) = 3,27, p < .01].

Interpretation: Die Organisation professioneller Hilfen, Ausmaß des Erlernten

Auch hier zeigt sich wieder, daß im Anschluß an eine Hospitalisierung Fachkräfte des Gesundheitswesens die Möglichkeit haben, die Pflegenden zu Hause bei der Suche und Organisation professioneller Hilfsdienste zu unterstützen. Bücher, Artikel und anderes Schriftenmaterial ist bei der Suche und Einschätzung von geeigneten Dienstleistungen ebenfalls wichtig. Das relativ hohe Ausmaß des von Fachkräften über die Organisation professioneller Hilfen und die körperlichen Bedürfnisse des Patienten Erlernten ist vielleicht teilweise damit zu erklären, daß Pflegende zu Pflegediensten hauptsächlich über Fragen zu Hilfsdiensten und zur körperlichen Pflege Zugang haben. Wenn professionelle Pflegekräfte mit Pflegenden zu Hause bei der Durchführung von Dienstleistungen oder der körperlichen Pflege Kontakt haben, können sie diese Gelegenheiten nutzen, um auf die emotionale Pflege und Streßsymptome zu achten.

Korrelierende Ergebnisse

Sechs Wochen nach der Krankenhausentlassung des Patienten berichteten Pflegende mit vielen Pflegeaufgaben, daß sie die vier Post-Eintritt-Informationsquellen über Pflege deutlich mehr in Anspruch nahmen (r = .34, p < .01, N = 103). Pflegende, die in fünf Aspekten des Pflegerollenstresses höhere Werte aufwiesen (Belastung durch die unmittelbare Pflege, Sorgen, Mangel an Ressourcen, hohe Anspannung und allgemeine Belastung) gaben ferner an, diese Quellen der Information vermehrt zu nutzen. Die Korrelationen der fünf Streßskalen mit der Zahl der benutzten Quellen lag zwischen .26 und .42

Tabelle 20.4: Ausmaß des Erlernten über die Organisation professioneller Hilfen für den Pflegerezipienten.

Informationsquelle	M [a]	Se [b]	N [c]
Professionelle Pflegekräfte	2,88	. 17	42
Bücher und Artikel	2,72	. 17	25
Versuch und Irrtum	2,40	. 20	20
Freunde oder Verwandte	2,00	. 14	38

[a] = Bedeutung auf der 4 Punkte Skala: 4 = viel, 3 = etwas, 2 = wenig, 1 = nichts.
[b] = Standardirrtum der Bedeutung
[c] = Zahl der Nennungen der Informationsquelle

($p < .01$; N = 103). Es gab jedoch kein klares Korrelationsmuster zwischen Belastung und Ausmaß des Erlernten. Die Korrelationen zwischen dem Ausmaß des Erlernten über die vier Aspekte der Pflege und den Rollenstreß-Skalen lag zwischen -.20 und .24, mit einem Mittelwert von .07.

Interpretation: Lernen und Rollenstreß

Die korrelierenden Resultate legen den Schluß nahe, daß Pflegende in Zeiten vermehrter Pflegeaktivitäten und steigender Belastung bei verschiedenen Quellen nach Hilfe suchen. Obwohl es schwierig war festzustellen, ob die zu diesen Zeiten geleistete Hilfestellung den Pflegenden in unserer Untersuchung von Nutzen waren, glauben wir, daß Familien in Zeiten erhöhter Belastung für neue Informationen empfänglicher sind. Wenn pflegerische Maßnahmen in solchen Zeiten hoher Belastung durchgeführt werden können, sind sie für die Familien vielleicht besonders wichtig. Da es sich bei der Mehrzahl der Pflegenden um erwachsene Personen handelt, können ferner effektive Methoden der Erwachsenenbildung die Rollenaneignung und den Rollenerhalt erleichtern. Es ist wichtig, daß professionelle Pflegekräfte die frühere Erfahrung der Klienten mit dem Einsatz von Maßnahmen in gegenseitigem Respekt nutzbar machen.

Es ist ein Fehler anzunehmen, daß Pflegende, die angeben, viele Informationsquellen über Pflege zu nutzen, ihre Rolle ohne allzu große Belastung bewältigen. Im Gegenteil: Die vermehrte Nutzung von Informationsquellen kann mit erhöhter Belastung einhergehen. Wenn eine Pflegende der Krankenschwester z. B. erzählt, daß sie viele Bücher gelesen und sich mit vielen Menschen über die Pflege unterhalten habe, dann sollte diese Bemerkung als möglicher Hinweis auf größere Lernbedürfnisse und größeren Pflegestreß gewertet werden.

Diskussion

Strategien zur besseren Rollenaneignung

Die Ergebnisse unserer Untersuchung über Rollenaneignung und weitere Erkenntnisse aus dieser Studie über 103 Pflegende führten zu unserem neuesten Projekt, dem sogenannten PREP-Projekt. In diesem Projekt experimentierten wir mit den verschiedenen Möglichkeiten von Pflegekräften der ambulanten Krankenpflege, die wir PREP-Kräfte nannten, die Rollenaneignung der Pflegenden zu verbessern. Die Pflegekräfte konzentrierten sich auf bessere Vorbereitung der Pflegenden für den Umgang mit den körperlichen und emotionalen Bedürfnissen des Patienten, den Umgang mit Pflegestreß, das Ausfindigmachen und Organisieren von Hilfsdiensten und auf die Frage, wie Pflege befriedigender gestaltet werden kann. Obwohl wir unsere quantitativen Daten noch nicht analysiert haben, verfügen wir über praktische Beispiele aus unserem PREP-Projekt, die illustrieren, wie Pflegekräfte mit Familien arbeiteten, um deren Rollenaneignung in diesen fünf Bereichen zu verbessern.

Eine von den PREP-Kräften angewandte Strategie zur Steigerung der Bereitschaft des Pflegenden, mit den körperlichen Bedürfnissen umzugehen, war die Dokumentation der Häufigkeit und des Zeitpunkts des Problems. So berichtete z. B. eine Pflegende, daß sie Schwierigkeiten hatte, den Stuhlgang ihrer Mutter zu regulieren. Die diesbezügliche Angst der Tochter war enorm, weil ihre Mutter vor kurzem wegen Darmverschluß hospitalisiert worden war. Die PREP-Kraft gab ihr ein Formular, auf dem die Familie die Häufigkeit der Darmentleerung eintragen konnte. Das war für die Pflegende ein sehr effektives Instrument. Bereits nach einer Woche konnte sie feststellen, daß die Verstopfung ihrer Mutter einem regelmäßigen Muster folgte. Diese Dokumentation ermöglichte es, den richtigen Zeitpunkt für eine Maßnahme zur Behebung der Verstopfung zu bestimmen. Die Tochter beobachtete mit dem gleichen Formular auch die eigene Verdauung. Diese Strategie der Dokumentation von Häufigkeit und Zeitpunkt eines Verhaltens bewährte sich nicht nur bei der Feststellung des Problemmusters eines Problems, sondern auch bei der Evaluierung des Erfolgs der jeweiligen Intervention.

Eine von den PREP-Kräften angewandte Strategie zur Steigerung der Bereitschaft der Pflegenden, mit den emotionalen Bedürfnissen umzugehen, bestand in der Benennung und Verstärkung von Aktivitäten, welche die Pflegende gut machte. So beschreib z. B. eine Pflegende, daß ihr Mann, der kognitiv etwas eingeschränkt war, am Abend unruhig wurde, wiederholt nach seinen Schlüsseln fragte und die Schlösser an Türen und Fenstern überprüfen wollte. Vor seiner Pensionierung arbeitete dieser Patient als nächtliche Sicherheitswacht. Die pflegende Ehefrau deutete seine abendliche Unruhe in Zusammenhang mit seiner früheren Arbeitszeit, war sich jedoch nicht sicher, ob sich seine Unruhe nicht steigern würde, wenn sie ihm half, abends «das Gebäude zu sichern». Die Pflegekraft unterstützte die Verhaltensinterpretation der Ehefrau und half ihr, eine Reihe von Strategien zu entwickeln, die geeignet waren, die Angst ihres Mannes zu reduzieren und ihn davon zu überzeugen, daß alles sicher ist. So machten sie es sich zur abendlichen Routine, um das Haus herumzugehen und alle Türen und Fenster zu überprüfen. Der Patient bekam einen eigenen Schlüsselbund, den er in der Hosentasche mit sich tragen konnte. Das abendliche Ritual beruhigte ihn so weit, daß die Familie ungestört zu Abend essen und zu Bett gehen konnte. Diese Strategie bewährte sich auch bei Besuchen im Haus des Sohnes oder der Tochter.

Eine weitere Strategie zur Steigerung der Bereitschaft, eine anstrengende Pflege zu übernehmen, bestand in der Unterstützung der Pflegenden bei der Entwicklung eines Notfallplans für potentiell auftretende Probleme. Eine unserer Familien plante z. B. eine Hochzeit, an der alle, auch die 95 Jahre alte Pflegerezipientin, teilnehmen wollten. Die Pflegende hatte Angst, nicht hingehen zu können, falls sich die Großmutter nicht gut fühlte. Auf Anregung der PREP-Kraft entwickelte sie einen Plan für den Fall, daß sich die Patientin an diesem Tag nicht wohl genug fühlte, um an der Hochzeit teilzunehmen. Sie nahm mit einer ambulanten Pflegekraft Kontakt auf, die auf Abruf einspringen und die Aufsicht übernehmen würde. Sie legte ferner ein Pflegetagebuch an, in das sie alle Einzelheiten der Pflege eintrug. Sie beschrieb, wie das Essen zubereitet und serviert werden sollte, die Ruhezeiten und die Lieblingskleidungsstücke der alten Dame. Die Aushilfskraft würde sich mit diesem Tagebuch sicherer fühlen, und die Pflegende konnte beruhigt sein, daß auch während ihrer Abwesenheit die gewohnte Routine eingehalten wurde.

Eine Strategie von PREP-Kräften zur Steigerung der Bereitschaft, Hilfsdienste in Anspruch zu nehmen, bestand in Gesprächsübungen und Rollenspiel. In einer Familie gab es z. B. eine Patientin, die seit 25 Jahren an rheumatoider Arthritis litt und vor kurzem eine komplette Hüftprothese bekommen hatte. Nach der Entlassung aus dem Krankenhaus flammte die Arthritis schmerzhaft wieder auf. Obwohl sie sich eine Überweisung zum Rheumatologen wünschte, hatte sie Hemmungen, ihren Mann darum zu bitten, weil sie ihn nicht kränken wollte. Dazu kam, daß ihr Mann selbst kognitiv eingeschränkt war und die Interessen seiner Frau nicht angemessen vertreten konnte. Die PREP-Kraft übte mit der Patientin, wie sie ihren Hausarzt um die Überweisung bitten konnte und spielte mit ihr verschiedene Möglichkeiten durch. Dadurch konnte die Patientin ihr Anliegen selbst vorbringen und eine Überweisung erreichen.

Wir förderten auch Maßnahmen, die geeignet waren, die Pflege zum beiderseitigen Vorteil interessanter und attraktiver zu gestalten. Wir regten z. B. gemeinsame festlich gestaltete Mahlzeiten an oder die Teilnahme an Freizeitaktivitäten, die früher beiden Freude gemacht hatten. In einer Familie hatten die Mutter und die pflegende Tochter je eigene persönliche Interessen. Die gemeinsame Zeit verbrachten sie gern mit Gartenarbeit, die beiden Spaß machte. Früher konnte die Mutter beim Unkrautjäten, Ernten und Einlegen von Gemüse helfen. Aufgrund ihres hohen Alters und ihrer schwindenden Kräfte konnte sie das nun nicht mehr. Für die Mutter war das eine Quelle der Frustration, die Tochter machte es traurig. Die PREP-Kraft sah, wie schwierig es für die Patientin war, auf Einladung der Tochter mit ihr im Garten herumzugehen. Sie machte den Vorschlag, für die Mutter Pflanzkästen bereitzustellen, um die sie sich am Gartentisch sitzend kümmern konnte. Die Tochter fand eine große flache Schale, in die sie Setzlinge pflanzte. Gießen, Unkrautzupfen und Blumenpflege wurden zur täglichen Gewohnheit. Im Herbst brachte die Tochter die Pflanzgefäße ins Haus, damit sich die Mutter noch länger an ihrem Garten erfreuen konnte. Diese Maßnahme steigerte die gemeinsam verbrachte Zeit und betonte die verbliebenen Fähigkeiten der Patientin. Wir setzten auf die Stärken der Familie, und das wirkt sich wohl auch positiv auf den Erhalt von Optimismus aus.

Diese Beispiele stammen zwar aus unseren Erfahrungen mit häuslicher Pflege, wir glauben aber, daß die Grundsätze auch auf andere Pflegesituationen von chronisch kranken Menschen und ihren Familien übertragbar sind.

Dank

Diese Studie wurde an der School of Nursing, Oregon Health Science University und dem Center for Health Research, Kaiser Foundation Hospital, gemeinsam durchgeführt. Die hier vorgestellten Ergebnisse stammen aus zwei Forschungsprojekten, die durch Stipendien des National Center for Nursing Resarch (R01 NU/AG1140 und R01 NR2088) finanziert wurden. Ein besonderer Dank gilt Jane Kirschling für ihre hilfreichen Kommentare zu diesem Kapitel.

Quellen

Archbold, P. G., & Stewart, B. J. (1986). *Family caregiving inventory*. Unpublished instrument, Oregon Health Sciences University, Department of Family Nursing, Portland.
Archbold, P. G., Stewart, B. J., Greenlick, M. R., & Harvath, T. (1990). Mutuality and preparedness as predictors of caregiver role strain. *Research in Nursing Health, 13*, 375–384.
Brody, E. M. (1985). Parent care as a normative family stress. *The Gerontologist, 25*, 19–29.
Burr, W. R. (1972). Role transitions: A reformulation of theory. *Journal of Marriage and the Family, 34*, 407–416.
Burr, W. R., Leigh, G. K., Day, R. D., & Constantine, J. (1979). Symbolic interaction and the family. In W. R. Burr, R. Hill, F. I. Nye, & I. L. Reiss (Eds.), *Contemporary theories about the family: Vol. 2* (pp. 42–111). New York: Free Press.

Cottrell, L. S. (1942). The adjustment of the individual to his age and sex roles. *American Sociological Review, 7,* 617–620.

Doty, P. (1984). *Family care of the elderly: Is it declining? Can public policy promote it?* Working paper. Washington, DC: Office of Policy Analysis, Health Care Financing Administration.

George, L. K., & Gwyther, L. P. (1986). Caregiver well-being: A multidimensional examination of family caregivers of demented adults. *The Gerontologist, 26,* 253–259.

Horowitz, A. (1985). Family caregiving to the frail elderly. *Annual Review of Gerontology and Geriatrics, 5,* 194–246.

Mederer, H. J. (1980). *A theory of ease of role transitions in the acquisition of the parent caring role.* Paper presented at the Theory Construction Workshop of the National Council on Family Relations Annual Meeting, Portland, OR.

Merton, R. K. (1968). *Social theory and social structure.* Glencoe, IL: Free Press.

Poulshock, S. W., & Deimling, G. T. (1984). Families caring for elders in residence: Issues in the measurement of burden. *Journal of Gerontology, 39,* 230–239.

Stone, R., Cafferata, G. L., & Sangl, J. (1987). Caregivers of the frail elderly: A national profile. *The Gerontologist, 27,* 616–626.

Thornton, R., & Nardi, P. (1975). The dynamics of role acquisition. *The American Journal of Sociology, 80,* 870–885.

21. Chronische Sorge: Welche Rolle spielt dabei die Pflege?

Georgene G. Eakes, Mary L. Burke, Margaret A. Hainsworth,
Carolyn L. Lindgren

Der Begriff «chronische Sorge» wurde von Olshansky (1962) geprägt, um die periodisch auftretende Traurigkeit zu beschreiben, die er bei Eltern geistig zurückgebliebener Kinder beobachtete. Obwohl sich dieser Begriff in der Fachliteratur schnell verbreitete, wurde das Phänomen «chronische Sorge» fast zwei Jahrzehnte lang nicht erforscht. Seit 1980 wiesen jedoch mehrere Untersuchungen auf das Vorhandensein chronischer Sorge bei Eltern von geistig zurückgebliebenen Kindern hin (Wikler, Wasow, Hatfield, 1981), von Eltern mit Frühgeborenen (Fraley, 1986) und Eltern von Kindern mit körperlichen und geistigen Behinderungen (Kratochvil, Devereaux, 1988; Damrosch, Perry, 1989). Vor kurzem beschrieb Burke (1989) die chronische Sorge bei Müttern von Kindern mit Spina bifida und definierte chronische Sorge folgendermaßen: eine periodisch auftretende, alles durchdringende Traurigkeit fortschreitender Natur.

Das Vorkommen von chronischer Sorge bei anderen Bevölkerungsgruppen, außer den Eltern behinderter Kinder, wurde bislang nicht erforscht. Die Begegnung mit Verlust ist jedoch für Menschen mit chronischen Gesundheitsproblemen und ihren pflegenden Angehörigen eine unvermeidliche Erfahrung. Der damit einhergehende Kummer kann das Wohlbefinden beeinträchtigen und darüber hinaus eine Bedrohung der Gesundheit darstellen. Mit steigendem Vorkommen von Chronizität bei Menschen aller Lebensalter geht ein Anstieg des Risikos von chronischem emotionalem Schmerz bei Kranken und Behinderten und ihren pflegenden Angehörigen einher. Ein erweitertes Verständnis von chronischer Sorge ist ein erster wichtiger Schritt auf dem Weg zur Entwicklung geeigneter pflegerischer Maßnahmen für Menschen mit diesen Sorgen.

Methode

Anhand der vier hier beschriebenen Pilot-Studien soll festgestellt werden, ob chronische Sorge bei diversen Gruppen betroffener Menschen und ihren Pflegenden vorhanden ist. Es sollen Strategien erforscht werden, wie diesen Menschen geholfen werden kann. Die einzelnen Pilot-Studien unterschieden sich nur in der Art der Population – unfruchtbare Paare, Menschen mit der Diagnose Krebs, Multiple Sklerose und Parkinson und die pflegenden Ehepartner von Parkinsonkranken. Zur Ermittlung von chronischer Sorge wurde ein qualitativer Forschungsansatz gewählt. Die Studien befaßten sich auch mit den Charakteristiken von chronischer Sorge bei den einzelnen Gruppen und mit Möglichkeiten von Pflegekräften, die Menschen beim Umgang mit emotionalem Langzeitschmerz zu unterstützen.

Die Studie umfaßt 5 unfruchtbare Paare, 10 Menschen mit der Diagnose Krebs, 10 Menschen mit Multipler Sklerose, 6 mit Parkinsonscher Erkrankung und 4 pflegende Ehegatten von Parkinsonkranken. Alle Versuchspersonen kannten die Diagnose länger als ein Jahr. Sie kamen aus dem Nordosten, dem Mittleren Westen und Südosten der Vereinigten Staaten.

Die Sammlung der Daten erfolgte durch das Burke/Nursing Consortium for Research on Chronic Sorrow (NCRCS) Questionnaire (Fragebogen des Burke-Pflegekonsortiums zur Erforschung von chronischer Sorge, Version für die Patienten oder Version für die Pflegenden). Dieser Fragebogen ist eine abgewandelte Fassung des von Burke (1989) entwickelten Instruments für Mütter von Spina-bifida-Kindern. Es entstand nach gründlichem Studium der Fachliteratur (Fraley, 1986; Olshamsky, 1962; Wikler u.a., 1981) und kann sowohl telefonisch als auch im persönlichen Gespräch eingesetzt werden. Die Fragestellung ist offen und befaßt sich mit den Gefühlen, die der Mensch hatte, als er seine Diagnose oder die des Familienangehörigen erfuhr, und wann diese oder ähnliche Gefühle wieder auftraten. Weitere Fragen befassen sich mit der Identifizierung von Faktoren, die von Menschen in dieser Situation als hilfreich empfunden wurden.

Validität und Reliabilität wurden am ursprünglichen Instrument geprüft. In der modifizierten Fassung wurde der Inhalt der Fragen in keiner Weise verändert; es wurden nur geringfügige Veränderungen vorgenommen, damit die Fragen auch Menschen mit chronischen oder lebensbedrohlichen Zuständen oder ihren pflegenden Angehörigen gestellt werden konnten.

Die Daten wurden entweder im persönlichen Gespräch oder telefonisch gesammelt. Alle Interviews wurden auf Band aufgezeichnet. Die Autorinnen analysierten die Daten von 40 Versuchspersonen unabhängig voneinander, dann wurden sie verglichen und Gemeinsamkeiten identifiziert. Bei der Analyse wurde das Vorhandensein von chronischer Sorge festgestellt, ihr zeitliches Auftreten identifiziert, die Intensität der Sorgenerfahrung exploriert und Anregungen für Pflegekräfte und andere Fachleute, die sich um Menschen mit Langzeitgesundheitsproblemen kümmern, entwickelt.

Ergebnisse

Vorhandensein oder Abwesenheit von chronischer Sorge wurde durch Anwendung der Burke'schen (1989) Definition der Antworten der Versuchspersonen auf eine Reihe von Fragen festgestellt, die sich mit dem Wiederauftreten jener Gefühle befassen, die sich einstellten, als sie erstmals von ihrer Diagnose/ihrem Zustand erfuhren. Die Untersuchungsergebnisse legen den Schluß nahe, daß Menschen mit chronischen Gesundheitsproblemen in jeder Lebensphase mit hoher Wahrscheinlichkeit unter chronischer Sorge leiden. 83 Prozent der Versuchspersonen machten diese Erfahrung. Chronische Sorge wurden bei 90 Prozent der unfruchtbaren Paare, 90 Prozent der Menschen mit der Diagnose Krebs, 80 Prozent der Menschen mit Multipler Sklerose, 83 Prozent der Parkinsonkranken und 50 Prozent der pflegenden Ehegatten von Parkinsonkranken festgestellt. Der Grad innerer Stimmigkeit der vier voneinander unabhängigen Einstufungen durch die Wissenschaftlerinnen betrug 1.00.

Die mit chronischer Sorge verbundenen Gefühle waren: Traurigkeit, Wut, Frustration, Angst, Hilflosigkeit. Die Daten belegten ganz deutlich, daß diese Gefühle periodisch über einen langen Zeitraum hin auftreten. Alle Merkmale von chronischer Sorge finden sich sehr plastisch in folgendem persönlichem Bericht einer Frau, die eine Brustkrebstherapie hinter sich hatte und drei Jahre symptomfrei war:

«Sogar jetzt, wenn ich darüber spreche, fühle ich mich anders. Wenn ich wieder draußen bin [nach dem Interview] werde ich vielleicht weinen, schon jetzt fühle ich mich am Rand der Tränen. Nach drei Jahren denkst du: ‹Ich habe alles unter Kontrolle› und normalerweise ist das auch so. Du baust eine Wand um dich, damit die Leute dich nicht sehen können und nichts merken, damit du weitermachen und funktionieren kannst. Wenn du anfängst, die Wand einzureißen, merkst du, es ist da. Es ist da.»

Als Auslöser für das wiederholte Auftreten von Gefühlen chronischer Sorge wirkten in erster Linie Managementkrisen und Vergleiche mit der Norm. Bei Menschen mit Krebs waren z.B. Managementkrisen, wie ein Rückfall, Kontrolluntersuchungen und Arzttermine, Chemotherapie und das Auftreten körperlicher Beschwerden, die häufigsten Auslöser. Ereignisse, die zu Vergleichen mit der Norm Anlaß waren und Sorgen auslösten, wurden in entwicklungsbedingte, soziale und persönliche Ereignisse eingeteilt. Bei unfruchtbaren Paaren wurde chronische Sorge meist durch Ereignisse der normalen Familienentwicklung ausgelöst. Die Geburt eines Kindes in der Verwandtschaft oder bei gleichaltrigen Paaren war für diese Versuchspersonen besonders schmerzlich.

Menschen mit Parkinsonscher Erkrankung stellten zwischen sich und den sozialen Normen Unterschiede fest und fühlten sich stigmatisiert. Vergleiche mit persönlichen Normen waren die, bei denen sich die Versuchspersonen selbst mit ihrem früheren Zustand verglichen. Diese Vergleiche wurden besonders von Personen mit Multipler Sklerose angestellt, und die Verlusterfahrungen bezogen sich auf den Beruf und auf früher gern ausgeführte Aktivitäten.

Die Intensität der Gefühle war individuell verschieden; bei manchen Menschen war sie progressiv. Besonders bei unfruchtbaren Paaren steigerte sich die Intensität.

Die Versuchspersonen nannten eine Reihe von Pflegeaktivitäten, die sie für sich als hilfreich empfanden. Die am häufigsten genannten Aktivitäten verteilten sich auf folgende Pflegerollen: empathische Präsenz (von 57,5% der Versuchspersonen genannt), professionelle Fürsorge (45%), professionelle Kompetenz (42,5%) und Lehrer/Experte (32%). Empathische Präsenz zeigte sich in folgenden pflegerischen Verhaltensweisen: zuhören, Zeit nehmen, bestätigen, andere Probleme ansprechen und Anerkennung der Gefühle der anderen Person. Folgende Aussage eines krebskranken Mannes spiegelt die Wichtigkeit dieser Rolle wider:

> «Die Krankenschwester muß schon ziemlich klug sein, um beurteilen zu können, was ein Mensch vertragen kann. Sie muß herausfinden, was der Betroffene bereits weiß und fühlt. Dafür hat niemand Zeit, aber es wäre hilfreich, wenn die Krankenschwester sich hinsetzen würde und einen von den eigenen Gefühlen erzählen ließe und einem helfen würde, damit fertig zu werden.»

Die Rolle der professionellen Fürsorge wurde von Pflegekräften verkörpert, die sensibel, respektvoll, neutral, akzeptierend, taktvoll, geduldig und mitfühlend waren. Eine MS-kranke Frau gab eine plastische Beschreibung dieser Verhaltensweisen. Als sie gefragt wurde, was anderen in ihrer Lage hilfreich wäre, sagte sie:

> «Ich würde sagen, nicht die Geduld zu verlieren mit den Leuten und daran zu denken, mit ihnen [den MS-Patienen] wie mit anderen menschlichen Wesen umzugehen, die sich von einem selbst nicht unterscheiden, nur daß sie im Moment irgend ein Symptom haben. Ich glaube, das ist der wichtigste, tiefste Aspekt von pflegerischer Fürsorge, den eine Krankenschwester einem MS-Patienten geben kann.»

Pflegekräfte mit hohem Wissensstandard und großer Pflegeerfahrung, die verantwortungsvoll und verläßlich waren und pflegerische Kontinuität boten, verhielten sich mit professioneller Kompetenz. Wie wichtig diese Rolle ist, wird durch den Kommentar der pflegenden Ehefrau eines Menschen mit Parkinson deutlich:

> «Manche Pflegekräfte im Krankenhaus oder in Pflegeheimen teilen die Medikamente aus, wie es ihnen paßt. Parkinsonpatienten brauchen aber ihre Medizin alle vier

Stunden. Wenn sie sie nicht alle vier Stunden bekommen, geht es ihnen schlecht. Und es braucht eine gute Weile, bis sie wieder auf dem alten Stand sind.»

Die Lehrer/Expertenrolle bestand aus der Übermittlung situationsspezifischer Informationen, aus praktischen Pflegetips und der Unterweisung praktischer Fertigkeiten, und zwar auf aktuelle, ehrliche, verständliche Weise. Folgende Bemerkung des Ehemannes eines der unfruchtbaren Paare illustriert den Stellenwert dieses Pflegeverhaltens:

«Ich finde, in jedem größeren Krankenhaus, einem Krankenhaus mit Schwerpunkt Geburtshilfe, sollte die Ambulanz mit einer gut informierten Pflegekraft ausgestattet sein, die alles erklärt und Fragen beantwortet. Informationsmangel kann Streß auslösen. Wenn man nicht weiß, was los ist, kann sich die Angst sogar verstärken.»

Diskussion

Das Auftreten von chronischen oder lebensbedrohlichen Situationen kann die erwünschte Lebensweise der betroffenen Menschen und ihrer Familien plötzlich stören. Die vier Pilot-Studien führen zu dem Schluß, daß dies wiederum zum Auftreten von chronischer Sorge führen kann, d. h. zu periodisch wiederkehrenden intensiven Gefühlen von Verlust und Trauer. Auch das progessive Potential wurde in diesen Studien festgestellt. Angesichts der Tatsache, daß 82,5 Prozent der interviewten Versuchspersonen chronische Sorge aufwiesen, können wir schließen, daß diese emotionalen Regungen eine normale Reaktion darstellen, auf das, was als abnormale Situation bezeichnet werden kann. Deswegen ist es wichtig, daß Pflegekräfte chronische Sorge als integralen Bestandteil chronischer Zustände begreifen, von dem sowohl der Patient als auch die pflegenden Familienangehörigen betroffen sind und auf hilfreiche Weise darauf reagieren.

Es ist interessant festzustellen, daß für verschiedene in dieser Studie beschriebenen Populationen empathische Präsenz und professionelle Fürsorglichkeit am häufigsten als hilfreich genannt wurden. Diese beiden Rollen befassen sich mit der Erfüllung emotionaler Bedürfnisse durch aktives Zuhören, Sensibilität, Geduld und Akzeptanz der Gefühle. Ein anderes, hilfreich empfundenes Pflegeverhalten bezieht sich auf die Demonstration von Professionalität und Fachwissen. Dabei erwies sich die Vermittlung situationsspezifischer Informationen, Professionalität bei der Verrichtung von Pflegehandlungen und Geschick beim Unterrichten als besonders hilfreich. Die Tatsache, daß nicht jede dieser Rollen von allen Versuchpersonen erwähnt wurde, ist ein Hinweis auf die unterschiedlichen Bedürfnisse der Versuchspersonen, die unter chronischer Sorge leiden, und betont die Wichtigkeit individueller Bedürfniseinschätzung.

Pflegekräfte in allen Einrichtungen müssen darauf achten, daß Menschen mit chronischen Krankheiten oder in lebensbedrohlichen Situationen von chronischer Sorge betroffen sein können. Bei manchen intensivieren sich diese Trauergefühle sogar noch mit der Zeit. Diese Studien deuten darauf hin, daß Pflegekräfte Menschen mit chronischer Sorge helfen können, indem sie zuhören, Zeit einräumen zum Ausdrücken der Gefühle und auf verständliche Weise genaue Informationen geben. Es muß erwähnt werden, daß die Autorinnen die spezifischen Strategien identifizieren konnten, einfach indem sie die Betroffenen fragten.

Von allergrößter Wichtigkeit für die Vermittlung effektiver Pflegemaßnahmen an Menschen mit chronischer Sorge ist das Erkennen von kritischen Punkten und Krisen, bei denen dieses Gefühl wieder auftreten kann. Für die untersuchte Population waren die gefährlichen Faktoren Managementkrisen und Vergleiche mit der Norm. Pflegekräfte, die sich dieser Risikozeiten bewußt sind, können vorbeugend eingreifen.

Wenn chronische Sorge nicht erkannt oder als pathologisch betrachtet wird, verstärkt dies den Schmerz von Chronizität. Die Aussage eines unfruchtbaren Mannes, dessen Ehefrau zum Zeitpunkt des Interviews nach künstlicher Befruchtung im sechsten Monat schwanger war, illustriert die Dimension dieses Schmerzes: «*Nichts* wird je diesen Schmerz auslöschen, die Bedrängnis der letzten zehn Jahre.» Wenn jedoch chronische Sorge als normales, mit Chronizität verbundenes Phänomen betrachtet wird, auf das mit angemessenen Pflegemaßnahmen reagiert wird, kann das Wohlbefinden des Patienten und der Familie gesteigert werden.

Dank

Diese Studie wurde teilweise durch ein Stipendium des Rhode Island College Faculty Research Grant finanziert.

Quellen

Burke, M. L. (1989). *Chronic sorrow in mothers of school-age children with myelomenia gocele disability.* Unpublished doctoral dissertation, Boston University.

Damrosch, S. P., & Perry, L. A. (1989). Self-reported adjustment, chronic sorrow, and coping of parents of children with Down's syndrome. *Nursing Research, 38,* 25–30.

Fraley, A. M. (1986). Chronic sorrow in parents of premature children. *Children's health Care, 15,* 114–118.

Kratochvil, M. S., & Devereux, S. A. (1988). Counseling needs of parents of handicapped children. *Social Casework, 69,* 420–426.

Olshansky, S. (1962). Chronic sorrow: A response to having a mentally defective child. *Social Casework, 43,* 191-193.

Wikler, L. M., Wasow, M., & Hatfield, E. (1981). Chronic sorrow revisited: Parents vs. professional depiction of the adjustment of parents of mentally retarded children. *American Journal of Orthopsychiatry, 51,* 63–70.

Teil III
Die Pflege von chronisch kranken Kindern

22. Die Rollenverhandlung zwischen Pflegekräften und Eltern kranker Säuglinge: Barrieren und Brücken

Margaret Shandor Miles, Annette C. Frauman

Eltern von chronisch kranken oder anfälligen Säuglingen – Säuglingen mit schweren, langen Krankheitszuständen – stehen vor der großen Aufgabe, mit der Krankheit des Kindes fertig zu werden und die elterliche Rolle anzunehmen (Goldberg, Morris, Simmons, Fowler, Levison, 1990; Holaday, 1987; Office of Technology Assessment, 1987: Schraeder, 1980). Diese Säuglinge sind schwer krank und im ersten Lebensjahr viele Monate lang von Apparaten abhängig. Sie liegen lange und wiederholt im Krankenhaus und oft wochenlang auf der Intensivstation. Der schlechte Gesundheitszustand des Kindes reduziert dessen Fähigkeit, auf das elterliche Bemühen um die Entwicklung einer Beziehung zu reagieren. Die technischen Geräte am Kind selbst und um das Kind herum und die Therapien sind weitere Barrieren. Dazu kommt, daß Eltern oft ihre Elternrolle in einer Umgebung annehmen müssen, die äußerst hektisch ist – auf der Intensivstation. Hier sind sie mit einer Vielzahl komplizierter medizinischer Gerätschaften konfrontiert und mit vielen schwerkranken Kindern, sie begegnen anderen besorgten Eltern und einer großen Zahl von Fachkräften, mit denen sie Kontakt aufnehmen müssen, wenn sie die Krankheit ihres Kindes verstehen und bewältigen wollen.

Bisher ist über die Entwicklung einer elterlichen Beziehung zu schwer kranken Säuglingen wenig bekannt. Aus Untersuchungen über Eltern mit frühgeborenen Kindern, die auf einer neonatalen Intensivstation liegen, kann man schließen, daß es sich hier um eine äußerst belastende Situation handelt, von der insbesondere die Mütter betroffen sind (Able-Boone, Dokecki, Smith, 1987; Affleck, Tennen 1991; Brooten u. a., 1988; Jones, 1982; Miles, 1989; Miles, Funk, Kasper, 1991; Pederson, Bento, Chance, Evans, Fox, 1987). Untersuchungen über Frühgeborene legen ferner den Schluß nahe, daß Frühgeburt und Hospitalisierung des Neugeborenen die Entwicklung der Eltern-Kind-Beziehung behindern, sowohl in der Zeit, in der das Kind im Krankenhaus liegt (Beckwith, Cohen, 1978; Jeffcoate, Humphrey, Lloyd, 1979; Minde, Whitelaw, Brown, Fitzhardinge, 1983; Trause, Kramer, 1983), als auch im weiteren Verlauf (Brown, Bakeman, 1978; Davis, Thoman, 1988; Eaterbrooks, 1988; Goldberg, 1978; Goldberg, Brachfeld, DiVitto, 1980).

Aus diesen Arbeiten über Frühgeborene wird deutlich, daß die Eltern schwer kranker Säuglinge individuelle, gründliche und anhaltende Unterstützung und Anleitung brauchen, um mit der Krankheit des Kindes fertig zu werden und während der ausgedehnten Krankenhauszeit des Kindes ihre Elternrolle anzunehmen. Pflegekräfte, die immer am Bett des Kindes sind, stellen für diese Eltern eine äußerst wichtige Quelle der Unterstützung dar. Mehrere Forschungsarbeiten belegen, daß Eltern in den Pflegekräften die wichtigste Informationsquelle über die Krankheit des Kindes und die damit verbundene Pflege sehen und eine wichtige Hilfe bei der Übernahme der Elternrolle (Able-Boone u. a. 1989; Jones, 1982; Miles, Funk, 1987) sind. Deswegen ist die Entwicklung einer guten Pflegekraft-Eltern-Beziehung von großer Bedeutung. Die Entwicklung dieser Beziehung kann jedoch von mehreren Faktoren erschwert werden (Able-Boone u. a., 1989; Brown, Ritchie, 1990; Hayes, Knox, 1984; Marino, 1980; Stainton, 1992). Es gibt viele Situationen, die das Entstehen von Barrieren und Brücken verursachen.

Obwohl die Entwicklung einer guten Pflegekraft-Eltern-Beziehung für Eltern schwer kranker Säuglinge große Bedeutung hat, liegen kaum Untersuchungen über diese Beziehung vor. Solche Forschungsarbeiten sind besonders bei Eltern wichtig, deren Säuglinge im ersten Lebensjahr über Monate hinweg im Krankenhaus auf einer Intensivstation liegen. Anhand von Daten eines umfassenderen Feldforschungsprojekts über den Erwerb der Elternrolle bei kranken Säuglingen wird in diesem Kapitel die Pflegekraft-Eltern-Beziehung untersucht, und zwar aus der Perspektive von beiden.

Methode

Das Setting dieser Studie umfaßt alle Säuglings- und Kleinkinderstationen eines Universitätskrankenhauses der höchsten Versorgungsstufe im Südosten der Vereinigten Staaten: alle neonatalen und pädiatrischen Intensivstationen und zwei Säuglings- und Kleinkinderstationen.

Die Stichprobe bestand aus 15 Müttern schwer kranker Säuglinge und Kleinkinder. Die Kinder wurden als «schwer krank» bezeichnet, weil sie ein ernstes Gesundheitsproblem hatten, das sie gefährdete und über einen langen Zeitraum ihrer frühesten Kindheit hinweg von Apparaten abhängig machte. Ferner waren die Kinder nach der Geburt mindestens zwei Monate lang hospitalisiert und lagen entweder weitere Monate im Krankenhaus oder mußten während des ersten Lebensjahres ein oder mehrmals wieder aufgenommen werden. Elf der Kinder waren Frühgeburten mit ernsten Folgeerscheinungen, wie bronchopulmonäre Dysplasie oder Darmsyndrom. Vier waren reife Neugeborene mit schweren angeborenen Anomalien, wie angeborenem Herzfehler oder einer Nierenfehlbildung.

Alle Kinder kamen bei der Geburt oder innerhalb weniger Wochen danach ins Krankenhaus. Wegen des exploratorischen Charakters der Studie wurden die Interviews mit Müttern durchgeführt, die über sehr unterschiedliche Erfahrungen mit der Krankheit ihres Kindes verfügten (z.B. unterschiedliches Alter bei Beginn der Krankheit, unterschiedliche Diagnosen, Krankenhausliegezeiten, Abteilungen und Prognosen). Die Mütter befanden sich zur Zeit des Interviews auch an unterschiedlichen Punkten im Krankheitsverlauf des Kindes (der erste Krankenhausaufenthalt lag zwischen sechs Monaten und zwei Jahren zurück; ein Kind war gestorben und zwei Kinder sind entlassen worden). Das Alter der Mütter lag zwischen 19 und 40 Jahren. Die Mütter kamen aus sehr unterschiedlichen sozioökonomischen, kulturellen und ethnischen Schichten; sechs waren Afroamerikanerinnen, eine Asiatin, und der Rest waren weiße Frauen.

Es wurden ferner 15 Pflegekräfte untersucht, die auf der Station arbeiteten und diese Kinder pflegten. Die Stichprobe umfaßte Pflegekräfte, die in allen Schichten arbeiteten und eine Reihe von Rollen ausfüllten. Ihr Alter lag zwischen 24 und 56 Jahren, ihre Berufserfahrung zwischen 9 Monaten und 21 Jahren; sie arbeiteten zwischen 9 Monaten und 16 Jahren auf dieser Station.

Die Eltern wurden auf den Stationen angesprochen und über das Ziel der Studie informiert. Wenn sie bereit waren, sich zu beteiligen, unterschrieben sie eine Einwilligungserklärung. Die Gespräche waren teilstrukturiert und fanden meist im Krankenhaus auf der Station statt. Die Mütter wurden gefragt, wie es ist, die Mutter eines schwerkranken Kindes zu sein, das monatelang im Krankenhaus liegt. Sie wurden ferner gefragt, wie und wann sie verschiedene Aspekte ihrer Mutterrolle übernommen hatten. Die Untersuchung konzentrierte sich auf Faktoren, die die Entwicklung ihrer Mutterrolle erleichterten oder behinderten, und darauf, welchen Eindruck sie vom Pflegepersonal hatten.

Auch beim Pflegepersonal wurde ein teilstrukturiertes Interview angewandt. Das Personal wurde nach seinen Ansichten über die Arbeit mit Eltern von schwerkranken Säuglingen und Kleinkindern befragt und über die Erfahrungen mit bestimmten Eltern.

Alle Gespräche mit Müttern und Pflegekräften wurden per Tonband aufgezeichnet. Auch schriftliche Notizen und Gedächtnisprotokolle wurden festgehalten, um Daten und spätere Untersuchungsergebnisse vergleichen zu können. Die Daten wurden mit der konstanten komparativen Methode analysiert (Strauss, Corbin, 1990). Die Analyse erfolgte zeitgleich mit der Datensammlung, und die Interviewfragen wurden je nach Thema verändert. Die beiden Wissenschaftlerinnen evaluierten die transkribierten Interviews von Müttern und Pflegekräften unabhängig voneinander und benutzten einen offenen Code zur Identifizierung von Themen, die mit der Pflegekraft-Eltern-Beziehung zu tun haben, und zwar aus der Perspektive beider Beteiligten. In einem weiteren Schritt arbeiteten die beiden Wissenschaftlerinnen dann zusammen, um die Themen genauer zu beschreiben und das Zusammenspiel der beiden Perspektiven zu untersuchen.

Ergebnisse

Rollenverhandlung: Ein Schlüsselelement in der Pflegekraft-Mutter-Beziehung

Beide, Mütter und Pflegekräfte, äußerten sich tief besorgt über Lebenschancen und Wohlbefinden des Kindes. Beiden war ein Gefühl der Verantwortung dem Kind gegenüber gemeinsam. Eine Krankenschwester bemerkte: «Ich glaube, sie [die Mutter] wußte, daß ich nicht seine Mutter sein wollte, daß ich mich aber so um ihn sorgte, wie eine Mutter es tut.»

Diese gemeinsame Sorge und Verantwortung führte zu einer Überschneidung der Rollen von professioneller Pflegekraft und Mutter und machte eine Definition der gemeinsamen Rolle notwendig. Eine Krankenschwester sagte: «Die Eltern sind ärgerlich, weil das Pflegepersonal Rollen übernimmt, die sie als ihre eigenen betrachten.» Eine andere bemerkte Reibungen «zwischen den Rollen, wer gehört zu welcher Rolle,… wer [Pflegekraft oder Eltern] weiß besser, was für das Kind gut ist.» Diese Rollenverhandlungen bezogen sich auf die Pflege des Kindes, sowohl auf die üblichen Verrichtungen der Kinderpflege als auch auf krankheitsbedingte, fachliche Pflege.

Obwohl Pflegekräfte und Mütter viele gemeinsame Aufgaben hatten, waren die offiziellen Rollen für Pflegekräfte klarer als für die Mütter. Dadurch wurden die Mütter bei der Verhandlung der Rollen zu ungleichen Partnerinnen. Die Pflegekräfte trugen rund um die Uhr die ganze Verantwortung für Pflege und Wohlbefinden des Kindes. Sie waren für Therapien, Medikamente und die laufende Beobachtung der Symptome verantwortlich. Sie waren ferner dafür verantwortlich, daß die normale Kinderpflege, wie Baden, Windelnwechseln und Füttern, durchgeführt wurde. Darüber hinaus achteten die Pflegekräfte auf die Befriedigung der reifungsgemäßen und emotionalen Bedürfnisse des Kindes. Die meisten dieser Pflegeaktivitäten wären bei einem gesunden Kind Sache der Mutter, auf der Intensivstation wurde die Rolle der Mutter jedoch auf ein Minimum reduziert: «Wir [die Pflegekräfte] entscheiden, wann sie gefüttert werden, wann sie behandelt werden… Das nimmt den Eltern die Kontrolle, die sie normalerweise über das Leben ihres Kindes haben.»

So befand sich das Kind während der monatelangen, schweren Krankheit in vieler Hinsicht «unter Vormundschaft» der Pflegekraft. Eine Mutter bemerkte: «Wer ist nun die Ersatzmutter, ich oder sie, wer ist die richtige

Mutter, ich oder sie, denn die Schwestern machten, als sie noch klein war, so viel mit ihr, Dinge, die ich nicht konnte oder wovor ich Angst hatte, weil sie so klein war.»

Den Müttern wurde eine wichtige Rolle im Leben ihrer Kinder zugeschrieben, aber ihrer Fähigkeit, diese Rolle auszufüllen, standen eine Reihe von Hindernissen entgegen. Viele Barrieren hatten mit dem prekären Gesundheitszustand des Kindes und mit der Angst der Mutter zu tun: «Ich habe ihre Zehen berührt, mehr war nicht möglich.» Dazu kommt, daß die Mütter nur begrenzt über die Gesundheitsprobleme des Kindes und die entsprechenden Therapien Bescheid wußten. Eine Mutter sagte: «Man möchte etwas für ihn tun und über all die Apparate Bescheid wissen, an die er angeschlossen ist.» Für die Verrichtung der meisten Pflegetätigkeiten bedurfte es jedoch der Erlaubnis, ja Ermutigung durch das Pflegepersonal: «Man konnte nicht einfach reinkommen, sie aufnehmen und tun, was man wollte. Man kam herein, schaute und das war's.»

Wegen der langen Liegezeiten dieser schwerkranken Kinder mußten die Rollen immer wieder neu ausgewertet und verändert werden. Im Laufe der Zeit wurden die Kinder von einer Abteilung in die andere verlegt, und jede Abteilung hatte eine etwas andere Pflegephilosophie und einen etwas anderen Umgang mit den Eltern. Deswegen mußten die Eltern ihre Rollen mit zahlreichen Pflegekräften aushandeln, auf jeder einzelnen Station und auf verschiedenen Stationen.

Kontext der Verhandlungen

Mutter und Pflegekraft (oder Pflegekräfte) mußten ihre Rollen im Hinblick auf ihre gegenseitige Beziehung und ihre Sorge um das Kind immer wieder neu verhandeln. Diese Verhandlungen mußten jedoch in einer problematischen, wechselhaften Situation getätigt werden, in der es keine Richtlinien und keine Anhaltspunkte für die Gestaltung der Beziehung gab, keine kontinuierliche Verhandlung und keine Evaluation ihrer Beziehung. Eine Kranken-schwester drückte es so aus: «Ich frage mich, ob sie möchten, daß ich ihr Kind wie das eigene behandle, oder nicht...schwer zu sagen... Ich möchte nicht, daß sie das Gefühl bekommen, ich will sie von ihrem Platz verdrängen oder so.» Die Mutter eines Kleinkindes, das von Geburt an im Krankenhaus war, bemerkte die Ambivalenz ihrer Gefühle hinsichtlich der Beziehung der Pflegekraft zum Kind. Weil sie nicht oft zu Besuch kommen konnte, war sie erfreut, daß es zwischen ihrem Sohn und dem Personal eine enge Verbindung gab, gleichzeitig fühlte sie sich bei ihren Besuchen von den Krankenschwe-stern ersetzt.

Die Verhandlungen zwischen einer bestimmten Pflegekraft und einem Elternteil wurden oft nicht schriftlich festgehalten, mit dem Ergebnis, daß eine Entscheidung über eine bestimmte Art der Pflegeverrichtung oft innerhalb eines

Tages von einer anderen Pflegekraft, die anderer Ansicht war, umgeworfen wurde. Eine Mutter bemerkte bitter, daß die schlimmste Erfahrung während des Krankenhausaufenthaltes ihres Sohnes darin bestand, daß eine «ältere Krankenschwester, die sich nicht umstellen konnte», ihr nicht gestattete, das übliche Abendzeremoniell durchzuführen, d. h. ihren Sohn bei der künstlichen Ernährung im Arm zu halten und ihn ins Bett zu legen, bevor sie ging.

Wechselhaftigkeit oder schnelle Veränderungen traten oft in Situationen auf, in denen sich der Gesundheitszustand und die Pflege des Kindes plötzlich änderten. So wurden die Eltern manchmal an einem Tag aufgefordert, an der Pflege des Kindes mitzuwirken, beim nächsten Besuch war das aber unmöglich, weil sich der Zustand des Kindes verschlechtert hatte. Eine Mutter beschrieb den Verlust ihrer Fähigkeit, ihren Sohn nach einer Notoperation zu halten und zu pflegen, folgendermaßen: «Es ist eine ewige Berg- und Talbahn, weil man nie sicher sein kann [daß die Dinge gleich bleiben]... Es kann immer wieder anders sein.»

Schwierige Punkte

Für Mütter und Pflegekräfte bestand ein kritisches Element der Rollenverhandlung in der Entwicklung von Vertrauen in die gegenseitige Kompetenz. Manchmal gab es mit einer bestimmten Familie Spannungen: «Es kommt zu einem unbeabsichtigten Gegeneinander zwischen Eltern und Pflegekräften; sie beobachten gegenseitig ihre Kompetenz im Umgang mit dem Kind.» Die Pflegekräfte mußten erst Vertrauen in die Kompetenz der Mutter gewinnen, bevor sie ihr gestatten konnten, das Kind zu pflegen und insbesondere Verrichtungen durchzuführen, die das Wohlbefinden des Kindes direkt beeinträchtigen konnten. Eine Krankenschwester sagte über eine bestimmte Familie: «Ich weiß nicht, ob sie geistig dazu in der Lage sind. Ich habe einfach keine Ruhe, wenn sie das Kind nach Hause nehmen.» Wenn Pflegekräfte feststellten, daß die Kompetenz der Mutter anstieg, gaben sie vermehrt Pflege – auch krankheitsbezogene Pflege – ab. Sie behielten jedoch die fachliche Aufsicht. Eltern, die nicht als kompetent betrachtet wurden, bekamen kaum Gelegenheit zur Pflege.

Auch die Mütter bemühten sich, Vertrauen in die Arbeit des Pflegepersonals zu entwickeln. Sie beurteilten die Kompetenz des Pflegepersonals individuell und als Gruppe. Eine Mutter drückte sich so aus: «Ich beobachte sie.» Ihr Bedürfnis, die Kompetenz der Pflegekräfte einzuschätzen, trieb die Mütter an, so viel wie möglich zu lernen, damit sie das Personal so gut wie möglich beobachten konnten. Mit höherem Wissensstand, größerer Sicherheit und Kompetenz der Mütter stieg deren Anerkennung der Kompetenz des Pflegepersonals. Mehrere Mütter sprachen davon, daß sie genau beobachteten, wie gepflegt wurde, daß sie die Pflegekräfte miteinander verglichen und über die Pflege ausfragten. Ihre eigentliche Frage lautete: «Machen Sie es so, wie ich es möchte?» Dieses Fragen wurde besonders von jungen Pflegekräften als schwierig empfunden.

Wenn eine bestimmte Pflegekraft als nicht kompetent genug betrachtet wurde, blieben die Mütter näher am Bett des Kindes, schickten andere vor, um die Pflege zu beobachten, und baten manchmal darum, daß eine bestimmte Pflegekraft ihr Kind nicht pflegen sollte. Eine Krankenschwester sagte: «Wenn ich höre, daß Eltern darum bitten, eine Pflegekraft soll ihr Kind nicht pflegen, dann liegt das vielleicht daran, daß sie [die Eltern] nicht genug Unterstützung bekommen oder daß jemand ihr Kind zu rauh angefaßt hat.»

Individuelle Muster mütterlicher Rollenverhandlungen

Trotz der komplizierten Rollenverhandlungen und der damit verbundenen Barrieren erreichten die meisten Mütter bei steigender Vertrautheit mit der Umgebung, besserem Verständnis für die Reaktionen und Bedürfnisse ihres Kindes und steigendem Vertrauen in die Pflege einen gewissen Grad normaler Säuglingspflege, bei der sie auf die entwicklungmäßigen und emotionalen Bedürfnisse des Kindes eingingen. Eine Mutter zog folgendes Resümee: «Eigentlich wünschte ich mir nur sehnlichst, ihre Mutter zu sein. Ich wollte ihre Windeln wechseln und sie baden. Ich wollte einfach nur eine Mutter sein.»

Das Pflegepersonal bezog die Eltern in die normale Säuglingspflege mit ein. Die meisten Mütter berichteten, daß ihnen gezeigt wurde, wie man das Kind trotz des prekären Gesundheitszustands hält und versorgt, wie man einem kranken Kind die Windeln wechselt, seine Entwicklung fördert und mit dem Baby kommuniziert.

Mit der Zeit übernahmen die meisten Mütter auch einen Teil der krankheitsbedingten Pflege. Das setzte voraus, daß die Mütter über die Krankheit des Kindes und die Therapien genau Bescheid wußten. Eine Mutter sagte: «Das Zeug rinnt in meinen Sohn hinein, ich will wußten, was los ist und wie man damit umgeht.» Schließlich bemerkte eine andere Mutter: «Ich kümmere mich um die Tracheotomie meiner Tochter genau so selbstverständlich wie um ihre Windeln.»

Je größer die Beteiligung an der krankheitsbedingten Pflege, desto größer die Notwendigkeit von Verhandlungen mit dem Pflegepersonal. Obwohl das Pflegepersonal die Mütter ermutigte, bei Therapien oder medizinischen Verfahren mitzuhelfen, berichteten viele Mütter, daß sie darum kämpfen mußten, etwas über die eigentliche Krankenpflege zu erfahren und in diese Pflege einbezogen zu werden. Eine Krankenschwester sagte: «Das Hauptproblem [der Situation] ist ihr [der Eltern] Mangel an Macht. Ich glaube, daran sind wir oft selbst schuld, weil wir ihnen die Macht wegnehmen und ihre Rolle als Eltern und ihre Wichtigkeit als Eltern nicht anerkennen. Dadurch geben wir ihnen nicht die Möglichkeit, das zu tun, was wir eigentlich von ihnen wollen.»

Die Muster mütterlicher Rollenverhandlung sind von Frau zu Frau verschieden. Einige Mütter beschrieben sich als von Anfang an voller Verantwortung und Sorge für das Kind. Diese Mütter gingen selbstverständlich davon aus, daß sie bei der Pflege ihres Kindes eine Rolle zu spielen hatten und übernahmen sofort Verantwortung für seine Pflege, mit oder ohne die Erlaubnis des Pflegepersonals. Eine dieser Mütter sagte, sie habe sich ganz bewußt ans Bett des Kindes gesetzt, um damit dem Personal zu zeigen, daß sie die Mutter ist und alles für ihren Sohn tun würde.

Die meisten Mütter in unserer Studie nahmen anfangs jedoch eine passivere Pflegerolle ein. Das ist teilweise auf ihren eigenen erholungsbedürftigen Zustand nach der Geburt und auf den Streß wegen der Krankheit des Kindes zurückzuführen, auf die ungewohnte Umgebung einer Intensivstation, das fehlende Wissen über den Zustand und die Bedürfnisse des Kindes und die kritische gesundheitliche Situation des Kindes. Diese Mütter übernahmen die Pflegerollen, welche ihnen vom Personal zugewiesen wurden. Manche Mütter zögerten, auch nur kleinere Pflegerollen zu übernehmen, die ihnen angeboten wurden, weil sie Angst hatten, dem Kind weh zu tun. Eine Mutter berichtete, daß sie die Gelegenheit, das Kind auf den Arm zu nehmen, mit der Bemerkung ausschlug: «Ich will sie nicht auf den Arm nehmen, mit all diesen Schläuchen.» Diese Mütter empfanden den Verlust der Mutterrolle dem Kind gegenüber als notwendig für Überleben und Wohlbefinden des Kindes, ihr Vertrauen in die Kompetenz der Fachkräfte war relativ hoch.

Ein paar wenige Mütter überwanden diese Passivität nie. Sie vertrauten den professionellen Pflegekräften und betrachteten sie als Experten. Solche Mütter wollten ihre elterliche Rolle erst übernehmen, wenn sie das Kind mit nach Hause nehmen konnten. Mehrere Pflegekräfte bemerkten dieses Phänomen und sagten: «Vater- und Muttersein ist eine Sache von zu Hause... wenn sie ihr Kind nach Hause nehmen.» Oder: «Die am häufigsten gestellte Frage lautet: Wann darf ich es mit nach Hause nehmen?» Eine Mutter, die unregelmäßig zu Besuch kam, sagte: «Immer wenn ich hierher kam, bat ich die Krankenschwester sofort, mir zu erlauben, ihn mit nach Hause zu nehmen.» Diese Mutter erzählte von den Pflegekräften, daß sie ihr «erlaubten», etwas für ihren Sohn zu tun.

Fragen der Kontrolle

Mit steigender Pflegekompetenz erreichten manche Mütter mehr Kontrolle über die vom Pflegepersonal durchgeführte Pflege. Eine Mutter beschrieb, wie sie Kontrolle über die Pflege ihrer Tochter ausübte. Sie wollte, daß die Dinge «auf meine Art» gemacht wurden, und wenn das nicht der Fall war, sagte sie zunächst nichts, führte die Pflegehandlung dann aber «nochmal auf meine Art» durch, wenn die Pflegekraft weg war. Andere Mütter sagten den Pflegekräften, was sie von ihnen erwarteten und wie sie sich die Pflege wünschten. Eine Mutter begründete das so: «Ich wollte doch so gerne ihre Mutter sein.» Eine Mutter, die sehr darauf bestand, daß ihr Sohn die Art von Pflege bekam, die sie für richtig hielt, legte eine Liste neben das Bett ihres Sohnes, damit neue Pflegekräfte gleich Bescheid wußten. Diese Mutter beschrieb ihre Rolle in bezug auf Pflegeschülerinnen als «Trainerin».

Manchmal gab es Kämpfe um die Kontrolle der Pflege. Eine Mutter beschrieb ihren «Kampf» um einen gleichberechtigten Platz im Team, um das Recht, die normale Pflege und die krankheitsbedingte Pflege selbst zu übernehmen und die Pflege der Fachkräfte zu beurteilen. Sie sagte: «Alles war ein Kampf… Natürlich wollen sie sich von einer Mutter nichts sagen lassen, ich glaube, es geht um Kontrolle, und das ist das Problem.» Eine Krankenschwester beschrieb so eine Mutter als «viel wachsamer… sie achtet auf alles. Wenn sie weiß, daß das Medikament um 3 Uhr fällig ist, und es ist 3 Uhr 15, dann stellt sie einen zur Rede.»

Diskussion

Die vorliegende Studie beweist, daß die Herstellung einer Pflegekraft-Eltern-Beziehung bei Eltern von schwer kranken Säuglingen oder Kleinkindern ein dynamischer Prozeß ist, der seine Zeit braucht. Die Rollen von Pflegekräften und Müttern überschneiden sich oft, wobei erstere die Annahme der mütterlichen Pflegerolle fördern oder verhindern können. Unsere Untersuchungsergebnisse stimmen mit denen von Able-Boone, Dokecki und Smith (1989) überein, wonach die Umgebung einer Intensivstation auf Eltern belastend wirkt, weil sie nur beschränkt an der Pflege ihres Kindes teilhaben können und Pflegekräfte sich bewußt sind, daß sie Macht über die Eltern ausüben.

Stainton (1992), die sich mit den Erfahrungen von Pflegekräften und Müttern in perinatalen Hochrisikosituationen befaßte, kam zu den gleichen Ergebnissen. Sie stellte ein Phänomen fest, das sie «mismatched perceptions» (nicht zusammenpassende Wahrnehmungen) zwischen Pflegekräften und Müttern schwerstkranker Neugeborener nannte. Reibungen entstanden insbesondere zwischen der unablässigen Konzentration der Pflegekraft auf mögliche Komplikationen und dem intensiven Wunsch der Mutter, ihre Rolle ausfüllen zu können. Wie auch wir in unserer Studie stellte Stainton fest, daß sich Pflegekraft und Eltern dem gefährdeten Neugeborenen gegenüber beschützend verhielten und Pflegekräfte darüber bestimmten, welchen Zugang die Mutter zum Kind bekam. Die Mütter fühlten sich jedoch von den

Pflegekräften in bezug auf ihre Kompetenz «überwacht und mißtrauisch beobachtet».

Unsere Studie belegt, daß die Annahme der mütterlichen Pflegerolle von der jeweiligen Mutter abhing. Anfangs verhielten sich viele Mütter passiv. Sie empfanden wohl das, was Thorne und Robinson (1989) als «naives Vertrauen» bezeichneten, die Erwartung, daß sich die Fachleute um die Pflege des Kindes kümmern. Es ist wichtig, daß Pflegekräfte diese anfängliche elterliche Reaktion auf die schwere Erkrankung ihres Kindes verstehen und sie nicht als unbeteiligt und desinteressiert empfinden.

Unsere Studie legt den Schluß nahe, daß Schwierigkeiten in der Pflegekraft-Eltern-Beziehung zu einem Wettstreit und einem Kampf um Kontrolle führen können oder zu einer Fehleinschätzung der Eltern. Die Ergebnisse zeigen jedoch, daß Pflegekräfte eine entscheidende Rolle spielen, wenn es darum geht, Eltern zu helfen, an der Pflege ihres kranken Kindes mitzuwirken und die Elternrolle dann ganz auszufüllen, wenn sich der Zustand des Kindes stabilisiert oder bessert. Die Eltern unserer Studie berichteten, daß die Pflegekräfte ihnen halfen, ihre Ängste zu überwinden, ihr Kind kennenzulernen, seine Bedürfnisse wahrzunehmen, und sie ermutigten, an der Pflege aktiv mitzuwirken.

Demnach ist das Vertrauen zwischen Pflegekraft und Eltern der Grundstein für den Aufbau einer Elternrolle bei kranken Kleinkindern. Das Aushandeln und die unablässige Neubestimmung der Beziehung schafften Kommunikationsbrücken zwischen Pflegekraft und Elternteil. Beide Beteiligten bekommen dadurch Gelegenheit, ihre Gefühle, Bedürfnisse und Wünsche mitzuteilen.

Wechselhaftigkeit war in unserer Studie ein ins Auge springender Punkt bei der Verhandlung der Rollen zwischen Pflegekräften und Eltern. Wechselhaftigkeit in der Pflegekraft-Eltern-Beziehung ist der pflegerischen Umgebung inhärent. Auf einer Intensivstation arbeiten oft sehr junge Kräfte, die über wenig pädiatrische Erfahrung verfügen. Sie werden zwar auf die technischen Anforderungen der Pflege vorbereitet, der Tatsache, daß die Arbeit mit besorgten Eltern unter den stressigen Bedingungen einer Intensivstation eine wichtige Rolle spielt, wird jedoch vernachlässigt. Die Eltern wiederum befinden sich plötzlich auf einer Intensivstation und haben wenig oder keine Erfahrung damit, Eltern eines schwerkranken Säuglings zu sein. Viele sind zum ersten Mal Eltern geworden oder noch sehr jung und verfügen über wenig Ressourcen, mit dieser hochkomplizierten Umgebung zurechtzukommen. Für Pflegekräfte und Mütter stellen die Verhandlungen ihrer komplexen Beziehungen also einen Lernprozeß dar.

Die Rollenverhandlungen zwischen Pflegekräften und Eltern sind für letztere eine große Herausforderung, weil sie mit vielen verschiedenen Personen verhandeln müssen. Der Personenkreis besteht zumindest aus der Stationsleitung, den Pflegekräften der verschiedenen Schichten und der hauptsächlich zuständigen Pflegekraft. Verhalten und Erwartungen all dieser Pflegekräfte sind oft ganz unterschiedlich, was auf beiden Seiten zu Verwirrung und nicht zusammenpassenden Wahrnehmungen führt. Deswegen ist es notwendig, die Kontinuität der Pflege durch ein angemessenes System oder eine Methode der Personaleinteilung zu gewährleisten. Kontinuität im Umgang mit Eltern kann auch durch klare Pflegepläne unter Berücksichtigung der Bedürfnisse der Eltern erreicht werden, durch ständigen Kontakt mit den Eltern, häufige Pflegevisiten, Teamgespräche oder Konferenzen über den Umgang mit Eltern von langzeitkranken Säuglingen.

Pflegekräfte einer Intensivstation müssen jederzeit eine Beziehung mit vielen hoch belasteten Eltern aufbauen können und sich dabei mit vielen verschiedenen elterlichen Werten, Auffassungen und Verhaltensweisen auseinandersetzen. Diese Pflegekräfte brauchen zur Ausübung ihrer Rollen laufend Begleitung, Beratung und Unterstützung.

Unsere Untersuchungsergebnisse führen zu dem Schluß, daß Pflegekräfte umfassende klinikinterne Fortbildungsmöglichkeiten benötigen, um sie für ihre wichtige Rolle als Helferinnen und Helfer der Eltern fit zu machen. Sie müssen Verständnis für die Elternrolle bekommen: den Prozeß der elterlichen Rollenannahme bei einem schwerkranken Kind verstehen, die Bedeutung von Kindern für die Eltern erfassen, die Bandbreite von Elternrollen kennen, die Bedürfnisse der Eltern schwerstkranker Kinder verstehen und wissen, wie man mit hoch belasteten und gestreßten Eltern umgeht. Als Teil dieser internen Fortbildungmaßnahme müssen Pflegekräfte bei der Klärung ihrer eigenen Anschauungen und Überzeugungen in bezug auf elterliches Verhalten unterstützt werden, weil diese ihre Wahrnehmungen und Einstellungen den Eltern gegenüber beeinflussen können.

Pflegekräfte und Mütter sorgen sich beide um das Befinden des schwerkranken Kindes; beide Rollen sind wichtig und ergänzen sich. Pflegekräfte und Eltern müssen ihre Rollen definieren und verhandeln, damit sie ihre wichtigen Rollen beim Kind ausfüllen können. Pflegekräfte müssen sich der herausragenden Bedeutung des Prozesses der Rollenverhandlung mit Müttern bewußt werden und Wege finden, die Entwicklung einer Elternrolle bei schwerkranken Kindern zu erleichtern. Kranke Kinder gehören ihren Eltern, und erstes Ziel der Pflegekräfte muß es sein, Eltern im Hinblick auf die Entlassung des Kindes bei ihrer Rollenannahme zu unterstützen.

Quellen

Able-Boone, H., Dokecki, P. R., & Smith, M. S. (1989). Parent and health care provider communication and decision making in the intensive care nursery. *Children's Health Care, 18,* 133–141.

Affleck, G., & Tennen, H. (1991). The effect of newborn intensive care on parents' psychological well-being. *Children's Health Care, 20,* 6–14.

Beckwith, L., & Cohen, S. E. (1978). Preterm birth: Hazardous obstetrical and postnatal events as related to caregiver-infant behavior. *Infant Behavior and Development, 1,* 403–411.

Brooten, D., Gennaro, S., Brown, L. P., Butts, P., Givons, A. L., Bakewell-Sachs, S., & Kumar, S. P. (1988). Anxiety, depression, and hostility in mothers of preterm infants. *Nursing Research, 37,* 213–216.

Brown, J. V., & Bakeman, R. (1978). Relationships of human mothers with their infants during the first year of life: Effect of prematurity. In R. W. Bell & W. P. Smotherman (Eds.), *Maternal influences and early behavior* (pp. 353–373). New York: Spectrum.

Brown, J., & Ritchie, J. A. (1990). Nurses' perceptions of parent and nurse roles in caring for hospitalized children. *Children's Health Care, 19,* 28–36.

Davis, D. H., & Thoman, E. B. (1988). The early social environment of premature and full term infants. *Early Human Development, 17,* 221–232.

Easterbrooks, M. A. (1988). Effects of infant risk status on the transition to parenthood. In G. Y. Michaels & W. A. Goldberg (Eds.), *The transition to parenthood: Current theory and research* (pp. 176–208). New York: Cambridge University Press.

Goldberg, S. (1978). Prematurity: Effects on parent-infant interaction. *Journal of Pediatric Psychology, 3,* 137–144.

Goldberg, S., Brachfeld, S., & DiVitto, B. (1980). Feeding, fussing, and play: Parentinfant interaction in the first year as a function of prematurity and perinatal medical problems. In T. M. Field, S. Goldberg, D. Stern, & A. M. Sostek (Eds.), *High-risk infants and children: Adult and peer interactions* (pp. 133–153). New York: Academic Press.

Goldberg, S., Morris, P., Simmons, R. J., Fowler, R. S., & Levison, H. (1990). Chronic illness in infancy and parenting stress: A comparison of three groups of parents. *Journal of Pediatric Psychology, 15,* 347–358.

Hayes, V. E., & Knox, J. E. (1984). The experience of stress in parents of children hospitalized with long-term disabilities. *Journal of Advanced Nursing, 9,* 333–341.

Holaday, B. (1987). Patterns of interaction between mothers and their chronically ill infants. *Maternal Child Nursing Journal, 16,* 29–45.

Jeffcoate, J. A., Humphrey, M. E., & Lloyd, J. K. (1979). Disturbance in parent-child relationships following preterm delivery. *Developmental Medicine and Child Neurology, 21,* 344–352.

Jones, C. L. (1982). Environmental analysis of neonatal intensive care. *The Journal of Nervous and Mental Disease, 170,* 130–142.

Marino, B. L. (1980). When nurses compete with parents. *Journal of the Association for Care of Children in Hospitals, 8,* 94–98.

Miles, M. S. (1989). Parents of critically ill premature infants: Sources of stress. *Critical Care Quarterly, 12,* 69–74.

Miles, M. S., & Funk, S. G. (1987). *Parental stressors in neonatal intensive care units.* Final grant report submitted to the Division of Nursing, DHHS, Grant Number NU01284.

Miles, M. S., Funk, S. G., & Kasper, M. A. (1991). The neonatal intensive care unit environment: Sources of stress for parents. *AACN Clinical Issues in Critical Care Nursing, 2,* 346–354.

Minde, K., Whitelaw, A., Brown, J., & Fitzhardinge, P. (1983). Effect of neonatal complications in premature infants on early parent-infant interactions. *Developmental Medicine and Child Neurology, 25,* 763–777.

Office of Technology Assessment. (1987). *Technology-dependent children: Hospital vs. home care* (OTA-TM-H-38). Washington, DC: U.S. Government Printing Office.

Pederson, D. R., Bento, S., Chance, G. W., Evans, B., & Fox, A. M. (1987). Maternal emotional responses to preterm birth. *American Journal of Orthopsychiatry, 57,* 15–21.

Schraeder, B. S. (1980). Attachment and parenting despite lengthy intensive care. *American Journal of Maternal Child Nursing, 5,* 37–43.

Stainton, M. C. (1992). Mismatched caring in high-risk perinatal situations. *Clinical Nursing Research, 1,* 35–49.

Strauss, A., & Corbin, J. (1990). *Basics of qualitative research: Grounded theory procedures and techniques.* Newbury Park, CA: Sage.

Thorne, S. E., & Robinson, C. A. (1989). Guarded alliance: Health care relationships in chronic illness. *Image: Journal of Nursing Scholarship, 21,* 153–157.

Trause, M. A., & Kramer, L. I. (1983). The effects of premature birth on parents and their relationships. *Developmental Medicine and Child Neurology, 25,* 459–465.

23. Verhalten und Pflege von Frühgeborenen mit chronischem Lungenschaden

Diane Holditch-Davis, Deborah Assad Lee

In jüngster Zeit gab es in der medizinischen und pflegerischen Versorgung schwer kranker frühgeborener Kinder erhebliche Fortschritte, was zu einer deutlichen Verringerung der Sterblichkeit führte (Grogaard, Lindstrom, Parker, Culley, Stahlman, 1990; Hoffman, Bennett, 1990). Obwohl die Überlebensrate von intensivpflegebedürftigen Kindern mit weniger als 1500 Gramm nun die 80 Prozent-Rate übersteigt (Horbar u. a., 1988; Kraybill, Bose, D'Ercole, 1987), stellt die Morbidität immer noch ein schweres Problem dar. Etwa 35 bis 50 Prozent der Frühgeborenen entwickeln einen chronischen Lungenschaden, wobei das Risiko dieser Komplikation mit sinkendem Geburtsgewicht ansteigt (Horbar u. a., 1988; Kraybill u. a., 1987). Im allgemeinen bessert sich zwar der respiratorische Status dieser Kinder mit der Zeit (Bozynski, u. a., 1987), trotzdem stellen sie die Pflegekräfte vor erhebliche Probleme, weil sie über lange Zeit klinische Pflege brauchen und Gefahr laufen, andere Gesundheits- und Entwicklungsprobleme zu bekommen.

Auch nach der ersten Hospitalisierung ist ein chronischer Lungenschaden die Ursache für erhöhte Morbidität und Mortalität. Sauve und Singhal (1985) stellen z. B. fest, daß Infektionen des unteren Respirationstrakts und wiederholte Krankenhausaufenthalte im ersten Lebensjahr bei Kindern mit chronischem Lungenschaden häufiger waren als bei anderen Frühgeborenen (Sauve, Singhal, 1985), und manche Studien deuten darauf hin, daß diese Kinder auch noch im Alter von 10 Jahren pulmonare Funktionsstörungen aufweisen (Andreasson, Lindroth, Mortensson, Svenningsen, Jonson, 1989; Bader u. a., 1987; Vohr u. a., 1991). Mehrere Studien kamen zu dem Ergebnis, daß Kinder mit chronischem Lungenschaden wegen ihrer hohen metabolischen Anforderungen von Wachstumsschäden bedroht sind (Bozynski u. a., 1990; Kurzner u. a., 1988; Markestad, Fitzhardinge, 1981; Meisels, Plunkett, Roloff, Pasick, Stiefel, 1986; Sauve, Singhal, 1985; Vohr, Bell, Oh, 1982). Kinder mit chronischem

Lungenschaden haben außerdem mehr Gehörfehler und Sehprobleme als andere Frühgeburten (Sauve, Singahl, 1985).

Ferner wurde festgestellt, daß Kinder mit chronischem Lungenschaden geringere kognitive Fähigkeiten haben, ihre senso-motorische und sprachliche Entwicklung verlangsamt ist und sie mehr neurologische Abweichungen aufweisen als andere frühgeborene Kinder (Bozynski u. a., 1987; Goldson, 1984; Meisels, Plunkett, Pasick, Stiefel, Roloff, 1987; Meisels u. a., 1986; Sauve, Singhal, 1985; Skidmore, Rivers, Hack, 1990; Vohr, Bell, u. a., 1982; Vohr, Garcia u. a., 1991). Landry und andere (Landry, Chapiesky, Fletcher, Denson, 1988) stellten fest, daß der Entwicklungsstand dreijähriger Kinder, die in ihrer Säuglingszeit an einem chronischen Lungenschaden gelitten hatten, deutlich unter dem normaler frühgeborener Kinder lag. Der Entwicklungsstand entsprach dem von Kindern mit einer intraventrikulären Hämorrhagie dritten und vierten Grades. Ob diese Entwicklungsprobleme direkt dem chronischen Lungenschaden zuzuschreiben sind, ist jedoch noch nicht geklärt. Mehrere Wissenschaftler gehen davon aus, daß die Probleme eher auf die von dem chronischen Lungenschaden verursachte Wachstumsstörung zurückzuführen sind und auf neurologische Komplikationen, insbesondere intraventrikuläre Hämorrhagie und periventrikuläre Leukomalazie, in Verbindung mit dem niederen Geburtsgewicht dieser Kinder (Davidson u. a., 1990; Lucki, Bennett, Jackson, 1991; Markestad, Fitzhardinge, 1981).

Klinisch werden Säuglinge mit chronischem Lungenschaden als schwierige Kinder beschrieben, die auf Routinepflegemaßnahmen und medizinische Eingriffe sehr stark reagieren. Es gibt jedoch wenig empirische Daten zur Untermauerung dieser klinischen Eindrücke. Es wurden nur drei Untersuchungen über das Verhalten von Säuglingen mit chronischem Lungenschaden in der Zeit des ersten Krankenhausaufenthaltes durchgeführt. Als et al. (1986) stellten fest, daß individuelle Pflege streßmindernd wirkte und die Zahl der Inkubatortage und der Sauerstoffgabe reduzierte. Ein Vergleich der Säuglinge mit und ohne Lungenschaden fand in dieser Studie jedoch nicht statt. Myers et al. (1992) stellten fest, daß voll ausgetragene Säuglinge mit chronischem Lungenschaden beim interaktiven und motorischen Teil der Neonatal Behavior Assessment Scale (Neonatale Verhaltensskala) schlechter abschnitten als frühgeborene Kinder ohne diese Komplikation. Medoff-Cooper (1988) untersuchte die Reaktionen von Kindern mit chronischem Lungenschaden auf den Streß einer neurologischen Untersuchung. Diese Kinder zeigten zwar mehr negative Reaktionen als andere frühgeborene Kinder, aber nur drei von fünf verhaltensbezogene Streßindikatoren waren in den Gruppen deutlich verschieden, und das auch nur bei einer oder zwei von acht untersuchten Altersstufen. Um festzustellen, in welchem Umfang sich das Verhalten von Säuglingen mit chronischem Lungenschaden von anderen Frühgeborenen beim ersten Krankenhausaufenthalt unterscheidet, sind weitere Untersuchungen notwendig. Erst aufgrund einer empirischen Basis können entsprechende Maßnahmen für diese Kinder getroffen werden.

In der hier vorgelegten Studie werden der Schlaf- und Wachzustand und andere Verhaltensweisen von Kindern mit chronischem Lungenschaden beim ersten Krankenhausaufenthalt mit Verhaltensweisen anderer Frühgeborener, ohne diese Komplikation verglichen. Die demographischen Daten und der Gesundheitsstatus der Kinder wurde ebenfalls verglichen, um eventuelle Zusammenhänge zu erkennen. Darüber hinaus wurde auch die Pflege verglichen, um festzustellen, ob Unterschiede im Verhalten auf Unterschiede bei der Pflege zurückzuführen sind.

Methode

Versuchspersonen

Die Untersuchung war Teil einer umfassenderen Forschungsarbeit über die Verhaltensentwicklung in der Zeit vor dem normalen Geburtstermin. Alle Versuchspersonen der größeren Studie lagen auf einer neonatalen Intensivstation eines Krankenhauses der dritten Versorgungsstufe im Südosten der Vereinigten Staaten. Ihr Zustand war hoch kritisch, entweder weil das Geburtsgewicht unter 1500 Gramm lag oder durch die Notwendigkeit künstlicher Beatmung; die meisten wiesen beide Probleme auf. Alle Säuglinge waren stabil genug, um ab der 36. Gestationswoche auf einer normalen Station gepflegt zu werden. Der chronische Lungenschaden der Säuglinge wurde durch medizinische Diagnostik (klinisches Bild und Röntgenbefunde) und durch die Abhängigkeit von Sauerstoffgaben ab der 36. Schwangerschaftswoche festgestellt. Es wurde das Kriterium der Sauerstoffabhängigkeit ab der 36. Woche angewendet anstatt des Kriteriums von 28 Tagen Sauerstoffabhängigkeit (eine frühere Definition von chronischem Lungenschaden) (Northway, 1979), weil die meisten Kinder vor der 30. Schwangerschaftswoche geboren wurden und deswegen länger als 28 Tage kleinere Sauerstoffgaben benötigten, und zwar aus Gründen, die nicht mit dem chronischen Lungenschaden zu tun hatten, wie z. B. Apnoe. Es gibt Untersuchungen, die nachweisen, daß der pulmonare Status von Kindern mit chronischem Lungenschaden, die in der 40. Schwangerschaftswoche geboren werden, sich nicht von dem anderer Frühgeborener mit niedrigem Geburtsgewicht unterscheidet (Greenspan, Abbasi, Bhutani, 1988; Shennen, Dunn, Ohlsson, Lennox, Hoskins, 1988).

In der größeren Studie wurden Kinder, deren Diagnose nicht chronischer Lungenschaden lautete, die weniger als 20 Tage beatmet werden mußten und nach der 36. Schwangerschaftswoche nicht mehr mit Sauerstoff substituiert werden mußten als Kinder mit nicht-chronischem Lungenschaden bezeichnet. Um Kinder mit nicht-chronischem Lungenschaden, die über längere Zeit von

Sauerstoffgaben abhängig waren, auszuscheiden, wurde eine maximale Beatmungsdauer festgelegt.

Kinder, die weder der einen noch der anderen Gruppe zugeordnet werden konnten (weil sie einen chronischen Lungenschaden hatten, ohne längere Sauerstoffabhängigkeit oder verlängerte Sauerstoffabhängigkeit ohne die Diagnose chronischer Lungenschaden), wurden nicht in die Gruppe aufgenommen.

Vorgehensweisen

Die Kinder wurden in die Studie aufgenommen, sobald ihr Zustand nicht mehr kritisch (keine Beatmung oder keine unmittelbar lebensbedrohliche Situation), ein weiterer Krankenhausaufenthalt von mindestens einer Woche absehbar war und die Einwilligung der Eltern vorlag. Sie wurden aus der Studie entlassen, wenn sie in ein allgemeines Krankenhaus verlegt wurden, nach Hause durften oder ihre normale Gestationszeit erreicht hatten. Die neonatale Intensivstation entließ die Kinder so bald wie möglich in gemeindenahe Krankenhäuser und die wenigen Kinder, die vom Ort kamen, nach Hause, sobald sie oral gefüttert werden konnten und außerhalb des Inkubators eine stabile Körpertemperatur hielten (meist bei 2000 g). Deshalb wiesen die Kinder der Studie im Beobachtungszeitraum typischerweise anhaltende Probleme auf, wie Sauerstoffabhängigkeit oder Apnoe.

Jedes Kind wurde einmal wöchentlich von 7 Uhr bis 11 Uhr wissenschaftlich beobachtet. In dieser Zeit wurde das Verhalten des Kindes und der Pflegekraft alle 10 Sekunden aufgezeichnet, und zwar mit Hilfe des Verhaltensmeßsystems, das von Thoman entwickelt (Davis, Thoman, 1987, 1988; Thoman, Acebo, Dreyer, Becker, Freese, 1979) und für die Anwendung bei Frühgeborenen modifiziert wurde (Holditch-Davis, 1990 a, 1990 b, 1990 c). Das Ende der 10-Sekunden-Phase wurde mit einem Tonsignal durch den Kopfhörer eines kleinen, elektronischen, tragbaren Computers, der als Aufzeichnungsinstrument diente, übermittelt. Auf dieses Signal hin hielt die beobachtende Person das in diesem Zeitraum gezeigte Verhalten mit dem Aufzeichnungsinstrument fest. Wenn das gleiche Verhalten in dieser Periode mehrfach auftrat, wurde dies nicht vermerkt. Jede Beobachtung wurde von einer der beiden Beobachtungspersonen durchgeführt. Der Genauigkeitsgrad (Prozentsatz der genauen Übereinstimmung) für die Variablen der Studie lag zwischen 66 Prozent und 99 Prozent.

Um die Regelmäßigkeit der Atmung festzuhalten, wurde die Atmung des Kindes während des Schlafs mit Hilfe eines Spezialgeräts aufgezeichnet. Der Sensor dieses Geräts wurde unter das Kissen des Bettchens plaziert. So wurde nichts direkt am Körper des Kindes angebracht und die normalen Herz- und Atemmonitoren nicht beeinträchtigt.

Die Variablen und ihre Messungen

Demographische Variablen. Die Gruppen mit chronischen und nicht-chronischen Lungenschäden wurden durch zehn demographische Variablen und zehn Variablen medizinischer Komplikationen miteinander verglichen. Sechs dieser Variablen wurden in einem einzigen Wert festgehalten: Gestationsalter bei der Geburt, Geburtsgewicht, Rasse/Ethnie, Geschlecht, allgemeiner Schweregrad der Krankheit, Anzahl der Beatmungstage. Die vier anderen Variablen – aktuelles Gewicht, aktueller Zustand, Methylxanthingaben (Theophyllin oder Coffein), Sauerstoffsubstitution – wurden bei jeder Beobachtung separat gewertet. Alle diese Variablen wurden der Krankengeschichte entnommen.

Das Gestationsalter eines jeden Kindes bei der Geburt wurde vom geschätzten Zeitpunkt der Entbindung her errechnet, der von der letzten Menstruation der Mutter oder durch eine Ultraschalluntersuchung bestimmt wurde, in der Annahme, daß dieses Gestationsalter, mit möglicher Abweichung von zwei Wochen, mit den Ergebnissen einer vereinfachten Version der Untersuchung von Dubowitz (Ballard, Novak, Driver, 1979; Dubowitz, Dubowitz, Goldberg, 1970) übereinstimmt. Das Gestationsalter wurde bei der Aufnahme in die Intensivstation von einem Pädiater bestimmt. Wenn die gynäkologischen Daten als unzuverlässig galten, wurde das Gestationsalter nach Dubowitz bestimmt.

Methylxanthine haben bei Frühgeborenen eine lange Halbwertszeit (bis zu 30 Stunden) (Aranda, Turmen, 1979). Deswegen wurden Kinder, die in den letzten 24 Stunden vor der Beobachtung eine therapeutische Dosis (mehr als 2 mg/kg Körpergewicht) verabreicht bekommen hatten, als Empfänger von Theophyllin oder Coffein eingestuft.

Der Schweregrad der Krankheit wurde mit der Neonatal Morbidity Scale (Neonatale Morbiditätsskala) (Minde, Whitelaw, Brown, Fitzhardinge, 1983) festgestellt. Diese Skala nennt objektive Kriterien zur Einstufung von 20 bekannten neonatalen Zuständen, wie Asphyxie, Blutungstendenz und Apnoe, die täglich aufgezeichnet werden. Die Punkte werden täglich zusammengezählt und ergeben das Tagesprofil. Der Genauigkeitsgrad, das Verhältnis zwischen den von jeder der beiden Beurteiler vergebenen Punktzahlen lag über .92. Der allgemeine Schweregrad der Krankheit wurde durch Addition der Punktzahlen vom Tag der Aufnahme bis zur 40. Woche des Konzeptionsalters festgestellt. Da diese Variable sehr asymmetrisch war, wurde sie für die Analyse durch die Anwendung des natürlichen Logarithmus normalisiert.

Der aktuelle Schweregrad der Krankheit bei jeder Beobachtung wurde durch Addition der Tagespunktzahl der zwei Tage vor und zwei nach dem Beobachtungstag und dem Beobachtungstag ermittelt. Diese Vorgehensweise wurde gewählt, weil die täglichen Punktzahlen stark mit medizinischen Behandlungen belastet waren. Da medizinische Behandlungen erst einsetzen, wenn die Krankheit einige Zeit besteht, spiegelt die Tagespunktzahl den Schweregrad an einem bestimmten Tag nicht immer genau, insbesondere in der Zeit auf einer Normalstation, wo Behandlungen weniger häufig durchgeführt werden.

Pflegesituationen. Die Beobachtungsphase war in sechs sich gegenseitig ausschließende Pflegesituationen eingeteilt. Wenn das Kind nicht berührt, gehalten, gefüttert, sauber gemacht, gebadet oder sonstwie gepflegt wurde, betrachtete man es als *allein.* Kurze Unterbrechungen in der Pflege von weniger als zwei Minuten wurden als *Pflegepausen* bezeichnet, in der das Kind nicht allein war. Die Zeit, die der Säugling mit der Pflegekraft zubrachte, wurde in vier Situationen eingeteilt: *Kontakt* – die Pflegekraft berührt, hält oder trägt das Kind, ist jedoch nicht mit Pflege beschäftigt; *Routinepflege* – die Pflegekraft füttert das Kind mit der Flasche oder Sonde, wechselt die Windeln oder badet es; *niedrigrangige Pflegehandlungen* – die Pflegekraft ist mit nichtinvasiven Untersuchungen des Kindes beschäftigt, wie Kontrolle der Vitalzeichen; *hochrangige Pflegehandlungen* – die Pflegekraft führt Respirationspflege durch, Injektionen oder andere Maßnahmen, die mehr Manipulationen am Kind notwendig machen als eine einfache Untersuchung. Der Kontakt wurde nur gezählt, wenn in der 10-Sekunden-Phase keine Routinepflege, keine niedrigrangige und keine hochrangige Pflegehandlung stattfand. Wenn mehr als eine der drei anderen Pflegesituationen in der gleichen 10-Sekunden-Phase stattfand, wurde die mit dem höchsten Stimulationsgrad gezählt. Die wenigen Gelegenheiten, bei denen die Kinder von einer anderen Person als der Pflegekraft berührt wurden, ordnete man der entsprechenden Pflegesituation zu.

Pflegeverhalten. Es wurden vier Arten von Pflegeverhalten untersucht, wobei jede Art einen anderen Typ interaktiver Stimulation repräsentierte: *bewegen* – die räumliche Position des kindlichen Körpers verändern, einschließlich Wiegen (Schaukeln) des Kindes; *halten* – das Kind halten; *positive Berührung* – das Kind auf eine Weise berühren, die positiv oder zärtlich ist, wie streicheln, küssen, den Schnuller geben; und *sprechen* – das Kind direkt ansprechen. Diese Verhaltensweisen schlossen sich gegenseitig nicht aus, und in der 10-Sekunden-Phase konnte mehr als eine bewertet werden.

Schlaf-Wachzustand des Kindes. Die Schlaf-Wachzustände wurden untersucht, weil sie ein allgemeines Verhalten darstellen, das die Reaktion des Kindes auf Pflege beeinflußt und deswegen für Pflegekräfte wichtig ist (Colombo, Horowitz, 1987; Korner, 1972). Schlaf und Wachsein spiegeln den Stand und Reifegrad des Nervensystems (Holditch-Davis, 1990 b; Korner u. a., 1988; Roffwarg, Muzio, Dement, 1966) wider. Abweichende Schlaf-Wachmuster sind Anzeichen für spätere Entwicklungsprobleme (Anders, Keener, Kraemer, 1985; Thoman, Denenberg, Sieval, Zeidner, Becker, 1981; Tynan, 1986).

Deswegen weisen Kinder mit chronischem Lungenschaden, die oft von Entwicklungsproblemen bedroht sind, in der Frühgeborenenphase oft Veränderungen des Schlaf-Wachrhythmus auf. Chronische Lungenschäden verursachen bekanntlich auch bei Erwachsenen Störungen des Schlafmusters (Johnson, Remmers, 1984) und können auch bei Kindern erwartet werden.

Schlaf- und Wachzustände wurden durch Beobachtung von Muskeltonus, motorischer Aktivität, Atmung und Augenbewegungen festgestellt (Davis, Thoman, 1987; Holditch-Davis, 1990b; Thoman, 1990). Diese Zustände schließen sich gegenseitig aus, und wenn in einer einzelnen 10-Sekunden-Phase mehr als einer auftrat, wurde der Zustand gewertet, der den größten Teil der Zeit einnahm.

– *Munter* – Die Augen des Kindes sind offen und blicken aufmerksam. Die motorische Aktivität ist meist gering, das Kind kann aber auch aktiv sein.

– *Nicht muntere Wachaktivität* – Die Augen des Kindes sind meist offen, der Blick trübe und ziellos. In Perioden starker Aktivität können die Augen geschlossen sein.

– *Unruhe* – Das Kind bewegt sich unruhig und gibt in der 10-Sekunden-Phase mindestens drei kurze Unruhelaute von sich. Es ist überwiegend mit offenen Augen aktiv.

– *Weinen* – Das Kind weint lauthals und ist dabei meist aktiv. Die Augen sind meist geschlossen, können aber auch offen sein.

– *Schläfrigkeit* – Die Augen des Kindes sind entweder offen, aber schläfrig, oder offen und dabei, sich langsam zu schließen. Die motorische Aktivität ist meist gering und die Atmung regelmäßig.

– *Schlaf-Wachübergang* – Das Kind befindet sich im Übergang zwischen Wachen und Schlafen. Es gibt allgemeine motorische Aktivität, die Augen sind entweder geschlossen oder öffnen und schließen sich schnell.

– *Aktiver Schlaf* – Die Augen des Kindes sind geschlossen, die REM-Bewegungen treten intermittierend auf. Motorische Bewegungen kommen sporadisch vor, zwischen diesen Bewegungen ist der Muskeltonus jedoch schwach. Die Atmung ist unregelmäßig und überwiegend kostal.

– *Ruhiger Schlaf* – Die Augen des Kindes sind geschlossen. Es wird ein gewisser motorischer Tonus gehalten, und die Aktivität beschränkt sich auf gelegentliches Aufschrecken und kurze Zuckungen. Die Atmung ist relativ langsam, gleichmäßig und abdominal.

REM-Variablen. In der aktiven Schlafphase wurde die Intensität der Rapid-Eye-Movements alle 10 Sekunden gemessen und zwar mit den von Thoman entwickelten Kriterien, die sich sowohl bei reifen als auch bei frühgeborenen Kindern als verläßlich erwiesen (Becker, Thoman, 1981, 1982; Booth, Morin, Waite, Thoman, 1983; Holditch-Davis, 1990 b). Das Vorkommen von REMs ist ein entscheidendes Kriterium von aktivem Schlaf und deswegen ein Instrument zur Messung der Art des aktiven Schlafs.

– *Keine REM* – Kein Rapid-Eye-Movement während der ganzen 10-Sekunden-Phase des aktiven Schlafs.

– *Leichte REM* – Sporadische Rapid-Eye-Movements oder REMs mit geringen Ausschlägen, die weniger als eine halbe aktive Schlafepoche anhalten.

– *Mittlere REM* – Geringe REMs von 5 bis 8 Sekunden oder REMs mit großen Ausschlägen, die weniger als die halbe aktive Schlafepoche anhalten.

– *REM-Sturm* – Anhaltende kleine REMs während der gesamten Epoche oder starke REMs in mehr als der halben aktiven Schlafepoche.

Atemregelmäßigkeit. Die Aufzeichnungen des Atmungsschreibers wurden visuell auf Atmungsunregelmäßigkeiten in der ruhigen Schlafphase anhand der von Thoman (1975) beschriebenen Kriterien ausgewertet. Fünf Aufzeichnungen des Atmungsschreibers wurden sechs Monate nach der ersten Auswertung erneut ausgewertet und so verifiziert. Der Prozentsatz der genauen Übereinstimmungen lag bei den vier unten angeführten Variablen zwischen 80,4 Prozent und 93,6 Prozent und betrug durchschnittlich 88,5 Prozent. Regelmäßige Atmung ist ein entscheidendes Kriterium von ruhigem Schlaf, und deswegen sind diese Variablen ein Gradmesser dafür.

– *Sehr regelmäßige Atmung* – Der kleinste Atemzug während der 10-Sekunden-Phase hat mindestens 80 Prozent der Höhe des größten Atemzugs und das engste Spitze-zu-Spitze-Intervall hat wenigstens 67 Prozent des weitesten Spitze-zu-Spitze-Intervalls.

– *Regelmäßige Atmung* – Die Atmung erfüllt nicht die Kriterien von sehr regelmäßiger Atmung, doch zwischen 20 Prozent und 50 Prozent der Höhe des größten Atemzugs liegt nicht mehr als ein Atemzug; das engste Spitze-zu-Spitze-Intervall hat mindestens 50 Prozent des weitesten Spitze-zu-Spitze-Intervalls.

– *Unregelmäßige Atmung* – Die Atmung ist so unregelmäßig, daß sie nicht als regelmäßig eingestuft werden kann, die Phase weist jedoch keine Apnoe, periodische Atmung oder andauernde Bewegung auf.

– *Sehr unregelmäßige Atmung* – In der 10-Sekunden-Phase tritt Apnoe, periodische Atmung und andauernde Bewegung auf.

Kindliches Verhalten. Es wurden neun Verhaltensweisen analysiert, die als Anzeichen von kindlichem Streß oder Überstimulation gelten: große Bewegungen, kleine Bewegungen, nervöses Zittern, Spucken oder Würgen (Als u. a., 1986; Als, Lester, Tronick, Brazelton, 1982; Gorski, Hole, Leonard, Martin, 1983). Ein zehntes Verhalten, Mundbewegungen, wurde ebenfalls analysiert, weil manche Kinder sich damit selbst trösten und beruhigen. Zwei weitere Verhaltensweisen – Blickkontakt des Kindes mit der Pflegeperson und kindliches Lächeln – wurden analysiert, weil sie frühkindliche soziale Fähigkeiten sind. Diese Verhaltensweisen schlossen sich nicht gegenseitig aus; in einer 10-Sekunden-Phase konnten mehr als eine vorkommen.

Messungen

Pflegesituationen, Pflegeverhalten, kindliche Schlaf- und Wachzustände und kindliches Verhalten wurden prozentual zur Gesamtbeobachtung dargestellt. Diese Prozentzahlen wurden durch Teilung der Zahl der 10-Sekunden-Phasen, in der das Verhalten auftrat, durch die Zahl der 10-Sekunden-Phasen im Beobachtungszeitraum errechnet. Die REM-Variablen wurden als prozentualer Anteil von aktivem Schlaf und die Variablen der Atemregelmäßigkeit als prozentualer Anteil von ruhigem Schlaf gewertet.

Ergebnisse

Die größere Studie umfaßte insgesamt 71 Versuchspersonen mit 289 Beobachtungen, die zwischen der 27. und 39. Schwangerschaftswoche durchgeführt wurden. Fünf Frühgeborene wurden aus der hier vorliegenden Studie herausgenommen, weil ihr körperlicher Zustand die Kriterien keiner der beiden Gruppen erfüllte. Nur im Zeitraum der 32. bis 36. Schwangerschaftswoche gab es in beiden Gruppen eine statistisch auswertbare Anzahl von Fällen. Vor der 32. Woche waren es weniger als 5 Frühgeborene mit chronischem Lungenschaden pro Woche und nach der 36. Woche weniger als 4 mit nicht-chronischem Lungenschaden. Die Stichprobe setzte sich schließlich aus 20 Kindern mit chronischem Lungenschaden, mit 67 Beobachtungen zusammen und 31 Kindern mit nicht-chronischem Lungenschaden mit 79 Beobachtungen. **Tabelle 23.1** zeigt die Zahl der Versuchspersonen nach Alter aufgeschlüsselt.

Tabelle 23.1: Zahl der untersuchten Kinder mit chronischem Lungenschaden (Chronic Lung Disease, CLD) und nicht-chronischem Lungenschaden (Non-Chronic Lung Disease, NonCLD) zum jeweiligen Beobachtungszeitpunkt.

	Konzeptionsalter in Wochen				
	32	33	34	35	36
Zahl der Versuchspersonen					
CLD	9	10	12	18	18
NonCLD	19	20	18	15	7
Prozent sauerstoffabhängig [a]					
CLD	100%	90%	100%	100%	83%
NonCLD	21%	16%	11%	0%	0%
p Grad	< ,001	< ,001	< ,001	< ,001	< ,001
Prozent unter Methylxanthinen [a]					
CLD	45%	50%	60%	90%	90%
NonCLD	61%	65%	58%	48%	23%
p Grad	NS	NS	NS	NS	NS
Durchschnittsgewicht (Standardabweichung) [b]					
CLD	1232 (197)	1402 (227)	1540 (252)	1695 (280)	1823 (289)
NonCLD	1388 (204)	1544 (255)	1590 (391)	1742 (379)	1733 (456)
p Grad	< ,10	NS	NS	NS	NS
Durchschnittlicher Schweregrad der Erkrankung [b]					
CLD	11,2 (4,8)	10,9 (3,9)	9,7 (4,1)	9,4 (4,6)	8,9 (4,3)
NonCLD	5,7 (4,6)	4,3 (3,6)	2,3 (2,5)	1,8 (0,6)	0,7 (1,9)
p Grad	< ,01	< ,01	< ,001	< ,001	< ,001

[a] Wöchentlicher Vergleich der Gruppen mit Fishers Genauigkeitstest
[b] Wöchentlicher Vergleich der Gruppen mit einem t- Test

Demographische Daten

In der Gruppe mit chronischem Lungenschaden befanden sich mehr männliche Kinder als in der mit nicht-chronischem Lungenschaden (60% vs. 51,6%), wobei der Unterschied statistisch nicht relevant ist. In der ersten Gruppe waren deutlich mehr Nichtweiße (65% vs. 35,5%). Sie hatten deutlich mehr medizinische Komplikationen, geringere Geburtsgewichte (887,8 g vs. 1246,0 g) und am Geburtszeitpunkt niedrigere Gestationsalter. Sie mußten mehr Tage künstlich beatmet werden (24,6 vs. 4,7), und ihr allgemeiner Krankheitszustand war schlechter (5,5 vs. 3,9 auf der Neonatals Mortality Scale [Minde u.a., 1983]). Diese Unterschiede des körperlichen Zustands bei Kindern mit chronischem und nicht-chronischem Lungenschaden sind bekannt und gut dokumentiert (z.B., Davidson u.a., 1990; Kraybill u.a., 1987; Medoff-Cooper, 1988).

Der körperliche Zustand der Kinder mit chronischem Lungenschaden und nicht-chronischem Lungenschaden zum Zeitpunkt jeder Beobachtung ist in der **Tabelle 23.1** dargestellt. Diese Variablen wurden bei jedem Gestationsalter verglichen, bei fortlaufenden Variablen mit Hilfe von t-Tests und bei klassifizierten Variablen mit Hilfe von Fishers exakten Tests. Das Durchschnittsgewicht war bei beiden Gruppen gleich, ebenso der prozentuale Anteil der Versuchspersonen mit Methylxanthinen. Kinder mit chronischem Lungenschaden bekamen jedoch in jeder Untersuchungswoche erheblich öfter unterstützende Sauerstoffgaben. Auch der durchschnittliche Krankheitsgrad lag bei jeder Beobachtung bei Kindern mit chronischem Lungenschaden deutlich höher.

Pflegeaktivitäten

Pflegesituationen. **Tabelle 23.2** zeigt den prozentualen Anteil der gesamten Beobachtung in jeder Pflegesituation bei Kindern mit chronischem Lungenschaden und anderen Frühgeborenen. Die Pflegesituationen wurden bei jedem Gestationsalter mit regelmäßigen Zwei-Faktoren-Messungen. Analysen der (Muster pro Gruppe) der Abweichungen gemessen. Die mit Pflege verbrachte Zeit unterschied sich bei Kindern mit chronischem Lungenschaden in keinem Alter von der anderer Kinder.

Tabelle 23.2: Prozentualer Anteil (und Bereich [a]) der gesamten Beobachtungszeit, den ein Kind mit chronischem Lungenschaden (Chronic Lung Disease, CLD) und nicht-chronischem Lungenschaden (Non-Chronic Lung Disease, NonCLD) in jeder Pflegesituation und bei jedem Pflegeverhalten zubrachte. [b]

	CLD		NonCLD	
	Mittel	Bereich	Mittel	Bereich
Pflegesituation				
Kind allein	85,1	(83,5–97,1)	83,0	(82,3–85,3)
Pflegepausen	1,1	(0,8–97,1)	0,8	(0,7–0,9)
Kontakt	4,3	(3,6–6,6)	5,3	(3,4–7,3)
Routinepflege	6,6	(4,9–7,8)	9,0	(7,3–10,9)
niedrigrangige Pflegehandlungen	1,7	(1,1–2,4)	1,2	(0,7–1,6)
hochrangige Pflegehandlungen	1,2	(0,8–1,6)	0,6	(0,3–3,3)
Pflegeverhalten				
Bewegen	4,6	(3,4–5,3)	6,3	(4,6–9,1)
Halten	4,2	(3,8–10,5)	7,1	(6,0–10,0)
Positive Berührung	1,2	(1,6–2,9)	1,1	(1,1–3,6)
Sprechen	1,8	(1,9–4,9)	2,3	(2,0–4,6)

[a] Bereich ist der Bereich wöchentlicher Mittelwerte
[b] In keiner Altersstufe signifikante Unterschiede

Der unterschiedliche Umfang des Pflegeverhaltens bei beiden Gruppen wurde an jedem Gestationsalter mit einer MANOVA dargestellt. Hier zeigen sich keine signifikanten Unterschiede. Dieses Ergebnis führt zu dem Schluß, daß die Pflegekräfte Kindern mit und Kindern ohne chronischen Lungenschaden die gleiche pflegerische Zuwendung entgegenbrachten. Das bedeutet, daß Unterschiede im Verhalten in beiden Gruppen wohl mehr auf echte Unterschiede zurückzuführen sind als auf Reaktionen auf unterschiedliche Pflege.

Kindliche Aktivitäten

Schlaf-Wachzustände. **Tabelle 23.3** zeigt den prozentualen Anteil des Beobachtungszeitraums, den die Kinder aller Altersstufen beider Gruppen im Schlaf- und Wachzustand zubrachten. Kinder mit chronischem Lungenschaden und nicht-chronischem Lungenschaden verbrachten die meiste Zeit im aktiven Schlafzustand. Dann folgten die Zustände ruhiger Schlaf, Schläfrigkeit und Schlaf-Wachübergang. Die Wachzustände waren bei beiden Gruppen aller Altersstufen unregelmäßig.

Die Zustandsmuster beider Gruppen wurden in jedem Gestationsalter mit regelmäßigen Analysen der Zwei-Faktoren-Messungen (Muster pro Gruppe) der Abweichungen festgestellt. In keiner dieser Analysen gab es signifikante Unterschiede zwischen den Gruppen.

Schlafaufbau. **Tabelle 23.4** zeigt die Variablen des Schlafaufbaus der beiden Gruppen von Kindern. Die Gruppen wurden in jedem Gestationsalter mit regelmäßigen Analysen der Zwei-Faktoren-Messungen (Muster pro Gruppe) der Abweichungen verglichen. Der Aufbau von aktivem Schlaf und von ruhigem Schlaf wurde getrennt analysiert. Es gab keine signifikanten Unterschiede im Aufbau von aktivem Schlaf zwischen den beiden Gruppen. Beim Aufbau von ruhigem Schlaf, mit den Variablen der Atemregelmäßigkeit gemessen, zeigten sich in der 32. und 36. Woche deutliche Unterschiede, wobei Kinder mit chronischem Lungenschaden häufiger unregelmäßige Atmung aufwiesen. Schlaf-Wachmuster und Schlafaufbau scheinen jedoch bei Kindern mit chronischem Lungenschaden weitgehend dem anderer Hochrisikofrühgeburten zwischen der 32. und 36. Schwangerschaftswoche zu gleichen.

Kindliches Verhalten. Die prozentualen Unterschiede des kindlichen Verhaltens in den beiden Gruppen wurde in jedem Gestationsalter mit einen *t*-Test errechnet. Die Mehrzahl der kindlichen Verhaltensweisen war in beiden Gruppen gleich (**s. Tab. 23.5**). In allen Altersstufen waren Kinder mit chronischem Lungenschaden jedoch nervöser. Diese Kinder lächelten auch in jeder Woche

Tabelle 23.3: Durchschnittlicher prozentualer Anteil (und Standardabweichung) des gesamten Beobachtungszeitraums, den Kinder mit chronischem Lungenschaden (Chronic Lung Disease, CLD) und nicht-chronischem Lungenschaden (Non-chronic Lung Disease, Non CLD) aller Konzeptionsalter im Schlaf- und Wachzustand zubrachten. [a]

	Konzeptionsalter in Wochen				
	32	33	34	35	36
Munter					
CLD	0,8 (1,0)	1,6 (2,6)	1,0 (1,4)	1,3 (1,4)	1,3 (2,0)
NonCLD	0,9 (1,6)	1,3 (1,8)	0,8 (0,9)	2,3 (3,7)	2,0 (1,2)
Nicht muntere Wachaktivität					
CLD	1,6 (1,9)	1,0 (1,3)	1,3 (2,1)	1,1 (1,8)	1,6 (2,0)
NonCLD	0,7 (1,2)	0,7 (0,8)	0,8 (1,1)	1,6 (2,0)	2,3 (2,2)
Unruhe					
CLD	0,5 (1,0)	0,7 (1,6)	0,5 (0,7)	0,6 (1,2)	1,4 (2,0)
NonCLD	0,1 (0,2)	1,2 (3,3)	0,5 (1,0)	0,8 (1,0)	2,0 (1,7)
Weinen					
CLD	0,0 (0,0)	0,0 (0,1)	0,2 (0,7)	0,3 (0,8)	1,1 (1,7)
NonCLD	0,0 (0,1)	0,2 (0,6)	0.2 (0.4)	0,4 (1,0)	2,4 (4,5)
Schläfrigkeit					
CLD	4,0 (4,0)	5,0 (4,4)	4,1 (4,0)	5,6 (4,9)	5,5 (5,7)
NonCLD	4,0 (3,2)	5,4 (4,9)	4,5 (4,3)	6,2 (5,2)	5,8 (4,4)
Schlaf-Wachübergang					
CLD	3,7 (1,3)	3,5 (1,9)	3,8 (2,8)	4,8 (3,0)	4,7 (2,3)
NonCLD	3,3 (2,8)	4,5 (3,7)	3,9 (2,3)	4,9 (2,9)	1,9 (1,5)
Aktiver Schlaf					
CLD	74,1 (9,7)	70,1 (10,8)	69,6 (9,1)	61,1 (10,8)	64,2 (9,9)
NonCLD	74,2 (10,5)	70,9 (9,1)	69,8 (9,6)	62,4 (11,7)	59,4 (8,0)
Ruhiger Schlaf					
CLD	15,3 (6,5)	18,1 (6,7)	19,5 (7,8)	25,1 (10,9)	20,2 (6,9)
NonCLD	16,7 (9,6)	15,9 (9,0)	19,5 (6,9)	21,3 (7,0)	23,2 (10,1)

[a] In keiner Alterstufe signifikante Unterschiede

weniger, außer in der 32. Woche. Vereinzelt gab es bei anderen Verhaltensweisen deutliche Unterschiede: Kinder mit chronischem Lungenschaden wiesen in der 32. Woche mehr kleine Bewegungen auf, in der 36. Woche mehr Zuckungen, in der 33. und 35. Woche mehr Seufzen, in der 36. Woche mehr Spucken, in der 33. Woche mehr Gähnen und in der 36. Woche mehr Mundbewegungen. Bei nur zwei dieser Verhaltensweisen – kleine Bewegungen und seufzen – waren jedoch die Unterschiede zwischen den beiden Gruppen über die ganzen fünf Wochen hin konstant (**s. Tab. 23.5**). Zusammenfassend

Tabelle 23.4: Durchschnittlicher prozentualer Anteil (und Standardabweichung) des gesamten Beobachtungszeitraums, den Kinder aller Konzeptionsalter mit chronischem Lungenschaden (Chronic Lung Disease, CLD) und nicht-chronischem Lungenschaden (Non-chronic Lung Disease, NonCLD) in den verschiedenen Schlafphasen zubrachten.

	Konzeptionsalter in Wochen				
	32	33	34	35	36
Aktive Schlafepoche					
Keine REM					
CLD	50,6 (11,1)	48,4 (10,3)	43,2 (0,9)	43,5 (11,6)	41,5 (7,9)
NonCLD	50,9 (7,7)	51,1 (8,8)	46,3 (8,3)	46,8 (7,9)	44,2 (9,9)
Leichte REM					
CLD	39,2 (9,7)	41,1 (7,0)	44,5 (6,5)	42,5 (7,1)	43,7 (5,5)
NonCLD	37,6 (8,2)	37,2 (8,1)	41,9 (8,7)	40,6 (9,2)	39,8 (8,6)
Mittlere REM					
CLD	7,9 (3,8)	8,4 (4,5)	10,5 (5,6)	11,6 (5,1)	11,9 (3,6)
NonCLD	8,4 (2,9)	8,7 (4,8)	9,0 (4,3)	9,3 (4,4)	11,2 (4,0)
REM-Sturm					
CLD	2,4 (1,4)	2,1 (2,1)	1,7 (0,8)	2,5 (1,6)	2,9 (1,7)
NonCLD	3,1 (2,4)	3,1 (2,9)	2,8 (3,1)	3,3 (2,9)	4,7 (3,5)
p-Grad	NS	NS	NS	NS	NS
Ruhige Schlafepoche					
Sehr regelmäßige Atmung					
CLD	14,5 (11,3)	22,6 (17,9)	20,0 (16,6)	27,3 (12,8)	24,4 (13,7)
NonCLD	27,5 (11,3)	23,2 (8,9)	22,3 (9,2)	32,8 (15,2)	42,6 (12,0)
Regelmäßige Atmung					
CLD	45,0 (11,0)	43,1 (8,7)	51,7 (11,1)	46,3 (11,8)	50,5 (9,9)
NonCLD	41,2 (9,0)	48,1 (6,3)	47,5 (12,2)	44,3 (11,7)	38,8 (6,2)
Unregelmäßige Atmung					
CLD	34,4 (12,1)	28,9 (13,9)	24,9 (8,6)	21,1 (8,0)	21,4 (11,7)
NonCLD	25,0 (8,0)	22,7 (8,4)	21,7 (10,6)	17,3 (7,3)	11,4 (4,9)
Sehr unregelmäßige Atmung					
CLD	6,1 (4,8)	5,3 (3,2)	3,4 (2,7)	5,3 (5,4)	3,7 (3,2)
NonCLD	6,4 (5,2)	6,0 (4,4)	8,5 (15,2)	5,7 (5,3)	7,3 (7,7)
p-Grad	<,01	NS	NS	NS	<,01

läßt sich sagen, daß sich Kinder mit und ohne chronischen Lungenschaden von der 32. bis zur 36. Gestationswoche in den meisten Verhaltensweisen nicht unterscheiden. Es gibt jedoch Hinweise darauf, daß Kinder mit chronischem Lungenschaden mehr nervöses Verhalten zeigen, weniger Lächeln, und daß wohl auch in der Zahl der kleinen Bewegungen und Seufzer ein Unterschied besteht.

Tabelle 23.5: Durchschnittlicher prozentualer Anteil (und Standardabweichungen) von spezifischem kindlichem Verhalten im gesamten Beobachtungszeitraum bei Kindern aller Konzeptionsalter.

	Konzeptionsalter in Wochen				
	32	33	34	35	36
Große Bewegungen					
CLD	23,8 (7,1)	24,8 (4,9)	24,7 (4,5)	23,2 (5,3)	25,6 (6,0)
NonCLD	22,4 (6,6)	24,1 (8,9)	22,8 (6,1)	24,6 (5,9)	22,0 (3,4)
Kleine Bewegungen					
CLD	24,6 (6,9)[c]	22,6 (9,2)	19,8 (7,9)	19,6 (7,9)	18,2 (5,6)
NonCLD	17,1 (4,7)	18,9 (6,2)	17,0 (5,9)	17,4 (5,0)	16,3 (7,1)
Nervöses Zittern					
CLD	15,0 (9,4)[b]	13,3 (5,8)[c]	10,7 (4,8)[c]	9,6 (5,3)[b]	7,8 (3,9)[b]
NonCLD	7,6 (4,3)	7,7 (3,6)	6,0 (2,8)	5,7 (2,8)	3,9 (2,6)
Zusammenzucken					
CLD	2,1 (0,8)	2,3 (0,9)	2,0 (0,9)	1,5 (0,8)	1,5 (0,6)[b]
NonCLD	2,2 (1,0)	2,3 (1,2)	2,1 (1,0)	1,8 (0,9)	1,1 (0,2)
Schluckauf					
CLD	2,6 (2,3)	3,2 (2,3)[a]	1,9 (2,6)	1,5 (2,4)	1,7 (2,7)
NonCLD	2,3 (2,0)	1,5 (2,2)	1,7 (1,8)	2,0 (2,1)	1,3 (1,7)
Seufzen					
CLD	4,5 (2,0)	4,7 (1,9)[c]	3,7 (1,9)	4,0 (1,7)[b]	3,0 (1,6)
NonCLD	3,9 (1,9)	3,0 (1,4)	3,6 (1,7)	2,8 (1,4)	2,3 (2,4)
Spucken oder würgen					
CLD	0,4 (05)	0,4 (0,5)	1,2 (2,1)	0,7 (1,4)	0,7 (0,8)[b]
NonCLD	0,3 (0,3)	0,4 (0,4)	0,4 (0,5)	0,5 (0,6)	0,2 (0,2)
Gähnen					
CLD	0,6 (0,5)	0,4 (0,4)[b]	0.5 (0,3)[a]	0,5 (0,4)[a]	0,8 (0,6)
NonCLD	0,7 (0,6)	0,9 (0,7)	0,8 (0,6)	0,9 (0,7)	0,7 (0,6)
Negativer Gesichtsausdruck					
CLD	5,2 (3,2)	5,2 (3,3)	5,7 (3,6)	6,7 (4,5)	8,7 (5,6)
NonCLD	4,3 (2,6)	6,7 (7,6)	5,2 (2,9)	6,4 (4,1)	9,5 (6,6)
Mundbewegungen					
CLD	22,3 (11,6)	21,0 (9,2)	25,3 (10,3)	22,5 (8,1)	27,2 (7,4)[b]
NonCLD	22,4 (6,9)	22,5 (8,5)	24,3 (7,1)	23,1 (6,4)	19,4 (7,7)
Blickkontakt mit der Pflegeperson					
CLD	0,0 (0,0)	0,0 (0,0)[a]	0,0 (0,1)	0,1 (0,1)	0,0 (0,1)
NonCLD	0,0 (0,0)	0,1 (0,1)	0,0 (0,1)	0,1 (0,1)	0,1 (0,1)
Lächeln					
CLD	0,6 (0,5)	0,2 (0,2)[d]	0,4 (0,5)[b]	0,3 (0,3)[c]	0,3 (0,2)[a]
NonCLD	0,9 (1,0)	0,9 (0,8)	1,0 (0,7)	0,7 (0,5)	0,5 (0,3)

[a] Gruppenunterschiede, $p < -10$
[b] Gruppenunterschiede, $p < .05$
[c] Gruppenunterschiede, $p < .01$
[d] Gruppenunterschiede, $p < .001$

Diskussion

Es wurde deutlich, daß sich zwischen der 32. und 36. Gestationswoche die Schlaf-Wachzustände und Verhaltensweisen von Kindern mit chronischem Lungenschaden kaum von denen von Hochrisikofrühgeburten ohne diese Komplikation unterscheiden. Die Ähnlichkeiten treten trotz dramatischer Unterschiede im Gestationsalter zum Zeitpunkt der Geburt auf, trotz Unterschieden im Geburtsgewicht, im Schweregrad der Krankheit, der Anzahl der Beatmungstage und dem Bedarf an Sauerstoffgaben. Pflegekräfte und Eltern können also davon ausgehen, daß sich Kinder mit chronischem Lungenschaden im allgemeinen wie andere Frühgeborene auf einer Normalstation verhalten.

Unsere Daten geben keine Auskunft darüber, ob diese Ähnlichkeiten auch zu anderen Zeitpunkten des Krankenhausaufenthaltes auftreten. Das Verhalten von Kindern mit chronischem Lungenschaden kann sich im Fall einer schweren Erkrankung oder nach der Entlassung von dem anderer Hochrisikofrühgeburten unterscheiden. Myers u. a. (1992) fanden z. B. heraus, daß das interaktive und motorische Verhalten von Kindern mit chronischem Lungenschaden hinter dem anderer frühgeborener Kinder zurückblieb. Medoff-Cooper (1988), der Frühgeborene über einen größeren Zeitraum hinweg beobachtete als wir in dieser Studie, stellte ebenfalls vereinzelte Unterschiede (5 von 24 Tests) im Streßverhalten fest, mit dem Kinder mit und ohne chronischen Lungenschaden reagierten, wenn sie manipuliert wurden. Einige dieser Unterschiede lassen sich vielleicht dadurch erklären, daß die Kinder zu verschiedenen Zeitpunkten ihres Krankenhausaufenthaltes verglichen wurden. Säuglinge ohne chronischen Lungenschaden sind keine homogene Gruppe. So besserte sich z. B. bei 14 Versuchspersonen aus unserer umfassenderen Studie der Zustand so schnell, daß sie vor der 32. Gestationswoche in ihr Heimatkrankenhaus verlegt werden konnten. Die Verhaltensweisen dieser gesünderen Kinder, ohne chronischen Lungenschaden, unterscheiden sich womöglich von denen der Kinder auf Normalstationen mit und ohne chronischen Lungenschaden. Um die Auswirkungen von chronischem Lungenschaden auf das Verhalten von Frühgeborenen zu den verschiedenen Zeitpunkten des Krankheitsverlaufs zu bestimmen, sind weitere wissenschaftliche Untersuchungen notwendig.

Die von uns festgestellten Verhaltensunterschiede, so gering sie sind, können Auswirkungen auf die Entwicklung von Kindern mit chronischem Lungenschaden und für ihre Beziehungen zu Pflegekräften und Eltern haben. Säuglinge mit chronischem Lungenschaden wiesen etwa doppelt so häufig nervöses Verhalten auf und lächelten halb so oft wie andere Kinder. Sie zeigten auch etwas mehr kleine Bewegungen. Deswegen erscheinen sie Eltern und Pflegekräften vielleicht unreifer und auf Kontakt weniger positiv reagierend als andere Frühgeborene.

Ferner hatten Kinder mit chronischem Lungenschaden im ruhigen Schlaf in zwei der fünf Wochen eine deutlich unregelmäßigere Atmung. Kinder mit chronischem Lungenschaden wiesen zu allen Zeiten mehr unregelmäßige Atmung und weniger sehr regelmäßige Atmung auf als andere Frühgeborene. Diese Unterschiede im ruhigen Schlafaufbau spiegeln vielleicht tiefere Veränderungen des zentralen Nervensystems von Kindern mit chronischem Lungenschaden und sind womöglich Vorboten künftiger Entwicklungsprobleme. Möglicherweise lassen sich diese Befunde auch auf die direkte Auswirkung von chronischem Lungenschaden auf die Atmung zurückführen, ohne spätere Folgen. Da sich beide Gruppen auch bei anderen Variablen der Atmung unterschieden – Kinder mit chronischem Lungenschaden seufzten in jeder Untersuchungswoche öfter, und dieser Unterschied war zwei Wochen lang signifikant –, erscheint die zweite Erklärung wahrscheinlicher.

Eines der überraschenden Ergebnisse dieser Studie war, daß außer dem ruhigen Schlafaufbau keine Verhaltenweisen mit dem neurologischen Status in Zusammenhang standen und es keinen Unterschied im Entwicklungsstand zwischen Kindern mit und ohne chronischen Lungenschaden gab. Dafür gibt es eine Reihe von möglichen Erklärungen. Erstens: der chronische Lungenschaden ist möglicherweise nicht direkt für die erhöhte Morbidität dieser Kinder verantwortlich. Vielleicht verursachen andere medizinische Komplikationen, wie intraventrikuläre Hämorrhagie, die bei Kindern mit chronischem Lungenschaden häufiger vorkommen als bei anderen Frühgeborenen, die Entwicklungsprobleme (Markstad, Fitzhardinge, 1981). Es ist auch möglich, daß Untersuchungen, die bei Kindern mit chronischem Lungenschaden einen niedrigeren Entwicklungsstand feststellten, in ihrer Vergleichsgruppe gesündere Kinder hatten als wir. So ist das anscheinend größere Risiko von Entwicklungsproblemen bei Kindern mit chronischem Lungenschaden vielleicht ein Produkt schlecht vergleichbarer Untersuchungsgruppen. Bei unseren vorläufigen Analysen der ersten 24 Kinder in unserer größeren Studie stellten wir fest, daß 40 Prozent der Kinder im Alter von drei Jahren IQs an der Grenze der Normalität hatten oder darunter lagen und 70 Prozent in zwei oder mehr Entwicklungsbereichen schlecht abschnitten (Holditch-Davis, Miles, Huber, 1991), ein Hinweis darauf, daß unsere ganze Gruppe von Entwicklungsproblemen bedroht ist. Schließlich ist es auch noch möglich, daß das hohe Risiko von Entwicklungsstörungen bei Kindern mit chronischem Lungenschaden voll auf die sehr schlechten Resultate des kleinen Anteils von Kindern mit chronischem Lungenschaden zurückzuführen ist, die auch nach dem normalen Geburtstermin noch künstlich beatmet werden müssen. Diese Kinder waren nicht gesund genug für die Aufnahme in diese Studie.

Pflegekräfte, die mit Kindern mit chronischem Lungenschaden arbeiten, müssen sich der Wichtigkeit individualisierter Pflege, die sich am Verhalten des Kindes ausrichtet, bewußt sein. Generalisierungen über Verhalten und Ergebnisse mögen auf den individuellen Fall nicht zutreffen. Untersuchungen haben gezeigt, daß individualisierte Pflegemaßnahmen, die sich am Verhalten des bestimmten Kindes orientieren, die Dauer der künstlichen Beatmung und damit die Schwere des chronischen Lungenschadens günstig beeinflussen können (Als u. a., 1986; Becker, Grunwald, Moorman, Stuhr, 1991). Unsere Untersuchungsergebnisse weisen ferner darauf hin, daß sich das Verhalten der meisten Kinder mit chronischem Lungenschaden nicht vom Verhalten anderer Hochrisikofrühgeborener unterscheidet. Die Studie widerlegt also die verbreitete Meinung über Kinder mit chronischem Lungenschaden, sie wären irritabler und würden auf die Pflege negativer reagieren als andere Frühgeborene.

Die Gefahr dieser Art von Generalisierungen liegt darin, daß sie eine sich selbst erfüllenden Prophezeihung werden können. In Erwartung von negativem Verhalten geben Pflegekräfte und Eltern diesen Kindern während ihres Krankenhausaufenthaltes vielleicht eine andere Art von Zuwendung. Als Ergebnis haben diese Kinder vielleicht weniger Gelegenheit, ihre Fähigkeiten zu entwickeln, haben nach der Entlassung geringere kommunikative Fähigkeiten und weisen gar Entwicklungsprobleme auf, weil es ihnen zu Hause an Stimulation mangelt. Jarvis und seine Mitarbeiter (Jarvis, Myers, Creasex, 1989) beschreiben in einer Studie ein Beispiel für die möglichen Konsequenzen dieser Art von Stereotypen. Sie stellten fest, daß vier und acht Monate nach dem normalen Geburtstermin Mütter von Kindern mit chronischem Lungenschaden weniger sensibel auf kindliche Signale reagierten, auf das Weinen des Kindes weniger eingingen und das kommunikativ-emotionale Wachstum in Lernsituationen weniger förderten als Mütter mit Hochrisikofrühgeborenen ohne diese Komplikation – obwohl das Verhalten der Kinder beider Gruppen gleich war.

Wichtig ist, daß klinisches Fachpersonal den Eltern zeigt, wie kindliches Verhalten zu interpretieren ist. Anstatt die Irritierbarkeit von Kindern mit chronischem Lungenschaden als typisch zu bezeichnen, können Pflegekräfte den Eltern helfen, die wirklichen Ursachen zu finden. Bei Frühgeborenen sind Hypoxie, Sepsis, Schmerz und Überstimulation mögliche Gründe. Ganz allgemein wird es notwendig sein, kindliche Reaktionen auf Veränderungen zu beobachten, um die möglichen Gründe besser unterscheiden zu können. Kinder einen Monat nach dem normalen Geburtstermin werden irritierbar, weil sie Aufmerksamkeit bekommen wollen. Diese Kinder sind zufrieden, solange sie gehalten oder getragen werden, weinen aber, sobald sie abgelegt werden. Dieses Verhalten mag für Pflegekräfte einer lebhaften Intensivstation zwar schwierig sein, es ist aber eigentlich ein Zeichen, daß sich das Kind gut entwickelt, und eine Gelegenheit, die Eltern mehr in die Pflege des Kindes einzubeziehen. Wenn Pflegekräfte das Verhalten von Kindern mit chronischem Lungenschaden begreifen und ihre Pflege nach diesen Verhaltensweisen ausrichten, können sie die Bedürfnisse der Kinder und ihrer Familien besser befriedigen.

Anmerkung

Pflegesituationen, Schlaf-Wach-Zustände, REM-Variablen und Variablen der Atmungsregelmäßigkeit ergaben jeweils 100 Prozent. Deswegen wurden Gruppenunterschiede bei diesen Variablen mit regelmäßigen Analysen der Zwei-Faktoren-Messungen (Gruppe pro Muster) der Abweichungen in jeder der vier Variablengruppen festgestellt. Diese Analysen hatten einen einmaligen Faktor – die Gruppe (Kinder mit chronischem Lungenschaden vs. ohne chronischen Lungenschaden) – und einen wiederkehrenden Faktor – das Muster (die verschiedenen Variablen jeder Gruppe). So gab es sechs Musterebenen bei der Analyse der Pflegesituationen, acht Ebenen bei der Analyse des Schlaf-Wach-Zustands, vier Ebenen bei den REM-Analysen und vier Ebenen bei der Analyse der Atemregelmäßigkeit. Da diese Variablengruppen 100 Prozent ergeben, sollte der F-Wert des Musters in jeder Analyse 0 ergeben. Deswegen war die Interaktion von Gruppe und Muster der Hinweis, ob ein signifikanter Unterschied zwischen den beiden Gruppen vorlag.

Dank

Wir danken Debra B. Miller, Diane C. Hudson, Paul Bernthal, Charlene Garrett und John Carlson für ihre technische Hilfe.

Quellen

Als, H., Lawhon, G., Brown, E., Gibes, R., Duffy, F. H., McAnulty, G., & Blickman, J. G. (1986). Individualized behavioral and environmental care for the very low birth weight preterm infant at high risk for bronchopulmonary dysplasia: Neonatal intensive care unit and developmental outcome. *Pediatrics, 78,* 1123–1132.

Als, H., Lester, B. M., Tronick, E. C., & Brazelton, T. B. (1982). Manual for the assessment of preterm infants' behavior (APIB). In H. E. Fitzgerald, B. M. Lester, & M. W. Yogman (Eds.), *Theory and research in behavioral pediatrics* (Vol. 1, pp. 65–132). New York: Plenum.

Anders, T. F., Keener, M. A., & Kraemer, H. (1985). Sleep-wake organization, neonatal assessment and development in premature infants during the first year of life. II. *Sleep, 8,* 193–206.

Andreasson, B., Lindroth, M., Mortensson, W., Svenningsen, N. W., & Jonson, B. (1989). Lung function eight years after neonatal ventilation. *Archives of Disease in Childhood, 64,* 108–113.

Aranda, J. V., & Turmen, T. (1979). Methylxanthines in apnea of prematurity. *Clinics in Perinatology, 6,* 87–107.

Bader, D., Ramos, A. D., Lew, C. D., Platzker, A. C. G., Stabile, M. W., & Keens, T. G. (1987). Childhood sequelae of infant lung disease: Exercise and pulmonary function abnormalities after bronchopulmonary dysplasia. *The Journal of Pediatrics, 110,* 693–699.

Ballard, J. L., Novak, K. K., & Driver, M. (1979). A simplified score for assessment of fetal maturation of newly born infants. *The Journal of Pediatrics, 95,* 769–774.

Becker, P. T., Grunwald, P. C., Moorman, J., & Stuhr, S. (1991). Outcomes of developmentally supportive nursing care for very low birth weight infants. *Nursing Research, 40,* 150–155.

Becker, P. T., & Thoman, E. B. (1981). Rapid eye movement storms in infants: Rate of occurrence at 6 months predicts mental development at one year. *Science, 212,* 1415–1416.

Becker, P. T., & Thoman, E. B. (1982). Intense rapid eye movements during active sleep in infants: An index of neurobehavioral instability. *Developmental Psychobiology, 15,* 203–210.

Booth, C. L., Morin, V. N., Waite, S. P., & Thoman, E. B. (1983). Periodic and nonperiodic sleep apnea in premature and fullterm infants. *Developmental Medicine and Child Neurology, 25,* 283–296.

Bozynski, M. E. A., Albert, J. M., Vasan, U., Nelson, M. N., Zak, L. K., & Naughton, P. M. (1990). Bronchopulmonary dysplasia and postnatal growth in extremely premature black infants. *Early Human Development, 21,* 83–92.

Bozynski, M. E. A., Nelson, M. N., Matalon, T. A. S., O'Donnell, K. J., Naughton, P. M., Vasan, U., Meier, W. A., & Ploughman, L. (1987). Prolonged mechanical ventilation and intracranial hemorrhage: Impact on developmental progress through 18 months in infants weighing 1,200 grams or less at birth. *Pediatrics, 79,* 670–676.

Cohen S. E., Parmelee, A. H., Beckwith, L., & Sigman, M. (1986). Cognitive development in preterm infants: Birth to 8 years. *Journal of Developmental and Behavioral Pediatrics, 7,* 102–110.

Colombo, J., & Horowitz, F. D. (1987). Behavioral state as a lead variable in neonatal research. *Merrill-Palmer Quarterly, 33,* 423–437.

Davidson, S., Schrayer, A., Wielunsky, E., Krikler, R., Lilos, P., & Reisner, S. H. (1990). Energy intake, growth, and development in ventilated very-lowbirth-weight infants with and without bronchopulmonary dysplasia. *American Journal of Diseases of Children, 144,* 553–559.

Davis, D. H., & Thoman, E. B. (1987). Behavioral states of premature infants: Implications for neural and behavioral development. *Developmental Psychobiology, 20,* 25–38.

Davis, D. H., & Thoman, E. B. (1988). The early social environment of premature and fullterm infants. *Early Human Development, 17,* 221–232.

Dubowitz, L. M. S., Dubowitz, V., & Goldberg, C. (1970). Clinical assessment of gestational age in the newborn infant. *The Journal of Pediatrics, 77,* 1–10.

Goldson, E. (1984). Severe bronchopulmonary dysplasia in the very low birth weight infant: Its relationship to developmental outcome. *Journal of Developmental and Behavioral Pediatrics, 5,* 165–168.

Gorski, P. A., Hole, W. T., Leonard, C. H., & Martin, J. A. (1983). Direct computer recording of premature infants and nursery care: Distress following two interventions. *Pediatrics, 72,* 198–202.

Greenspan, J. S., Abbasi, 5., & Bhutani, V. K. (1988). Sequential changes in pulmonary mechanics in the very low birth weight ($\leq$1000 grams) infant. *The Journal of Pediatrics, 113,* 732–737.

Grogaard, J. B., Lindstrom, D. P., Parker, R. A., Culley, B., & Stahlman, M. T. (1990). Increased survival rate in very low birth weight infants (1500 grams or less): No association with increased incidence of handicaps. *The Journal of Pediatrics, 117,* 139–146.

Hoffman, E. L., & Bennett, F. C. (1990). Birthweight less than 800 grams: Changing outcomes and influences of gender and gestation number. *Pediatrics, 86,* 27–34.

Holditch-Davis, D. (1990a, April). *Development of activity and behaviors in preterm infants: Relation to sleep wake states.* Poster presented at the biennial International Conference on Infant Studies, Montreal. (Abstract published in *Infant Behavior and Development, 13* [Special ICIS Edition], 421.)

Holditch-Davis, D. (1990b). The development of sleeping and waking states in high-risk preterm infants. *Infant Behavior and Development, 13,* 513–531.

Holditch-Davis, D. (1990c). The effect of hospital caregiving on preterm infants' sleeping and waking states. In S. G. Funk, E. M. Tornquist, M. T. Champagne, L. A. Copp, & R. A. Wiese (Eds.), *Key Aspects of Recovery: Improving Nutrition, Rest, and Mobility* (pp. 110-122). New York: Springer Publishing Co.

Holditch-Davis, D., Miles, M. S., & Huber, C. (1991, April). Parenting experiences of mothers of 3-year-old prematurely born children: Impact on utilization of intervention services. Presented as part of a symposium, *The Changing Face of Neonatology-Impact on Parents,* J. Oehler, chair. Biennial Conference of the Society for Research in Child Development, Seattle. (Abstract published in *SRCD Abstracts, 9,* 102.)

Horbar, J. D., McAuliffe, T. L., Adler, S. M., Albersheim, S., Cassady, G., Edwards, W., Jones, R., Kattwinkel, J., Kraybill, E. N., Krishnan, V., Raschko, P., & Wilkinson, A. R. (1988). Variability in 28-day outcomes for very low birth weight infants: An analysis of 11 neonatal intensive care units. *Pediatrics, 82,* 554–559.

Jarvis, P. A., Myers, B. L., & Creasey, G. L. (1989). The effects of infant illness on mothers' interactions with prematures at 4 and 8 months. *Infant Behavior and Development, 12,* 25–35.

Johnson, M. W., & Remmers, J. E. (1984) Accessory muscle activity during sleep in chronic obstructive pulmonary disease. *Journal of Applied Physiology: Respiratory, Environmental, and Exercise Physiology, 57,* 1011–1017.

Korner, A. F. (1972). State as variable, obstacle, and as mediator of stimulation in infant research. *Merrill-Palmer Quarterly, 18,* 77–94.

Korner, A. F., Brown, B. W., Jr., Reade, R. P., Stevenson, D. K., Fernback, S. A., & Thom, V. A. (1988). State behavior of preterm infants as a function of development, individual, and sex differences. *Infant Behavior and Development, 11,* 111–124.

Kraybill, E. N., Bose, C. L., & D'Ercole, A. J. (1987). Chronic lung disease in infants with very low birth weight. *American Journal of Diseases of Children, 141,* 784–788.

Kurzner, S. I., Garg, M., Bautisa, D. B., Bader, D., Merritt, R. J., Warburton, D., & Keens, T. G. (1988). Growth failure in infants with bronchopulmonary dysplasia: Nutrition and elevated resting metabolic expenditure. *Pediatrics, 81,* 379–384.

Landry, S. H., Chapieski, L., Fletcher, J. M., & Denson, S. (1988). Three year outcomes for low birth weight infants: Differential effects of early medical complications. *Journal of Pediatric Psychology, 13,* 317–327.

Lombroso, C. T., & Matsumiya, Y. (1985). Stability in waking-sleep states in neonates as a predictor of long-term neurologic outcome. *Pediatrics, 76,* 52–63.

Luchi, J. M., Bennett, F. C., & Jackson, J. C. (1991). Predictors of neurodevelopmental outcome following bronchopulmonary dysplasia. *American Journal of Diseases in Children, 145,* 813–817.

Markestad, T., & Fitzhardinge, P. M. (1981). Growth and development in children recovering from bronchopulmonary dysplasia. *The Journal of Pediatrics, 98,* 597–602.

Medoff-Cooper, B. (1988). The effects of handling on preterm infants with bronchopulmonary dysplasia. *Image: Journal of Nursing Scholarship, 20,* 132–134.

Meisels, S. J., Plunkett, J. W., Pasick, P. L., Stiefel, G. S., & Roloff, D. W. (1987). Effects of severity and chronicity of respiratory illness on cognitive development of preterm infants. *Journal of Pediatric Psychology, 12,* 117–132.

Meisels, S. J., Plunkett, J. W., Roloff, D. W., Pasick, P. L., & Stiefel, G. S. (1986). Growth and development of preterm infants with respiratory distress syndrome and bronchopulmonary dysplasia. *Pediatrics, 77,* 345–352.

Minde, K., Whitelaw, A., Brown, J., & Fitzhardinge, P. (1983). Effect of neonatal complications in premature infants on early parent-infant interactions. *Developmental Medicine and Child Neurology, 25,* 763–777.

Myers, B. J., Jarvis, P. A., Creasey, G. L., Kerkering, K. W., Markowitz, P. I., & Best, A. M., III. (1992). Prematurity and respiratory illness: Brazelton Scale (NBAS) performance of preterm infants with bronchopulmonary displasia (BPD), respiratory distress syndrome (RDS), or no respiratory illness. *Infant Behavior and Development, 15,* 27–42.

Northway, W. H. (1979). Observations on bronchopulmonary dysplasia. *Journal of Pediatrics, 95,* 815–818.

Roffwarg, H. P., Muzio, J. N., & Dement, W. C. (1966). Ontogenetic development of the human sleep-dream cycle. *Science, 152,* 604–619.

Sauve, R. S., & Singhal, N. (1985). Long-term morbidity of infants with bronchopulmonary dysplasia. *Pediatrics, 76,* 725–733.

Shennen, A. T., Dunn, M. S., Ohlsson, A., Lennox, K., & Hoskins, E. M. (1988). Abnormal pulmonary outcomes in premature infants: Prediction from oxygen requirement in the neonatal period. *Pediatrics, 82,* 527–532.

Skidmore, M. D., Rivers, A., & Hack, M. (1990). Increased risk of cerebral palsy among very low-birthweight infants with chronic lung disease. *Developmental Medicine and Child Neurology, 32,* 325–332.

Thoman, E. B. (1975). Early development of sleeping behaviors in infants. In N. R. Ellis (Ed.), *Aberrant development in infancy: Human and animal studies* (pp. 122–138). New York: John Wiley & Sons.

Thoman, E. B. (1990). Sleeping and waking states in infancy: A functional perspective. *Neuroscience and Biobehavioral Reviews, 14,* 93–107.

Thoman, E. B., Acebo, C., Dreyer, C. A., Becker, P. T., & Freese, M. P. (1979). Individuality in the interactive process. In E. B. Thoman (Ed.), *Origins of the infant's social responsiveness* (pp. 305–338). Hillsdale, New Jersey: Lawrence Erlbaum.

Thoman, E. B., Denenberg, V. H., Sieval, J., Zeidner, L., & Becker, P. (1981). State organization in neonates: Developmental inconsistency indicates risk for developmental dysfunction. *Neuropediatrics, 12,* 45–54.

Tynan, W. D. (1986). Behavioral stability predicts morbidity and mortality in infants from a neonatal intensive care unit. *Infant Behavior and Development, 9,* 71–79.

Vohr, B. R., Bell, E. F., & Oh, W. (1982). Infants with bronchopulmonary dysplasia: Growth pattern and neurologic and developmental outcome. *American Journal of Diseases of Children, 136,* 443–447.

Vohr, B. R., Garcia Coll, C., Lobato, D., Yunis, K. A., O'Dea, C., & Oh, W. (1991). Neurodevelopmental and medical status of low-birthweight survivors of bronchopulmonary dysplasia at 10 to 12 years of age. *Developmental Medicine and Child Neurology, 33,* 690–697.

24. Die Kosten von niedrigem Geburtsgewicht

Susan Gennaro, Dorothy Brooten, Audrey Klein, Marilyn Stringer, Ruth York, Linda Brown

Niedriges Geburtsgewicht ($\leq$ 2500 g) ist weltweit ein entscheidender Faktor bei der Kindersterblichkeit. Je niedriger das Geburtsgewicht, desto geringer die Überlebenschance des Kindes. Überlebende leiden häufiger unter Behinderungen, ihr allgemeiner Gesundheitszustand im ersten Lebensjahr ist schlechter, ihre Lebenserwartung geringer; die finanziellen und menschlichen Kosten ihrer Pflege sind schwindelerregend hoch. Die hohen Pflegekosten von Kindern mit niedrigem Geburtsgewicht sind für Entscheidungsträger der Politik von Interesse, aber auch für Einrichtungen des Gesundheitswesens, Versicherungsträger und die Familien. Die Kosten umfassen die Krankenhaussätze mit allen medizinischen und nichtmedizinischen Kosten.

Im Jahr 1984 lagen die durchschnittlichen Krankenhauskosten für Kinder mit niedrigem Geburtsgewicht bei der ersten Hospitalisierung zwischen 39420 und 111670 Dollar (Office of Technology Assessment 1987). 1986 betrugen die Gesamtkosten für die Pflege eines ausgetragenen, gesunden Neugeborenen 5236 Dollar (Institut of Medicine, 1990). Eine 1992 in Florida durchgeführte Studie nennt den durchschnittlichen Betrag von 5111 Dollar pro Krankenhaustag für ein Kind mit niedrigem Geburtsgewicht (Imershein, Turner, Wells, Pearman, 1992). Bei Kindern mit extrem niedrigem Geburtsgewicht ($\leq$ 1500 g) ist in 25 bis 50 Prozent der Fälle mit wiederholten Krankenhausaufenthalten zu rechnen, im Vergleich zu 8 Prozent bei Kindern mit normalem Geburtsgewicht (McCormick, 1985; Chalmers, 1986; Termini, Brooten, Brown, Gennaro, York, 1990). Die Liegezeiten bei den folgenden Krankenhausaufenthalten sind bei Kindern mit niedrigem und extrem niedrigem Geburtsgewicht länger als bei normalgewichtigen Kindern ($>$ 2500 g) (McCormick u. a., 1980). Die durchschnittliche Zahl der Arztbesuche im ersten Lebensjahr beträgt bei Kindern mit extrem niedrigem Geburtsgewicht 14 bis 16, bei normalgewichtigen Kindern 10 (McCormick, 1985). Hinzu kommt, daß viele Neugeborene, wenn sie nach Hause entlassen werden, noch von Apparaten abhängig sind, wie Atemmonitor, Beatmungsgeräten usw., mit den entsprechenden Kosten. Die geschätzten ambulanten Pflegekosten lagen bei 31 Dollar monatlich für Kinder ohne Behinderungen, bei 86 Dollar monatlich für Kinder mit leichten Behinderungen und bei 109 Dollar monatlich für Kinder mit mittleren bis schweren Behinderungen (Shankaran, Cohen, Linver, Zonia, 1988). Einige dieser ambulanten Kosten werden von Kostenträgern übernommen, viele jedoch nicht. McCormick und Kollegen (McCormick, Stemmler, Bernbaum, Farran, 1986) berichten von höheren Eigenbeteiligungen bei den Krankenhauskosten für die ambulante Pflege und die Ausstattung mit medizinischen Geräten, bei Kindern mit extrem niedrigem Geburtsgewicht als bei ausgetragenen normalgewichtigen Neugeborenen.

Es gibt zwar viele Untersuchungen über die Krankenhauskosten und die damit verbundenen medizinischen Kosten, aber nur wenige Daten über die nichtmedizinischen Kosten in Zusammenhang mit niedrigem Geburtsgewicht: die Kosten von Besuchsfahrten zum Kind während der langen Krankenhausliegezeiten, die gesamten Transportkosten, Parkgebühren, Versorgung von Geschwisterkindern, Spesen für Verpflegung und Verdienstausfall der Familie. Die Höhe der durchschnittlich wöchentlich aus eigener Tasche bezahlten Kosten von Familien mit krebskranken Kindern wird mit 39,70 Dollar angegeben. Diese Zahl enthält keinen Verdienstausfall, obwohl etwa die Hälfte der Familien einen Verdienstausfall erfährt. Wenn der Verdienstausfall berücksichtigt wird, beträgt die wöchentliche Eigenbeteiligung 88,20 Dollar. In mehr als der Hälfte der Familien summierten sich Eigenbeteiligung und Verdienstausfall auf mehr als 25 Prozent des jährlichen Familieneinkommens (Lansky u. a., 1979).

Es ist belegt, daß Operations-, Transport- und Babysitterkosten, die bei Familien mit Kindern mit extrem niedrigem Geburtsgewicht anfallen, eine beträchtliche finanzielle Bürde darstellen (McCormick, Bernbaum, Eisenberg, Kustra, Finnegan, 1991). Ein weiterer, nichtmedizinischer Kostenfaktor von Kindern mit niedrigem Geburtsgewicht ist dessen Auswirkung auf das Funktionieren der Familie. Die Studien über Kinder mit chronischen oder akuten schweren Erkrankungen lassen den Schluß zu, daß diese das Familiensystem empfindlich stören können. Es treten verstärkt Eheprobleme auf, die sozialen Kontakte nehmen ab, die Freizeit reduziert sich, es gibt Probleme mit den anderen Kindern in der Familie, und die Mütter sind überlastet (Institute of Medicine, 1985).

Die vorliegende Längsschnittstudie untersuchte die Kosten, die der Familie eines Kindes mit extrem niedrigem Geburtsgewicht (≤ 1500 g) in den ersten sechs Monaten nach der Krankenhausentlassung entstehen. Es wurden die aus eigener Tasche bezahlten, spezifischen Kosten ermittelt, und zwar sowohl die Kosten, die direkt durch ein Kind mit extrem niedrigem Geburtsgewicht entstehen, als auch Veränderungen im Familiensystem (ein indirekter Kostenfaktor) und Veränderungen im ökonomischen Status der Familie (Monatseinkommen, Angestelltenstatus und Sozialhilfestatus). Es wurden die Kosten von Familien unterschiedlicher Einkommensstufen verglichen.

Methode

Stichprobe

Die Daten für diese Studie lieferte eine Zufallsstichprobe von 44 Müttern von Kindern mit extrem niedrigem Geburtsgewicht, die in einem Universitätskrankenhaus im Nordosten der Vereinigten Staaten zwischen August 1988 und März 1990 geboren wurden. Für die Studie kamen Mütter in Frage, deren Kinder bei der Geburt 1500 g oder weniger wogen und keine Anomalien aufwiesen.

Das Durchschnittsalter der Mütter lag bei 26 Jahren ($SD = 7$). Die meisten waren Afroamerikanerinnen (75%), unverheiratet (73%) und Multipara (75%), die vaginal entbunden hatten (53%). Davon hatten 37 Prozent einen High-School-Abschluß, 31 Prozent eine geringere und 32 Prozent eine höhere Schulbildung. Das durchschnittliche Geburtsgewicht der Kinder betrug 1061 g ($SD = 2,8$), die durchschnittliche Gestationszeit zum Zeitpunkt der Geburt 28 Wochen ($SD = 21,2$). Die Kinder lagen durchschnittlich 57 Tage ($SD = 21,2$) im Krankenhaus; 41 Prozent der Kinder wurden mit einem Atemmonitor nach Hause entlassen.

Die Hälfte der Mütter war in der staatlichen Krankenversicherung (Medicaid) versichert; 38 Prozent waren privat und 12 Prozent überhaupt nicht versichert. Das Jahreseinkommen wurde wie folgt angegeben: ≤ 5000 Dollar, 31 Prozent; 5001 bis 7000 Dollar, 22 Prozent; 7001 bis 24 000 Dollar, 26 Prozent; über 24 000 Dollar, 21 Prozent. In landesweiten Untersuchungen an verschiedenen Einrichtungen wurde ein erhöhtes Vorkommen von Frühgeburten bei Bevölkerungsgruppen mit niedrigem Einkommen festgestellt (Lieberman, Ryan, Monson, Schoenbaum, 1987; McCormick u.a., 1980). Die Untersuchungsgruppe unserer Studie entsprach dieser staatlichen Statistik.

Vorgehensweise

Die Mütter wurden nach dem ökonomischen Status der Familie befragt (Einkommen und eigene Ausgaben), nach Veränderungen des Beschäftigungsverhältnisses und nach dem Funktionieren der Familie zum Zeitpunkt der Entlassung des Kindes und dann nach einem, drei und sechs Monaten. Die Daten wurden bei der Entlassung des Kindes im persönlichen Gespräch gesammelt, später dann telefonisch. Alle Mütter hatten entweder ein eigenes Telefon oder leichten Zugang zum Telefon in der Nachbarschaft oder bei Verwandten.

Ökonomischer Status der Familie. Die aus eigener Tasche bezahlten, durch die Pflege eines Kindes mit extrem niedrigem Geburtsgewicht verursachten Kosten in den ersten sechs Monaten nach der Krankenhausentlassung wurden mit Hilfe eines Ausgabenbuchs erfaßt. Als privat getragene Kosten wurden all jene Kosten bezeichnet, die bei der Geburt eines reifen, gesunden Kindes nicht angefallen wären: Medikamente, Spezialgeräte oder Hilfsmittel für die häusliche Pflege (z. B. Atemmonitor), Fahrten zu Spezialkliniken oder Spezialisten und nicht erstattungsfähige Kosten der Rehospitalisierung des Kindes, der medizinischen oder pflegerischen Versorgung (nicht erstattete Kosten für Spezialisten, private Pflege, Gesundheitsberater usw.). Die Angaben wurden durch Gespräche mit den Müttern abgesichert, sie selbst führten Protokolle.

Ferner wurden Daten über Veränderungen der elterlichen Beschäftigungsverhältnisse und Einkommenslage der Familie in den ersten sechs Monaten nach Entlassung des Kindes gesammelt. Dazu setzten wir ein standardisiertes Formular ein, auf dem Berufsbezeichnungen genannt waren, die wöchentlichen Arbeitsstunden und das monatliche Einkommen. Als Monatseinkommen wurden alle Einkommen bezeichnet, die von Personen im gleichen Haushalt erwirtschaftet wurden, die durch Geburt, Heirat oder Adoption miteinander verwandt waren. Das monatliche Einkommen wurde in dieser Gruppe wohl zu niedrig angesetzt, weil Mütter, die sagten, sie könnten keine Information über das Einkommen eines anderen Familienmitglieds (etwa über das Einkommen der Schwester oder Mutter) machen, nicht weiter befragt wurden. Diese Familienmitglieder waren jedoch, wenn sie im gleichen Haushalt lebten, oft eine ökonomische Hilfe, indem sie einen Mietanteil oder Kostgeld bezahlten. Bei der Entlassung wurden die Angaben über Beschäftigungsverhältnis und Einkommen, wenn möglich, anhand der Krankengeschichte validiert; nach der Entlassung wurde das angegebene Einkommen mit den Standarddaten verglichen (wie im Falle von Sozialhilfe), um sicherzugehen, daß das angegebene Einkommen mit den allgemeinen Richtlinien übereinstimmte (55 Pennsylvania Code, 1986).

Skala der familiären Auswirkung. Die Skala der familiären Auswirkungen wurde Müttern in einem Interview bei der Entlassung und ein, drei und sechs Monate nach der Entlassung vorgelegt. Dieses Instrument liefert einen Gesamtüberblick der Auswirkungen eines frühgeborenen Kindes auf verschiedene Komponenten des Familienlebens: die finanzielle Situation, soziale Kontakte innerhalb und außerhalb der Familie, subjektiver Schmerz der Eltern und das Gefühl, die Situation zu meistern, das sich gegebenenfalls aus der

Bewältigung der Belastungssituation ergibt (Stein, Riessman, 1980). Die Skala der familiären Auswirkungen wurde zwar ursprünglich zur Anwendung bei Familien mit kranken Kindern geschaffen, ist aber bereits bei Familien mit Frühgeborenen eingesetzt worden (McCormick u. a., 1986). Um die Verläßlichkeit der Skala zu erhöhen, wurden einzelne Themen der Literatur, Gesprächen mit Müttern und Interviews mit Pflegepersonen von kranken Kindern entnommen.

Die auf der Skala der familiären Auswirkung erzielten Punktzahlen reichen von 24 bis 96, wobei ein höherer Wert eine größere familiäre Auswirkung bedeutet. In der vorliegenden Studie wurde die innere Stimmigkeit zum Zeitpunkt der Entlassung und einen, drei und sechs Monate nach der Entlassung mit Hilfe des Cronbach-Tests ermittelt. Der Reliabilitätskoeffizient der gesamten Skala betrug .69 bei der Entlassung des Kindes, .75 einen Monat danach, .76 drei Monate danach und .78 sechs Monate nach der Entlassung.

Ergebnisse

Bei den Familien dieser Studie betraf die Kostenlast eines Kindes mit extrem niedrigem Geburtsgewicht die privat getragenen Kosten und Veränderungen des Beschäftigungsverhältnisses; es gab jedoch keine signifikanten Veränderungen des Monatseinkommens oder der Familiensituation im sechsmonatigen Untersuchungszeitraum.

Privat getragene Kosten

Alle Familien berichteten über Kosten in Zusammenhang mit der Pflege eines Kindes mit extrem niedrigem Geburtsgewicht, die aus eigener Tasche bezahlt wurden. Die größten Ausgaben entstanden durch Besuchsfahrten ins Krankenhaus und durch krankheitsbedingte Ausgaben zwischen dem dritten und sechsten Monat nach der Entlassung, die durch keine Versicherung abgedeckt wurden. Das betrifft Arztrechnungen und die Kosten für Hilfsmittel, wie Milchpumpen und Atemmonitoren. Der durchschnittlich pro Kostenkategorie ausgegebene Betrag jeder Familie ist in **Tabelle 24.1** dargestellt.

Die Untersuchung der Kostendifferenzen der vier Einkommensgruppen ergab signifikante Unterschiede zwischen den Gruppen [F (3,27) = 3.96, p = .02] (s. Tab. 24.2). Familien der höchsten Einkommensgruppe hatten in jedem Zeitabschitt deutlich höhere privat getragene Ausgaben. Bei dem von den Familien ausgegebenen Betrag gab es keinen Unterschied von einem Zeitabschnitt zum anderen [F (3,27) = 2.7, p = .07] und keine Beziehung zwischen Einkommensgruppe und Zeitabschnitt [F (9,81) = 1.3, p = .24].

Tabelle 24.1: Kategorien der privat getragene Kosten in Dollar

Kategorie	Entlassung M^a	SD^b	Monat 1 M^a	SD^b	Monat 3 M^a	SD^b	Monat 6 M^a	SD^b
Fahrtkosten	188,48	471	13,78	19	11,48	18	9,19	20
Medikamente	1,00	2	6,23	19	2,45	8	2,40	8
Nahrungsmittel	23,43	85	21	1	1,00	3	1,90	7
Gesundheit	0,00	0	14,42	69	11,45	30	53,87	156
Hilfsmittel	0,00	0	11,63	45	5,35	28	35,16	109
Babysitter	6,89	31	18,00	56	0,00	0	0,00	0

M^a = Mittel
SD^b = Standardabweichung

Der prozentuale Anteil aus eigener Tasche bezahlter Kosten wurde auf der Basis des durchschnittlichen Jahreseinkommens berechnet. Ein beträchtlicher Prozentsatz der ökonomischen Ressourcen wurde auf die Pflege des Kindes mit extrem niedrigem Geburtsgewicht verwandt – Ressourcen die nicht hätten eingesetzt werden müssen, wenn das Kind gesund und zum normalen Zeitpunkt geboren worden wäre. Familien der untersten Einkommensgruppe gaben 2 Prozent ihres Jahreseinkommens, Familien anderer Einkommensgruppen 1 Prozent ihres Jahreseinkommens für privat zu tragende Kosten in Zusammenhang mit der Fürsorge und Pflege ihres extrem untergewichtig geborenen Kindes aus.

Beschäftigungsverhältnisse der Familie

Als Veränderung des Beschäftigungsverhältnisses wurden nur unerwartete Veränderungen betrachtet, die in direktem Zusammenhang mit der Geburt eines extrem untergewichtigen Kindes standen. Zum Zeitpunkt der Klinikentlassung des Kindes waren 35 Prozent der Mütter in einem Arbeitsverhältnis, doch davon 15 Prozent mit reduzierter Stundenzahl. Sechs Monate nach der Entlassung des Kindes aus dem Krankenhaus waren nur noch 30 Prozent der Mütter in einem Beschäftigungsverhältnis, und 7 Prozent dieser Mütter hatten die Zahl der Beschäftigungsstunden reduziert. Mütter, die zum Zeitpunkt der Klinikentlassung des Kindes erwerbstätig waren, sechs Monate später nicht mehr, hatten nicht geplant, ihre Erwerbstätigkeit aufzugeben, sondern wurden durch die Pflegebedürfnisse des extrem untergewichtig geborenen Kindes dazu gezwungen. Von den Vätern, die im gleichen Haushalt wie die Mütter

Tabelle 24.2: Privat getragene Kosten in Dollar nach Einkommensgruppen ($n = 44$)

	Nach der Entlassung							
	Entlassung		Monat 1		Monat 3		Monat 6	
	M^a	SD^b	M^a	SD^b	M^a	SD^b	M^a	SD^b
Gesamtzahl	221,38	517	64,61	135	40,63	76	117,81	247
Gruppe 1: ≤ 5 000 Dollar ($n = 15$)	114,81	116	25,50	23	17,60	25	24,66	11
Gruppe 2: 5001 bis 7000 Dollar ($n = 10$)	83,33	115	4,00	4	16,57	11	13,25	18
Gruppe 3: 7001 bis 24 000 Dollar ($n = 10$)	113,55	97	37,00	457	59,62	100	66,00	95
Gruppe 4: > 24 000 Dollar ($n = 9$)	617,44	1018	185,77	230	81,71	119	407,33	416

[a] M = Mittel
[b] SD = Standardabweichung

lebten, waren zum Zeitpunkt der Klinikentlassung des Kindes 38 Prozent in einem Beschäftigungsverhältnis, sechs Monate danach nur noch 34 Prozent. Zwei Väter gaben an, ihren Arbeitsplatz verloren zu haben, weil sie wegen des untergewichtigen frühgeborenen Kindes kürzer arbeiten mußten. Gleichzeitig gaben drei Väter und fünf Mütter an, die Zahl ihrer Beschäftigungsstunden erhöht zu haben.

Monatliches Einkommen

Das monatliche Einkommen der meisten Familien (58 Prozent) blieb im Untersuchungszeitraum unverändert. Das durchschnittliche monatliche Familieneinkommen zum Zeitpunkt der Entlassung wurde mit 1352 Dollar (*SD* = 1581 Dollar) angegeben; der Median des Familieneinkommens betrug 716 Dollar. Sechs Monate später betrug das durchschnittliche monatliche Familieneinkommen 1550 Dollar (eine Steigerung von 198 Dollar, *SD* = 1763 Dollar), der Median nach sechs Monaten lag bei 847 Dollar, eine Steigerung von 131 Dollar.

Weil ökonomische Veränderungen auf Familien mit unterschiedlichen finanziellen Ressourcen unterschiedliche Auswirkungen haben können, wurden die Veränderungen des monatlichen Einkommens innerhalb der vier Einkommensgruppen getrennt untersucht. Alle Familien hatten sechs Monate nach Klinikentlassung des Kindes ein höheres Durchschnittseinkommen als zum Zeitpunkt der Entlassung, mit Ausnahme der Familien mit Einkommen zwischen 5001 und 7000 Dollar, deren Einkommen um 139 Dollar abfiel. 27 Mütter gaben an, zum Zeitpunkt der Klinikentlassung des Kindes Sozialhilfe zu beziehen; sechs Monate später waren es vier Mütter mehr. Bei der Mehrzahl der Familien in jeder Gruppe gab es keine Veränderungen des monatlichen Einkommens, jedoch vermehrte Ausgaben aus eigener Tasche.

Familiensituation

Stein und Jessop (1984) studierten Kinder mit einer Reihe chronischer Krankheiten und stellten fest, daß der Durchschnittswert auf der Skala der familiären Auswirkungen 48 Punkte betrug, mit einer Standardabweichung von 8.2. McCormick u.a. (1986), die mit Familien extrem untergewichtiger Frühgeborener arbeiteten, geben die durchschnittliche Auswirkung mit 37.1 Punkten an (*SD* = 8.0). Der durchschnittliche Auswirkungsgrad der Familien zur Zeit der Entlassung betrug in dieser Studie 41 Punkte (*SD* = 8.0). Nach einem, drei und sechs Monaten lagen die Werte jeweils bei 42, 38 und 38 Punkten (mit einer Standardabweichung von 9.0 an jedem dieser Zeitpunkte).

Eine mehrfach durchgeführte Varianzanalyse ergab keine Unterschiede in der Familiensituation zwischen den vier Einkommensgruppen [F (3,27) = .01, p = .99]. Es gab in diesem Zeitraum auch keine Unterschiede in den Familienmustern [F (3,27) = 1.8, p = .16] und keine Unterschiede zwischen Familien mit unterschiedlichem Einkommensniveau [F (9,81) = .28, p = .97].

Diskussion

Die Geburt eines Kindes mit extrem niedrigem Geburtsgewicht machte bei fast der Hälfte der erwerbstätigen Mütter berufliche Veränderungen notwendig. Die finanzielle Auswirkung von niedrigem Geburtsgewicht auf das Arbeitsleben wird jedoch von dieser Zahl nicht korrekt beschrieben, weil nur 35 Prozent der Mütter in dieser Studie zum Zeitpunkt der Klinikentlassung des Kindes erwerbstätig waren. Dieser Prozentsatz liegt unter der in einer früheren Studie genannten Zahl von 43 Prozent berufstätiger Mütter (Gennaro, Hornberger, Brooten, 1990) und unter den landesweiten Zahlen: 57 Prozent der verheirateten und 70 Prozent der geschiedenen Frauen mit Kindern unter sechs Jahren gehen einer außerhäuslichen Beschäftigung nach (Bureau of the Census, 1989). Künftige Studien müssen die finanziellen Auswirkungen von Verdienstausfall untersuchen, um die familiären und gesellschaftlichen Kosten eines Kindes mit extrem niedrigem Geburtsgewicht besser beurteilen zu können.

Väter (7%), die die Zahl ihrer Arbeitsstunden erhöhten, taten dies, um ihr Einkommen zu verbessern. Mütter (12%) jedoch, die in den sechs Monaten der Studie die Zahl ihrer Arbeitsstunden erhöhten, erreichten damit wieder die vor der Schwangerschaft belegte Stundenzahl. Viele berufstätige Mütter hatten ihre Arbeitszeit wegen Schwangerschaftsbeschwerden reduziert oder weil sie sich um ihren Säugling kümmern mußten. Im Laufe der Zeit nahmen diese Mütter ihr normales Beschäftigungsmuster wieder auf.

Die meisten Familien (58%) hatten keine Einkommensveränderung. Dennoch stieg bei manchen Familien (20%) das Einkommen, weil die Väter mehr arbeiteten oder weil die Sozialhilfe angehoben wurde. Bei 22 Prozent der Familien sank jedoch das Einkommen, während der Bedarf wegen der Pflege des extrem untergewichtigen Frühgeborenen anstieg. Familien mit begrenzten ökonomischen Ressourcen geben einen höheren Prozentsatz ihres Gesamteinkommens für Lebensnotwendiges wie Wohnung und Ernährung aus und verfügen daher über weniger freie Mittel. Sie haben also weniger Wahlfreiheit, wenn sie zur Deckung der gestiegenen Gesundheitskosten bei ihren Ausgaben Veränderungen vornehmen müssen.

Der größte private Kostenverursacher sind die Fahrten und zwischen dem dritten und sechsten Monat die Gesundheitskosten und Kosten für die

Hilfsmittel. Fahrtkosten bilden auch den größten Anteil der aus eigener Tasche finanzierten Ausgaben bei Familien mit extrem untergewichtigen Frühgeborenen, die operiert werden müssen (McCormick u. a., 1991) und bei Familien mit krebskranken Kindern (Lansky u. a., 1979).

Die Auswirkung der Geburt eines extrem untergewichtigen Kindes auf das Familiensystem scheint laut dieser Studie minimal zu sein. Die Ausgangswerte glichen den von McCormick u. a. (1991) festgestellten Werten einer Gruppe von Familien mit Kindern von gleichem Geburtsgewicht. Dennoch steht das Ausbleiben familiärer Veränderungen in diesem Zeitraum mit den Ergebnissen anderer Studien im Widerspruch (Leventhal, 1981; Sabbeth, Leventhal, 1981). Diese Studien stellen fest, daß Störungen des Familiensystems auftreten, wenn ein Kind zu früh geboren wird oder chronische Gesundheitsprobleme hat.

Die Erkenntnisse dieser Studie hinsichtlich der Beschäftigungsverhältnisse sind wichtig für die Politik. Alle Veränderungen der Beschäftigungsverhältnisse erfolgten ungeplant – sie wurden nicht durch die Geburt eines Babys verursacht, sondern durch die Frühgeburt des Babys mit extrem niedrigem Gewicht. Obwohl die kürzlich in Kraft getretene Family Leave Bill (gesetzliche Regelung des Elternurlaubs) vielen Müttern (und den beiden Vätern, denen gekündigt wurde) geholfen hat, ihr Beschäftigungsverhältnis zu erhalten, ist unbezahlter Elternurlaub nur ein Anfang. Die aus eigener Tasche zu bezahlenden Ausgaben von 1 Prozent bis 2 Prozent des Familieneinkommens, die direkt der Geburt eines Kindes mit extrem niedrigem Geburtsgewicht zuzuschreiben sind, können für Familien mit geringem finanziellem Spielraum äußerst belastend sein. Bei Familien mit unterbrochenen Beschäftigungsverhältnissen wäre der für das untergewichtige Frühgeborene aufgewandte Prozentsatz vom Einkommen noch höher, wenn man den Einkommensausfall einkalkulieren würde.

Die hohen Fahrtkosten während des Krankenhausaufenthaltes des Kindes müssen untersucht und mit den Besuchsmustern der Familien verglichen werden. In anderen Studien wurde festgestellt, daß ärmere Mütter ihre frühgeborenen Babys seltener besuchen als Mütter mit mehr finanziellen Mitteln. Vielleicht liegt es daran, daß die Versicherungen in den Vereinigten Staaten Fahrten zum Krankenhaus nicht erstatten (Brown, Brooten, York, Jacobsen, Gennaro, 1989). Es wird zwar hin und wieder der Versuch gemacht, Müttern zu helfen, deren finanzielle Lage häufige Besuche verhindert, ein umfassendes politisches Engagement für den Abbau von finanziellen Hindernissen, die eine Mutter unnötig von ihrem Kind trennen, gibt es jedoch nicht. Andere Formen des Kontakts wie Telefonanrufe und Berichte von Krankenschwestern haben, wenn Besuchshindernisse vorliegen, besonderes Gewicht.

In der vorliegenden Studie wurden die nicht erstatteten Kosten zwischen dem dritten und sechsten Monat von den Familien getragen. Die Auswirkung dieser Kosten auf die Inanspruchnahme von gesundheitsbezogenen Präventionsmaßnahmen muß noch eingehender untersucht werden. Regelmäßige Nachsorge wird in den Vereinigten Staaten von vielen Versicherungsträgern nur minimal erstattet. Familien mit begrenzten finanziellen Ressourcen und hohen krankheitsbedingten Ausgaben können Nachsorgeuntersuchungen und Präventionsprogramme für Kinder vielleicht nur schwer in Anspruch nehmen. Deshalb muß in künftigen Forschungsarbeiten die Auswirkung der Geburt eines extrem untergewichtigen Kindes auf die private Kostenbelastung der Familien untersucht und festgestellt werden, ob die Familie weiterhin Zugang zu den Gesundheitsdiensten hat oder nicht.

Quellen

55 Pennsylvania Code }171.22. Family allowance provisions (1986).

Brown, L., Brooten, D., York, R., Jacobsen, B., & Gennaro, S. (1989). Very low birthweight infants: Parental visiting and telephoning during initial infant hospitalization. *Nursing Research, 38,* 23–266.

Bureau of the Census. (1989). *Statistical abstracts of the United States, 1989* (109th ed.). Washington, D.C.: U.S. Department of Commerce.

Gennaro, S., Hornberger, K., & Brooten, D. (1990). Family costs associated with having a low birthweight infant. *Proceedings of NAACOG Third National Research Conference: Making a difference in women's and infant's health* (p. 84). Denver, CO.

Imershein, A., Turner, C., Wells, J., & Pearman, A. (1992). Covering the costs of care in neonatal intensive care units. *Pediatrics, 89,* 56–1.

Institute of Medicine. (1985). *Preventing low birthweight.* Washington, DC: National Academy Press.

Institute of Medicine. (1990). *Science and babies: Private decisions, public dilemmas.* Washington, DC: National Academy Press.

Lansky, S., Cairns, N., Clark, G., Lowman, J., Miller, L., & Trueworthy, R. (1979). Childhood cancer: nonmedical costs of the illness. *Cancer, 43,* 403–408.

Leventhal, J. (1981). Risk factors for child abuse: Methodologic standards in casecontrol studies. *Pediatrics, 68,* 684–690.

Lieberman, E., Ryan, K., Monson, R., & Schoenbaum, S. (1987). Risk factors accounting for racial differences in the rate of premature birth. *New England Journal of Medicine, 317,* 743–748.

McCormick, M. (1985). The contribution of low birthweight to infant mortality and childhood morbidity. *New England Journal of Medicine, 312,* 82–90.

McCormick, M., Bernbaum, J., Eisenberg, J., Kustra, S., & Finnegan, E. (1991). Costs incurred by parents of very low birthweight infants after the initial hospitalization. *Pediatrics, 88,* 533–541.

McCormick, M., Shapiro, S. & Starfield, B. (1980). Rehospitalization in the first year of life for high risk survivors. *Pediatrics, 66,* 991–999.

McCormick, M., Stemmler, M., Bernbaum, J., & Farran, A. (1986). The very low birthweight transport goes home: Impact on the family. *Developmental and Behavioral Pediatrics, 7,* 217–223.

Mutch, L., Newdick, N., Lodwick, A., & Chalmers, I. (1986). Secular changes in rehospitalization of very low birthweight infants. *Pediatrics, 78,* 164–171.

Office of Technology Assessment. (1987). *Neonatal intensive care for low birthweight infants: Cost and effectiveness.* (OTA-HCS38). Washington, DC: U.S. Government Printing Office.

Sabbeth, B., & Leventhal, J. (1981). Marital adjustment to chronic childhood illness: A critique of the literature. *Pediatrics, 68,* 684–690.

Shankaran, S., Cohen, S., Linver, M., & Zonia, S. (1988). Medical care costs of highrisk infants after neonatal intensive care: A controlled study. *Pediatrics, 81,* 372–378.

Stein, R., & Jessop, D. (1984). *Evaluation of a home care unit as an ambulatory ICU.* (Final report grant No. MC-R360402). Springfield, VA: National Technical Information Services.

Stein, R., & Riessman, C. (1980). The development of an impact-on-family scale: Preliminary findings. *Medical Care, XVIII,* 465–472.

Termini, L., Brooten, D., Brown, L., Gennaro, S., & York, R. (1990). Reasons for acute care visits and rehospitalizations in very low-birthweight infants. *Neonatal Network, 8,* 23–26.

25. Veränderungen der Elternrolle bei Müttern von Kindern mit einer lebensbedrohlichen chronischen Krankheit

Margaret Shandor Miles, Jennifer Piersma D'Auria, Ellen M. Hart, Debra A. Sedlack, Melody Ann Watral

Elternschaft wird von Leal (1983) als Zustand definiert, in welchem eine erwachsene Person (oder ein erwachsenes Paar), durch bewußte Wahl oder biologisches Gebot, die Pflege und Versorgung eines Kindes übernimmt. Erfolgreiche Elternschaft mißt sich an der optimalen Entwicklung des Kindes, in Übereinstimmung mit der altersgemäßen psychosozialen, emotionalen, adaptiven und temperamentbezogenen Entwicklungsphase und dem Erhalt der kindlichen Fähigkeiten und Potentiale. In ihren theoretischen Aufsätzen über Mutterschaft sagt Ruddick (1989), daß das Leben der Kinder geschützt und ihr Wachstum gefördert werden muß. Ruddick behauptet, daß Muttersein heißt, die Bedürfnisse von Schutz und Wachstum zu befriedigen und gleichzeitig das Kind zu einem gesellschaftsfähigen Wesen zu erziehen. Die Elternrolle umfaßt also viele Verantwortungsbereiche, einschließlich der Befriedigung der Grundbedürfnisse, wie Nahrung, Schutz vor Schaden, emotionale Zuwendung und Lernen. Verantwortliche Eltern zu sein ist eine Herausforderung, die sich über die frühen Erwachsenenjahre hin erstreckt.

Die Literatur über Elternrollen und elterliche Verantwortung befaßt sich größtenteils mit der Betreuung eines gesunden Kindes. Ein wachsender Teil der Literatur untersucht jedoch Erfahrungen von Eltern, deren Kinder eine chronische Krankheit haben. In den sechziger und siebziger Jahren konzentrierten sich diese Arbeiten auf negatives oder dysfunktionales elterliches Verhalten, als Reaktion auf ein Kind mit einer chronischer Krankheit (Binger, Albin, Feuerstein, 1969; Fife, 1978; Glaser, Harrison, Lynn, 1964). Man nahm an, daß Gefühle von Angst, Schuld, Todesfurcht und chronische Sorgen, die von Eltern, insbesondere von Müttern, empfunden werden, zu verzerrten Betreuungspraktiken führen, wie Überbehütung, übermäßiges Gewährenlassen und Überbeschäftigung mit dem Kind (Shapiro, 1983).

In letzter Zeit entdeckte man «Normalisierung» als hervorstechenden Aspekt des familiären Umgangs mit dem chronisch kranken Kind. Als Normalisierung wird die Strategie definiert, die Eltern anwenden, um anderen die Normalität ihres Kindes nahezubringen (Anderson, 1981; Krulik, 1980). Normalisierung heißt, das Familienleben und die gesellschaftlichen Folgen der Krankheit des Kindes als normal zu betrachten, gleichzeitig aber die Existenz der Krankheit nicht zu leugnen (Anderson, 1981; Deatrick, Knafl, Walsh, 1988; Knafl, Deatrick, 1986). Der Begriff Normalisierung bezieht sich also auf Strategien, die Familien anwenden, um das Familienleben zu normalisieren, obwohl sie ein Kind mit einer schweren Krankheit haben, und auf Strategien, die das Kind normalisieren. Eine genauere Untersuchung dieses Konzepts führt jedoch zu der Erkenntnis, daß sich selbst mit Normalisierung einige Aspekte der Elternrolle durch die Krankheit des Kindes verändern. So fand z. B. Anderson (1981) heraus, daß, obwohl Eltern chronisch kranker Kinder ihr Kind als normal definieren, ihr Verhalten dem Kind gegenüber eher restriktiv ist. Nur wenige Studien befassen sich jedoch mit Veränderungen der allgemeinen Elternrolle, wenn ein Kind eine schwere chronische Krankheit hat.

Eltern von chronisch kranken Kindern müssen ihre Kinder angemessen versorgen, erziehen und schützen. Je nach Krankheit und deren Behandlungen, der Reaktion des Kindes auf die Krankheit und Reaktion der Eltern auf die Situation, sind manche Anteile der Elternrolle schwer zu erfüllen. Dafür müssen vielleicht neue Rollen übernommen werden, besonders von den Müttern, die meist den Hauptteil der Pflege ihres chronisch kranken Kindes leisten (Anderson, 1981; Anderson, Elfert, 1989).

Die Pflegediagnose «veränderte elterliche Pflege» bezieht sich auf Eltern, die wegen persönlicher, sozialer oder umweltbedingter Probleme nicht imstande sind, dem Kind eine Umgebung zu schaffen, in der es optimal wachsen und sich entwickeln kann (Carpenito, 1989). Diese Diagnose ist jedoch extrem weit gefaßt und berücksichtigt viele Themen, die Eltern von kranken Kindern bewegen, nicht in angemessener Weise. Eine neuere Pflegediagnose, «elterlicher Rollenkonflikt», bezieht sich auf «den Zustand, bei dem ein Elternteil oder die hauptverantwortliche Pflegeperson als Reaktion auf externe Faktoren eine Veränderung der Elternrolle erlebt oder subjektiv empfindet» (Carpenito, 1989, S. 566). Diese Diagnose richtet sich zwar direkter auf die Elternschaft für ein krankes Kind, aber die bestimmenden Merkmale der Diagnose sind vage und die mitwirkenden oder ätiologischen Faktoren nicht klar identifiziert; darüber hinaus paßt der Titel der Diagnose nicht zu den bestimmenden Merkmalen. Obwohl in der pflegerischen Praxis mit diesen Diagnosen gearbeitet wird, gibt es nur wenig Forschungsarbeiten zu ihrer Klärung und Wertung, besonders im Hinblick auf Eltern mit chronisch kranken Kindern.

Es ist wichtig, Veränderungen der Elternrolle zu verstehen, die Eltern erfahren, deren Kinder unter einem chronischen Zustand leiden – besonders wenn dieser Zustand als lebensbedrohlich bezeichnet werden muß. Lebensbedrohliche Zustände umfassen Krankheiten, die durch Fortschreiten oder Komplikationen potentiell tödlich sind, oder auch durch Folgeerscheinungen der Therapie und andere Komplikationen, die aufgrund krankheitsbedingter Anfälligkeit auftreten können. Lebensbedrohliche Zustände sind von intensiven Therapien charakterisiert, die häufige Besuche in klinischen Ambulanzen und wegen Therapie, Rückfällen oder Sekundärproblemen häufige, manchmal sehr lange Klinikaufenthalte notwendig machen. Die hier vorgelegte Studie befaßt sich mit Veränderungen der Elternrolle bei Müttern, deren Kinder an zwei lebensbedrohlichen Zuständen leiden – Krebs und einer Diagnose von Immundefizienz. Die Studie identifizierte auch Aspekte der Elternrolle, die als belastend empfunden wurden.

Methode

Die Stichprobe der Eltern bestand aus 31 Müttern von Kindern mit einer chronischen, lebensbedrohlichen Krankheit. Die Mütter waren überwiegend Weiße und kamen aus ganz unterschiedlichen sozioökonomischen Schichten. Die Mehrzahl hatten die High School besucht, einige das College, oder sie verfügten über eine Berufsausbildung; mehrere hatten jedoch keinen Schulabschluß. Die meisten waren verheiratet und gingen einer außerhäuslichen Tätigkeit nach. Die Mütter schätzten die Schwere der Krankheit ihres Kindes anhand einer 5-Punkte-Skala ein, wobei «1» nicht schwer und «5» den höchsten Schweregrad bezeichnete. Der Durchschnittswert von 2,3 bedeutet, daß diese Mütter die Krankheit ihres Kindes als mäßig schwer einschätzten ($M = 2.3$).

Die Kinder dieser Mütter wurden in zwei verschiedenen universitären medizinischen Einrichtungen im Südosten der Vereinigten Staaten behandelt. Von den Kindern litten 16 an einer angeborenen Immunschwäche, 15 hatten Krebs, darunter Leukämie, Osteosarkom, Ewing-Knochensarkom, Lymphom, Retinoblastom, Rhabdomyom, Steißteratom, Medulloblastom und Neuroektodermaltumor. Das Alter der Kinder lag zwischen drei und 18 Jahren. Die Mütter der Kinder mit einer Krebsdiagnose nahmen während des Klinikaufenthaltes ihres Kindes an der Studie teil, Mütter von Kindern mit angeborener Immunschwäche während der ambulanten Besuche in der Klinik.

Es wurden sowohl qualitative als auch quantitative Daten gesammelt. Mit Hilfe eines semi-strukturierten Interview-Leitfadens wurde die Wahrnehmung der Elternrolle der Mütter in bezug auf ihr chronisch krankes Kind ermittelt. Der Leitfaden befaßte sich hauptsächlich mit allgemeinen Veränderungen der Elternrolle, auch der Rollenveränderung während des Krankenhausaufenthaltes, und auf Aspekte des Elternseins, die als sehr anstrengend empfunden wurden. Es wurden sondierende Fragen nach besonders wichtigen Themen gestellt. Die Gespräche dauerten zwischen 30 und 60 Minuten; sie wurden auf Tonband aufgenommen und transkribiert.

Die Interviewdaten wurden mit einer konstant komparativen Methode analysiert. Zuerst wurde festgestellt, welche Hauptthemen das jeweilige Interview hatte. Diese Themen wurden dann in allen Interviews ausgewertet. Dann wurden die Themen in Gruppen zusammengefaßt und daraus wieder Untergruppen gebildet. Schließlich wurden die Interviews nochmal durchgegangen, um Themen zu verifizieren und deren Tiefe und Inhalt zu klären.

Die Mütter füllten auch den Fragebogen der Parental Role Alteration Stress Scale (PRASS, Streßskala der elterlichen Rollenveränderung) (Miles, Nelson, Poprawa, Cooper, 1991) aus, um den Streß zu messen, dem Eltern durch ein chronisch krankes Kind ausgesetzt sind. Dieses Instrument wurde von der Subskala der elterlichen Rollenveränderung der elterlichen Stressor-Skala: Pädiatrische Intensivstation (Carter, Miles, 1989) und der elterlichen Stressor-Skala: Neonatale Intensivstation (Miles, Funk, Carlos, im Druck), abgeleitet. Aufgrund des Studiums der Literatur über elterliches Verhalten bei chronisch kranken Kindern wurde der Fragenkatalog noch erweitert. Hauptthemen der PRASS sind die krankheitsbezogene Fürsorge, die Befriedigung der besonderen Bedürfnisse des Kindes und Veränderungen der normalen Aspekte elterlicher Fürsorge. Die Mütter dieser Studie stuften den empfundenen Streß auf einer 5-Punkte-Skala ein, wobei «1» kein Streß und «5» äußerst streßreich bedeutete. Der interne Stimmigkeitsfaktor des PRASS bei einer Gruppe von 31 Eltern von Kindern mit Krebs betrug .73 (Miles u.a., 1991).

Ergebnisse

Die Berichte der Mütter über ihre Erfahrungen unterstreichen die Bedeutung von Rollenveränderungen, die Eltern eines Kindes mit einer chronischen lebensbedrohlichen Krankheit abverlangt werden. Die Mütter wandten zwei Betreuungsstile an: den normalisierenden und den kompensierenden. Die Mütter bemerkten ferner, daß die Krankheit des Kindes vier Aspekte der Elternrolle veränderte: vermitteln, schützen, pflegen und unterstützen. Zu den Folgen dieser veränderten Elternrollen zählen die geringer werdende Zeit der Mutter für sich selbst und andere Familienmitglieder, wie Geschwister und Ehemann. Mehrere Mütter empfanden auch ein «nie endendes Gefühl der Verantwortung». Dieses Dauergefühl war besonders bei Müttern vorherrschend, deren Kinder mehrere ernste Probleme hatten oder neben der Krankheit noch Komplikationen.

Betreuungsstile: normalisierend und kompensierend

Beim normalisierenden Stil versuchten die Eltern, das Leben des Kindes so normal zu gestalten wie innerhalb der von der Krankheit gesetzten Grenzen möglich. Das Kind sollte Gelegenheit haben, wie andere Kinder zu sein und sich trotz der Krankheit angemessen zu entwickeln. Normalisierung hieß, das Kind in die Familie, die Gruppe von Gleichaltrigen, die Schule und die Gemeinde hineinwachsen zu lassen. Es wurde versucht, eine Alltagsroutine zu etablieren und das Kind so zu behandeln wie seine Geschwister.

Beim kompensatorischen Stil taten die Eltern Dinge für das Kind, die sie für oder mit einem gesunden Kind im allgemeinen nicht tun würden. Eltern handelten kompensatorisch, weil sie wegen der Krankheit des Kindes Schuldgefühle hatten, sich dem Schmerz und Leiden des Kindes gegenüber hilflos fühlten oder dem Kind jede Möglichkeit geben wollten, die krankheitsbedingten oder krankheitsverursachten Probleme zu überwinden. Kompensation hieß, dem Kind besonders viel Zeit und Aufmerksamkeit zu widmen, besondere Dinge zu unternehmen, um den Lern- und Entwicklungsprozeß zu fördern, und besondere Erlebnisse zu vermitteln, wie z. B. Reisen zu interessanten Orten. Darüber hinaus bedeutete Kompensierung oft die Reduzierung von Anforderungen an das Kind, meist hinsichtlich der Disziplin.

Veränderungen der Elternrolle

Vermitteln, Fürsprechen. Die Mütter kommunizierten ununterbrochen mit andern Menschen, um sie über die Bedürfnisse des Kindes zu informieren. Das geschah, um die Befriedigung der normalen Entwicklungsbedürfnisse des Kindes sicherzustellen und gleichzeitig die speziellen, krankheitsbedingten Bedürfnisse zu befriedigen. Vermittlung fand gegenüber dem Ehepartner, den Geschwistern, anderen Familienmitgliedern, Lehrern, Gleichaltrigen und anderen Personen der Gemeinschaft statt. Sie wurden über die Krankheit des Kindes informiert, insbesondere über die Prognose der Krankheit und die damit verbundenen Pflegebedürfnisse.

Schützen. Schützen bestand aus der gesteigerten Wachsamkeit der Mütter über das Wohlbefinden der Kinder. Die Mütter hatten darauf zu achten, daß das Kind keiner Ansteckungsgefahr ausgesetzt wurde, sie mußten die Verletzungsgefahr zu Hause, in der Schule und beim Spielen im Auge behalten. Sie beobachteten ihre Kinder auf Anzeichen und Symptome von Komplikationen der Krankheit; manche Mütter bezeichneten dies als «permanentes Beobachten.» Diese überwachende Schutzhaltung hielt auch an, wenn sich das Kind in klinischer Behandlung befand. Viele Mütter berichteten, daß sie das Pflegepersonal beobachteten und kontrollierten, um sicherzugehen, daß nur die wirklich notwendigen Therapien durchgeführt wurden, und zwar korrekt und prompt.

Fürsorgen. Fürsorgen bedeutete, dem Kind besondere Unterstützung angedeihen zu lassen, um ihm zu helfen, mit der Krankheit und den damit verbundene Therapien fertig zu werden. Das heißt, die Eltern halfen dem Kind dabei, sich als normal zu sehen, sie informierten es über die Krankheit und die Therapien, bereiteten es auf Krankenhausaufenthalte und klinische Untersuchungen vor und brachten Verständnis für die emotionalen Reaktionen des Kindes auf. Fürsorgen hieß auch Anwesenheit – in schwierigen Zeiten, etwa bei schmerzhaften oder furchteinflößenden Untersuchungen oder Behandlungen, an der Seite des Kindes sein. Mütter, die ihre Kinder so unterstützten, mußten mit den kindlichen Stimmungsschwankungen fertig werden, mit Anspruchshaltung und Widerstand gegen wiederholte und schmerzhafte Behandlungs- und Diagnosemaßnahmen.

Pflegen. Pflegen erforderte umfassende elterliche Aktivitäten, um die komplexe medikamentöse Versorgung des Kindes sicherzustellen, das Kind zur ambulanten Behandlung in die Klinik zu bringen, Überwachung der Symptome, Verabreichung der Medikamente, Behandlungen durchführen, wie Katheterpflege, Tracheotomiepflege, Verabreichung von konzentrierter Flüssignahrung. Bei der Organisation der medizinischen Behandlung mußten die Mütter darauf achten, das Leben des Kindes so normal wie möglich zu gestalten, trotz der sehr ungewöhnlichen Aktivitäten und Behandlungen am Kind. Pflege umfaßte auch die Kommunikation mit dem medizinischen Team des Kindes.

Streß der elterlichen Rollenveränderung

Die Daten des PRASS lieferten Informationen über spezifische Aspekte der Elternrolle, die von diesen Müttern als belastend empfunden wurden. Die beiden belastendsten Aspekte waren «während des Krankenhausaufenthaltes vom Kind getrennt sein» (Mittelwert [M] = 3.8) und «das Kind nicht vor Schmerzen und schmerzhaften Eingriffen bewahren zu können» ($M = 3.7$). Als belastend wurde ferner der «Umgang mit den Stimmungsschwankungen und den Verstimmungsgefühlen» des Kindes empfunden ($M = 3.3$) und «nicht zu wissen, wie man das Kind trösten kann» ($M = 3.2$).

Diskussion

Die Studie belegt, daß Mütter bei ihren chronisch kranken Kindern zwei verschiedene Betreuungsstile praktizieren – den normalisierenden und den kompensierenden Stil. Als normalisierend wird die Strategie bezeichnet, die Familien anwenden, um die Normalität des familiären Lebens aufrechtzuerhalten (Deatrick u. a., 1988; Knafl, Deatrick, 1986) oder die Normalität des Kindes zu betonen (Anderson, 1981). Die in dieser Studie am häufigsten genannte Normalisierungsstrategie bestand in der Normalisierung des Lebens des Kindes, trotz des chronischen, lebensbedrohlichen Zustands, der Veränderungen der üblichen Kindheitsaktivitäten und Regelungen notwendig machte. Das stimmt mit den Ergebnissen von Krulik (1980) überein, der bemerkte, daß Mütter versuchten, das Gefühl von Andersartigkeit abzuschwächen, um das Leben des Kindes so normal wie möglich zu gestalten.

Der kompensierende Stil könnte mit «Überbehütung» gleichgesetzt werden (Fife, 1978) oder mit dem elterlichen Verhalten von «Einschränkung» (Anderson, 1981). Während die Konzepte Überbehütung und Einschränkung einen negativen Prozeß und ein negatives Resultat suggerieren, weisen die Ergebnisse dieser Studie nach, daß Kompensierung auch positive Auswirkungen auf das Kind haben kann. Für die Geschwister kann es allerdings problematisch sein, wenn das chronisch kranke Kind bevorzugt behandelt wird.

Die Mütter von Kindern mit lebensbedrohlichen chronischen Krankheiten erfuhren eine Reihe von Veränderungen ihrer normalen Elternrolle. Die Aktivitäten vermitteln und fürsprechen, unterstützen, schützen und pflegen waren unter diesen Müttern sehr verbreitet. Sie betonen die Notwendigkeit, das Kind ununterbrochen, tagtäglich einzuschätzen und zu beobachten, während sie gleichzeitig andere Rollen neu ordnen. Der Umgang mit den Stimmungsschwankungen der chronisch kranken Kinder und die Hilfestellung bei wiederholten schmerzlichen Tests und Eingriffen wurden von den Eltern als besonders belastend empfunden wie auch die Trennungen vom Kind durch Krankenhausaufenthalte.

Elterliche Wachsamkeit war das dominante Thema bei der elterlichen Rolle des Schützens. Auch Miles und Carter (1985) wiesen nach, daß Wachsamkeit wichtig ist, um das Leben mit einem schwerkranken Kind auf der pädiatrischen Intensivstation bewältigen zu können. Burke, Kauffman, Costello und Dillon (1991) betrachten die unablässige Wachsamkeit der Eltern als «Weg, die Sache in die Hand zu nehmen» und den Streß der häufigen Krankenhausaufenthalte von chronisch kranken Kindern zu bewältigen. Ray (1988) stellte fest, daß konstante Wachsamkeit bei Eltern, die ein apparateabhängiges Kind zu Hause pflegen, eine große Belastung darstellt. Als weiteres Thema stellte sich die elterliche Präsenz heraus. Die Mütter berichteten, daß sie ihre

Präsenz einsetzen, um dem Kind zu helfen, mit besonders belastenden Ereignissen zurechtzukommen.

Mütter chronisch kranker Kinder verbringen im allgemeinen mehr Zeit bei der Pflege und Organisation der medizinischen Behandlung des kranken Kindes und weniger Zeit mit anderen Familienmitgliedern (Seligman, Darling, 1989). Wie erwartet, berichteten die Mütter in dieser Studie, daß die Pflegeerfordernisse eines chronisch kranken Kindes sehr zeitaufwendig sind und ihr enges Zeitbudget sehr belasten. Die Krankheit verursachte auch finanzielle Einbußen, besonders wenn die Mütter ihre Berufstätigkeit aufgaben, und führte zu Veränderungen der Elternrolle hinsichtlich der anderen Geschwister. Viele Mütter stellten am Ende des Gesprächs fest, daß der Zeitdruck und die Trennung von der Familie während der Krankenhausaufenthalte sehr belastend waren.

Pflegediagnose und Elternrolle

Diese Studie ist zwar nicht darauf ausgerichtet, eine bestimmte Diagnose zu bewerten, doch scheint «elterlicher Rollenkonflikt» wohl die beste Bezeichnung für die elterlichen Rollenveränderungen zu sein, die diese Mütter erfuhren (Carpenito, 1989). Die Mütter wiesen die wichtigsten bestimmenden Merkmale für diese Diagnose auf, indem sie ihrer Besorgnis über Veränderungen ihrer Elternrolle Ausdruck verliehen und über Brüche in der Pflege und Alltagsroutine bei der Versorgung der Familie sprachen. Es wurden auch eine Reihe nachgeordneter Merkmale erwähnt, insbesondere die Sorge über Auswirkungen der Krankheit auf die Familie und das Leben der Geschwister. Die Mütter beschrieben ein «nie endendes Gefühl von Verantwortung» bei der Versorgung dieser Kinder, das mit ihren anderen Verantwortungsbereichen kollidierte. In dieser Studie wurden mehrere potentielle Aspekte des elterlichen Rollenkonflikts aufgedeckt, die mit dieser Pflegediagnose bislang nicht abgedeckt waren: das Gefühl, das Kind in ganz verschiedenen Situationen beschützen zu müssen, auch im Krankenhaus; Vermittlung zwischen Kind und Ehepartner, Fürsprache bei Lehrern und anderen Personen; das Kind unterstützen (besonders wenn es fordernd, launisch oder störrisch ist); die Befolgung der komplexen medizinischen Behandlungsvorschriften. Diese elterlichen Rollenveränderungen scheinen adaptive elterliche Reaktionen auf ein chronisch krankes Kind zu sein; es ist jedoch nicht klar, inwiefern sie für Eltern, Kind oder die Familie problematisch sein können.

Die wichtigsten und die nachgeordneten Merkmale der Diagnose «elterlicher Rollenkonflikt» wurden überwiegend an einer Stichprobe von Müttern entwickelt. Diese Kriterien müssen an Vätern überprüft werden, weil Väter inzwischen mehr Pflegeaufgaben übernehmen. Die Ergebnisse dieser Studie legen ferner nahe, daß weitere Pflegediagnosen hinsichtlich der Elternrolle entwickelt werden müssen. Die bei diesen Müttern beobachtete elterliche Wachsamkeit und Präsenz lassen auf weitere Diagnosen schließen und entsprechende Maßnahmen für Mütter mit chronisch kranken Kindern möglich erscheinen.

Klinische Auswirkungen

Die Ergebnisse dieser Studie sind ein Hinweis, daß der tagtägliche Umgang mit einem Kind, das an einer lebensbedrohlichen, chronischen Krankheit leidet, viel komplizierter ist, als wir aufgrund des kurzen Eindrucks schließen, den wir während einer akuten Krise oder bei einer kurzen Begegnung in der Ambulanz gewinnen. Für die Mütter birgt die Versorgung ihrer Kinder viele Anforderungen und verlangt viele Anpassungen der Elternrolle. Pflegekräfte, die mit diesen Müttern arbeiten, müssen sich deren Erfahrung in der Versorgung ihres Kindes bewußt sein, sie müssen auf den Stil der Mütter achten und auf die Rollenveränderungen, die diese Mütter vollzogen haben. Darüber hinaus ist es wichtig, die Auswirkung der elterlichen Verantwortung auf die ganze Familie zu verstehen.

Eine Möglichkeit dazu ist das Pflegeinterview, das sich mit Themen des Elternseins befaßt. In diesem Gespräch soll die Mutter die Möglichkeit haben, «ihre Geschichte» zu erzählen und was es bedeutet, die Mutter dieses Kindes zu sein. Die Pflegekraft kann dadurch etwas über den persönlichen elterlichen Stil der Mutter erfahren und deren Bedürfnisse kennenlernen. Um die Muster elterlicher Rollenveränderungen bei Müttern chronisch kranker Kinder festzustellen, können mit Hilfe von klinischen Aufzeichungen, Diagrammen und Computerprogrammen wiederholt Pflegeeinschätzungen vorgenommen werden. Diese Informationen können die Basis für rechtzeitige Interventionen an kritischen Punkten im Krankheitsverlauf des Kindes bilden. Unsere elternbezogenen Diagnosen und Maßnahmen müssen deren eigene Prioritäten spiegeln, insbesondere wenn sie versuchen, mit ihrer Zeit und Energie sparsam umzugehen, damit sie all ihren familiären Verpflichtungen gerecht werden und Rollenkonflikte reduzieren können. Die Pflegeplanung für das Kind sollte also in partnerschaftlicher Einbeziehung der Eltern vorgenommen werden.

Schließlich sollten sich Pflegekräfte, die mit Eltern schwerkranker Kinder arbeiten, bewußt sein, daß sie eine Rolle übernehmen, die eine große Herausforderung darstellt. Die Arbeit mit Eltern, die in der schwierigen Lage sind, für die Pflege und die Bedürfnisse eines lebensbedrohlich erkrankten Kindes verantwortlich zu sein, ist kompliziert. Fortbildungsprogramme und Pflegekonferenzen sollten sich mit den Reaktionen und Bedürfnissen der Eltern befassen und mit Möglichkeiten, den Eltern zu helfen. Diese Aktivitäten sollten sich an den neuesten Erkenntnissen über elterliche Fürsorge orientieren – insbesondere an Forschungsarbeiten und theoretischen Aufsätzen, die neues Wissen vermitteln. Forschungsergebnisse, wie die hier vorgestellten, müssen verbreitet und unter den Kolleginnen und Kollegen diskutiert werden, um das Wissen über elterliche Fürsorge für ein chronisch krankes Kind zu erweitern.

Quellen

Anderson, J. M. (1981). The social construction of illness experience: Families with a chronically ill child. *Journal of Advanced Nursing, 6,* 427–434.

Anderson, J. M., & Elfert, H. (1989). Managing chronic illness in the family: Women as caretakers. *Journal of Advanced Nursing, 14,* 735–743.

Binger, C., Albin, A., & Feuerstein, R. (1969). Childhood leukemia: Emotional impact on patient and family. *New England Journal of Medicine, 280,* 414–418.

Burke, S. O., Kauffmann, E., Costello, E. A., & Dillon, M. C. (1991). Hazardous secrets and reluctantly taking charge: Parenting a child with repeated hospitalizations. *Image: Journal of Nursing Scholarship, 23,* 39–45.

Carpenito, L. J. (1989). *Nursing diagnosis: Application to clinical practice.* Philadelphia: J. B. Lippincott Co.

Carter, M., & Miles, M. S. (1989). The Parental Stressor Scale: Pediatric intensive care unit. *Maternal-Child Nursing Journal, 18,* 187–198.

Deatrick, J., Knafl, K., & Walsh, M. (1988). The process of parenting a child with a disability: Normalization through accommodations. *Journal of Advanced Nursing, 13,* 15–21.

Fife, B. L. (1978). Reducing parental overprotection of the leukemic child. *Social Science & Medicine, 12,* 117–122.

Glaser, H. H., Harrison, G. S., & Lynn D. B. (1964). Emotional implications of congenital heart disease in children. *Pediatrics, 31,* 367–379.

Knafl, K., & Deatrick, J. (1986). How families manage chronic conditions: An analysis of the concept of normalization. *Research in Nursing and Health, 9,* 215–222.

Krulik, T. (1980). Successful ‹normalizing› tactics of parents of chronically ill children. *Journal of Advanced Nursing, 5,* 573–578.

Leal, C. A. (1983). Successful parenting in the black community. In V. J. Sasserath (Ed.), *Minimizing high-risk parenting* (pp. 11–16). Skillman, NJ: Johnson & Johnson.

Miles, M. S., & Carter, M. C. (1985). Coping strategies used by parents during their child's hospitalization in an intensive care unit. *Children's Health Care, 14,* 14–21.

Miles, M. S., Funk, S., & Carlson, J. (in press). The Parental Stressor Scale: Neonatal Intensive Care Unit. *Nursing Research.*

Miles, M. S., Nelson, A., Poprawa, C., & Cooper, H. (1991). *Stress and health in parents of children recently diagnosed with cancer.* Unpublished proposal.

Ray, L. (1988). *Parents' perceptions of coping with the burdensome home care of their chronically ill child.* Unpublished master's thesis, Dalhouse University, Halifax, Nova Scotia.

Ruddick, S. (1989). *Maternal thinking: Toward a politics of peace.* Boston: Beacon Press.

Seligman, M., & Darling, R. B. *Ordinary families, special children.* New York: Guilford Press.

Shapiro, J. (1983). Family reactions and coping strategies in response to the physically ill or handicapped child: A review. *Social Science & Medicine, 17,* 913–931.

26. Die Reaktion der Familie auf die chronische Krankheit eines Kindes: Beschreibung der wichtigsten Merkmale und Themen

Kathleen A. Knafl, Agatha M. Gallo, Bonnie J. Breitmayer, Linda H. Zoeller, Lioness Ayres

«Wir halten uns an feste Zeiten. Es ist, als würde man einen Löffel Medizin einnehmen oder so. Keine große Sache. Jetzt, wo wir es im Griff haben, ist es wie Zähneputzen oder Schuhe wechseln.»

«Diabetes ist eine sehr große Veränderung. Die amerikanische Durchschnittsfamilie weiß nicht, was Diabetes ist, und deswegen sind wir keine amerikanische Durchschnittsfamilie. Es ist überwältigend. Es berührt alle Bereiche, ob du es willst oder nicht. Diabetes regiert dein Leben.»

Schätzungen über die Zunahme von chronischen Krankheiten bei Kindern kommen zu unterschiedlichen Ergebnissen, je nachdem, wie chronische Krankheit definiert und welche Datenerhebungsmethoden angewandt werden. Neuere Schätzungen, die sich auf Daten des National Health Interview Survey (NHIS) stützen, gehen davon aus, daß 31 Prozent der Kinder in den USA von chronischer Krankheit betroffen sind (Newacheck, Taylor, 1992): 20 Prozent leiden an einem schwach ausgeprägten chronischen Zustand, der ihre Aktivitäten nicht einschränkt, 9 Prozent leiden an mäßig schweren und 2 Prozent der Kinder an schweren chronischen Zuständen. Das NHIS-Sample umfaßte 17 110 Kinder und Jugendliche unter 18 Jahren. Ein Zustand wurde als chronisch bezeichnet, wenn er voraussichtlich über drei Monate dauerte.

Die meisten chronisch kranken Kinder werden zu Hause von ihren Familien versorgt. Es gibt jedoch nur wenig Untersuchungen darüber, wie die Familie auf die chronische Krankheit eines ihrer Mitglieder reagiert. Wie aus den eingangs zitierten Bemerkungen ersichtlich, kann diese Reaktion extrem verschieden ausfallen, sogar bei Familien, die es mit der gleichen Krankheit zu tun haben. Dieses Kapitel stellt Daten aus einer Studie vor, die aufgrund einer fundierten theoretischen Grundlage darstellt, wie Familien die chronische Krankheit eines Kindes definieren und bewältigen (Knafl, Breitmayer, Gallo, Zoeller, 1987). Unser Interesse daran, wie die jeweilige Familie die Erfahrung von chronischer Krankheit erlebt, wurde von den gründlichen Literaturrecherchen von Schwenk und Hughes (1983) angespornt. Sie stellten folgendes fest:

> «Die Art, wie die Familie die Krankheit oder den Unfall erlebt... stand in direktem Zusammenhang zum späteren Grad der familiären Stabilität und Bewältigung. Bestimmte Krankheiten haben anscheinend keine voraussagbaren Folgen, und auch der Grad früherer Familienstabilität scheint wenig über künftige Entwicklungen auszusagen.» (S. 9)

Der Entwurf der Studie richtete sich an einem Konzept aus, das die Reaktion der Familie auf Krankheit als ein Zusammenwirken verschiedener Faktoren betrachtet: die Definition der Situation des einzelnen Familienmitglieds, ihr Bewältigungsverhalten und der soziokulturelle Kontext, in dem dies geschieht (Knafl, Deatrick, 1990). In diesem Kapitel werden Daten vorgestellt darüber, wie Eltern das Kind mit einer chronischen Krankheit sahen, wie sie die Krankheit und die Behandlungsvorschriften betrachteten, sowie Daten über die Erziehungsphilosophie der Eltern. Um typische Konstellationen dieser Themen in den untersuchten Familien vorzustellen, legen wir auch Fallstudien vor.

Methode

Stichprobe

Die Stichprobe der Studie bestand aus 63 Familien mit Kindern im schulpflichtigen Alter, die eine chronische Krankheit hatten. Als chronisch wurde eine Krankheit bezeichnet, wenn sie 1. länger als drei Monate andauerte, 2. einen stabilen oder progressiven Verlauf hatte, 3. trotz Behinderung eine relativ normale Lebenserwartung bot und 4. aktives Management von Familienmitgliedern erforderte, um die Gefahr ernster Konsequenzen zu mindern. Um an der Studie teilnehmen zu können, mußten die Familien Englisch sprechen können. Das Kind mit der chronischen Krankheit mußte zwischen 7 und 14 Jahre alt sein und keine andere größere körperliche oder geistige Behinderung aufweisen. Es wurden beide Eltern (wenn erreichbar), das Kind mit der chronischen Krankheit und ein gesundes Geschwisterkind im schulpflichtigen Alter gebeten, an der wissenschaftlichen Untersuchung teilzunehmen. Voraussetzung für die Teilnahme an der Studie war die Mitwirkung von wenigstens einem Elternteil des Kindes mit der chronischen Krankheit.

Wir fanden die 63 Familien durch ein medizinisches Zentrum in Illinois und zwei medizinische Zentren in Chicago. Die Stichprobe bestand aus 65 Kindern (zwei Familien hatten zwei Kinder mit einer chronischen Krankheit), 62 Müttern, 55 Vätern und 28 gesunden Geschwistern. Bei zwanzig Kindern aus 19 Familien stand die Diagnose seit weniger als einem Jahr fest, beim Rest seit über zwei Jahren. 35 Kinder hatten Diabetes, neun eine juvenile rheumatoide Arthritis oder Spondylitis ankylosans, und sieben litten unter Asthma. Die restlichen 14 hatten verschiedene andere Krankheiten, die in Spezialkliniken behandelt wurden. Die demographischen Charakteristiken der Familien waren unterschiedlich. Von den 55 Familien, die Angaben über das Familieneinkommen machten, gaben sechs ein Einkommen von weniger als 15 000 Dollar pro Jahr an, 13 ein Einkommen über 50 000 Dollar. 37 Prozent der Mütter und 34 Prozent der Väter hatten einen High-School-Abschluß; 19 Prozent der Mütter und 39 Prozent der Väter hatten ein College absolviert oder studiert.

Vorgehensweise

Die Familienmitglieder (die Eltern, das Kind mit der chronischen Krankheit und das gesunde Geschwisterkind) nahmen an zwei Interviews teil, die zu Hause im Abstand von 12 Monaten durchgeführt und auf Tonband aufgezeichnet wurden. Sie wurden einzeln von pflegewissenschaftlichen Assistentinnen befragt. Die Interviews bestanden aus einer Reihe offen formulierter Fragen darüber, wie die Familienmitglieder ihre Situation bewältigen. Für die Interviews im ersten und zweiten Jahr mit den Eltern, den chronisch kranken Kindern und Geschwistern wurden besondere Richtlinien entwickelt. Die Richtlinien für das Interview im zweiten Jahr konzentrierten sich auf Veränderungen der familiären Situation im vergangenen Jahr und auf Themen, die sich aufgrund der vorläufigen Analyse des ersten Interviews ergaben. Daneben unterzogen sich die Familienmitglieder mehreren strukturierten Tests, darunter dem Feetham Family Functioning Survey (FFFS, Feststellung der Funktionsfähigkeit der Familie) (Feetham, 1988) – für die Eltern – und dem Harter Self-Perception Profile (Selbstwahrnehmungprofil, Harter, 1985) – für das Kind mit der chronischen Krankheit und das Geschwisterkind.

Der FFFS fragt nach der Zufriedenheit der Testperson mit drei Funktionsaspekten des Familiensystems: der Beziehung zwischen der Familie und dem weiteren sozialen Umfeld, der Beziehung zwischen der Familie und ihren Subsystemen und der Beziehung zwischen der Familie und den einzelnen Familienmitgliedern. Daraus ergibt sich eine diskrepante Punktzahl, die den Unterschied zwischen dem tatsächlichen und dem erwünschten Grad der Aktivität aufzeigt. Je größer die Diskrepanz, desto größer die Unzufriedenheit mit dem Familienleben. Jeder Elternteil machte den FFFS-Test. Der Harter Self-Perception Profile-Test (Harter, 1985) erfaßt das Selbstgefühl von Kindern in sechs Funktionsbereichen: schulische Kompetenz, soziale Akzeptanz, sportliche Kompetenz, körperliche Erscheinung, Verhalten und Betragen und allgemeines Selbstwertgefühl. Es wurde sowohl das chronisch kranke Kind als auch das gesunde Geschwisterkind getestet.

Alle Interviews wurden transkribiert und mit beschreibenden Kategorien codiert, die aus einer Untergruppe der Interviews entwickelt wurden. Um eine ganzheitlichere Sicht der Familie zu erhalten, wurde darüber hinaus für jede Familie eine detaillierte Fallbeschreibungen erstellt. Codierte Daten und Fallbeschreibungen wurden studiert, um charakteristische Familienthemen und die Reaktionen der Familienmitglieder auf Krankheit zu erkennen.

Ergebnisse

Viele Familien empfinden chronische Krankheit als handhabbaren und selbstverständlichen Teil ihres Alltags. Für manche Familien ist sie jedoch eine fortdauernde Bürde oder Tragödie, die sie von anderen, normalen Familien trennt. In diesem Abschnitt werden die verschiedenen Arten beschrieben, in welchem die Eltern unserer Untersuchungsgruppe ihr krankes Kind und die Krankheit sehen, ihre Erziehungsphilosophie und ihre Einstellung zu den Behandlungsvorschriften. Die Unterschiede sind in **Tabelle 26.1** aufgezeigt.

Die wichtigsten Themen

Eine Reihe von Fragen an die Eltern bezog sich auf das Bild, das sie von ihrem Kind haben. Wie in **Tabelle 26.1** gezeigt, wurden die Eltern in Gruppen eingeteilt, je nachdem, welches Bild sie sich machen. Die meisten betrachteten das Kind trotz der Krankheit weiter als *normal;* manche Eltern, die ihr Kind nicht mehr als normal betrachteten, sagten, daß das Kind in ihrer Vorstellung zu einer *tragischen Gestalt* oder zu einem Problemkind wurde. Eltern, die in ihrem Kind eine *tragische Gestalt* sahen, betonten, wie sehr die Lebenschancen des Kindes durch die Krankheit unwiderruflich beeinträchtigt sind. Eltern, die ihr Kind als *Problemkind* sahen, beschrieben, daß die Krankheit schulische Probleme und Verhaltensauffälligkeiten verursachte und damit das Elternsein erschwerten. Mütter tendierten eher dazu, das Kind als nicht normal zu beschreiben als Väter. Nur in sechs von 46 Familien (14%), in denen beide Eltern an der Studie teilnahmen, stimmten die Eltern in ihrer Sicht des Kindes *nicht* überein.

Tabelle 26.1: Vergleich von Vätern und Müttern in bezug auf die wichtigsten Themen.

Wichtige Themen	Prozentualer Anteil[a]	
	Mütter	Väter
Bild des Kindes		
Normal	66	82
Nicht normal	34	18
Bild der Krankheit		
Handhabbarer Zustand	55	59
Bedrohliche Situation	38	32
Unangenehme Einschränkung	5	5
Uninformiert	2	5
Erziehungsgrundsätze		
Akkommodativ	72	75
Restriktiv	13	14
Bagatellisierend	2	9
Wechselhaft	13	2
Umgang mit Behandlungsvorschriften		
Zuversicht	60	66
Last	36	9
«nicht meine Sache»	4	25

[a] Da aufgerundet wurde, ergeben die Prozentzahlen nicht immer 100.

Elterliche Annahmen über die Krankheit ihres Kindes betrafen nicht nur ihr sachliches Verständnis der chronischen Krankheit, sondern auch ihre Wahrnehmung der subjektiven Erfahrung des Lebens mit Krankheit. Die meisten Eltern beschrieben die Krankheit als *handhabbaren Zustand,* mit dem sie umgehen können, ohne ihn zum Zentrum des Familienlebens zu machen. Für diese Familien ging trotz der Krankheit das Leben weiter. Diese wurde typischerweise als nicht so ernst eingeschätzt wie andere chronische Zustände. Die Möglichkeit künftiger Komplikationen wurde herabgespielt, erfolgreiche Anpassung in der Gegenwart hingegen betont. Etwa ein Drittel der Mütter und Väter sahen in der Krankheit jedoch eine *bedrohliche Situation.* Sie betonten die Schwere der Krankheit und die Möglichkeit künftiger Komplikationen. Obwohl sie Angst vor der Zukunft hatten, betrachteten sich viele dieser Eltern als erfolgreich im Umgang mit der Krankheit. Einige wenige Eltern sahen in der Krankheit eine *unangenehme Einschränkung,* etwas, das ihre eigene Lebensqualität oder die ihres Kindes deutlich beeinträchtigte. Auch diese Eltern unterstrichen die Schwere der Krankheit, ihre Kommentare waren jedoch von größerer Intensität als die anderer Eltern. Sie sahen in der Krankheit einen feindlichen Eindringling, der ihr Heim beherrschte und ihre

Glückschancen minderte. Eine geringe Zahl von Eltern bewies ein sehr *begrenztes Verständnis* der Krankheit. Zwischen Müttern und Vätern einer Gruppe gab es keine auffallenden Unterschiede. Andererseits hatten bei 11 von 42 Paaren (26%) die Eltern widersprüchliche Ansichten über die Krankheit.

Die Vorstellungen der Eltern über Erziehung und Pflege eines chronisch kranken Kindes spiegelten verschiedene Erziehungsgrundsätze. Diese Grundsätze bestanden sowohl aus Erziehungszielen als auch aus Strategien und Verhaltensformen, die von den Eltern zur Erreichung dieser Ziele eingesetzt wurden. Eltern mit einer *akkommodativen* Einstellung betonten die Wichtigkeit, ihrem Nachwuchs eine normale Kindheit zu bieten. Typisch für diese Haltung ist, daß das Kind ermutigt wurde, an den üblichen Schul- und Freizeitaktivitäten teilzunehmen und dafür alle Hindernisse aus dem Weg geräumt wurden. Andere Eltern legten eine *restriktive* Erziehungshaltung an den Tag. Ihnen kam es mehr darauf an, das Kind vor möglichem Schaden zu beschützen, als ihm die Teilnahme an den üblichen Kinderaktivitäten zu ermöglichen. Solche Eltern beschrieben die Notwendigkeit angemessener Beschränkungen für ihr Kind, und daß es wichtig sei, dem Kind die Einsicht in krankheitsbedingte Einschränkungen zu vermitteln. In scharfem Gegensatz zur restriktiven Gruppe *bagatellisierten* andere Eltern die Schwere der Krankheit und spielten die Notwendigkeit, sich in irgend einer Weise an die Behandlungsvorschriften zu halten, herab. Die Erziehungsgrundsätze mancher Eltern können schließlich am treffendsten als *wechselhaft* oder nicht vorhanden beschrieben werden. Ihre Kommentare über den Umgang mit dem kranken Kind enthielten widersprüchliche, zwiespältige Beschreibungen ihrer Ziele und Strategien. An einer Stelle des Interviews vertraten sie restriktive Grundsätze, an anderer drückten sie ihre Nähe zu akkommodativer Haltung aus. Mütter neigten eher zu einer wechselhaften Haltung als Väter, darüber hinaus gab es aber keine größeren Unterschiede zwischen Müttern und Vätern. 14 Paare (32%) hatten widersprüchliche Erziehungsgrundsätze.

Als über die Behandlungsvorschriften des Kindes gesprochen wurde und die Leichtigkeit oder Schwierigkeit des Umgangs mit der Krankheit, sagten die meisten Eltern, daß das Krankheitsmanagement zu einem Teil des Familienlebens geworden sei, und gaben ihrer *Zuversicht* Ausdruck, die Behandlungsanweisungen durchführen und mit unvorhergesehenen Situationen oder Notfällen fertig werden zu können. Einige Eltern unterstrichen jedoch die Schwierigkeiten, die sie im Umgang mit der Krankheit hatten. Ihre Beschreibungen konzentrierten sich auf ihr eigenes Gefühl von Unzulänglichkeit, aber auch auf Konflikte mit dem kranken Kind wegen der Einhaltung der Behandlungsvorschriften. Diese Eltern empfanden die Behandlungsvorschriften als *Last,* die nicht Teil des normalen Familienalltags war. Eine weitere Gruppe von Eltern, Väter vor allem, betrachteten das Krankheitsmanagement als *«nicht meine Sache»*. Solche Väter drückten zwar meist Vertrauen in die Bewältigungsfähigkeiten der Ehefrau aus, sahen für sich jedoch keine Notwendigkeit, einen Teil des Krankheitsmanagements zu übernehmen. Mütter neigten, als Gruppe gesehen, mehr zu der Auffassung des Krankheitsmanagements als Last; Väter mehr zu der Aussage *«nicht meine Sache»*. 17 Paare (42%) hatten widersprüchliche Ansichten über die Schwierigkeiten des Krankheitsmanagements.

Beschreibungen typischer Fallgruppen

Durch schematische Darstellung und Analyse unserer thematisch kodierten Daten stellten wir fest, daß sich die Einstellungen der Eltern zur Krankheit und zu den Behandlungsvorschriften sowie der Erziehungsstil nach deren Einstellung zum Kind richtete (Knafl, Gallo, Zoeller, Breitmayer, Ayres, im Druck; Miles, Huberman, 1984). Wenn beide Eltern ihr Kind als normal betrachteten, tendierten beide dazu, die Krankheit als handhabbaren Zustand zu betrachten, einen akkommodativen Erziehungsstil durchzuhalten und die Behandlungsvorschriften als Routinesache des Familienlebens zu sehen, die sie meistern konnten. Wenn im Gegensatz dazu keiner der beiden Elternteile das Kind als normal betrachtete, tendierten die Eltern zu einer negativeren Betrachtung anderer Aspekte ihrer Situation. Solche Eltern empfanden die Krankheit eher als bedrohlich oder unangenehm; sie pflegten einen restriktiven oder wechselhaften Erziehungsstil und sahen in den Behandlungsvorschriften eine Last. Schließlich tendierten Eltern, die ihr Kind unterschiedlich einschätzten, dazu, auch bei anderen wichtigen Themen verschiedener Meinung zu sein. Bei diesen Paaren war es meist die Mutter, die eine negativere Sicht der Situation hatte. Diese typischen Fallgruppen werden nun durch Beschreibungen von drei Familien dargestellt, in denen ein Kind Diabetes hatte. Wir haben diese Familien ausgewählt, um darzustellen, wie die gleiche Krankheit von verschiedenen Familien in sehr unterschiedlicher Weise erfahren werden kann. (Um die Anonymität der Familien zu gewährleisten, sind alle Namen geändert.)

Die Jordans: Beide Eltern betrachten ihr Kind als normal. Beide, Mr. und Mrs. Jordan, beschreiben ihre zwölfjährige Tochter Sarah, die seit vier Jahren an Diabetes leidet, als normales Mädchen. Mrs. Jordan sagte:

> «Meine Einstellung zu Sarah hat viel damit zu tun, wer sie ist. Wenn ich aufgefordert würde, Sarah zu beschreiben, würde ich sicher auch den Diabetes erwähnen. Aber ich weiß nicht, ob das wichtiger wäre als die Tatsache, daß sie ziemlich klein ist, gerne liest, tanzt und Baseball spielt. Es ist einfach ein Teil von ihr; sie ist eben so.»

Mr. Jordans Kommentar spiegelt den seiner Frau. Auch er betont, daß für ihn der Diabetes ein relativ nebensächlicher Teil der Identität seiner Tochter ist:

«Wenn mich jemand auffordern würde, etwas über Sarah zu erzählen, würde ich nie sagen, daß sie Diabetes hat. Ich würde sagen, daß sie stundenlang telefoniert, daß sie soundso alt ist, braune Haare hat und bestimmte Dinge macht. Ich glaube, der Diabetes würde mir erst später einfallen.»

In Übereinstimmung mit ihrer Sicht des Kindes zeigten diese Eltern einen akkommodativen Umgangsstil und betonten, daß der Diabetes ihre Erwartungen an Sarah nicht verändert hatte und daß sie keine Notwendigkeit sahen, wegen der Krankheit ihre Aktivitäten zu beschränken. Mrs. Jordan sagte: «Wenn ich an Sarah denke und unsere Art, mit ihr umzugehen, kommt mir das Wort ‹Entschlossenheit› in den Sinn – Entschlossenheit, daß ihr Leben nicht anders sein wird als das Leben ihrer Geschwister.» Mr. Jordan stimmt dem zu und sagt: «Ihr Diabetes ist uns vielleicht so normal geworden, daß ich gar nicht wüßte, warum wir sie anders behandeln sollten. Wir sind der Meinung, daß sie nicht anders behandelt werden sollte.» Beide Eltern betrachteten die Krankheit als handhabbaren Zustand und fühlten sich imstande, mit ihr umzugehen. Beide betonten, daß sie mit den Jahren gelernt hatten, wann sie selbst mit der Krankheit zurechtkommen konnten und wann sie einen Arzt hinzuziehen mußten. Mrs. Jordan berichtete:

«Es ist einfach eine alltägliche Gewohnheit, etwas, was wir zu tun haben. Ich denke kaum daran, mache mir auch keine Sorgen. Am Anfang verließ ich mich in allem auf den Arzt, doch jetzt verlasse ich mich mehr auf das, was ich weiß. Ich rufe den Arzt nie, außer sie fängt an, sich zu erbrechen, das bringt mich dann aus der Fassung.»

Mr. Jordan äußerte sich zwar etwas besorgt über die zukünftige Komplikationen, betrachtete die Krankheit aber als grundsätzlich handhabbar. Er sagte:

«Meine Frau und ich reden eigentlich nicht viel darüber. Meine größte Sorge ist, daß der Diabetes ihre Augen beeinträchtigen könnte, weil sie ihn so jung bekam. Aber wir reden nicht viel davon. Wir kommen ganz gut allein zurecht. Wenn sie so krank ist, daß es ihren Diabetes durcheinanderbringt, gehen wir zum Arzt – wenn ihr Zustand wirklich schlecht ist.»

Diese Zitate beweisen, daß die Einstellung der Familie zu ihrer Situation stabil und adaptiv ist. Dadurch integrieren die Eltern die Krankheit in ihr normales Leben. Die Erfordernisse der Krankheit werden erfüllt, sie wird aber nicht zum zentralen Punkt der Familie.

Die Williams: Beide Eltern betrachten ihr Kind nicht als normal. Mr. und Mrs. Williams boten ein völlig anderes Bild von Familienleben mit einem diabeteskranken Kind. Ihr elfjähriger Sohn James litt fast zeit seines Lebens an Diabetes, und die Beschreibungen beider Eltern waren von einem Gefühl der Tragik geprägt. Mrs. Williams sagte z. B.:

«Er kann die gleichen Sachen machen wie andere Kinder, aber es fällt ihm sehr schwer. Es ist hart, zweimal am Tag eine Blutuntersuchung machen zu müssen und sich zu spritzen. Das tut wirklich weh. Es stört ihn, wenn jemand Süßigkeiten mit in die Schule bringt, und er darf sie nicht essen, und mich stört es sogar noch mehr.»

Mr. Williams erwähnt auch, wie schwer es wohl für seinen Sohn sei, Diabetes zu haben. «Der Tag beginnt damit. Er muß als erstes die Blutuntersuchung machen und das Insulin spritzen. Da tut er mir wohl am meisten leid. Er sollte mir nicht leid tun, aber ich kann es nicht ändern.» Beide Eltern gaben an, mit ihrem Sohn Mitleid zu haben; ihre Erziehungsgrundsätze waren von restriktiver Haltung geprägt. Während sie die Notwendigkeit, James vor weiterem Schaden zu bewahren, betonten, beschrieben sie auch ihr Bemühen, ihn zu verwöhnen, um ihn für die Tragödie seines Diabetes zu entschädigen. Mrs. Williams sagte z. B.:

«Ich beschütze ihn wohl zu sehr. Er sollte vielleicht mehr Verantwortung für sich übernehmen, aber ich fühle mich einfach wohler, wenn ich mich darum kümmere. Ich glaube, ich widme ihm mehr Aufmerksamkeit als den anderen. Ich merke es nicht immer, aber es ist so.»

Mr. Williams erwähnte, daß die Krankheit seines Sohnes ein Anstoß war, sich mehr mit seinen Aktivitäten zu befassen, wie etwa der Jugendgruppe, um die Sicherheit seines Sohnes zu garantieren. Wie seine Frau hatte auch er den Eindruck, James nachgiebiger zu behandeln als seine anderen Kinder:

«Zu den anderen Kindern kann ich viel leichter ‹nein› sagen als zu ihm. Irgendwie fühle ich mich schuldig. Er tut mir leid. Ich weiß, daß es Dinge gibt, die er nicht haben kann, deswegen möchte ich, daß er die Dinge bekommt, die er haben kann.»

Es überrascht nicht, daß beide Eltern ihrer extremen Abneigung gegen die Krankheit Ausdruck verliehen. Als Mrs. Williams gefragt wurde, was das Wort Akzeptanz für sie bedeutet, sagte sie: «Ich akzeptiere es. Ich weiß ja, daß ich damit zurechtkommen muß, aber ich hasse die Krankheit. Wirklich. Ich beneide Leute, die Kinder haben, die glücklich sind. Wirklich, ich beneide sie.» Mr. Williams sagte, daß er und seine Frau es vermeiden, von den Langzeitkomplikationen des Diabetes zu sprechen, weil solche Gespräche meist damit endeten, daß beide in Tränen ausbrachen. Als er gefragt wurde, ob er die Krankheit akzeptiere, antwortete er: «Es ist eine erzwungene Akzeptanz. Ich glaube nicht, daß ich sie ganz akzeptiert habe. Es macht mich ziemlich wütend, daß er sie hat – wütend auf die Welt ganz allgemein.» Diese Eltern beschrieben die krankheitsbedingten Reglementierungen als eine Last. Mrs. Williams beschrieb die Behandlung als «andauernde Sorge.» Mr. Williams stellte seine Fähigkeit, mit der Krankheit richtig umzugehen, in Frage und beschrieb seine quälenden Selbstzweifel:

«Kürzlich sagte er am Abend, daß er viel essen würde, aß dann aber nur wenig. Man muß sich immer Sorgen machen wegen der Dosis. In der Nacht lag ich wach und machte mir Sorgen um ihn. Das kommt etwa einmal pro Woche vor. In dieser Nacht schlief ich deswegen schrecklich schlecht.»

Im Gegensatz zur vorigen Familie, stand hier der Diabetes sehr im Vordergrund des Familienlebens. Er prägte ihre Sicht des Kindes und ihren Erziehungsstil. Die Krankheit war für beide eine Quelle unablässiger Sorge und Traurigkeit und eine belastende Verantwortung. Mehr noch: Sie schien ihrer Ansichten und ihres Krankheitsmanagements weniger sicher zu sein als die vorige Familie. Diese Selbstzweifel spiegelten sich in Bemerkungen wie: «Ich weiß, ich sollte das nicht so sehen», die im Gespräch immer wieder fielen. Solche Bemerkungen lassen den Schluß zu, daß diese Eltern ihre Ansichten und ihr Verhalten kritisch reflektierten.

Die Armstrongs: Eltern mit widersprüchlicher Einstellung zum Kind. Bill Armstrong war acht Jahre alt, als das erste Gespräch stattfand. Er hatte seit drei Jahren Diabetes. Mr. Armstrong betonte die Normalität seines Sohnes, indem er sagte: «Ich werde ihm keinerlei Selbstmitleid nahelegen. Ich behandle ihn nicht wie ein Baby oder so. Es gibt keinen Grund dafür.» Mrs. Armstrong wies jedoch auf viele Dinge im Leben ihres Sohnes hin, die «nicht sind wie bei normalen Kindern.» Das Bild, das sie sich von Bill machte, zeigte sich in der Art, wie sie ihre restriktiven Erziehungsgrundsätze schilderte. Sie versuchte Bill zu beschützen. Sie ging z. B. auf alle Klassenausflüge und Geburtstagsfeste mit, weil sie sonst «krank vor Sorgen» wäre. Mr. Armstrong sagte im Gegensatz dazu, daß Bills Diabetes seinen Erziehungsstil nicht verändert habe. Andererseits gab er doch zu:

«Man muß immer hinter ihm her sein. Aber ich lasse mir nichts von ihm gefallen. Manchmal beklagt er sich über meine Art, die Spritze zu geben, aber dann sagte ich ihm: ‹Schau her, wenn ich dir die Spritze gebe, dann ist das eben so.› Ich kümmere mich nicht mehr um seine Sonderwünsche.»

Im Gegensatz zu seiner Frau sprach Mr. Armstrong sehr sachlich von seinen Erziehungsgrundsätzen. Er tat, was eben getan werden mußte, um mit dieser Krankheit fertig zu werden, sah seine Erziehungsgrundsätze durch den Diabetes jedoch nicht beeinflußt. Einmal äußerte er sich so: «Man weiß, was zu tun ist, um die Krankheit aufzuhalten, und das tut man eben.» Dieses Elternpaar hatte auch ziemlich widersprüchliche Ansichten über die Krankheit. Es fiel Mrs. Armstrong schwer, nicht bei den negativen Aspekten der Krankheit und ihrer Angst vor künftigen Komplikationen zu verweilen. Sie sagte:

«Ich bete zu Gott, daß der Tag vorübergeht. Ich versuche, mich zu beschäftigen, damit ich nicht herumsitze und grüble. Wenn ich das täte, würde ich verrückt werden. Ich glaube, daß meine größte Angst die ist, er könnte erblinden. Das würde mich verrückt machen.»

Ihre sehr bewußte Anstrengung, sich nicht von dem überwältigen zu lassen, was vielleicht bevorstand, stand in scharfem Kontrast zu der Sicht ihres Mannes über die Krankheit. Nachdem er gesagt hatte, daß er den Diabetes seines Sohnes akzeptiert hatte, sprach er lange über die schwierige Situation seiner Frau: «Meine Frau kann Ihnen sagen, was sie will, ich glaube nicht, daß sie das wirklich akzeptiert hat. Seit das passiert ist, hat sie sich sehr verändert. Ich glaube, der erste große Schock steckt immer noch in ihr.» Viele seiner Bemerkungen sollten herausstellen, daß er im Gegensatz zu seiner Frau mit der Krankheitssituation sehr gut zurechtkam. Mr. Armstrong hatte Vertrauen in seine Fähigkeit, mit der Krankheit richtig umzugehen. So präsentierte er z. B. bei einem Gespräch vier Seiten lang genaue Beispiele von «praktischen Tricks», die er mit der Zeit erlernt hatte, um mit der Krankheit seines Sohnes zurechtzukommen. Mrs. Armstrong betonte dagegen die Unsicherheit des Diabetesmanagements und ihr mangelndes Vertrauen in die eigenen Fähigkeiten. Sie sagte:

> «Man weiß nicht, was man tun soll. Wenn ich Lebensmittel einkaufe, denke ich immer daran – ich frage mich besorgt, was ich kaufen soll und was er essen kann. Und wenn wir zum Essen in ein Restaurant gehen, fragt man sich, wieviele Broteinheiten sind es? Was darf er essen?»

Mr. und Mrs. Armstrong empfanden die Krankheit ihres Sohnes sehr unterschiedlich. Ihre unterschiedlichen Sichtweisen des Kindes spiegelten sich in verschiedenen Erziehungsgrundsätzen und unterschiedlichen Ansichten über die Behandlungsvorschriften wider. Obwohl sie sich dessen bewußt waren, gaben sie zu, daß sie die jeweils andere Position weder ganz verstanden, noch unterstützten.

Vergleich der typischen Fallgruppen

Diese drei typischen Fallgruppen waren bei vielen chronischen Krankheiten zu beobachten. Während wir hier drei Familien verglichen, die ein diabeteskrankes Kind hatten, gab es in der ganzen Untersuchungsgruppe Kinder mit völlig unterschiedlichen Krankheiten, wie Diabetes, Lupus, Asthma, juvenile Form rheumatoider Arthritis und Nierenerkrankungen, die von ihren Eltern als normal betrachtet wurden. Kinder, die von ihren Eltern als tragische Figuren oder Problemkinder betrachtet wurden, hatten ebenfalls verschiedene Krankheiten – Diabetes, juvenile Form rheumatoider Arthritis, Nierenerkrankung, Sklerodermose und Asthma. Es gab nur eine geringe Zahl der jeweiligen Krankheit in unserer Gruppe (außer Diabetes), weshalb ein Vergleich schwierig ist. Es gibt aber anscheinend *keinen* deutlichen Zusammenhang zwischen der Diagnose des Kindes und der Sicht der Eltern des Kindes. Es ist jedoch interessant zu sehen, daß fünf oder sechs Paare mit verschiedenen Sichtweisen Kinder mit Diabetes hatten.

Interessant ist ferner, daß Eltern in unterschiedlichen Fallgruppen sich auch in ihrer Wahrnehmung von der Auswirkung der Krankheit auf ihr Familienleben unterschieden und ihre Zufriedenheit mit dem Familienleben, mit dem Feetham Family Functioning Survey (FFFS) gemessen, verschieden war. Paare, die ihr Kind als normal betrachteten, schätzten die Auswirkung der Krankheit auf die Familie als minimal ein. Mrs. Jordan beschrieb z.B. die Auswirkung des Diabetes ihrer Tochter so:

> «Wir haben uns sehr gut arrangiert. Wir gingen einfach davon aus, daß wir zurechtkommen würden und daß dies kein Problem sei. Ich glaube, unsere Einstellung ist einfach die, daß sich nichts verändern wird. Wir haben die Krankheit einfach integriert, und ich glaube, das ist gut so.»

Auch Mr. Jordan spielte die Auswirkung der Krankheit seiner Tochter herunter. Er sagte: «Ich finde, sie hat keine Auswirkungen. Wir sind wirklich eine eng verbundene Familie. Ich sehe keine große Veränderung in unserem Leben deswegen.» Die Williams dagegen, die ihr Kind nicht als normal betrachteten, glaubten, daß die Krankheit des Kindes große Auswirkungen auf ihr Familienleben hatte. Mrs. Williams beschrieb diesen Einfluß als etwas, was sie und ihren Mann als Paar nähergebracht hatte:

> «Ich glaube, wir sind uns als Paar nähergekommen, weil wir soviel darüber sprechen. Nicht, daß wir darüber streiten oder uns deswegen gegenseitig beschuldigen, wir versuchen, es gemeinsam zu meistern. Jeden Abend, wenn die Kinder im Bett sind, reden wir etwa eine halbe Stunde darüber und versuchen herauszufinden, was wir tun können.»

Mr. Williams beschreibt eine andere Auswirkung auf die Familie. Er meinte, die Krankheit habe mehr Spannungen in die Familienbeziehungen gebracht, die sonst nicht aufgetreten wären. Er sagte: «Ich glaube, es gibt da Spannungen, die mit der Krankheit zusammenhängen. Es gibt die Tendenz, manche Dinge schrecklich aufzublasen.» Diese Eltern empfanden ihre Familien infolge der Krankheit deutlich als anders.

Die Armstrongs, die ihr Kind unterschiedlich sahen, hatten auch unterschiedliche Meinungen über die Auswirkung der Krankheit. Mrs. Armstrong beschrieb die Auswirkung so: «Wir müssen immer da sein und zur Verfügung stehen, etwa drei Viertel meines Lebens dreht sich darum.» Ihr Mann jedoch behauptete: «Wir tun, was wir tun müssen. Ich betrachte es nicht als Last oder so.» Beide, Mr. und Mrs. Armstrong, beschrieben, daß ihre unterschiedlichen Ansichten eine zusätzliche Belastung für ihre ehelichen Beziehungen waren.

Betrachtet man die gesamte Untersuchungsgruppe, dann ist festzustellen, daß die Eltern der drei typischen Fallgruppen vom FFFS abweichen. Bei dieser Skala weist eine niedrige Punktzahl auf größere Zufriedenheit mit dem

Familienleben hin. Wenn beide, Vater und Mutter, ihr Kind als normal betrachteten, wich die Punktzahl der Mütter durchschnittlich um 19,1 Punkte ab. Dagegen betrug die durchschnittliche Punktzahl der Mütter 33,3 Punkte, wenn Vater und Mutter das Kind als nicht normal betrachteten, und 31,6 Punkte bei Müttern, die ihr Kind anders betrachteten als der Vater. Die Varianzanalyse (ANOVA) ergab signifikante Abweichungen zwischen den drei Gruppen [F (2,35) = 3,75, p < .05]. Eine Analyse dieser Unterschiede nach der Methode von Fishers Least Significant Difference ergab, daß Mütter, die ihr Kind als nicht normal betrachteten oder deren Sicht des Kindes anders war als die des Ehemannes, sich in ihrer Zufriedenheit mit dem Familienleben erheblich von den Müttern unterschieden, die ihr Kind als normal betrachteten. Väter, die genau wie die Mutter ihr Kind als normal betrachteten, hatten eine durchschnittliche Punktzahl von 21,7, während Väter, die ihr Kind als nicht normal betrachteten (wie die Mutter), durchschnittlich 34,7 Punkte erreichten. Väter, deren Sicht des Kindes anders war als die der Mutter, hatten eine durchschnittliche Punktzahl von 30,0 [F (2,37) = 3,05, p < .06]. Die Untersuchung der Ergebnisse der Varianzanalyse ergab signifikante Unterschiede zwischen Vätern, die ihr Kind als normal, und Vätern, die ihr Kind als nicht normal betrachteten.Väter, deren Sicht des Kindes von der Sicht der Mutter abwich, unterschieden sich nicht signifikant von Vätern, die ihr Kind als normal oder Vätern, die ihr Kind nicht als normal betrachteten.

Auch die Selbstwahrnehmung der Kinder war in jeder der drei Gruppen verschieden. Auf der Global Self Worth-Skala von 1 bis 4 erreichten Kinder, die von ihren Eltern als normal betrachtet wurden, durchschnittlich 3,5 Punkte; Kinder, die von ihren Eltern als nicht normal betrachtet wurden, 2,9 Punkte. Kinder, deren Eltern widersprüchliche Ansichten hatten, erreichten im Durchschnitt 3,7 Punkte. Interessanterweise hatten alle Kinder in dieser letzten Gruppe ein Elternteil, welcher das Kind weiter als normal betrachtete. Varianzanalysen ergaben signifikante Unterschiede zwischen diesen Gruppen [F (2,37) = 6.54, p < .01], und weitere Analysen ergaben, daß Kinder, deren Mütter und Väter sie als *nicht* normal betrachteten, hinsichtlich ihrer Selbstwahrnehmung deutlich *niedrigere* Werte auf der Global Self Worth-Skala erreichten als Kinder, die von ihren Eltern als normal betrachtet wurden oder deren Eltern widersprüchliche Ansichten hatten.

Diskussion

Die Sicht der Eltern der Krankheitssituation, wie sie sich in den hier darge-stellten typischen Themen und Fallgruppen zeigt, ist eine Gelegenheit, die Krankheitserfahrung aus der Perspektive der Familie zu untersuchen. Diese Themen können als «Fenster» betrachtet werden, als Gelegenheit, eine produktive Arbeitsbeziehung mit den Familien aufzubauen und bei der Formulierung von Definitionen der Situation zu helfen, die sowohl einen angemessenen Umgang mit der Krankheit und das Wohlbefinden der Familienmitglieder fördern als auch das Funktionieren der Familie.

Diese Daten unterstreichen, wie wichtig es ist zu verstehen, wie Eltern die Krankheitssituation definieren, denn diese Definitionen lassen Schlüsse auf das Funktionieren des Familiensystems und der einzelnen Familienmitglieder zu. Die Daten zeigen auch die verschiedenen Arten, wie Krankheitskontrolle, Behandlungsvorschriften und Krankheitsverlauf interpretiert werden und welche Bedeutung sie für die Eltern haben. Die elterliche Sicht des Kindes scheint ein besonders guter Weg, um herauszufinden, wie Eltern die Krankheit des Kindes empfinden. Diese Sicht steht in enger Verbindung mit den Ansichten der Eltern über die Krankheit, ihren Erziehungsgrundsätzen und ihrer Sicht der Behandlungsvorschriften. Sie ist auch eine relativ einfach einzuschätzende Größe. Wir sprachen die Eltern direkt darauf an, ob es wünschenswert und möglich sei, ihr Kind normal zu behandeln. In der Umgebung eines Krankenhauses setzt so ein Ansatz Offenheit und Akzeptanz des elterlichen Standpunktes voraus, ohne die Möglichkeit zu verbauen, die Ansichten in eine positivere Richtung hin zu verändern.

Neben der Möglichkeit, Mütter und Väter direkt zu ihren persönlichen Ansichten über die Situation zu befragen, gibt es eine Reihe standardisierter Instrumente, mit denen verschiedene Aspekte des Familiensystems und der familiären Bewältigung gemessen werden können. Speerer und Sachs (1985) stellten mehrere solcher Instrumente zusammen, die sie für die Pflege als besonders geeignet hielten, und Grotevant und Carlson (1989) sammelten viele unterschiedliche Instrumente zur Einschätzung von Familien. Leserinnen und Leser, die sich mehr für die formalisierte Einschätzung von Familien interessieren, mit denen sie arbeiten, verweisen wir auf diese Quellen.

Im allgemeinen bildet das Verstehen der Haltung der Eltern eine wichtige Grundlage für individualisierte Interaktionen und Interventionen, *nicht* nur hinsichtlich der Krankheit/des Leidens, sondern auch in bezug auf die Art, wie die Familie die Krankheit erlebt. Die vorliegenden Daten weisen darauf hin, daß es gefährlich ist zu glauben, der Standpunkt eines Elternteils repräsentiere den Standpunkt der *Familie*. Sie beweisen die Notwendigkeit, Vater und Mutter getrennt über ihre Ansichten zu befragen. In 14 Prozent der Fälle waren sich die Eltern in der Sicht ihres Kindes nicht einig, in 42 Prozent der Fälle hatten sie verschiedene Ansichten über die Behandlungsvorschriften. Mehr noch: die Art dieser Unterschiede belegt, daß Mütter eher dazu neigen, die Situation negativ einzuschätzen. In der Pflege gibt es heute ein starkes Interesse daran, die Familie als wichtigste Pflegeeinrichtung zu sehen. Obwohl wir diesen familienorientierten Ansatz von ganzem Herzen unterstützen, glauben wir, daß die Wichtigkeit der einzelnen Familienmitglieder nicht übersehen werden darf. Wir stimmen mit Ransom, Fisher, Phillips, Kokes und Weiss (1990) überein, die sagen: «Es hat den Anschein, daß der Blick auf das [Familien-] ‹System› leicht dazu verleitet, einen überaus interessanten und unentrinnbaren Wesenszug der Familie zu vergessen: die einzelnen Personen, aus denen sie sich zusammensetzt.» (S. 63).

Quellen

Feetham, S. (1988). *Feetham Family Functioning Survey.* (Available from Suzanne Feetham, National Center for Nursing Research, Washington, DC.)

Grotevant. H., & Carlson, C. (1989). *Family assessment: A guide to methkods and measures.* New York: Guilford.

Harter, S. (1985). *Manual for Self-Perception Profile for Children.* Denver: University of Denver.

Knafl, K., Breitmayer, B., Gallo, A., & Zoeller, L. (1987). *How families define and manage a child's chronic illness.* Unpublished grant proposal (NCNR, Public Health Service Grant #NR01594).

Knafl, K. A., & Deatrick, J. A. (1990). Family management style: Concept analyses and development. *Journal of Pediatric Nursing, 5,* 4–14.

Knafl, K., Gallo, G., Zoeller, L., Breitmayer, B., & Ayres, L. (1993). One approach to conceptualize family response to chronic illness. In S. Feetham, J. Bell, S. Meister, & C. Gilliss (Eds.), *Advances in nursing of families* (Vol. 2) (pp. 70–78). Newbury Park, CA: Sage.

Miles, M., & Huberman, M. (1984). *Qualitative data analysis: A sourcebook of new methods.* Newbury Park, CA: Sage.

Newacheck, P., & Taylor, W. (1992). Childhood chronic illness: Prevalence, severity, and impact. *American Journal of Public Health, 82,* 364–371.

Ransom, D., Fisher, L., Phillips, S., Kokes, R., & Weiss, R. (1990). The logic of measurement in family research. In T. W. Draper & A. C. Marcos (Eds.), *Family variables: Conceptualization, measurement, and use* (pp. 48–63). Newbury Park, CA: Sage.

Schwenk, T., & Hughes, C. (1983). The family as patient in family medicine: Rhetoric or reality. *Social Science & Medicine, 17,* 1–16.

Speer, J., & Sachs, B. (1985). Selecting the appropriate family assessment tool. *Pediatric Nursing, 11,* 349–355.

27. Lebensqualität und innerfamiliäre Beziehungen von Familien, die mit der chronischen Krankheit eines Kindes zurechtkommen müssen

Becky J. Christian

Früher war eine chronische Krankheit in der Kindheit tödlich, doch inzwischen hat der medizinisch-technische Fortschritt die Lebenserwartung dieser Kinder erhöht. Daraus folgt, daß Kinder und ihre Familien vor der Aufgabe stehen, sich über einen langen Zeitraum hinweg mit vielen Aspekten von chronischer Krankheit zu befassen (Thompson, 1985). Die häusliche Pflege des chronisch kranken Kindes ist im allgemeinen kostengünstiger als Krankenhauspflege, denn die Familie stellt die Mehrzahl der notwendigen Dienstleistungen zur Verfügung (Texas Senate Committee on Health & Human Services, 1989). Wenn das Heim der Familie zum Mittelpunkt der Pflege wird, ist außerdem die Pflegekontinuität gewährleistet, und es kommt zu einer Stabilisierung des chronischen Krankheitsverlaufs (Strauss, Corbin, 1988). Deshalb kann häusliche Pflege, mit angemessener Unterstützung, im langen chronischen Krankheitsverlauf für Gesundheitsförderung und Lebensqualität des Kindes genau so effektiv sein wie stationäre Pflege (Congress of the United States, Office of Technology Assessment, 1987).

Die chronische Krankheit eines Kindes stellt jedoch hohe Ansprüche an das Familiensystem und fordert von den Familienmitgliedern permanent Opfer (Griffin, 1980). Die Familie muß sich an die Krankheit des Kindes anpassen, wie auch immer die Diagnose lautet. Erstens stehen die Familienmitglieder vor der Aufgabe, sich über die Krankheit zu informieren und darüber, wie man zu Hause mit ihr umgehen kann. Zweitens muß sie ein unterstützendes Netzwerk bieten, Rollenfunktionen neu anpassen, Bewältigungsstrategien befördern, Ressourcen entwickeln und gleichzeitig die Beziehungen zwischen den Familienmitgliedern aufrechterhalten. Schließlich muß die Familie eine Umgebung schaffen, die Wachstum und Veränderung innerhalb des Familiensystems ermöglicht. Das Management der Krankheit und des häuslichen Lebens kann die Pflegeperson überfordern und das Gefühl aufkommen lassen, bis an die Grenzen der Energie und Toleranz belastet zu sein (Strauss u. a., 1984). Deswegen müssen Belastungsfähigkeit und Unterstützungsbedürfnisse von Familien, die ihr Kind zu Hause pflegen, realistisch eingeschätzt werden.

In Familien mit einem chronisch kranken Kind steht eindeutig die Frage im Vordergrund, wie eine zufriedenstellende Lebensqualität, ein allgemeines Gefühl der Lebenszufriedenheit und des Wohlbefindens erreicht werden kann (Lubkin, 1986). Ziel dieser Studie war es daher, die elterliche Wahrnehmung der durch die chronische Krankheit ihres Kindes verursachten Auswirkungen auf die familiären Beziehungen, die Bewältigungsformen der Familie und die Zufriedenheit mit der Lebensqualität, zu erforschen.

Methode

Stichprobe

Die vorliegende Arbeit war Teil einer umfassenderen beschreibenden Vergleichsstudie von 55 Familien mit chronisch kranken Kindern zwischen vier und zwölf Jahren, die an insulinpflichtigem Diabetes mellitus, der juvenilen Form rheumatoider Arthritis oder Spina bifida litten. Die Stichprobe wurde aus einer Liste chronisch kranker Kinder zusammengestellt, die von den ambulanten Pflegediensten eines Kinderkrankenhauses einer Stadt im Südwesten der Vereinigten Staaten betreut wurden. Die Familien bekamen einen Fragebogen, der von beiden Elternteilen oder anderen Pflegepersonen unabhängig voneinander ausgefüllt werden mußte. Mit einer Untergruppe von elf Familien wurden semi-strukturierte Interviews durchgeführt ($n = 5$ insulinpflichtiger Diabetes mellitus, $n = 3$ juvenile Form rheumatoider Arthritis, $n = 3$ Spina bifida), die durch offene Fragestellung Auskunft darüber gaben, wie die Auswirkungen der chronischen Krankheit des Kindes von der Familie wahrgenommen wurden und wie die Familie die häusliche Pflege organisierte. Das Durchschnittsalter der chronisch kranken Kinder lag bei 8,3 Jahren, das der Eltern bei 35 Jahren. Alle Eltern waren verheiratet und beide Elternteile berufstätig. Zehn Familien waren Weiße, eine Familie hispanisch. Hier werden nur die Untersuchungsergebnisse dieser elf interviewten Familien vorgestellt.

Instrumente

Das Family Concerns Interview (Familieninterview) ist ein semi-strukturiertes Interview, das sich aus offenen Fragen zusammensetzt und klären soll, wie Eltern die Auswirkung einer chronischen Krankheit des Kindes auf Familie und Lebensqualität wahrnehmen. Die Verfasserin der Studie entwickelte siebzehn offene Fragen, um fünf wichtige Bereiche zu erforschen: 1. Familienleben und chronische Krankheit; 2. Pflegemanagement; 3. soziale Unterstützung und Ressourcen; 4. Bewältigungsstrategien, 5. Gesundheitsdienste. Die Elterninterviews dauerten rund ein bis zwei Stunden; sie wurden zu Hause durchgeführt, auf Tonband aufgenommen und dann wörtlich transkribiert.

Ergebnisse

Zur Analyse der Interviewdaten wurde die Methode des konstanten Vergleichs angewandt. Die Gespräche drehten sich hauptsächlich um Bemühungen, die Auswirkungen der chronischen Krankheit des Kindes auf die Lebensqualität der Familie zu verändern, und um Versuche, das familiäre Umfeld zu regeln.

Bewältigung der chronischen Krankheit

Die teilnehmenden Familien beschrieben die Auswirkung der chronischen Krankeit des Kindes auf die Familie als einen Prozeß («einen anderen Gang einlegen»), der eine Veränderung der Wahrnehmungen, der Prioritäten und schließlich des familiären Lebensstils erforderlich machte. Familien mit einem chronisch kranken Kind wurden von der Aufgabe, mit der Krankheit umzugehen und zu lernen, für das Kind zu sorgen, überwältigt. Mehr noch: Die chronische Krankheit bedrohte das Funktionieren der Familie. Um diesen Wechsel zu überleben, veränderten die Familien ihre Lebensauffassung. Ihre Lebensqualität spiegelte die Anstrengungen wider, die Umwelt neu zu ordnen, um damit ein Gefühl von Gesundheit und Wohlbefinden zu schaffen. Darüber hinaus mußten die Familien ihre Auffassungen auf drei verschiedenen Ebenen verändern: im individuellen, familiären und gesellschaftlichen Bereich.

Im Rahmen der familiären Neuorientierung mußten die Eltern über das normale Elternsein hinauswachsen und lernen, ihr chronisch krankes Kind zu pflegen. Um dies zu erreichen, konzentrierte sich die Energie der Familien auf die Gesunderhaltung der Familie durch Überwachung der einzelnen Familienmitglieder, des Familiensystems und der Umwelt. Die Familien beschrieben Ereignisse der kindlichen Krankheit nicht nur in Begriffen der Kontrolle und der Verhütung von Komplikationen, sie sorgten sich auch um die Normalisierung von Haltungen und Wahrnehmungen, um das Einhalten von Zeitplänen, die Koordinierung der Pflege und den Zugang zu Unterstützungssystemen. Gefühle von Kontrollverlust (Dimond, Jones, 1983; Lubkin, 1986) und Machtlosigkeit (Miller, 1983) waren typische individuelle Reaktionen auf chronische Krankheit. Die spezifischen Aspekte der Bewältigung waren: bagatellisieren, normalisieren, Gleichgewicht herstellen, organisieren und managen, vermitteln und fürsprechen.

Bagatellisieren. Die Familien strebten nach Kontrolle der Situation, indem sie die chronische Krankheit des Kindes bagatellisierten oder Probleme ignorierten. Manche Familien waren überzeugt, daß ihr Kind trotz der chronischen Krankheit «im Grunde gesund» sei. So bemerkte z. B. die Mutter eines Kindes mit Diabetes:

> «Es ist einfach keine große Geschichte für uns, sie macht ja alles selbst. Es ist einfach etwas, das getan werden muß. Sie ist nicht krank. Wir sind in keiner Weise negativ betroffen, weil ich mich um nichts kümmern muß.»

Eine andere Mutter beschrieb die familiäre Auswirkung der juvenilen rheumatoiden Arthritis des Kindes folgendermaßen:

> «Manchmal finde ich, daß es ein großer Streß ist, aber man gewöhnt sich daran und arbeitet sich durch. Man muß die Dinge eben hinnehmen und zurechtkommen.»

Die Familien bagatellisierten so die Änderungen, die sie vornehmen mußten, um mit den Auswirkungen der chronischen Krankheit zurechtzukommen (Hymovich, Hagopian, 1992). Im wesentlichen definierten diese Familien ihre Situation um, weil sie ihr Leben in den Griff bekommen wollten.

Normalisieren. Sogar individuelle und familiäre Haltungen und Wahrnehmungen wurden kontrolliert. Der Kontakt zu entfernteren Verwandten wurde begrenzt, wenn diese das Kind nicht «wie jedes andere Kind» akzeptierten. Die Krankheit des Kindes sollte keinesfalls zum Hauptthema der Familie werden, und um das zu verhindern, wurden bewußte Anstrengungen unternommen. Viele Familien beschrieben die chronische Krankheit als «einen ganz normalen Teil des Lebens». Die Mutter eines Kindes mit juveniler rheumatoider Arthritis beschrieb die Art, wie ihre Familie Normalität aufrechterhielt, so:

> «Ich glaube, wir haben uns schon lange entschieden, manche Dinge schleifen zu lassen. Konventionelle Dinge wie Ordnung. Man kann einfach nicht alles machen. Es geht einfach nicht, und deshalb meinen wir, daß die Kinder für uns das Wichtigste sind und daß es uns wirklich wichtig ist, mit ihnen zusammenzusein... Deswegen sind die Wochenenden für uns so etwas wie Überdruckventile, dann lassen wir einfach viele andere Dinge beiseite.»

Manche Eltern ärgerten sich über das Schulsystem, in welchem das Kind «anders» behandelt wurde. Die Mutter eines Kindes mit Diabetes erklärte:

> «Sie können sein wie andere Kinder. Sie können alles tun, was andere auch tun. Sie fühlen wie alle anderen. Gebt ihnen nicht das Gefühl, anders zu sein!»

Normalisierung ist eine weitverbreitete Methode, die Familien anwenden, um sich mit der chronischen Krankheit eines Kindes zu arrangieren und die Entwicklung des Kindes zu fördern (Deatrick, Knafl, Walsh, 1988; Holaday, 1984; Knafl, Deatrick, 1986; Strauss u. a., 1984). Diese Familien bewältigten die chronische Krankheit des Kindes, indem sie sie zu einem Teil ihres Lebens machten und darauf bestanden, zurechtzukommen, auch wenn sie schwer belastet waren.

Gleichgewicht herstellen. Alle Familien waren von den Anforderungen der Pflege eines Kindes mit chronischer Krankheit schwer belastet. Die zentrale Frage lautete: Wie schafft man es, ein Gleichgewicht herzustellen zwischen den Bedürfnissen des Kindes, der Familie und der einzelnen Familienmitglieder? Die Hauptsorge galt der Zeiteinteilung, der Herstellung einer Routine und dem Ausbalancieren verschiedener Aktivitäten. Im Bestreben, diese Überbelastung in Grenzen zu halten, beschrieben die Familien vielerlei Versuche, einen festen Zeitablauf zu etablieren: Die Mutter eines Kindes mit Spina bifida erkärte z. B.:

> «Ich glaube, wir versuchen eine Balance zu finden... wenn die finanziellen Dinge geregelt sind, werden wir nicht auf alles verzichten, verstehen Sie, oder versuchen, uns besondere Vorteile zu verschaffen und so. Wir wollen, daß alles den gewohnten Gang geht.»

Obwohl diese Art Alltagsroutine den Familien half, ihre Zeit besser einzuteilen, ging die Organisation auf Kosten der persönlichen Zeit. Die Balance zwischen Rigidität und Flexibilität war ständig neu herzustellen und beeinträchtigte so das Funktionieren der Familie. Die Wichtigkeit von Flexibilität beim Umgang mit familiärem Streß ist belegt (McCubbin, 1989). Diese Familien wußten, wie wichtig es ist, «immer bereit zu sein» und «flexibel zu sein». Der Vater eines diabeteskranken Kindes sagte:

> «Zeitmanagement ist vielleicht das Schwierigste. Mit der eigenen Zeit richtig umzugehen und Zeitvorgaben einzuhalten, die persönlich verfügbare Zeit und Zeit, die der Familie gilt, zu opfern. Damit zurechtkommen müssen.»

Mehrere Familienmitglieder trugen sogar Funkgeräte bei sich, um sofort auf jede Situation reagieren zu können und «immer erreichbar» zu sein. Viele Familien erklärten, sie hätten ihr Leben «aufgeschoben» und beschrieben die «Opfer», die sie gebracht hatten. Alle Familien stellten fest, daß sie die Prioritäten ihres Lebens verändert hatten.

Organisieren und managen. Um ein zufriedenstellendes Pflegeniveau zu erhalten, müssen Familien lernen, verschiedene Einrichtungen zu koordinieren: Gesundheitswesen, Schulsystem und Versicherungswesen. Die Familien wählen ihren Managementstil, je nachdem, wie sie bestimmte Ereignisse einschätzen, ihren Alltag organisieren und je nach den soziokulturellen Einflüssen auf die Situation (Knafl, Deatrick, 1990). Der Versuch, diese Einrichtungen zu verknüpfen, kann jedoch äußerst zeitaufwendig sein. Viele Familien der Studie hatten den Eindruck, daß sie der Schule, Tagespflegeeinrichtung oder Aushilfspflegeperson nicht trauen konnten. Deshalb «schauten sie» regelmäßig «vorbei», um sich ein Bild vom Befinden des Kindes zu machen.

Die Familie muß nicht nur die Pflege des Kindes sicherstellen, sondern auch das Familienleben, das berufliche Umfeld, die finanziellen Ressourcen, die Ressourcen der Gemeinde, den Zugang zum Schulsystem, zum Gesundheitswesen und zum Versicherungswesen organisieren. Die Familie eines Kindes mit Spina bifida beschrieb, was ihr dabei am meisten half:

> «Am wichtigsten war die Routine. In regelmäßigen Abständen versuchen, sich zurückzulehnen und darüber nachzudenken, was zu tun ist, um die Situation zu verbessern. Das ist natürlich von den zur Verfügung stehenden Ressourcen begrenzt. Man muß einfach versuchen, so gut wie möglich durch den Tag zu kommen, das ist das Wichtigste.»

Für diese Familien war Zeitmangel das Hauptproblem. Sie mußten lernen, bei den Bedürfnissen Prioritäten zu setzen und zusammenzuarbeiten. Interessanterweise war die elterliche Wahrnehmung der Besorgnis des Partners bei der Adaption der Familie wichtiger als Wahrnehmungen professioneller Kräfte des Gesundheitswesens über die familiäre Adaption (Christian, 1989).

Vermitteln und fürsprechen. Wenn Familien Zugang zu bestimmten Einrichtungen oder Systemen haben wollen oder Dienstleistungen einfordern, die das Kind braucht, entstehen oft Konflikte. Eines der Hauptthemen dieser Studie war das Erlernen des Umgangs mit dem Gesundheitswesen. Das war nicht nur für die Gesundheit des Kindes, sondern auch für die Gewährung der notwendigen Dienstleistungen wichtig. Damit das Kind in der Schule die richtige Diät bekam, sorgten mehrere Eltern selbst für alle Mahlzeiten des Kindes oder unterwiesen die Diätköchin in der Zubereitung der Diät für das Kind. Die Mutter eines Kindes mit juveniler rheumatoider Arthritis, frustriert von der Schwierigkeit, die Schule von den besonderen Bedürfnissen ihrer Tochter zu überzeugen, beschrieb die Situation so:

> «In der Schule kommt sie überhaupt nicht gut zurecht. Deshalb muß ich dauernd hingehen und mich kümmern. Ich muß beide Jungen mitschleppen, weil wir uns zur Zeit keinen Babysitter leisten können. Ich muß sie beide mitnehmen und das Notwendige tun, weil die sich nicht kümmern. Ich muß sehen, daß sie bekommt, was sie braucht.»

Viele Familien hatten den Eindruck, daß Krankenversicherungen ihnen unnötige Hindernisse in den Weg legten. Ob es um erhöhten Finanzbedarf oder allgemeine Kostenerstattung ging, immer mußten sie kämpfen. Wer gesundheitsbewußt lebte und an vorbeugenden Maßnahmen teilnahm, wurde sogar für Verhalten bestraft, das auf längere Sicht Kosten einspart. Die Mutter eines Kindes mit Spina bifida drückte ihre Unzufriedenheit mit dem Gesundheitswesen und der Krankenversicherung folgendermaßen aus:

«Wir haben Zehntausende aus eigener Tasche bezahlt, zu dem, was die Versicherung zahlte. Ich glaube, daß die selbst organisierten präventiven Maßnahmen einen zu geringen Stellenwert haben. Ich habe den Eindruck, daß wir bestraft werden, weil wir mit den Apparaten sorgsam umgehen und unsere Arbeitsstellen nicht gefährden... Ich finde, das Gesundheitswesen braucht eine Umstrukturierung.»

Familien von Kindern mit chronischer Krankheit sind ganz klar daran interessiert, ihre Lebensqualität aufrechtzuerhalten. Die Bagatellisierung der Anforderungen der kindlichen Krankheit dient dazu, den Grad der Auswirkung der chronischen Krankheit zu vermindern. Normalisierung erlaubt den Familien, die Veränderungen in ihrem Leben zu beherrschen. Die Herstellung von Gleichgewicht ist ein Weg, das Funktionieren der Familie zu gewährleisten. Die Organisation der Pflegeaktivitäten erlaubt den Familien, ihren Alltag zu leben und ihre Zeitpläne einzuhalten. Durch Vermittlung können Familien mit dem System offensiv umgehen. All das sind Möglichkeiten, durch Umstrukturierung die Lebensqualität der Familie zu erhalten.

Diskussion

Die Analysen dieser Familieninterviews zeigen, daß die Familie in eine Krise kommt, wenn beim Kind eine chronische Krankheit festgestellt wird. Diese Krise ist eine Herausforderung für die Familie, sich an die Situation anzupassen. Die Familie hat die Kontrolle über alle Aspekte ihres Lebens verloren. Um effektiv zu funktionieren, muß die Familie die Kontrolle wiedergewinnen. Mehr noch: Die Familie eines chronisch kranken Kindes muß, um zu überleben, ihre Situation neu definieren und neu ordnen. Familiengesundheit neu definieren und ordnen umfaßt den Prozeß von Veränderung und Anpassung, den die Familie durchlebt.

Folgerungen für die Praxis

Um die Auswirkung der chronischen Krankheit des Kindes auf die Familie verstehen zu können, muß zuerst der Prozeß der Neuordnung der Familiengesundheit gesehen werden. Dieser Prozeß erklärt, warum sich manche Familien besser an die Krankheit anpassen als andere. Je besser Familien fähig sind, ihr Leben zu kontrollieren, desto besser reagieren sie auf die chronische Krankheit des Kindes. Für Pflegekräfte, die sich um Familien und Kinder mit chronischer Krankheit kümmern, ist es äußerst wichtig zu verstehen, wie Familien ihr Leben neu ordnen, um den neuen Anforderungen der Krankheit gerecht werden zu können. Mit diesem Wissen können Pflegekräfte bei der erfolgreichen Anpassung der Familie eine wesentliche Rolle spielen. So, wie Familien ihre Lebensqualität neu festlegen müssen, müssen auch Pflegekräfte ihren Umgang mit Familien, die ein chronisch krankes Kind haben, neu festlegen. Wir müssen erfahren, warum sich manche Familien nicht gut an die chronische Krankheit des Kindes anpassen, und Schritte unternehmen, ihnen zu helfen.

Strategien zur Förderung der Familiengesundheit

Alle Familien haben die Fähigkeit, sich erfolgreich an die chronische Krankheit eines Kindes anzupassen, auch wenn die Hindernisse unüberwindbar scheinen. Pflegekräfte müssen einen Teil der Schuld auf sich nehmen, wenn Familien nicht imstande sind, mit der chronischen Krankheit eines Kindes angemessen umzugehen. Wir müssen uns fragen, welche Hindernisse wir den Familien in den Weg stellen. Wir müssen darüber nachdenken, welche Kontrolle wir auf die Familien ausüben, damit sie den Anforderungen des Gesundheitsystems genügen.

Pflegestrategien zur Förderung der Familiengesundheit setzen voraus, daß Pflegekräfte andere Prioritäten setzen und die eigene Pflegepraxis neu ordnen. Wir müssen uns fragen, ob wir Familiengesundheit wirklich fördern. Wir müssen die Familien nicht nur in der Pflege des Kindes unterweisen, sondern auch darin, wie sie Angehörige, den Freundeskreis und Schulen über die Pflege des Kindes informieren können. Wir müssen den Familien die Kontrolle über das Pflegemanagement überlassen. Das bedeutet, daß professionelle Pflegekräfte sich zurücknehmen und die Familie über die Pflege des Kindes bestimmen lassen. Wir müssen der Intuition und Wachsamkeit der Familie vertrauen, wir müssen ihren Hilfeschrei ernst nehmen, wir müssen bereit sein, zuzuhören. Es ist unsere Aufgabe, Familien mit ähnlichen Problemen miteinander bekannt zu machen, nicht nur wegen der gegenseitigen Unterstützung, sondern auch wegen der Managementfragen, über die sie sich austauschen können. Nur durch die gemeinsame innere Verpflichtung können Familien lernen, den Anforderungen der Krankheit gerecht zu werden und ihre Zeit gut einzuteilen.

Wir müssen Familien dabei unterstützen, im Bereich Familiengesundheit ihre eigenen Fürsprecher zu sein. Um die eigenen Interessen erfolgreich vertreten zu können, müssen Familien wissen, was sie brauchen. Wir sind es, die Familien über ihre Rechte aufklären müssen. Wir alle informieren Familien zwar über die vorhandenen Ressourcen, wir müssen ihnen aber auch zeigen, wie sie nach den Dingen, die sie brauchen und wollen, fragen können. Wir müssen ihnen den Weg zu den ambulanten Hilfsdiensten weisen und sie bei der Konfrontation mit Schulsystem, Gesundheitswesen und Krankenversicherungen unterstützen. Ferner müssen wir bereit sein, bei der Verknüpfung dieser Systeme zu assistieren, und wenn nötig selbst aktiv werden.

Es ist unerläßlich, daß Pflegekräfte mit Familien zusammenarbeiten. Pflegekräfte können die Familiengesundheit fördern, wenn sie Familien lehren, wie sie mit der chronischen Krankheit des Kindes leben und dabei eine zufriedenstellende Lebensqualität erhalten können. Der Erhalt eines familiären Umfelds, das auf das einzelne Familienmitglied, die familiären Beziehungen und die Familie als Ganzes positiv einwirkt, ist für die Anpassung der Familie an die chronische Krankheit des Kindes von existentieller Bedeutung.

Dank

Die Autorin bedankt sich bei folgenden wissenschaftlichen Assistentinnen für die Mitarbeit an dieser Studie: Deborah Bechtel, MSN, RN; Deborah Northrup, MSN, RN; Maureen O'Brian, MSN, RN; Deborah Wymer, BSN, RN, und Eva Nystrom, BSN, RN. Diese Studie wurde teilweise durch Stipendien des University Research Institute der Universität von Texas in Austin und durch die Ed und Molly Smith Fellowship in Nursing unterstützt.

Quellen

Christian, B. J. (1989). *Family adaptation to childhood chronic illness: Family coping style, family relationships, and family coping status-implications for nursing. Unpublished doctoral dissertation,* The University of Texas at Austin.
Congress of the United States, Office of Technology Assessment. (1987). *Technology-dependent children: Hospital vs. home care* (#87-13362). Washington, DC: Office of Technology Assessment.
Deatrick, J., Knafl, K., & Walsh, M. (1988). The process of parenting a child with a disability: Normalization through accommodations. *Journal of Advanced Nursing, 13,* 15–21.
Dimond, M., & Jones, S. (1983). *Chronic illness across the life span.* Norwalk, CT: Appleton-Century-Crofts.
Griffin, J. (1980). Physical illness in the family. In J. R. Miller & E. Janosik (Eds.), *Family-focused care* (pp. 245–268). New York: McGraw-Hill.
Holaday, B. (1984). Challenges of rearing a chronically ill child. *Nursing Clinics of North America, 19* (2), 361–368.
Hymovich, D. P., & Hagopian, G. A. (1992). *Chronic illness in children and adults: A psychosocial approach.* Philadelphia: Saunders.

Knafl, K. A., & Deatrick, J. A. (1986). How families manage chronic conditions: An analysis of the concept of normalization. *Research in Nursing and Health, 9,* 215–222.

Knafl, K. A., & Deatrick, J. A. (1990). Family management style: Concept analysis and development. *Journal of Pediatric Nursing, 5,* 4–14.

Lubkin, I. (1986). *Chronic illness: Impact and interventions.* Boston: Jones & Bartlett.

McCubbin, M. (1989). Family stress and family strengths: A comparison of single and two-parent families with handicapped children. *Research in Nursing and Health, 12,* 101–110.

Miller, J. (1983). Epilogue. In J. F. Miller (Ed.), *Coping with chronic illness: Overcoming powerlessness* (pp. 301–304). Philadelphia: Davis.

Strauss, A., Corbin, J., Fagerhaugh, S., Glaser, B., Maines, D., Suczek, B., & Wiener, C. (1984). *Chronic illness and the duality of life.* St. Louis: Mosby.

Strauss, A., & Corbin, J. (1988). *Shaping a new health care system: The explosion of chronic illness as a catalyst for change.* San Francisco: Jossey-Bass.

Texas Senate Committee on Health & Human Services. (1989). *The needs of medically fragile and chronically ill children and their families* (Staff Report). Austin, TX: Author.

Thompson, R. (1985). Coping with the stress of chronic childhood illness. In A. O'Quinn (Ed.), *Management of chronic disorders of childhood* (pp. 11–41). Boston: G. K. Hall Medical Publishers.

28. Die Auswirkung von Krebserkrankung im Kindesalter auf die Familie

Ida M. Martinson

In den Vereinigten Staaten wird jährlich bei etwa 6550 Kindern unter 15 Jahren ein Krebs diagnostiziert (Miller, 1989). Die medizinische Wissenschaft kann Krebs bei Kindern bislang zwar nicht verhindern, den Verlauf der Krankheit hat sie jedoch in den letzten Jahren dramatisch verändert. Die Diagnose «Krebs» bedeutet kein Todesurteil mehr; ja die Lebenserwartung von Kindern mit Krebs stieg um 50 bis 90 Prozent (Foley, Whittam, 1990). Obwohl die Sterberate gesunken ist, machen lange Behandlungen, oft von vielerlei Komplikationen begleitet, Krebserkrankung im Kindesalter zu einer chronischen Krankheit, die über viele Jahre hinweg beobachtet und behandelt werden muß. Die Behandlung des Kindes findet meist zu Hause statt; die Zeit im Krankenhaus ist begrenzt. Die Schwere der Erkankung des Kindes und die Auswirkungen der Krebskrankheit auf Eltern und Geschwister des Kindes rechtfertigen ernste Besorgnis. Ziel der hier vorgestellten Forschungsarbeit ist, durch die Untersuchung longitudinaler Daten von 40 Familien, unser Wissen über den Einfluß von Krebs auf das Kind, die Eltern und gesunden Geschwister zu erweitern.

Die spezifischen Ziele lauteten:

1. Beschreibung der Auswirkung von Krebs auf das betroffene Kind zum Zeitpunkt der Diagnose;

2. Beschreibung der Auswirkung von Krebs im Kindesalter auf die Familie zum Zeitpunkt der Diagnose und danach (bis zu fünf Jahren später);

3. Beschreibung der Auswirkung von Krebs im Kindesalter auf die gesunden Geschwister.

Methode

Über eine Periode von zwölf Monaten traten nacheinander 40 Familien in die Studie ein. Obwohl es keine randomisierte Studie war, nahmen alle Familien, bis auf fünf, die gebeten wurden, an der Studie mitzuwirken, auch tatsächlich daran teil. Daher umfaßt die Stichprobe fast alle Fälle kindlicher Krebserkrankungen eines großen Krebszentrums innerhalb eines Jahres. Alle Familien wurden beim ersten Krankenhausaufenthalt des Kindes gebeten, an der Studie mitzuwirken.

Nachdem die schriftliche Einwilligung vorlag, wurden beide Eltern oder ein Elternteil über ihre Erfahrungen während der Diagnosephase der Krankheit ihres Kindes befragt. War es älter als vier Jahre, wurde auch das Kind befragt. Alle Interviews waren semi-strukturiert. Beim ersten Interview wurden die Eltern gebeten, die Symptom Checklist 90 Revised (SCL-90-R, überarbeitete Symptom-Checkliste) auszufüllen, kranke Kinder machten den Thematic Apperception Test (TAT, Thematischer Test der bewußten Wahrnehmung) (Murray, 1943).

Der SCL-90-R dient der Messung des aktuellen psychologischen Symptomstatus in einem breiten Feld klinischer und medizinischer Zusammenhänge (Derogatis, 1983). Er wird als besonders sicherer Reaktionsindikator auf die Art von Sorgen betrachtet, die erfahrungsgemäß auftreten, wenn bei einem Kind Krebs diagnostiziert wird. Der SCL-90-R ist ein Fragebogen, der von der Testperson selbst ausgefüllt wird. Damit können drei Hauptsymptombereiche und drei generelle Hinweise auf Belastung erfaßt und interpretiert werden. Jede der 90 symptombezogenen Fragen wird mit einer Fünf-Punkte-Skala ausgewertet, die von «überhaupt nicht» bis «extrem stark» reicht. Die aktuelle, überarbeitete Version des SCL-90 weist eine gute interne Stimmigkeit (.77-.90) und ein gutes Ergebnis beim Nachtest im Abstand einer Woche auf (.78-.90) (Derogatis, 1983). Bisher veröffentlichte Arbeiten bestätigen die Richtigkeit der Kriterien. Der Übereinstimmungsgrad wurde durch Vergleiche mit anderen, gleichen Instrumenten, einschließlich des Minnesota Multiphasic Inventory (Derogatis, 1983), bestimmt.

Der TAT ist ein projektiver, von Murray (1943) entwickelter Test, bei dem eine Serie von Bildern unbestimmter Art präsentiert werden. Die Antworten der Versuchspersonen liefern Informationen über ihre bewußten oder unbewußten Gefühle und Bedürfnisse. Die Interpretation des TAT ist subjektiv, die Validität immer anzweifelbar. Das trifft auch auf die Interviews zu. Objektivität wird jedoch durch die Anwendung von Standardmaterial hergestellt, durch Begrenzung des Beobachtungsfeldes, Aufzeichnung aller Antworten und die Anwendung eines quantitativen Bewertungssystems.

Bei der vorliegenden Studie wurde die Datensammlung jährlich vorgenommen, zu Hause, bis zum Tod des Kindes oder bis zum Ende der fünf Jahre, die

die Studie dauerte. Bei diesen jährlichen Kontakten wurden auch die gesunden Geschwister befragt. Wenn ein Kind starb, wurde die Familie im ersten Monat nach dem Tod des Kindes besucht. Die Familie nahm an einem semistrukturierten Interview über ihre Erfahrungen nach dem Tod des Kindes teil. Die Eltern machten zu diesem Zeitpunkt wieder den SCL-90-R-Test. Bei diesen Familien wurde die Datensammlung sechs Monate nach dem Tod des Kindes wiederholt und dann jährlich, bis zum Ende der Fünfjahresstudie. Alle Interviews wurden auf Tonband aufgenommen.

Ergebnisse

Für eine vorläufige Analyse der Familiendaten, um festzustellen, worin die Ähnlichkeiten und Unterschiede der Erfahrungen der Familien bestehen, wurden aus der größeren Kohorte zehn Familien ausgewählt, fünf mit Kindern, die noch lebten, und fünf, deren Kinder gestorben waren. Zur Analyse der Reaktionen der Kinder wurden aus der größeren Gruppe 13 Kinder mit Krebs ausgewählt und 22 Geschwister aus 18 Familien von Kindern mit Krebs.

In dieser Untergruppe waren die Mütter zwischen 21 und 45, die Väter zwischen 25 und 47 Jahre alt. Alle Mütter, bis auf eine, hatten einen High School-Abschluß, zwei einen College-Abschluß. Alle Väter hatten ein College besucht und sechs einen College-Abschluß. Die ersten Analysen befaßten sich mit der Art, wie diese zehn Familien die Krebserkrankung des Kindes wahrnahmen, interpretierten und darauf reagierten, welche Ansichten sie bei dieser Erfahrung leiteten oder aus dieser Erfahrung entstanden, und welchen Sinn die Familien dem langfristigen Überleben oder Tod des Kindes verliehen. Aus den Interviews mit den Familien und den Familiengeschichten schälten sich folgende Themen heraus: Unvorbereitet sein, Informationsbedürfnisse, Abhängigkeit von der Klinik, wachsende Unzufriedenheit mit Qualität und Quantität der Informationen, das Heim, Normalisierung, nur den jeweiligen Tag überstehen, die Angst vor dem Nach-Hause-kommen, zwiespältige Gefühle, Angst vor einem Rückfall, Erleichterung durch den Tod, Kontrolle abgeben und wieder einfordern, Selbstbestimmung, soziales Stigma, Gedenktage und Zeiten erhöhter Belastung, Anfälligkeit, neue Einsichten und veränderte Werte und Symbole und Rituale als Bewältigungsstrategien (Martinson, Cohen, 1988). Die Charakteristiken dieser Themen sind in **Tabelle 28.1** dargestellt.

Von sechs Familien hatten wir die SCL-90-Ergebnisse vor und nach dem Tod des Kindes. Für eine sechste Familie lag ein SCL-90-Test vor dem Tod des Kindes vor, deswegen wurden sie in die Analyse aufgenommen. Bei fünf der sechs Familien, lag die Gesamtpunktzahl des SCL-90 vor dem Tod des Kindes höher als nach dem Tod (s. **Tab. 28.2**). Zum Vergleich der durchschnittlichen Gesamtpunktzahl des SCL-90 vor dem Tod mit der nach dem Tod

Tabelle 28.1: Familienthemen und Beschreibung der Themen.

Thema	Beschreibung
Unvorbereitet sein	Die Eltern merkten zwar, daß etwas nicht stimmte, waren auf eine Krebsdiagnose jedoch nicht vorbereitet.
Anfänglicher Verzicht auf Kontrolle	In dem Versuch, die Situation zu bewältigen, verzichteten die Eltern auf jegliche Kontrolle über die medizinischen Aspekte. Sie wollten dem Kind nur Trost bieten, Nahrung und soziale Erfahrungen.
Erstes Informationsbedürfnis befriedigt	Die Eltern waren im Grunde zufrieden, daß die Diagnose ehrlich mitgeteilt wurde, ebenso mit der Art und Weise, wie sie vermittelt wurde.
Strategien für den Umgang mit prognostischen Informationen	Die Wahrscheinlichkeit, daß das Kind überleben wird, wurde mit Vermutungen ausgedrückt, die von den verschiedenen Familien als beruhigend oder bedrohlich interpretiert wurden, unabhängig vom genannten Risiko.
Angst vor dem Heimnehmen des Kindes	Die Erfahrung, das Kind nach der Diagnose zum erstenmal nach Hause zu nehmen, löste bei vielen Familien Angst aus.
Die Notwendigkeit, das Familienleben zu normalisieren	Die Eltern drängten darauf, Gewohnheiten und Beziehungen wieder aufzunehmen, wie sie vor der Diagnose bestanden hatten. Viele Familien hielten sich an die Empfehlung des Fachpersonals, immer nur den einen Tag zu bewältigen. So konnten sie äußerst belastende Zeiten durchstehen.
Abhängigkeit von der Klinik	Mit der Zeit verließen sich die Eltern immer mehr auf das Fachwissen der Klinik als auf die Kompetenz ihres Hausarztes.
Rückforderung der Kontrolle	Im weiteren Verlauf der Behandlung forderten die Eltern die Kontrolle wieder ein und wurden zu durchsetzungsstarken Fürsprechern ihres Kindes.
Angst vor einem Rückfall	Familien, deren Kind überlebt hatte, waren weiter belastet. Die Angst stieg, wenn Nachsorgetermine anstanden oder Symptome einer Krankheit auftraten, auch wenn diese minimal waren.
Unzufriedenheit mit der Information, wenn sich der Tod nähert	Mit Verschlechterung des kindlichen Zustands wurden die Eltern immer unzufriedener mit den Informationen, die ihnen die Fachkräfte vermittelten.
Erleichterung durch den Tod	Die Trauer der Eltern über den Verlust ihres Kindes war mit einem Gefühl der Erleichterung vom täglichen Krankheitsstreß vermischt.
Die Verwendung von Symbolen und Ritualen zur Bewältigung von Krankheit und Tod	Zum Zeitpunkt des Todes wurden Sonnenuntergänge wahrgenommen, und das Steigenlassen von Luftballonen bei der Beerdigung wurde von den Familienmitgliedern als besonders sinnig erfahren.
Jährliche Gedenktage besonders belastender Zeiten	Wenn das Kind gestorben war, wurden Todestag und Geburtstag des Kindes zu Zeiten intensiven Verlustgefühls. Wenn diese Tage auf Feiertage fielen, trat das Gefühl von Verlust und Trauer trotz der festlichen Umgebung auf. Hatte das Kind überlebt, wurde das Datum der Diagnose erinnert und wurde zu einem Anlaß, dem Kind etwas Gutes zu tun.
Angst, daß ein Geschwisterkind Krebs bekommen könnte	Bei jedem Krankheitssymptom eines Geschwisterkindes wurde sofort Krebs befürchtet.
Schwierigkeiten, mit den Reaktionen der Geschwister umzugehen	Nicht alle Eltern verstanden die Bedürfnisse und Reaktionen der Geschwister im Zusammenhang mit der Erkrankung und der Behandlung des Patienten.

Tabelle 28.2: Durchschnittswerte der Symptom-Checkliste 90 bei den Familien vor und nach dem Tod des Kindes.

Familie	Gesamtpunktzahl [a]	
	vor dem Tod	nach dem Tod
01	61.0	59.0
02	30.0	12.0
03	15.0	12.0
04	23.3	32.0
05	16.6	4.3
06	40.0	34.2

[a] Die Punktzahlen gingen von 4.3 bis 61.0. Eine niedere Punktzahl bedeutet weniger Kummer und Leid, eine höhere Punktzahl mehr.

wurde ein Wilcoxin Signed Rank Test herangezogen. Obwohl der Unterschied statistisch nicht signifikant war, läßt das Absinken der Gesamtpunktzahl des SCL-90 den Schluß zu, daß Familien die Belastung durch Kummer und Sorgen in der Zeit vor dem Tod des Kindes tendenziell stärker empfinden als nach dem Tod des Kindes. In einer früheren Studie berichteten Eltern, deren Kind gestorben war, von noch größerem Kummer zum Zeitpunkt der Diagnose. Das unterstreicht, wie wichtig es ist, bei den Eltern nicht nur auf den aktuellen Ausdruck von Sorgen zu achten, sondern auch auf Veränderungen im Laufe der Zeit (Martinson, 1976).

Von den 13 Kindern mit Krebs waren acht weiblich und fünf männlich. Sie waren zwischen 4½ und 17 Jahre alt, das Durchschnittsalter lag bei 10,6 Jahren. Sie hatten folgende Diagnosen: Leukämie (3), akute myelozytische Leukämie (2), Burkitt-Lymphom (1), Ewing-Sarkom (1), Morbus Hodgkin (1), malignes Gliom (1), Rhabdomyosarkom (2) und Wilms-Tumor (2).

Die Transkriptionen wurden durchgesehen und eine Liste kindlicher Probleme entwickelt. Diese wurde in psychologische, soziale oder körperliche Probleme eingeteilt. Die Geschichten aus dem TAT wurden von einem in der Interpretation dieses Tests erfahrenen Psychologen analysiert. Dieser listete auf, welche Probleme und Gefühle sich aus den imaginierten Bildern ergaben. Dann wurden das Interview und die TAT-Listen untersucht, um sicherzustellen, daß alle Probleme aus beiden Quellen in die übergeordnete Kategorie aufgenommen wurden. Die Antworten des TAT bezogen sich auf die körperliche Verwundbarkeit, er lieferte jedoch keine spezifischen Daten, wie sie durch Interviews entstanden. Kinder drückten ihre Probleme der Entwicklungsstufe entsprechend aus. Kinder unter sechs Jahren zeigten Trennungsängste, Verlassenheitsängste und Einsamkeitsgefühle. Kinder zwischen sechs und zehn Jahren konzentrierten sich auf die körperliche Integrität und zeigten größere Angst vor Injektionen und Operationen. Nach dem zehnten Lebensjahr hatten

Angst vor Injektionen und Operationen. Nach dem zehnten Lebensjahr hatten sie den Begriff «irreversibel» verstanden und die Angst vor bleibendem Verlust der Körperfunktionen internalisiert (Rudin, Martinson, Gilliss, 1988).

Für die Untersuchung der Auswirkung von Krebs im Kindesalter auf die gesunden Geschwister wurden 22 Geschwisterkinder aus 18 Familien der größeren Gruppe ausgewählt. Von diesen 18 Familien hatten sechs ein Kind durch Krebs verloren, bei den restlichen zwölf war das krebskranke Kind noch am Leben. Das Alter der gesunden Geschwister lag zwischen vier und 19 Jahren, die Mehrzahl war zwischen sieben und elf Jahre alt. Geschwister im Vorschulalter erinnerten sich an keine besonderen Informationen über die Krebsdiagnose. Ihre emotionale Erfahrung bestand aus Angst um die körperliche Sicherheit des Geschwisterkindes und aus dem Wunsch nach warmen, sicheren Objekten oder einem anderen Geschwisterkind. Kinder im Schulalter hielten die Informationen, die ihnen gegeben wurden, im Gedächtnis und verstanden, daß ihr Bruder oder ihre Schwester an der Krankheit vielleicht sterben würde, daß aber auch ein gesundes Leben möglich ist. Sie fühlten sich einsam und vermißten Eltern und Geschwister. Sie meinten, Krebs sei die «furchterregendste» Krankheit, hatten aber keine Angst vor Ansteckung. Geschwister im Jugendalter fühlten sich über die Diagnose gut informiert und wußten, daß es um Leben oder Tod ging. Sie vermißten das Geschwisterkind und fanden es sehr schwierig, die Fragen von Freunden und Verwandten über das kranke Kind zu beantworten, wenn sie das Gefühl hatten, daß sie selbst nicht die richtigen oder neuesten Informationen hatten (Martinson, Gilliss, Coughlin, Freeman, Bossert, 1990).

Diskussion

Die Ergebnisse dieser Studie weisen darauf hin, daß zu folgenden Zeiten verstärkte Unterstützung und Hilfe gebraucht wird: unmittelbar nach der Entlassung und in der ersten Woche zu Hause; in Zeiten von Krankheit des betroffenen Kindes oder eines ansonsten gesunden Geschwisterkindes; wenn ein Nachsorgetermin bevorsteht und um die Zeit wichtiger Gedenktage. Es können folgende Maßnahmen getroffen werden:

1. Den Eltern helfen, Erzähl- und Erklärungstechniken zu entwickeln, um mit den Kindern je nach Entwicklungsstadium über Tod und Krankheit zu sprechen, besonders mit Kindern, die zum Zeitpunkt der Krankheit zu jung für abstraktes Denken waren.

2. Dauerhaften Zugang zu Dienstleistungen gewährleisten für Familien, deren Kinder überlebt haben und denen es anscheinend gut geht.

3. Entscheidungen über die Pflege des Kindes einfühlsam begleiten, wenn die Entscheidungsfähigkeit der Eltern Schwankungen unterliegt.

4. Eltern darauf vorbereiten, auf Erfahrungen von Stigmatisierung konstruktiv zu reagieren.

Die meisten Eltern der Studie berichteten, daß konkrete Hilfsangebote ihnen am besten geholfen hatten: Babysitting, finanzielle Hilfe, Essenkochen, ein paar Stunden für sich selbst. Neben psychologischer Unterstützung und Beratung sollte deswegen darauf geachtet werden, solche Dienste anzubieten.

Pflegekräfte sind für die körperlichen und sozialen Probleme von Kindern mit Krebs zuständig und können deshalb Anpassung erleichtern. Stationäre Pflegekräfte können ein Bindeglied zwischen Schule und Krankenhaus sein und Lehrer und Mitschüler über die Probleme des Kindes informieren. Beziehungen zu Gleichaltrigen sind für alle Kinder besonders wichtig und für Kinder, die an einer Krankheit leiden, besonders schwierig. Selbsthilfegruppen während des Krankenhausaufenthaltes und Hausbesuche können sehr wertvoll sein. Information über altersspezifische Probleme können Eltern die Unterstützung des Kindes erleichtern. Die klinische Pflegekraft kann als Fürsprecherin des Kindes wirken, indem sie regelmäßig Gleichaltrige zusammenbringt und Pflegebesprechungen abhält. Die Pflegekraft sollte die körperlichen Bedürfnisse des Kindes erfüllen, darüber hinaus aber auch Vertrauensperson des Kindes sein.

Ferner brauchen wir verschiedene Verfahren, die uns helfen zu verstehen, wie das Kind Gefühle ausdrückt. Aus den Interviews mit Geschwistern wissen wir, daß Eltern die Gefühlsäußerungen der Kinder meist richtig wahrnehmen; Kinder empfinden jedoch mehr Gefühle, als sie verbal ausdrücken können, und deshalb drücken sie sich körperlich aus oder mit einem bestimmten Verhalten. Kinder zwischen vier und elf Jahren können ihre Trauer nur schwer verarbeiten. Um ihre Gefühle verstehen, mitteilen und bewußt verarbeiten zu können, brauchen sie die Hilfe eines Erwachsenen. Pflegekräfte müssen Eltern dabei unterstützen, für Geschwisterkinder da zu sein, besonders wenn das kranke Kind voraussichtlich sterben wird.

Wir müssen Eltern für die kontinuierlichen emotionalen Bedürfnisse der Geschwister zu Hause sensibilisieren, die Teilnahme an Selbsthilfegruppen für Geschwisterkinder fördern und Eltern über die entwicklungsbedingten Aspekte der körperlichen Reaktionen und Verhaltensreaktionen eines gesunden Geschwisterkindes auf ein krankes Kind informieren. Ich empfehle allen Gemeindekrankenschwestern und ambulanten Pflegekräften dringend, sich um jede Familie zu kümmern, die ein krebskrankes Kind hat. Wenn dies bereits zum Zeitpunkt der Diagnose geschieht, haben Sie Zeit, sich über die Krankheit und ihre Behandlung zu informieren und die Familie kennenzulernen. Sie wird den ganzen Behandlungszeitraum über Ihren Beistand brauchen, wie immer der Verlauf der Krankheit sein mag.

Dank

Die Studie wurde teilweise von der American Cancer Society, Minnesota and California Divisions, unterstützt. Mein Dank gilt Ida M. Martinson, der St. Paul Foundation und dem Home Care Research Fund.

Quellen

Derogatis, L. (1983). *SCL-90 (revised) manual.* Baltimore, MD: Johns Hopkins University.

Foley, G., & Whittam, E. (1990). Care of the child dying of cancer: Part I. *CA-A Cancer Journal for Clinicians, 40,* 327–354.

Martinson, I. M. (1976). [Home Care for the Child with Cancer Project]. Unpublished data.

Martinson, I. M., & Cohen, M. (1988). Themes from a longitudinal study of family reaction to childhood cancer. *Journal of Psychosocial Oncology, 6* (3/4), 81–98.

Martinson, I. M., Gilliss, C., Coughlin, D., Freeman, M., & Bossert, E. (1990). Impact of childhood cancer on healthy school age siblings. *Cancer Nursing, 13,* 183–190.

Miller, R. (1989). Frequency and environmental epidemiology of childhood cancer. In P. Pizzo & D. Poplack (Eds.), *Principles and practice of pediatric oncology,* (p. 4). Philadelphia: J. B. Lippincott Co.

Murray, H. (1943). *Thematic apperception test: Manual.* Cambridge, MA: Harvard University Press.

Rudin, M., Martinson, I., & Gilliss, C. (1988). Measurement of psychosocial concerns of adolescents with cancer through projective and interview techniques. *Cancer Nursing, 11,* 144–149.

29. Auswirkungen eines Asthma-Lernprogramms auf einzelne Aspekte des Gesundheitsverhaltens bei Schulkindern mit Asthma

Laurel R. Talabere

Asthma ist die Hauptursache für schulische Fehlzeiten und eine wichtige Ursache für Krankenhausaufenthalte und notfallmedizinische Versorgung. Asthma nimmt bei Schulkindern in den Vereinigten Staaten zu (Clark u. a., 1986; Evans u. a., 1987; National Heart, Lung, and Blood Institute Data Fact Sheet, 1989). Diese chronische Krankheit zwingt der Familie komplexe Regeln auf, wobei der Alltag zu Hause und in der Schule immer möglichst gleich ablaufen soll. Es liegt ein klarer Bedarf an Fachwissen über Asthma-Selbsthilfe vor. Asthma-Lernprogramme sind das Medium zum Erlernen von Asthma-Selbstmanagement. Es ist bewiesen, daß diese Programme die Inanspruchnahme ärztlicher Hilfe, schulische Fehlzeiten und Perioden veränderter Atmung reduzieren und das Wissen über sowie das Selbstmanagement von Asthma bei Kindern und Eltern vermehrt und stärkt (Blessing-Moore, Fritz, Lewiston, 1985; Clark, Shope, 1986; «Efficacy of asthma education, 1989; Parker, Wolfe, 1987; Wilson, Fish, Page, Stancavage, Rolnick, 1990).

In den meisten erfolgreichen Asthma-Lernprogrammen sind Eltern, Kind und professionelle Kraft Co-Manager, die sich gegenseitig in ihrem spezifischen Wissen respektieren. Es ist bekannt, daß Eltern und Kind beim tagtäglichen Umgang mit Asthma ein hohes Maß an unabhängigen Entscheidungen treffen und der Kontext des Asthma-Managements unterschiedlich ist, je nach Status des Kindes, Umwelt und dem Bedarf an Wissen und Fertigkeiten. Das Kind soll so kompetent wie möglich mit dem Asthma selbständig zurechtkommen. Es ist ferner bekannt, daß Managementaufgaben am ehesten übernommen werden, wenn sie zum Lebensstil der Familie passen (Clark, 1989, 1990; Wasilewski, 1990).

Leider wurden schulische Fehlzeiten nur von zweien der 20 Asthma-Lernprogramme der letzten zwei Jahrzehnte deutlich reduziert (Fireman,

Friday, Gira, Vierthaler, Michaels, 1981; Hindi-Alexander, Cropp, 1984). Auch die asthmaverursachten Notfallinterventionen verringerten sich nur bei zwei Schulungsprogrammen (Clark, Feldman, Evans, Wasilewski, Levinson, 1984; Lewis, Rachelefsky, Lewis, de la Sota, Kaplan, 1984). Bei vier Programmen stieg das Asthma-Selbstmanagement deutlich an (Clark u.a., 1986; Evans, Clark, u. a., 1987; Hindi-Alexander, Cropp, 1984; Whitman, West, Brough, Welch, 1985). Die Häufigkeit der Asthmaanfälle wurde bei drei Schulungs- programmen deutlich gesenkt (Evans, Clark u. a., 1987; Fireman u. a., 1981; Staudenmayer, Harris, Selner, 1981). Die Zahl der Krankenhauseinweisungen sank bei drei Programmen deutlich (Clark u. a., 1986; Lewis u. a., 1984; Staudenmayer u. a., 1981). Ein signifikanter Zugewinn an Wissen war nur bei zwei Schulungsprogrammen zu verzeichnen (Whitman u. a., 1985).

Die niedrige Zahl von Asthma-Lernprogrammen, die statistisch relevante Verbesserungen hervorbringen, weist auf den Bedarf an Studien hin, die der Forschungsmethode und statistischen Analyse größere Beachtung schenken. Ziel der vorliegenden Studie war (Talabere, 1991), festzustellen, ob ein Asthma-Lernprogramm für Schulkinder und deren Eltern 1. die Zahl der Krankenhauseinweisungen und Notfallinterventionen senkt, 2. schulische Fehl- zeiten und Asthmaanfälle reduziert, 3. das Wissen des Kindes über Asthma steigert und 4. die Wahrnehmung des Kindes und der Eltern von Asthma ver- ändert oder nicht.

Methode

Art der Studie

Um die Effektivität des Asthma Education Program (AEP, Asthma-Lernpro- gramm) zu testen, wurde ein Kontrollgruppenmodell angewandt. Die Kinder und ihre Eltern wurden nach dem Zufallsprinzip der Untersuchungsgruppe oder der Kontrollgruppe zugeordnet. Mit einer technischen Sperre wurden Geschlecht, Rasse/Ethnie und Alter gleichmäßig verteilt.

Die Stichprobe

Für die Studie wurden 50 Testpersonen ausgewählt, Kinder zwischen acht und zwölf Jahren, die am Columbus Children's Hospital (CCH) überwiegend wegen Asthma behandelt wurden. Die Stichprobe bestand aus Kindern, die wegen Asthma auf einer Pflegestation lagen, wo das Asthma-Lernprogramm angebo- ten wurde (dieses Schulungsprogramm war die Intervention der Studie), und aus Kindern, die wegen eines Asthmaanfalls in die Notfallambulanz kamen.

Alle Testpersonen hatten in letzter Zeit einen akuten Zustand erlitten, der eine Notfallintervention oder Hospitalisierung notwendig gemacht hatte. Kinder, die noch andere chronische Gesundheitsprobleme aufwiesen und nach der Entlassung von einer Gemeindepflegestation versorgt werden mußten oder bereits an einem anderen Asthma-Lernprogramm teilnahmen, wurden nicht in die Studie aufgenommen. Es wurde nicht versucht, Kinder, die früher einmal an einer Asthma-Ferienfreizeit, einer Asthma-Selbsthilfegruppe oder einem anderen Asthma-Lernprogramm teilgenommen hatten, von der Studie auszuschließen. Wie bereits erwähnt, wurden die Kinder nach dem Zufallsprinzip der Untersuchungs- oder Kontrollgruppe zugewiesen. Elf Kinder der Studiengruppe waren stationäre Patienten, 14 kamen aus der Notfallambulanz. In der Kontrollgruppe waren 14 Patienten stationär, elf kamen aus der Notfallambulanz.

Die Intervention

Zusammen mit dem Pflegepersonal im Krankenhaus wurde für die Untersuchungsgruppe ein Asthma-Lernprogramm entwickelt, das den Zielen der Asthma-Schulung an diesem Krankenhaus entsprach. Das Asthma-Lernprogramm bestand aus zwei je einstündigen Sitzungen mit beiden Eltern und dem Kind. Die erste Unterrichtsstunde galt der normalen Lungenanatomie und -physiologie, den Veränderungen, die bei einem Asthmaanfall in der Lunge auftreten, den Auslösern und ihrer Vermeidung, den Frühwarnsymptomen eines Asthmaanfalls, der medikamentösen Behandlung und den Nebenwirkungen. In der zweiten Unterrichtsstunde wurde der Stoff der ersten kurz wiederholt, dann demonstrierte das Kind die gelernten Atemübungen und Inhalationstechniken. Dann wurden vertiefende Informationen über kindspezifische Auslöser gegeben und den Umgang damit. Es wurde über weitere Frühwarnsymptome gesprochen, darüber, was gleich zu Beginn eines Asthmaanfalls zu tun ist, wann ärztliche Hilfe notwendig ist, über die Gefühle von Eltern und Kind, Schulprobleme, Selbsthilfegruppen und Ferienlager. Das Gespräch wurde individuell gestaltet, Nachfragen waren ausdrücklich erwünscht, und gedrucktes Informationsmaterial unterstützte den Lehrstoff. Im Kurs wurde graphisches und schriftliches Material eingesetzt, wie z. B. Patienten-Informationsblätter, die bildliche Darstellung asthmabedingter Lungenveränderungen, Artikel über Staub- und Schimmelsporenallergien, ein Wortfindespiel über Asthma, eine Anleitung zur körperlichen Entspannung, Informationen über Asthma-Ferienlager und Selbsthilfegruppen und Informationen für die schulischen Lehrkräfte.

Die 25 Kinder der Untersuchungsgruppe wurden individuell zu Hause unterrichtet ($n = 16$), im Krankenhauszimmer des Kindes ($n = 8$) oder in der

Cafeteria des Krankenhauses ($n = 1$). Wenn das Kind im Krankenhaus lag, wurde das Asthma-Lernprogramm durch die leitende Pflegekraft oder die Wissenschaftlerin vermittelt, nachdem sich der Zustand des Kindes stabilisiert hatte und zu einer Zeit, wenn beide Eltern dabei sein konnten. War das Kind zu Hause, wurde das Asthma-Lernprogramm zum frühesten, für Eltern, Kind und Wissenschaftlerin passenden Zeitpunkt durchgeführt.

Der Unterricht wurde von examinierten Pflegekräften erteilt, die 1. fest auf der Station arbeiteten, auf der das Kind lag, 2. bereits Erfahrung hatten im Unterrichten von Kindern mit chronischen Gesundheitsproblemen und deren Eltern, 3. ein zweieinhalbstündiges Trainingsprogramm durch die Verfasserin absolviert hatten, 4. schon vor dieser Studie Asthma-Lernprogramme durchgeführt hatten.

Instrumente

Um die Effektivität des Programms zu messen, setzte die Verfasserin fünf Instrumente ein, die bereits bestehenden Fragebögen entnommen oder von ihr selbst entworfen wurden. Die Daten wurden über einen Zeitraum von zwölf Wochen gesammelt.

Pflegeanamnese des Kindes mit Asthma und der Familie. Dieser, von der Verfasserin der Studie entworfene Bogen mit 31 Fragen, lieferte Grundlageninformationen über die Krankengeschichte und darüber, was Eltern und Kind über Asthma wußten, ihre Haltung und ihr Verhalten in Bezug auf Asthma. Sechzehn Fragen lieferten Daten über frühere Notfallinterventionen, Krankenhausaufenthalte und schulische Fehlzeiten, aber auch über Gesundheitsvorsorgeverhalten und demographische Faktoren. Fünfzehn Fragen lieferten der unterrichtenden Pflegekraft Daten über die Lernbedürfnisse von Eltern und Kind. So wurden z. B. die Eltern gefragt: «Was machen Sie als erstes, wenn das Kind einen Asthmaanfall hat?» Eltern und Kinder wurden ferner gebeten, an Beispielen zu zeigen, auf welche Art sie am besten lernen. Dieses Instrument wurde beim ersten Treffen mit Eltern und Kind eingesetzt, um damit eine Beziehung mit der Familie herzustellen.

Fragebogen zum Asthmawissen (Asthma Knowledge Questionaire, AKQ). Dieser von der Verfasserin der Studie entworfene Fragebogen mit 16 Fragen wurde dem Kind am Anfang und am Ende der zwölfwöchigen Studiendauer vorgelegt, um das Wissen des Kindes über Asthma und Asthmamanagement zu messen. Das Kind wurde z. B. gefragt: «Was bedeutet das Wort ‹Auslöser›, wenn du über Asthma sprichst?» Folgende Antworten waren möglich: 1. etwas, das das Asthma bessert, 2. Asthmamedikamente, 3. etwas, das einen

Asthmaanfall auslöst, 4. besonders tiefe Atmung. Bei einer Pilotstudie mit 13 Testpersonen hatte der AKQ bei wiederholter Anwendung eine Verläßlichkeitsquote von .82 bis .88.

Erhebung der Einstellung zu Asthma (Asthma Attitude Survey, AAS). Diese 5-Punkte-Likert-Skala mit 20 Fragen wurde von der Verfasserin der Studie aus dem Survey of Asthma Problems and Severity by Reynolds and Creer (1987, Betrachtung der Asthmaprobleme und -schweregrade) adaptiert und als Vor- und Nachtest eingesetzt. Die Eltern wurden beispielsweise gefragt: «Wie oft etwa wurden die Freizeitaktivitäten oder familiären Aktivitäten des Kindes von Asthma beeinträchtigt?» Folgende Antworten waren möglich: 1. weniger als einmal im Monat, 2. mehr als einmal im Monat, aber weniger als einmal die Woche, 3. mehr als einmal die Woche, aber weniger als einmal am Tag, 4. einmal am Tag, 5. mehrmals am Tag. Der SAPS hatte bei wiederholter Anwendung eine Verläßlichkeitsquote von .82 bis .88.

Elterntagebuch. Dieses von der Verfasserin der Studie entworfene kalendarische Instrument wurde von den Eltern selbst eingesetzt. Die Eltern notierten während der zwölfwöchigen Studiendauer fünf spezifische Asthmaereignisse: 1. Hospitalisierung, 2. ärztlicher Notdienst, 3. schulische Fehlzeiten, 4. Episoden mit veränderter Atmung, 5. Name, Häufigkeit und Verabreichungsweg von Asthmamedikamenten. Die Eltern bekamen ein Blatt mit Anleitungen und Beispielen an die Hand. Sie wurden alle zwei Wochen telefonisch erinnert und aufgefordert, mit Tagebuchschreiben fortzufahren. Für eventuelle Rückfragen wurde ihnen die Telefonnummer der Verfasserin genannt.

Datensammlung

Zu Beginn der Studie wurden bei Testgruppe und Kontrollgruppe das Nursing Assessment of the Child with Asthma and the Family (Pflegeanamnese des Kindes mit Asthma und dessen Familie), der AKQ, AAS und SAPS eingesetzt. Daraufhin nahmen Kinder und Eltern der Testgruppe am Asthma-Lernprogramm teil. Dann führten die Eltern der Testgruppe und der Kontrollgruppe zwölf Wochen lang das Elterntagebuch. Zwei Wochen vor Ende der zwölfwöchigen Untersuchungsperiode wurden AKQ, AAS und SAPS dem Kind und den Eltern per Post zugeschickt (der Elternteil, der den SAPS vor Beginn der Studie gemacht hatte, sollte ihn auch jetzt ausfüllen). Ein Anschreiben erinnerte die Eltern, daß das Kind die Tests ohne elterliche Hilfe durchführen soll. Sie wurden ferner gebeten, Fragebögen und Elterntagebuch in einem vorfrankierten Rückumschlag zurückzusenden.

Wenn Abschlußfragebögen und Elterntagebuch eintrafen, bekam das Kind einen Dankesbrief und ein eigens für diesen Zweck bedrucktes T-Shirt. Die Kontrollgruppe bekam dazu noch ein Päckchen mit Informationsmaterial aus dem Asthma-Lernprogramm.

Über die Datensammlung der zwölfwöchigen Studiendauer hinaus wurden Daten über Hospitalisation und Notfallvisiten aus drei Zeiträumen vor der Studie gesammelt: 1. aus den zwölf Monaten vor dem Eintritt des Kindes in die Studie, 2. aus den gleichen zwölf Kalenderwochen des Vorjahres, wie die der Studie, 3. aus den zwölf Wochen unmittelbar vor Beginn der Studie. Der zweite Zeitraum vor der Studie bot eine Grundlage für den Vergleich mit dem Zeitraum der Studie, weil Schuljahr und Jahreszeit ungefähr gleich waren. Über die Zahl der schulischen Fehlzeiten und Perioden veränderter Atmung in diesen drei Zeiträumen standen keine Daten zur Verfügung.

Ergebnisse

Hauptbefunde und Signifikanztest

Testgruppe und Kontrollgruppe wiesen in allen drei Perioden vor der Studie die gleiche Zahl von Notfallvisiten auf: in den vorhergehenden zwölf Monaten, in der gleichen Zwölfwochenperiode im Jahr vor der Studie und in der Zwölfwochenperiode vor der Studie. Die Analyse der Kovarianz (Analysis of Covariance, ANCOVA) zeigte eine größere Abnahme $[F\ (1,47) = 4.67, p = .036]$ von Notfallvisiten bei Kindern der Testgruppe als bei Kindern der Kontrollgruppe, wenn die Zahl der Visiten während der korrespondierenden Periode im vergangenen Jahr untersucht wurde, nicht jedoch, wenn Visiten in der Zwölfwochenperiode unmittelbar vor der Studie untersucht wurden $[F\ (1,47) = 2.26, p = .139]$ (s. **Tab. 29.1**). Die durchschnittliche Zahl der Notfallvisiten in der Zwölfwochenperiode im Jahr vor der Studie betrug bei der Testgruppe 0,36, bei der Kontrollgruppe 0,24. In der zwölfwöchigen Studienperiode lag der Durchschnitt in der Testgruppe bei 0,44, bei der Kontrollgruppe bei 1,08. Wie bereits erwähnt, wurden die Kinder nach dem Zufallsprinzip auf Test- oder Kontrollgruppe verteilt. Elf Versuchspersonen der Testgruppe waren stationäre Patienten, 14 kamen aus der Notfallambulanz. Vierzehn Versuchspersonen der Kontrollgruppe waren stationäre Patienten, elf kamen aus der Notfallambulanz.

Beim Vergleich der Punktzahlen vor und nach dem Test zeigte die ANCOVA auch einen signifikanten Anstieg von Asthmawissen bei Kindern der Testgruppe $[F\ (1,47) = 4,94, p = .031]$. Vor Beginn der Studie hatten beide Gruppen das gleiche Grundwissen über Asthma $[F\ (1,48) = .07, p = .80]$ (**s. Tab. 29.2**).

Tabelle 29.1: Vergleich der Notfallvisiten von Testgruppe und Kontrollgruppe.

| | Stichprobe | | | Gruppen | | | |
| | | | | Testgruppe | | Kontrollgruppe | |
Zeitabschnitt	Spanne	*M*	*SD*	*M*	*SD*	*M*	*SD*
12 Monate vor der Studie	1–8	2,56	1,69	2,32	1,62	2,80	1,76
12wöchige Periode im Jahr vor der Studie[a]	0–2	0,30	0,58	0,36	0,64	0,24	0,52
12wöchige Periode vor der Studie[b]	1–5	1,74	0,94	1,48	0,82	2,00	1,00
12wöchige Studienperiode	0–4	0,76	1,12	0,44	0,77	1,08	1,32

[a] Die 12-Wochen-Periode im letzten Jahr, die mit dem 12-Wochenabschnitt der Studie kalendarisch übereinstimmt.
[b] Die 12-Wochen-Periode unmittelbar vor der Studienperiode.

Tabelle 29.2: Vergleich der Punktzahlen des Asthma-Grundwissens (Asthma Knowledge Questionaire, AKQ) von Testgruppe und Kontrollgruppe.

| | Stichprobe | | | Gruppen | | | |
| | | | | Testgruppe | | Kontrollgruppe | |
Punktzahlen	Spanne	*M*	*SD*	*M*	*SD*	*M*	*SD*
Vor dem Test	2–14	9,40	3,23	9,28	3,60	9,52	2,89
Nach dem Test	6–14	11,58	2,20	12,20	1,96	10,96	2,30
Veränderung[a]	-4–11	2,18	3,34	2,92	3,56	1,44	3,00

[a] Unterschied zwischen den Punktzahlen vor und nach dem Test.

Es gab zwar positive Veränderungen in der Zahl der Hospitalisierungen [F (1,47) = 2,15, p = .149], der Zahl der schulischen Fehlzeiten [F (1,42) = 1,74, p = .194] und der elterlichen Wahrnehmung des kindlichen Asthmas [F (1,47) = 1,67, p = .203], statistisch fielen sie aber nicht ins Gewicht (**s. Tab. 29.3**).

Die Veränderungen in der Haltung des Kindes in bezug auf Übernahme von Verantwortung für das eigene Gesundheitsverhalten [F (1,47) = 1,23, p = .273] und die Häufigkeit von Perioden veränderter Atmung [F (1,48) = .44, p – .51] weisen darauf hin, daß das Asthma-Lernprogramm diese Variablen am wenigsten beeinflußte.

Tabelle 29.3: Beschreibende Daten der Testgruppe und Kontrollgruppe für die 12wöchige Studienperiode.

Abhängige Variablen	Testgruppe			Kontrollgruppe		
	Spanne	M	SD	Spanne	M	SD
Zahl der Hospitalisierungen [a]	0–1	0,08	0,28	0–10	0,12	0,33
Zahl der Hospitalisierungen [b]	0–2	0,60	0,50	0–2	0,76	0,52
Zahl der schulischen Fehlzeiten [c]	0–8	1,36	2,52	0–14	2,60	3,75
Zahl der Perioden veränderter Atmung [d]	0–93	6,68	18,67	0–76	10,04	17,13
AAS-Punkte [e] (Asthma Attitude Survey)						
Vor dem Test	55–96	73,80	8,85	55–96	77,48	9,01
Nach dem Test	55–98	79,94	10,21	55–98	80,00	9,43
Änderung	-11–27	6,14	9,67	-11–27	2,52	6,30
SAPS-Punkte [e] (Survey of Asthma Problems and Severity)						
Vor dem Test	30–57	47,16	1,11	30–57	44,76	7,21
Nach dem Test	30–58	49,68	6,87	30–58	45,86	7,57
Änderung	-16–10	2,52	4,18	-16–10	1,10	5,53

[a] Berücksichtigung der 12wöchigen Periode im Jahr vor der Studie.
[b] Berücksichtigung der 12wöchigen Periode vor der Studie (unmittelbar davor).
[c] Berücksichtigung der Fehlzeiten im vergangenen Schuljahr.
[d] Keine Berücksichtigung, da keine Daten für die Zeit vor der Studie verfügbar.
[e] Punktzahlen vor dem Test und bei Veränderungen an, die Punktzahlen vor dem Test angepaßt.

Es wurden acht Faktoren analysiert, die möglicherweise die unterschiedlichen Grade der Verbesserung in den einzelnen Gruppen verursachten: Schuljahr, frühere Teilnahme an einem Asthma-Ferienlager und frühere Teilnahme an einer Asthma-Selbsthilfegruppe, das Alter beim ersten Auftreten des Asthmas, Hauptpflegeperson, erste Maßnahme, die vom Kind oder den Eltern beim Einsetzen eines Asthmaanfalls ergriffen wurde, die Anwesenheit von Rauchern und die Anwesenheit von Haustieren im Haushalt. Vergleiche und nicht-parametrische Analysen der Datenkategorien ließen in bezug auf diese Faktoren keine signifikanten Unterschiede zwischen Test- und Kontrollgruppen in der Zeit vor der Studie erkennen.

Als mit der ANCOVA untersucht wurde, welche Auswirkung die Unterrichtskraft und der Ort des Unterrichts auf die Testgruppe hatten, ergaben sich keine signifikaten Auswirkungen. Das legt den Schluß nahe, daß das Asthma-Lernprogramm die gleichen Resultate hat, ob es zu Hause oder im Krankenhaus durchgeführt wird, von welcher Unterrichtskraft auch immer.

Diskussion

Hauptbefunde

In der vorliegenden Untersuchung über Kinder im Schulalter mit Asthma und deren Eltern reduzierte das Asthma-Lernprogramm in der Zeit der Zwölfwochenstudie die Zahl der Notfallvisiten in der Testgruppe und hob den Wissensstand des Kindes über Asthma deutlich an. Obwohl statistisch nicht signifikant, gibt es doch Anhaltspunkte dafür, daß sich das Asthma-Lernprogramm in folgenden Bereichen positiv auswirkt: Zahl der Hospitalisierungen, Zahl der schulischen Fehlzeiten, elterliche Wahrnehmung von asthmabezogenen Problemen und deren Schweregrad. In bezug auf mehr Selbstverantwortung des Kindes für seine Gesundheit und Senkung der Zahl der Perioden veränderter Atmung war das Asthma-Lernprogramm am wenigsten effektiv.

Diese Befunde sind ein Beweis, daß ein kurzes, gezieltes Asthma-Lernprogramm die Häufigkeit von Notfallvisiten deutlich reduzieren und das Asthmawissen von Kindern im Schulalter deutlich steigern kann. Dieses Lernprogramm kann in unterschiedlichen Gesundheitseinrichtungen eingesetzt und an die jeweiligen Gegebenheiten angepaßt werden. Wir können eine Reihe von erfolgsfördernden Vorschlägen machen.

Für die Planung des Asthma-Lernprogramms lag ein Kursleitungshandbuch und ein Nachschlagewerk vor. Dadurch war eine möglichst große Übereinstimmung aller Lehrkräfte sichergestellt. Wir mußten jedoch feststellen, daß detailliertes Kursmaterial unerfahrene Lehrkräfte dazu verleitete, allzu großen Wert auf den Stoff zu legen und die wirklichen Lernbedürfnisse der Familien zu vernachlässigen. Deswegen ist die Schulung der Lehrkräfte ein wichtiger Teil des Programms.

In unserem Programm hatten alle Lehrkräfte bereits Erfahrung im Unterrichten von Kindern mit chronischen Gesundheitsproblemen. Alle hatten eine 2½stündige Schulung über den Einsatz des Asthma-Lernprogramms absolviert. Wir empfehlen, auch in anderen Settings, bei der Auswahl von Lehrkräften ähnliche Kriterien anzuwenden.

Gründlichkeit und Ausführlichkeit der Lerninhalte variierten je nach Lernbedürfnissen von Eltern und Kindern. Die individuell gestaltete Gesprächsatmosphäre bot einen entspannten, beschützenden Rahmen, in dem Eltern und Kinder lernen und sich mitteilen konnten. Eltern und Kinder konnten die Gestaltung jeder Unterrichtsstunde beeinflussen. So wurde z. B. bei allen Eltern und Kindern die Wichtigkeit regelmäßiger Medikamenteneinnahme und der Vermeidung von Allergenen angesprochen, das Gespräch über spezifische Medikamente und allergievermeidendes Verhalten war jedoch auf das einzelne Kind bezogen. Jede Unterrichtsstunde sollte zwar nur 60 Minuten dauern, es wurde jedoch Wert darauf gelegt, alle Informationen zu geben und alle

Fragen des Kindes und der Eltern zu beantworten. So dauerte eine Unterrichtseinheit zwischen 45 und 75 Minuten.

Das Asthma-Lernprogramm dieser Studie war auf zwei einstündige Unterrichtseinheiten begrenzt, weil der Krankenhausaufenthalt von Kindern mit Asthma durchschnittlich drei Tage beträgt. Diese Zeitspanne genügt jedoch nicht, den Eltern und dem Kind zu helfen, die Muster von Perioden veränderter Atmung zu erkennen. Ungenauigkeiten in den Elterntagebüchern sowie häufige Fragen der Eltern, wann sie Hilfe holen sollen, sind Hinweise, daß dies wichtige Bereiche sind, die verstärkt berücksichtigt werden müssen. Mehr Zeit ist auch notwendig, um über die Gefühle des Kindes und der Eltern hinsichtlich der Asthmaanfälle zu sprechen. Ferner sollten folgende Bereiche ausführlicher behandelt werden: Problemlösungsstrategien für überraschend auftretende Situationen, die Anwendung von Medikamenten, das Konzept von Selbstmanagement.

Die meisten erfolgreichen Asthma-Lernprogramme, auch das unsrige, weisen fünf Schulungsgrundsätze und sieben curriculare Elemente auf. Alle Variationen eines Asthma-Lernprogramms sollten diese Kernelemente enthalten.

Fünf Grundsätze:

1. Eltern, Kind und professionelle Pflegekraft sind Co-Manager.

2. Der Lernkontext richtet sich nach den Bedürfnissen des Kindes und der Eltern.

3. Das Kind soll kompetent werden und Wissen über Selbstmanagement erwerben.

4. Die Unabhängigkeit der Familie bei der Entscheidungsfindung wird anerkannt.

5. Das Asthmamanagement stimmt mit dem Lebensstil der Familie überein.

Sieben curriculare Elemente:

1. Die Anzeichen und Symptome eines akuten Asthmaanfalls.

2. Wie man ruhig bleibt, wenn diese Anzeichen und Symptome auftreten.

3. Wie man die verschriebene Therapie durchführt.

4. Wie man sich im Notfall Hilfe holt.

5. Wie man Auslöser vermeidet.

6. Wie man Aktivitäten normalisiert.

7. Wie man mit Pflegepersonal und schulischen Lehrkräften kommuniziert.

Schließlich führte die Teilnahme klinischer Pflegekräfte direkt zur Umsetzung der Erkenntnisse. Sie waren an jedem Stadium der Untersuchung aktiv beteiligt. Die Studie entstand aus einer Auswertung von Pflegebefunden, die ein Defizit an elterlichem Wissen über Asthmamedikation aufdeckte. Klinische Pflegekräfte halfen bei der Entwicklung des Asthma-Lernprogramms, bei der Datensammlung, beim Unterrichten von Kindern und Eltern und bei der kritischen Auswertung der Programmresultate. Ihre Bemühungen führten zur institutionellen Anerkennung des Asthma-Lernprogramms, und sie sind es, die es heute in der Praxis anwenden. Die Beteiligung von klinischen Pflegekräften führte zu einem starken Engagement für das Programm.

Dank

Die Forschungsarbeit wurde vom Columbus Children's Hospital Clinical Studies Center finanziell unterstützt.

Quellen

References

Blessing-Moore, J., Fritz, G., & Lewiston, N. J. (1985). Self-management programs for childhood asthma: A review. *Chest, 87* (6),107 S–110 S.
Clark, N. M. (1989). Asthma self-management education research and implications for clinical practice. *Chest, 95* (5),1110–1113.
Clark, N. M. (1990). *Educating children with chronic disease: Models for asthma: Part 1.* (Cassette Recording No. 98). Boston, MA: American Thoracic Society.
Clark, N. M., Feldman, C. H., Evans, D., Duzey, O., Levison, M. J., Wasilewski, Y., Kaplan, D., Rips, J., & Mellins, R. B. (1986). Managing better: Children, parents and asthma. *Patient Education and Counseling, 8,* 27–38.
Clark, N. M., Feldman, C. H., Evans, D., Wasilewski, Y., & Levison, M. J. (1984). Changes in children's school performance as a result of education for family management of asthma. *Journal of School Health, 54,* 143–145.
Clark, N. M., & Shope, G. T. (1986). The current knowledge base for health education programs for chronically ill children. *Advances in Health Education and Promotion, 2,* 91–105.
Efficacy of asthma education–selected abstracts: Expanding the opportunities in patient care. (1989). NY: American Lung Association.
Evans, D., Clark, N. M., Feldman, C., Rips, J., Kaplan, D., Levison, M., Wasilewski, Y., Levin, B., & Mellins, R. B. (1987). A school health education program for children with asthma aged 8–11 years. *Health Education Quarterly, 14,* 267–279.
Evans, R. E., Mullally, D. I., Wilson, R. W., Gergen, R. J., Rosenberg, H. M., Grauman, J. S., Edmonds, J. C., & Feinleib, M. (1987). National trends in the morbidity and mortality of asthma in the USA: Prevalence, hospitalization, and death from asthma over two decades: 1965–1984. *Chest, 91* (6), 65 S–74 S.

Fireman, P., Friday, G. A., Gira, C., Vierthaler, W. A., & Michaels, L. (1981). Teaching self-management skills to asthmatic children and their parents in an ambulatory care setting. *Pediatrics, 68*, 341–348.

Hindi-Alexander, M. C., & Cropp, G. J. A. (1984). Evaluation of a family asthma program. *Journal of Allergy and Clinical Immunology, 74*, 505–510.

Lewis, C. E., Rachelefsky, G., Lewis, M. A., de la Sota, A., & Kaplan, M. (1984). A randomized trial of ACT (Asthma Care Training) for kids. *Pediatrics, 74*, 478–486.

National Heart, Lung, and Blood Institute data fact sheet: Asthma statistics. (1989, December). Bethesda, MD: U.S. Department of Health and Human Services.

Parker, S. R., & Wolfe, J. M. (1987). Asthma self-management: A second generation of research programs: Forward. *Health Education Quarterly, 14*, 265–266.

Reynolds, R. V., & Creer, T. L. (1987). *A multisite, statewide evaluation of asthma camp: A research proposal.* Unpublished manuscript, Ohio University, Athens.

Staudenmayer, H., Harris, P. S., & Selner, J. C. (1981). Evaluation of a self-help education-exercise program for asthmatic children and their parents: Sixmonth follow-up. *Journal of Asthma, 18*, 1–5.

Talabere, L. R. (1991). The effects of an asthma education program on selected health behaviors of school-age children who have recently experienced an acute asthma episode. (Doctoral dissertation, The Ohio State University, Columbus, OH, 1990). *Dissertation Abstracts International, 51* (12-A), 4030.

Wasilewski, Y. M. (1990). Educating children with chronic disease: Models for asthma: Part 1. (Cassette Recording No. 98). Boston, MA: American Thoracic Society.

Whitman, N., West, D., Brough, F. K., & Welch, M. (1985). A study of a self-care rehabilitation program in pediatric asthma. *Health Education Quarterly, 12*, 333–342.

Wilson, S., Fish, L., Page, A., Stancavage, F., & Rolnick, C. (1990). Evaluation of four pediatric self-management programs. *American Review of Respiratory Disease, 141* (4, Pt. 2, Abstracts), A 495.

Teil IV
Die Pflege von chronisch Kranken: Folgerungen für die Zukunft

30. Klinische Folgerungen aus der Forschung über die Pflege von chronisch kranken Erwachsenen und Kindern: Wohin führt der Weg?

Barbara Germino

In diesem Buch werden Forschungsarbeiten vorgestellt, die durch Angela McBrides Aufruf angeregt wurden, die häusliche Pflege und familiäre Sorge für chronisch Kranke wissenschaftlich zu untersuchen. Sie verdeutlichen einmal mehr, daß das innerste Wesen, die Essenz der Pflege von chronisch Kranken darin besteht, die Lebensqualität des chronisch kranken Menschen, seiner Angehörigen und Pflegepersonen so weit wie möglich zu verbessern und ihnen das Dasein zu erleichtern.

Lebensqualität für chronisch Kranke hat körperlich/funktionale, psychologische, soziale, ökonomische und spirituelle Dimensionen, und viele der in diesen Kapiteln beschriebenen Maßnahmen wirken sich auf die verschiedenen Dimensionen von Lebensqualität aus. Wir sind nun aufgefordert, die Ergebnisse dieser wissenschaftlichen Arbeiten in die Pflegepraxis umzusetzen: im Krankenhaus, beim Übergang vom Krankenhaus nach Hause, in Langzeitpflegeeinrichtungen, in der häuslichen Pflege und im Gemeinwesen. In diesem Kapitel werden die drei Hauptkategorien von Pflegeinterventionen, die aus der Analyse der hier gesammelten Arbeiten hervorgingen, diskutiert und einige Schlüsselprobleme betrachtet, die sich beim Versuch ergeben, solche Maßnahmen in der pflegerischen Praxis zu testen.

Der erste große Bereich der Maßnahmen geht auf einen Gedanken von Florence Nightingale zurück, der auch im heutigen, sich schnell wandelnden Gesundheitssystem noch die gleiche Gültigkeit hat wie in der Pflege im letzten Jahrhundert – die Schaffung einer *Umgebung, welche den Bedürfnissen von chronisch Kranken oder einer speziellen Gruppe innerhalb dieser Population entspricht.* Die hier vorliegenden Forschungsarbeiten beweisen, daß die klinische Umgebung und die Anwendung sorgfältig geplanter klinischer Protokolle einen Funktionsverlust verhindern können, die Interaktion zwischen Patient und Pflegekraft fördern, die Häufigkeit einschränkender Maßnahmen reduzieren, Kosten sparen, die Arbeitszufriedenheit des Personals steigern und akute Verwirrungszustände verhüten. Was fangen wir mit dieser Information an? Für diejenigen, die in einer Langzeitpflegeeinrichtung arbeiten, liefert das Werk Daten über die Effektivität einer speziell auf die Bedürfnisse bestimmter Gruppen von chronisch Kranken zugeschnittenen Umgebung. In einem Akutkrankenhaus liegt dieser Gedanke auf den ersten Blick nicht nahe, doch Resultate, wie niedrigere Kosten, erhöhte Arbeitszufriedenheit und weniger Komplikationen, wie etwa fortschreitende Verwirrung oder funktionaler Niedergang, haben Gewicht, weil sie den Zielen des Systems entsprechen. Sie passen auch zum übergeordneten Ziel der Verbesserung von Lebensqualität. Nun besteht die Aufgabe darin, bei der Planung einer neuen Spezialabteilung oder Neugestaltung einer Station, diese Notwendigkeit zu belegen, die hier vorgestellten Forschungsergebnisse und andere wissenschaftliche Veröffentlichungen heranzuziehen und praktisch umzusetzen. Mit den entsprechenden Informationen ausgestattet, ist es möglich, bei der Suche nach Unterstützung für eine solche Station, bei ihrer Planung und Realisierung eine führende Rolle zu übernehmen. Diese Information kann auch zur Dokumentation der Effektivität der Station nützlich sein, der Steigerung der Lebensqualität von Patient und Familien dienen, der Kostensenkung, Verkürzung von Liegezeiten, die Wiederaufnahme- und Komplikationsrate senken und die Zufriedenheit von Patient, Angehörigen und Personal verbessern.

Ein anderer Aspekt der Anpassung an die Bedürfnisse von chronisch Kranken besteht in der Planung des Übergangs von zu Hause ins Krankenhaus und vom Krankenhaus nach Hause. Hier besteht die Aufgabe darin, die richtigen Personen und genügend Zeit für diesen Übergang einzuplanen, die Kommunikation zwischen allen Beteiligten zu verbessern (und nicht zu vergessen, daß chronisch kranke Menschen und ihre Angehörigen im Zentrum aller Bemühungen stehen) und sich daran zu erinnern, daß professionelle Helferinnen und Helfer, Patienten und Angehörige vielleicht unterschiedliche Auffassungen und Prioritäten haben, die beachtet werden müssen.

Die Schaffung einer häuslichen Umgebung, in der Familien nicht nur für ein krankes Kind sorgen, sondern auch ihre Lebensqualität bewahren können, ist eine Herausforderung, die Christian in ihrer Studie über Familien, die chronisch kranke Kinder pflegen, so formuliert: «Die Aufrechterhaltung einer familiären Umgebung, die für das einzelne Familienmitglied, die familiären Beziehungen und die Familie als Ganzes förderlich ist, ist lebenswichtig für die Familie und ihre Anpassung an die chronische Krankheit des Kindes» (S. 311). Diese Arbeit erinnert uns auch daran, daß die Art, wie das einzelne

Familienmitglied eigene Probleme und Probleme anderer wahrnimmt, zur Anpassung wichtiger sein kann als die Beurteilung der familiären Anpassung durch professionelle Kräfte.

Hier gibt es mehrere wichtige Punkte: *Erstens,* die Ergebnisse der hier vorgestellten Forschungsarbeiten bestätigen Ideen, die in der Pflege bereits geraume Zeit diskutiert wurden: die Wichtigkeit der Wahrnehmungen von Patienten und Angehörigen, Pflegekontinuität, persönliche Pflege, das Expertenwissen erfahrener Praktikerinnen und die Kommunikation in einem zersplitterten System, das in seinem Wesen den Bedürfnissen chronisch Kranker nicht entspricht. *Zweitens,* bisher hatten oder suchten wir selten die Pflegeressourcen und Flexibilität, die notwendig sind, um diese Art von Planung und Dienstleistung gut zu bewältigen. *Drittens,* bei kürzeren Krankenhausliegezeiten, Vergrößerung vieler Populationen von chronisch Kranken und Vorhandensein von Pflegekräften mit besonderer Erfahrung in vielen Settings, war der Zeitpunkt zur praktischen Umsetzung dieser Ideen nie günstiger. Mehrere Kapitel dieses Buches widmen sich Beispielen, wie dies getan und ausgewertet werden kann. Angela McBride schlägt eine *Ära der Pflegedemonstrationsprojekte* vor. Die Forschungsergebnisse dieser Kapitel können benutzt werden, solche Projekte vorzuschlagen und zu unterstützen. Zum Planen, Testen und Auswerten dieser und vieler anderer Ansätze, auf die vielen Veränderungen zu reagieren, die den Verlauf chronischer Krankheiten charakterisieren, kann der Rat von Expertinnen und Experten eingeholt werden.

Eine zweite große Aufgabe besteht darin, *sich neuen Gedanken zu öffnen, nicht nur über die Art von Maßnahmen, welche die Lebensqualität steigern, sondern auch über bestimmte Gruppen, die davon profitieren, und über Einrichtungen, in denen sie umgesetzt werden können.* Wir müssen z. B. die Machbarkeit und Effektivität von Interventionsprogrammen testen, die zu Hause, auf kommunaler Ebene und in der Arbeitswelt durchgeführt werden können. Wir müssen realistische und kostengünstige Wege finden, außerhalb von Institutionen tätig zu werden, um die Pflegebedürfnisse der Mehrzahl von chronisch Kranken und ihren Angehörigen, die zu Hause mit ihrer Krankheit leben, erfüllen zu können. Besondere Aufmerksamkeit müssen wir den Bedürfnissen der ländlichen Bevölkerung widmen.

Das vorliegende Werk liefert diesbezüglich sicher einige kreative Ideen. Die Behandlung einer kleinen Patientengruppe in ihrer häuslichen Umgebung mit körperlichen Übungen für anfällige ältere Menschen und die Anwendung eines gezielt geplanten, progressiven Übungsprogramms für Menschen mit irgend einer Art von funktionalem Defizit, wie Hemiparese, beeinträchtigter Atemfunktion oder einer schweren kardiovaskulären Erkrankung, können leicht auf andere Populationen von chronisch Kranken, in anderen Settings übertragen werden. Aufgabe der Klinik ist es, chronisch kranke Menschen möglichst alles lernen zu lassen und in ihren Alltag zu integrieren, zu Hause oder in einer Gruppe, was ihre funktionellen Fähigkeiten, ihr Selbstwertgefühl, ihr Wohlbefinden und ihre Lebensqualität steigert – seien es gymnastische Übungen und Aktivitäten, bessere Ernährung oder der Umgang mit Unsicherheit. Warum nicht Orte aufsuchen, wo sich Bürgerinnen und Bürger mit chronischen Krankheiten treffen – Tagespflegestätten, Seniorenzentren, Ernährungsberatungsstellen, Selbsthilfegruppen und Organisationen für Menschen mit bestimmten Krankheiten, wie Multiple Sklerose, Diabetes und Alzheimer-Krankheit? Viele dieser Einrichtungen und Gruppen begrüßen Ideen für Projekte, bei denen es um eine bessere Lebensqualität geht, und Begeisterung für eine Sache ist immer ein Vorteil.

Besondere Populationen von chronisch kranken Menschen brauchen spezielle Maßnahmen. Viele dieser Spezialmaßnahmen sind im Grunde nicht neu; neu ist, daß sie speziellen Bedürfnissen oder Charakteristiken entsprechen. Holditch-Davis und Lee erinnern uns, daß die Rollenausgestaltung von Pflegekräften und Eltern die Interpretation von kindlichen Verhaltensweisen und die Reaktion darauf erleichtert sowie die Interaktionen Pflegekraft – Kind und Eltern – Kind verbessert und damit eine individualisiertere Pflege von Kindern, etwa mit chronischem Lungenschaden, ermöglicht.

Auch Pflegekräfte profitieren vom Verständnis für die schwierige Lage von Eltern, deren Kind akut krank im Krankenhaus liegt, und vom Wissen, wie wichtig Rollenverhandlungen mit den Eltern sind, um die Krankenpflege und den Umgang mit den Eltern zu erleichtern. Beide Themen brauchen spezialisiertes Fachpersonal, das Pflegekräfte und Eltern unterweisen und damit vielleicht viele Probleme verhindern kann, die bei der Pflege von sehr kleinen, chronisch kranken Kindern auftreten.

Die dritte Art von Maßnahmen, die zu den Aufgaben der Pflegekräfte gehören, ist die *Sicherung einer guten Lebensqualität für Patienten und Familien mit einer chronischen Krankheit.* Die Untersuchungen von Martinson, Miles u. a. in diesem Band erinnern uns daran, daß diesbezügliche Bemühungen den ganzen Krankheitsverlauf begleiten müssen, weil sich die Bedürfnisse und Besorgnisse im Laufe der Zeit verändern. Es gibt aber auch Schlüsselsituationen, die einen intensiveren Einsatz erfordern, um erhöhtem Streß und Erschöpfung der Ressourcen vorzubeugen.

Die ökonomische Auswirkung von chronischer Krankheit auf die Lebensqualität ist während des Prozesses der Planung und Durchführung von Pflege nicht immer sichtbar. Die Forschungsarbeit von Gennaro u. a. vermittelt ganz deutlich, daß Familien mit chronisch kranken Kindern, abgesehen davon, daß sie oft nicht oder unterversichert sind, Kosten aus eigener Tasche tragen müssen, die zu bestimmten Zeiten einen Höhepunkt erreichen. Der Prozentsatz der selbst getragenen Kosten aus dem Familieneinkommen ist zwar klein, Familien mit begrenzten finanziellen Mitteln und weniger frei verfügbarem Einkommen werden die Auswirkungen solcher Ausgaben jedoch stärker spüren. Darüber hinaus können bei Eltern von frühgeborenen Kindern mit niedrigem Geburtsgewicht ungeplante Veränderungen im Berufsleben auftreten und die finanzielle Last noch vergrößern. Zur Sicherung einer positiven Lebensqualität für solche Familien muß auch auf ökonomische Faktoren geachtet werden, damit Familien selbst in einer belastenden Situation weiter gut funktionieren können.

Daly weist in ihrem Kapitel darauf hin, daß chronisch kranke Menschen gelernt haben, mit ihren Behandlungsvorschriften zurechtzukommen, die Anforderungen der Krankheit mit dem anderen Teil ihres Lebens auszubalancieren und mit mehreren Aspekten ihrer Pflege und ihres Lebens gleichzeitig zu jonglieren. Wir wissen, daß chronisch kranke Menschen ihre Krankheitserfahrung unterschiedlich einschätzen, daß ihre Krankheiten verschieden verlaufen und der Anteil von Unsicherheit variiert. Es gibt ein bekanntes Lehr- und Lernprinzip, das besagt, daß Maßnahmen so gut wie möglich zum Patienten passen sollen. Die Forschungsarbeiten in diesem Buch beschreiben eine Reihe von bewährten Selbsthilfemaßnahmen. Viele Pflegemaßnahmen der Kategorie Selbsthilfe sind eine Reaktion auf kognitive, soziale und emotionale Aspekte von chronischer Krankheit – sie beziehen sich auf Themen wie Unsicherheit, chronische Sorge, Informationsbedarf, das Gefühl von Kontrolle, Erneuerung von Selbstwertgefühl und so weiter. Die Verfasserinnen und Verfasser dieses Buches haben den wissenschaftlichen Beweis erbracht, daß Pflegemaßnahmen Patienten und Angehörigen den Umgang mit diesen Reaktionen entweder direkt oder durch Selbsthilfemaßnahmen erleichtern.

Was ist sonst noch notwendig, um die klinische Praxis mit den genannten, wirkungsvollen Maßnahmen voranzubringen? Mehrere Autorinnen und Autoren wiesen darauf hin, daß wir fragen müssen, wenn wir wissen möchten, was Patienten und Pflegende brauchen und wollen – was ihnen zur Lebensqualität wichtig ist. Das bedeutet, daß wir uns von begrenzten, gegenwartsorientierten Einschätzungen weg und auf realistischere, verlaufsbezogenere, offenere Einschätzungen hin bewegen müssen. Es besteht ein Bedarf, unter all den individuellen Reaktionen Prioritäten zu erkennen, weitere Zielgruppen ausfindig zu machen und passende Selbsthilfemaßnahmen auszuprobieren, damit die Menschen lernen:

- wo und wie sie sich Informationen holen können,

- wie sie Fragen beantwortet bekommen,

- wie sie mit Unsicherheit und ihren Folgen umgehen können,

- wie sie ihren funktionalen und allgemeinen Gesundheitsstatus erhalten oder gar verbessern können,

aber auch viele andere Aspekte von körperlichen, funktionalen, psychologischen und sozialen Dimensionen von Lebensqualität erkennen.

Sachregister

Patricia Benner / Judith Wrubel

Pflege, Streß und Bewältigung

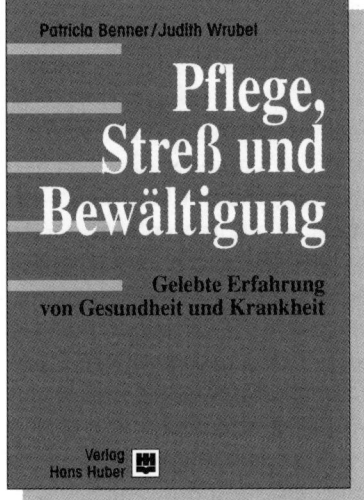

Gelebte Erfahrung von Gesundheit und Krankheit

Aus dem Amerikanischen von Irmela Erckenbrecht. 1997. 485 Seiten, kartoniert DM 68.– / Fr. 59.– / öS 496.–
(ISBN 3-456-82772-5)

Dieses Buch handelt von den Beziehungen zwischen Sorge, Stress, Bewältigung und Gesundheit. Es erweitert die in «Stufen zur Pflegekompetenz» formulierte These, daß die Sorge (Caring) im pflegerischen Prozess entscheidend ist. Zu den wichtigsten Prämissen dieses Ansatzes gehört, dass Pflegende die Erfahrung des Krankseins für die Person positiv beeinflussen können. Pflegende sind in der einzigartigen Position, sowohl die Krankheitserfahrung als auch die von der Person in diese Erfahrung eingebrachten persönlichen Bedeutungen verstehen zu können. Daher können sie helfen, die Krankheitserfahrung für die Person durch einfühlsames Führen und Interpretieren mitzuprägen. Pflegende können Stress nicht beheben, aber sie können die betreffende Person dabei unterstützen, Stress zu überleben. Gleichzeitig bauen Pflegende eine heilende Beziehung auf, indem sie Ihre Patientinnen und Patienten dazu ermutigen, die eigene Genesung zu bejahen und angemessene soziale, emotionale und spirituelle Ressourcen zu mobilisieren.

 Verlag Hans Huber
Bern Göttingen Toronto Seattle

Doris Schaeffer et al. (Hrsg.)

Pflegetheorien

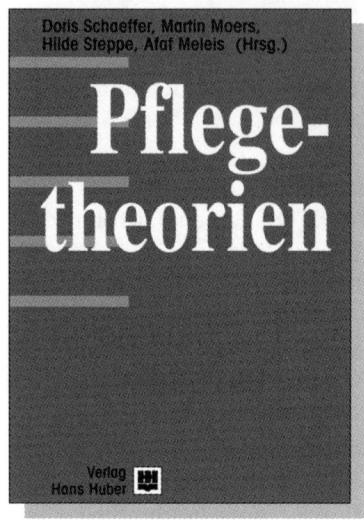

Doris Schaeffer, Martin Moers, Hilde Steppe, Afaf Meleis (Hrsg.)

Pflege-theorien

Verlag Hans Huber

Beispiele aus den USA

1997. Etwa 330 Seiten, Kt
etwa DM 58.– / Fr. 50.– / öS 423.–
(ISBN 3-456-82744-X)

In diesem Buch werden erstmals zentrale Originaltexte der wichtigsten US-amerikanischen Pflegetheoretikerinnen vorgestellt und kritisch kommentiert.

Die Leserin/der Leser gewinnt damit eine Übersicht über den Stand der pflegetheoretischen Diskussion und kann wichtige Strömungen in der US-amerikanischen Theoriebildung nachvollziehen. Zugleich will das Buch anregen, die auch in Deutschland mit der Etablierung der Pflegewissenschaften aufgeworfenen Aufgaben im Bereich der Theoriebildung anzugehen. Durch die zusammenhängende Sichtung und Analyse des vorliegenden Theoriebestand schafft es die Voraussetzungen, um Ziele und Wege der bundesdeutschen Theoriedebatte reflektieren zu können.

Mit Texten von Virginia Henderson, Hildegard Peplau, Ernestine Wiedenbach, Dorothea Orem, Joyce Travelbee, Myra Levine, Martha Rogers, Dorothy Johnson, Josephine Paterson, Loretta Zderad, Imogene King, Betty Neuman, Callista Roy, Margaret Newman, Ida Orlando.

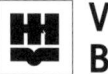 **Verlag Hans Huber**
Bern Göttingen Toronto Seattle

Ruth Brobst

Der Pflegeprozeß
in der Praxis

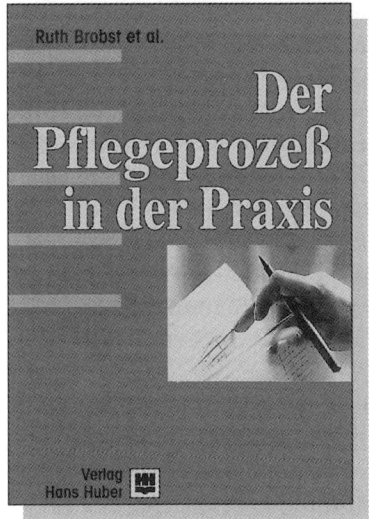

Aus dem Amerikanischen
von Elisabeth Brock.
Mit einem Geleitwort von Prof. Dr.
Sabine Bartholomeyczik.
1996. 300 Seiten, Kt
DM 49.80 / Fr. 44.80 / öS 364.–
(ISBN 3-456-82738-5)

Mit «Pflegeprozeß» ist die umfassende
und systematische Planung, Durchführung und Dokumentation pflegerischer
Maßnahmen gemeint, die auf eigens für
die Bedürfnisse der Pflege entwickelten
«Pflegediagnosen» beruht.

Dieses Buch erläutert nach einer kurzen Einführung in Sinn und Zweck
dieses Vorgehens die fünf Schritte des Pflegeprozesses:
Einschätzen, Pflegediagnose, Planen, Durchführen und Bewerten.

Zahlreiche Beispiele zeigen, wie eine am Pflegeprozeß orientierte Pflege
in der Praxis funktioniert und wie sie sich ohne unverhältnismäßigen
Aufwand durchführen und dokumentieren läßt.

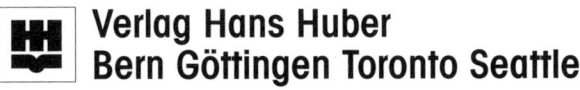

Verlag Hans Huber
Bern Göttingen Toronto Seattle

Irmgard Bauer

Die Privatsphäre der Patienten

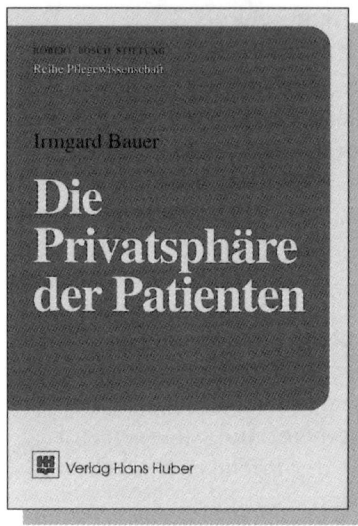

1996. 237 Seiten, Kt
DM 49.80 / Fr. 49.80 / öS 364.–
(ISBN 3-456-82686-9)

Jeder, der einmal Patient in einem Krankenhaus war, hat erlebt, daß seine Privatsphäre massiv verletzt wurde. «Wildfremde» Menschen betreten das Krankenzimmer ohne Anklopfen, setzen sich auf das Bett des Patienten oder berühren ihn gar, ohne um Erlaubnis zu fragen. Eine Reihe dieser Verletzungen des privaten Raumes sind in der Pflege unumgänglich, häufig geschehen sie aber aus bloßer Gedankenlosigkeit, verursachen unnötigen Streß und behindern damit den Heilungserfolg.

Das vorliegende Buch, das auf Beobachtungen in einem deutschen Akutkrankenhaus beruht, demonstriert in exemplarischer Weise das Anliegen der Pflegewissenschaft, alltägliche Probleme der Pflege zu dokumentieren und theoretisch zu durchdringen (in diesem Fall bis zum Versuch einer «Theorie der Privatsphäre»), immer mit dem Ziel, zu ihrer praktischen Lösung beizutragen.

 Verlag Hans Huber
Bern Göttingen Toronto Seattle